医院感染病例监测实践

李 阳 张骏骥 主编

东南大学出版社
SOUTHEAST UNIVERSITY PRESS
·南京·

图书在版编目(CIP)数据

医院感染病例监测实践 / 李阳,张骏骥主编. — 南京 : 东南大学出版社,2024.6
ISBN 978 - 7 - 5766 - 1342 - 1

Ⅰ. ①医… Ⅱ. ①李… ②张… Ⅲ. ①医院-感染-卫生监测 Ⅳ. ①R197.323

中国国家版本馆 CIP 数据核字(2024)第 036864 号

责任编辑:张 慧(1036251791@qq.com)
责任校对:子雪莲 封面设计:王 玥 责任印制:周荣虎

医院感染病例监测实践
Yiyuan Ganran Bingli Jiance Shijian

主 编	李 阳 张骏骥	
出版发行	东南大学出版社	
出 版 人	白云飞	
社 址	南京四牌楼 2 号 邮编:210096	
网 址	http://www.seupress.com	
电子邮件	press@seupress.com	
经 销	全国各地新华书店	
印 刷	南京凯德印刷有限公司	
开 本	787 mm×1092 mm 1/16	
印 张	25.75	
字 数	616 千字	
版 次	2024 年 6 月第 1 版	
印 次	2024 年 6 月第 1 次印刷	
书 号	ISBN 978 - 7 - 5766 - 1342 - 1	
定 价	80.00 元	

* 本社图书若有印装质量问题,请直接与营销部调换。电话(传真):025 - 83791830。

《医院感染病例监测实践》编委会

主审 姜亦虹

主编 李 阳 张骏骥

编者（按姓氏笔画排序）

王丽娜	南京市浦口区中医院
戈 海	南京鼓楼医院
史兰萍	南京市高淳人民医院
许波银	南通大学附属医院
李 阳	南京鼓楼医院
杨 乐	常州市第二人民医院
张骏骥	苏州市立医院
陈亚男	连云港市第一人民医院
陈 婷	鼓楼医院集团宿迁人民医院
欧阳林辉	徐州市第一人民医院
周 宏	徐州医科大学附属医院
赵进良	宜兴市人民医院
姜亦虹	南京鼓楼医院
徐乃秋	南京明基医院
黄劲华	泰州市人民医院

前言
PREFACE

医院感染管理作为一门学科已有 30 多年的发展历史,从最初的仅监测医院感染发病率发展为如今的集监测、监管、培训及研究为一体的感染预防与控制系列工作。特别是近 10 年来,病例监测有了质的飞跃,由仅查看出院病历发展到如今利用信息化手段适时监控病例的发生、发展及转归。通过病例监测,分析引发医院感染的危险因素,判断感染流行趋势,根据风险评估提供的信息制定决策和干预措施,通过进一步的监测数据实施干预措施效果评价,有效降低感染率。我国行政主管部门高度重视医院感染管理工作,已将医院感染监测控制质量纳入医疗质量管理考核中,同时对监测等工作的人员配置也提出明确要求,为扎实开展病例监测工作提供了政策保障。监测是集病例定义、病例诊断、资料收集、资料分析、信息反馈、信息利用于一体的系统性工程。

同时我们也应看到病例监测相关工作存在的不足。首先,国内外相关监测及临床专业发展很快,诊断标准及指南也在不断更新,如何紧跟临床发展更新病例监测指南是迫在眉睫的问题。其次,在实际监测工作中,我们发现部分专职人员为了监测而监测,仅监测数据完成上报就结束了,并未对数据加以分析和应用;而且感染病例判断存在较多误区,如只根据微生物检测结果判断感染而忽略了结合临床表现等。有鉴于此,我们组织编写了本书,对医院感染监测进行了详细的阐述,同时我们还收集了实际病例,对感染病例的判断做出分析及点评,旨在为专职人员提供一本关于医院感染病例判断及监测方法的工具书。

本书主要参考了美国医院感染相关监测指南,并结合专家共识及指南编写而成,同时也借鉴了流行病学的相关知识,有助于拓宽思路,帮助我们用流行病学的思维去思考问题。书中还列入了一些国内外标准、规范、指南,供读者在实践中参考。

我们也意识到本书存在局限性,例如选择的病例大多为临床较常见病例,难免挂一漏万。由于编者水平有限,书中可能存在我们尚未察觉的错误,恳请广大读者批评指正。

姜亦虹

2023 年 12 月

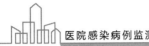

目录
CONTENTS

第一章
医院感染病例监测概述

医院感染监测是感染管理的基础性工作内容,广义的医院感染监测包括医院感染病例监测、消毒灭菌效果监测及环境卫生学监测三大类。其中最基础、最重要的是医院感染病例监测。医院感染病例监测是开展感控风险评估、干预及评价的重要依据,也是感控专职人员应具备的专业技能。本章参照《医院感染管理质量控制指标(2015 年版)》(国卫医办函〔2015〕252 号)中制定的医院感染质控指标的要求,并结合国家卫健委发布的国家医疗质量安全改进目标中与医院感染相关的要求,着重介绍病例监测相关的基本概念及监测指标。

第一节　医院感染病例监测相关基本概念

一、医院感染病例监测基本概念

医院感染病例监测是指在一定人群中连续观察和分析医院感染的发生、分布及其影响因素，并将观察及分析结果报送和反馈给有关部门和科室，为医院感染的预防、控制和管理提供科学依据的整个过程。其目的是加强医院感染的预防和控制，消除医院感染的危险因素，并根据监测过程中发现的问题提出相应的干预措施，以减少医院感染，保护医院环境中特殊人群的健康。

（一）医院感染病例监测的类型

1. 按照监测方式，医院感染病例监测可分为前瞻性监测和回顾性监测两类。

前瞻性监测（也称主动监测）是指实时监测，及时发现医院感染的发生和病情的发展，并针对其危险因素进行干预的监测方式。其优点是对出现感染的病例可在其感染进程中加以干预，并及时预警后续病例的出现，缺点是监测过程需要花费较多人力。

回顾性监测（也称被动监测）是指通过回顾式查阅出院患者的病历判断医院感染的发生情况。其优点是花费少而且容易实施，但未被病历记载的感染征象则无法纳入判断，回顾监测往往会低估了大多数要求报告的疾病的实际发病水平，同时无法对发生感染的病例进行干预。

目前大多数医院都采用前瞻性监测方式。

2. 按照监测范围，医院感染病例监测可分为全院综合性监测、现患率调查、目标性监测三类。

全院综合性监测是连续不断地对全院所有住院患者及医务人员进行医院感染及其相关因素的监测。其优点在于可取得医院各临床科室及医务人员的医院感染情况的基线数据，一旦监测数据异常波动可及时发现医院感染暴发或流行趋势。新建医院应开展不短于两年的全面综合性医院监测。其缺点在于需要花费大量人力。

现患率调查是指对某时间段或时间点所有住院患者的医院感染及其相关因素进行监测。可理解为全院综合性监测的时间横切面。其优点是集中人力对某一时间段的住院患者进行调查，全面了解医院感染情况，可以反映医院感染的整体情况，同时避免了全面综合性监测的人力消耗。

目标性监测是针对高风险人群、高发感染部位、高感染风险部门等开展的医院感染及其危险因素的监测,如 ICU 医院感染监测、手术部位感染监测等。可集中主要精力关注高危人员以及感染高发部位并干预。按照监测内容,目标性监测可分为呼吸机相关肺炎监测、导管相关血流感染监测、导尿管相关尿路感染监测、耐药菌感染监测、手术部位感染监测等类型。

推荐医疗机构完成两年的全院综合性监测后,采用现患率调查和目标性监测相结合的监测方式取代全面综合性监测,这样既能减少综合性监测的人力消耗,又能在一定程度上保持监测的敏感性。

医疗机构应加强对重点科室的主动监测,对侵入性操作环节(例如手术治疗、中心静脉插管、留置导尿管、呼吸机辅助呼吸、透析治疗、内镜操作等)实现全覆盖。通过主动监测,及时发现感染散发病例、感染聚集性病例和感染暴发,持续改进感控工作。医疗机构应定期开展感控风险因素科学评估,明确影响本机构感控的主要风险因素和优先干预次序,根据风险评估结果合理设定或调整干预目标和策略。采取基于循证证据的干预措施,进行科学防控,建立并实施基于风险评估结果开展感染高危人群筛查工作的机制。

(二)医院感染病例监测基本过程

医院感染病例监测的工作过程包括以下 4 个基本环节,在每个环节中均需要对数据质量等进行评价,以确保监测工作具有实效。

1. 监测资料收集:根据监测的特定目标,统一标准和方法,制定规范的监测程序,建立完善的监测资料收集系统来长期收集和管理相关监测资料。应保证收集到的资料具有全面性、代表性、准确性。监测资料大致包括以下几个方面:

(1)人口学资料。

(2)疾病发病及死亡资料。

(3)实验室检测(如血清抗体测定等)资料。

(4)危险因素调查资料。

(5)各种干预措施(如手卫生、隔离等)记录资料。

(6)专题调查(如暴发调查等)报告。

(7)其他有关资料。

2. 监测资料分析:对收集到的监测资料进行加工、分析、解释,使其成为有价值信息的过程。它包括以下步骤:

(1)资料核实:首先将收集到的原始资料加以核对、整理,同时了解其来源和收集方法。剔除错误资料和无法补救的不完整的资料,保证资料的真实性、完整性。

(2)资料分析:利用统计学方法将各种数据转变为相关指标。

(3)结果解释:解释这些指标的意义和内涵。

3. 监测信息反馈:应建立信息反馈的渠道,使所有应该了解疾病监测信息的部门和个人都能及时获得相关信息,以便迅速做出反应,明确工作重点和干预方向。信息反馈应包括反馈给院感委员会及有关科室。信息反馈的形式可以是定期以简报形式发放,也可以利用互联网反馈或采用面对面现场反馈。

4. 监测信息利用:充分利用信息制定防控策略和措施,预防和控制疾病或卫生事件发生和发展是监测的最终目的。监测获得的信息可以用来了解问题的分布特征并预测流行趋势,确定主要问题,评价干预效果等,为制定预防控制策略和措施提供依据。

二、病例监测系统的建立和运行

(一) 监测目的的确定

应明确建立或维持监测系统的目的,应确定哪些监测资料是必不可少的,后续将如何利用这些监测资料。一个专题的监测项目可能有几个目的,包括对重要或一般性疾病的监测,查明疾病流行情况及采取的预防控制措施等。要实现这些目的,可能需要对一种疾病进行多方面的监测。例如了解发病、死亡、实验室诊断、暴露和危险因素等。不论监测目的如何,有两个问题要提出:一是将采取什么措施,二是用监测资料做什么和分析什么。有了明确的行动方案,监测工作才能顺利进行。

(二) 人员在病例监测中的作用

人是监测成功与否的关键因素。除了需要发挥感控专职人员的作用,还需要临床工作、后勤保障等多方面人员的参与。病例监测系统的实施方案一经确定,应明确谁负责督促监测工作,谁提供资料、收集资料、绘制图表、分析和展示资料,以及谁来解释这些资料并把信息发布给有关人员。

监测实施前,监测系统应该得到收集、分析、发布和利用监测资料人员的认可。监测项目负责人务必亲自与有关人员进行面对面沟通,不仅要与提供资料的人联系,还要与收集、分析资料的人联系,听取他们的意见。成功的监测系统应始终把人员之间的联系作为一个基本因素。必要的接触可以增强对监测意义和目的的理解,特别是对提供资料的人的了解。这种接触还能使大家相互认识,产生亲密感,认识到各自工作的重要性,从而愉快地合作。

(三) 感染病例定义的标准化

为了医院感染资料统计的需要并使各医院的感染资料间有一定的可比性,各国按国情将临床各科感染的诊断要点整理成条文、规格化的统一标准,与临床各科感染的诊断标准相比,后者较为灵活,前者更为固定,易为医院感染专业人员掌握。感染病例的判定需要系统掌握内科学、外科学理论,还要有一定的临床基础知识与实践支撑,但在实际应用过程中仍然会遇到许多纠结的问题。因此应尽量使病例定义明确、简单,最好既实用又有具体的量化标准,包括基本的临床特征和实验室信息。在暴发或应急事件调查过程中,在缺少实验室资料的情况下,病例的定义可适当放宽,有时仅靠临床和流行病学标准做出诊断。随着调查的深入,病例的定义可能更趋准确。这时,可考虑根据诊断水平将病例分为确诊病例和可能病例两类。这种方法更有利于对病例进行分类分析。

（四）病例监测系统的运转

建立病例监测系统面临的最后一个问题是要确保这一系统正常运转。

在开始建立一项长期监测系统时，应尽可能地将监测系统的特异性和敏感性保持在较高的水平。同时，监测是一个变化的过程，当人群或健康问题发生变化时，监测工作也要随之改变。必须指出的是由于监测系统需要不断完善，临床工作中应该建立一些有效机制来监督和评价监测过程，包括敏感性和特异性。

（五）病例监测系统的评价

为了提高感染监测系统的质量，完善监测体系，需要对感染监测系统进行评价。美国疾病控制与预防中心（CDC）提出用监测系统的属性作为标准对监测系统进行评价，但由于不同监测系统的监测目的不同，因此每个监测系统对不同属性的重视程度也不同。另外，各属性间往往相互联系，提高对某个属性的要求则可能会降低对其他属性的要求，因此需要注意。常用的评价监测系统的指标如下：

1. 敏感性：是指监测系统发现疾病或问题的能力。它主要包括两个方面：监测系统报告的病例占实际病例的比例，监测系统判断疾病暴发或流行的能力。具体的评价指标为病例定义的敏感性和暴发疫情判定标准的敏感性。

2. 及时性：是指监测系统从发现疾病到将信息反馈给有关部门的时间。它反映了监测系统的信息反馈速度，通常通过计算从发病、诊断、报告、采样、实验室检测、数据录入、分析解释、识别暴发、采取控制措施到信息反馈等各个环节的平均间隔时间（天数）来评价。

3. 代表性：是指监测系统发现的疾病在多大程度上能够代表目标人群的实际情况。通过比较分析监测点收集的数据特征与该病的流行特征，对监测系统的代表性进行评价。

4. 阳性预测值：是指监测系统报告的病例中真正的病例所占的比例。评价指标包括病例定义的阳性预测值、病例发现的阳性预测值以及暴发探测的阳性预测值。

5. 简便性：是指监测系统收集资料、监测的方法和运作简便易行的程度。主要从监测目的的可实现程度，病例定义判定的难易度及可操作性，数据收集的数量、种类和方法，数据管理，分析反馈，系统的维护及人员培训方面等对监测系统的简便性进行评价。

6. 灵活性：是指监测系统能针对新的疾病或卫生问题进行及时的改变或调整的能力。评价内容主要包括病例定义是否能根据不同的监测目的进行修改，是否可以调整或增加监测数据的种类和数量、改变数据收集的来源和方法。

7. 可接受性：是指监测系统各个环节的工作人员对监测工作的参与意愿。评价内容包括报告单位参与率、监测机构报告率、监测工作方案的可行性及实施的难易程度、监测人员的工作量及可承受度。

自20世纪90年代后期开始，为数不少的医院相继开发医院感染监测软件，多数医院已经建立起医院感染监测信息化系统，部分医院已经实现了实时、在线、主动的医院感染信息化监测，借助信息化手段开展了实时、高效的感控工作，通过实时监控、实时预警，及时干预及早防控。但必须指出的是，监测信息化并非一蹴而就，应进一步完善对实时监测系统的评价。

三、医院感染病例监测步骤

在监测的过程中,需要明确用病例代替疾病。这里的病例不是指患有某种疾病的人,患有某种疾病的人叫作病例患者,而病例的定义通常根据疾病的特征来确定。感控专职人员搜集有关感染病例患者的信息,再根据搜集到的信息从时间、地区和人群分布方面进行全方位的描述。然后,按照不同的特征分类,用感染病例患者数除以各人群总人数,计算疾病的率。最后,确定某个率是否高于正常的期望值。如果确实较高,就要采用流行病学的分析方法,选择适当的对照人群,与该人群相应的率进行比较,从而确定疾病率升高的原因。

(一)定义病例

计数病例之前,感控专职人员必须决定计数什么,即何谓病例。这就是病例定义的确定问题。所谓病例定义,就是一整套的标准,用以区分是否患有特定的疾病、综合征或是否具有其他健康问题。有些病例定义(尤其是全国性监测所使用的病例定义)作为有充分可比性的全国标准,可能已经建立并使用了多年。确定统一的病例定义标准,就是要确保病例分类的一致性,而不管何时、何地、何人使用。即,在某时某地确定的病例数和疾病率,能够与其他时间、另外地点发现的病例和疾病相比较。采用标准的病例定义,感控专职人员就能将不同医疗机构、不同地区的病例数进行比较,也能够将发病率与同年全国的发病率进行比较。当人们使用了相同的、标准的病例定义并发现差异时,这种差异就不是由病例分类的不同而造成的。

(二)计数病例并描述病例的时间、地区和人群特征

核实病例并计数病例是感控专业人员的基本任务。所谓的计数病例,通常由科室、实验室向感控部门提交的病例报告开始,要求感控专职人员确定疾病按时间、地区和人群的分布模式和规模,确定特定人群中疾病聚集和暴发是否存在。描述流行病学通常是指人群中何时、何地、何人发病或患病;在院感事件调查过程中,也要明确发生了何事,即对发生疾病本身的陈述,尤其是对人群中疾病临床特征的描述。

人群中疾病发生的时间可以按照年划分,也可按照分钟划分。发病的长期趋势通常是指疾病在几年或几十年期间的变化。疾病发病按地区分布的描述代表了疾病的地理特征。这里的地理位置包括疾病诊断和报告的病区、就诊医院等。疾病地区分布也可用更广泛的分类方法,如医院获得还是社区获得、本院或外院等。疾病按人群分布特征的描述体现了不同人群疾病的危险状况,包括人群固有的特性,如年龄性别等;或人群的生物学特性,如免疫状况等;或活动性,如职业、药物治疗、吸烟、吸毒等;还包括个人的生活情况,如社会经济状况和医疗保健状况等。

按照时间、地区和人群对资料进行分析和解释,主要出于以下方面的考虑:第一,按照时间、地区和人群分类,能够发现哪些变量可以利用,数据如何编码,取值范围如何,哪些变量可能存在缺失值等。第二,能够获得所调查的疾病问题的程度和模式,例如哪几个月、哪些年龄的人群病例最多或最少。第三,能对疾病问题做出详细的描述,并用图表或地图表

示出来。第四,能够确定疾病发病较高的地区或人群。上述信息不仅提供了病因的重要线索,便于进一步调查,而且明确了需要采取的干预措施。

(三) 计算相关率

计数病例对制定防控计划十分重要。但是,感控专职人员所需要的信息还不仅限于计数病例。计数病例的同时,还要考虑发生病例的人群的大小。所谓"率"就是测量一定时间内、某特定大小的人群中相关病例数多少的指标。在疾病监测中,该时间段常用年表示,所计算率的分子是这一年中报告的新发病例数,分母是同期住院患者总数。

在暴发调查中,尽管率的计算有点困难,但也是十分有益的。在疾病暴发期间所计算的率通常叫作罹患率,可以理解为发生疾病的人群中病例所占的比例,用新发病例数除以发生暴发的人群的人数得到,时间段为暴发持续的间期,通常为几天或几周。

(四) 比较率的差异

率的对比是流行病学比较研究重要的例证,例如要确定本周的报告疾病数或率是否高于正常值或期望水平,就要将本周的报告疾病数或率与过去几周进行比较,或者与去年同周次的报告疾病数或率进行比较。医院感染监测与此类似,需要对监测人群相关状态或事件中发生了什么、何种人群、何时、何地、为什么发生、怎么办等进行评估。在所采用的系统性方法中有两个基本因素,就是研究的人群和做出的对比。通过对疾病病因和相关危险因素提出假设、验证假设,对不同人群疾病发生状况的差异进行评价。在完成这些工作的过程中,感控专职人员应掌握疾病在人群中发生和传播的基本原理等理论知识,这对于其选择和采取有效措施、促进和保障健康具有重要意义。

第二节 医院感染病例监测指标释义

一、医院感染发病（例次）率

（一）基本定义

医院感染发病（例次）率是指住院患者中发生医院感染新发病例（例次）的比例。

（二）指标计算

$$医院感染发病（例次）率 = \frac{医院感染新发病例（例次）数}{同期住院患者总数} \times 100\%$$

（三）指标意义

反映医院感染总体发病情况。一般指月发病（例次）率和年发病（例次）率。

（四）数据采集

1. 数据主要来源于感控专职人员通过专业监测发现和临床医师主动报告的医院感染患者人数。

2. 应发挥临床医师在医院感染数据采集中的重要作用，引导临床医师积极主动报告医院感染，专职人员应做好数据核对和确认。

3. 应采用前瞻性调查方法每日主动采集相关数据，或采用医院感染信息化监测系统（如医院感染监测专业软件、医院自主研发的院感监测系统等）自动采集相关数据，并由专职人员和临床医师进行医院感染信息的判定、报告。不应采用回顾性调查方法采集相关数据。

4. 数据资料应全面、完整、真实、可靠，能反映医院感染实际发生情况。

（五）计算细则

分子：确定时段全院（目标病区）住院患者中同期新发生医院感染的患者人数（例次数）。

分母：确定时段曾（在监测目标病区）住院的患者人数，即同期出院人数加上期末在院人数之和，也等于期初在院人数加上同期入院人数之和。统计时段内同一位住院患者曾 N 次入院（监测目标病区），统计全院（病区）住院人数时计为 N。

分子说明：

● 除手术部位感染外，统计医院感染人数或医院感染例次数归属时段，应以住院患者医院感染例次的"医院感染日期时间"为准。

● 除手术部位感染外，住院患者医院感染例次的"医院感染日期时间"应在住院患者一次住院的"入院日期时间"到"出院日期时间"之间，否则应为错误数据。对于住院患者在医疗机构内感染、出院后发病的情况，该医院感染例次的"医院感染日期时间"记为住院患者的"出院日期时间"。

● 统计住院患者医院感染例次归属病区，应根据住院患者医院感染例次的"医院感染日期时间"和住院患者入、出病区记录确定。

分母说明：

● 观察期间危险人群人数，即观察期间所有住院诊疗的患者人数，但不能用同期出院人数代替。因为用出院人数代替危险人群人数仅适用于大范围人群的粗略分析，会遇到纳入分子统计的患者却不纳入分母统计的问题，尤其是对重症监护单元(ICU)进行统计时，可能由于同一时期内有新发生医院感染的例次却无出院患者，导致公式计算时出现 N 除以 0 的情况。

● 确定统计时段内各病区住院人数之和与全院住院人数可能不一致。主要原因在于实际工作中存在患者转病区的情况，如统计期间住院患者甲曾住过 A 病区和 B 病区，A 病区和 B 病区住院患者集合中均有甲，且在两个病区住院人数统计中均计为 1，两病区住院人数之和为 2，而甲在全院住院人数统计中仍计为 1，此时会出现各病区住院人数之和大于全院住院人数的情况。

（六）分析反馈

1. 前瞻性监测资料应及时录入医院感染监控管理系统，采用医院感染信息化监测系统自动采集的资料应及时完成资料的核对和确认。

2. 建议此指标按照月、季度和年度进行统计。全年的值应直接利用公式获得，不能通过求各个月值的算术平均数或者各个月值的分子、分母的累加获得。

3. 应结合历史同期和上月或上季度、上年度医院感染发病（例次）率资料，对资料进行总结分析，判断医院感染流行趋势。

4. 应结合监测网发布的相关监测结果或公开发表的监测结果进行综合分析。若医疗机构此指标的监测结果远低于监测网同类机构的值域下限，需要从监测方法上探讨当前医院感染病例监测方法的敏感度是否能够保证。

● 若医疗机构此指标的监测结果低于被公开的值域下限，在考虑监测方法敏感度的同时，也需考虑医疗机构专科特点和收治住院患者的情况等因素。同区域或同类型医疗机构的指标可能更有参考性。

● 若医疗机构此指标的监测结果高于被公开的值域上限，应注意在考虑医疗机构专科特点和收治住院患者的情况并排除误诊因素后再进行分析，这样的监测结果常常更符合医疗机构的真实情况。

5. 应将医院感染监测数据统计分析结果写成报告汇总,设置预警值、干预值,发挥监测数据对实际感控工作的指导作用。报告汇总内容应包括各科室的医院感染发病(例次)率、流行趋势、监测中发现的问题及分析建议等,并向医院感染管理委员会和临床科室反馈。

二、医院感染现患(例次)率

(一)基本定义

确定时段或时点住院患者中,医院感染患者(例次)数所占同期住院患者总数的比例。

(二)指标计算

$$医院感染现患(例次)率=\frac{确定时段或时点住院患者中医院感染患者(例次)数}{同期住院患者总数}\times100\%$$

(三)指标意义

反映确定时段或时点医院感染实际发生情况,为准确掌握医院感染现状、判断变化趋势、采取针对性干预措施及干预效果评价提供基础。

(四)数据采集

1. 现患率调查对象应是调查当日住院的所有患者,包括当日出院、转科、死亡的患者,但不包括新入院患者。

2. 调查人员应由感控专职人员和各调查科室医院感染监控医生、护士组成,根据确定的调查日期、时间、调查要求进行调查,可以通过人工调查完成,也可以通过医院感染信息化监测系统自动完成。

3. 人工调查即采取现场查阅病历和床旁调查相结合的方式开展,开始调查前感染管理科应对调查科室进行调查方案、调查方法、医院感染诊断标准、注意事项等内容培训,对调查病例应逐一填写统一的个案调查表。如果选择医院感染信息化监测系统进行现患率调查,则调查当日应完成系统当前所有医院感染信息的判定和转归确认。

4. 现患率调查时间可以是某一时点或某一时段。

5. 现患率调查应每年至少进行一次。

(五)计算细则

1. 时点口径

分子:调查日凌晨 0:00 时全院(某病区)住院患者中处于医院感染状态(调查日之前发生医院感染且调查日 0:00 未治愈)的人(感染例次)数。

分母:调查日凌晨 0:00 时全院(某病区)住院患者人数(调查日 0:00—24:00 住院患者,包括当日在院患者、出院及死亡的住院患者,不包括当日新入院的住院患者)。

2. 时段口径

分子:调查时段全院(某病区)住院患者中处于医院感染状态(调查开始之前发生医院感染且调查开始时未治愈或调查时段内新发生医院感染)的人(感染例次)数。

分母:确定时段曾住院的患者人数,即同期出院人数与期末在院人数之和。统计时段内同一位住院患者曾 N 次入院,统计全院住院人数时计为 N。

分子说明:

时点口径:调查日凌晨 0:00 处于医院感染状态的住院患者,包括医院感染例次的"医院感染日期时间"早于调查日凌晨 0:00,并且在调查日凌晨 0:00 尚未治愈的住院患者。

时段口径:调查时段起止时间处于医院感染状态的住院患者。

一个处于医院感染状态的住院患者计为 1。

一个处于医院感染未治愈状态的感染例次计为 1。

分母说明:

时点口径:调查当日凌晨 0:00 在院的住院患者。

时段口径:调查时段起止时间之间接受住院诊疗的住院患者,即同期出院人数与期末在院人数之和。

住院人数通常以实际占用病床的住院患者人数为准。产科中跟随母亲的新生儿不在住院患者统计范围内,新生儿病区或新生儿重症监护单元中的新生儿患者在统计范围内。

(六) 注意事项

1. 无论采用人工法还是信息法进行调查,务必于调查前要求各调查科室完成所有调查对象与感染性疾病诊断有关的各项检查,调查当日务必按照调查方案要求完成调查表所有项目的填写工作。

2. 特别注意的是,虽然医院感染信息化监测系统可以方便、快捷地进行现患率调查,但在调查前和调查当日必须完成所有新、旧医院感染和社区感染病例的判定和转归确认,必须完成医院感染危险因素及相关性的选定。

3. 仍然推荐人工调查方法,虽然人工调查不够便捷,但可以较高程度地保证调查资料的准确性。同时,调查前的集中培训以及调查时临床医生的实际参与可以提升临床医生医院感染诊断水平和医院感染防控意识。

4. 如只为医院感染现患(例次)率单项指标进行单纯随机抽样或连续抽样,则推荐采用医院感染信息化监测系统自动完成,避免人力资源的浪费。

(七) 分析反馈

1. 人工调查资料应及时录入医院感染监控管理系统(或 Excel 等),医院感染信息化监测系统自动采集的资料应及时完成资料核对与确认。

2. 应结合历史同期现患率调查结果对资料进行总结分析,判断医院感染流行趋势。

3. 应结合监测网发布的相关调查结果进行综合分析。

4. 应对现患率调查数据进行详细统计分析,结果写成报告汇总,内容应包括各调查科室的医院感染现患(例次)率、感染部位分布、感染病原体分布、手术情况、侵袭性操作应用情况、抗菌药物使用情况、医院感染危险因素、现患率趋势、监测中发现的问题及分析建议等，并向医院感染管理委员会和临床科室反馈。

三、医院感染病例漏报率

（一）基本定义

应当报告而未报告的医院感染病例数占同期应报告医院感染病例总数的比例。

医院感染病例报告：临床医师通过主动报送或确认等规定方式，按规定的途径和程序向指定的管理主体报告住院患者发生医院感染的相关信息。

应当报告而未报告的医院感染病例包括：临床医师已经做出医院感染的诊断但未报告的病例，通过专业监测发现的应做出医院感染诊断但临床医师未予以诊断的病例，通过专业监测发现的应做出医院感染预警诊断但信息系统未予以预警的病例。

应报告医院感染病例数指的是医疗机构真实发生医院感染的病例数。

（二）指标计算

$$医院感染病例漏报率 = \frac{应当报告而未报告的医院感染病例数}{同期应报告医院感染病例总数} \times 100\%$$

（三）指标意义

包括两个层面：一、反映医疗机构对医院感染病例的诊断、报告情况及医院感染监测、管理工作能力；二、反映监测系统的灵敏性。

（四）数据采集

1. 漏报率调查应由医院感染管理科负责实施，由感控专职人员进行调查。

2. 漏报率调查可以通过人工调查完成，即采取回顾性调查方法。此方法是基于人力开展的定期抽样调查方法，是一种在无院感信息系统支持的条件下对全院各病房都开展的漏报调查。由临床医生自主上报院感病例，根据随机的原则确定抽查病历，开展漏报调查的样本应不少于年监测人数的10%，并根据工作量的大小确定调查进度。调查月份确定后，对该月的全部出院病历开展调查。以原定的医院感染诊断标准为依据，查阅每份病历是否发生感染，对确认是医院感染的病例进行登记，得到该月实际发生医院感染的病例数，然后与该月上报的病例进行核对，该月上报的资料中没有的病例即为漏报病例。此调查方法工作量大，调查过程中对院感诊断的确定需要与临床进行核对。

3. 漏报率调查也可以通过医院感染信息化监测系统自动完成，但为全面、准确地获取调查数据，拟调查时段监测系统内的所有医院感染信息应该在调查前已由感控专职人员完成专业判定和转归确认。需要注意的是，信息化调查针对的是住院患者，而非出院患者。

　　医院感染病例报告时限:《江苏省医院感染暴发事件卫生应急处置预案(试行)》中提到当出现医院感染散发病例时,经治医师应及时向本科室医院感染监控小组负责人报告,并于 24 h 内填表报告医院感染管理科。若医疗机构所有医院感染病例的发现均依赖临床医师报告,则利用以上计算方法统计得出的漏报率可能为 0 或很低,但或许与实际情况存在很大偏差。鉴于医院感染信息化监测系统尚不能完全做到全部感染病例的预警,推荐定期(如每年)采用人工调查方法进行漏报率调查,以对信息系统敏感度和特异度进行验证,最大程度避免信息系统导致的"自身漏报"。

(五) 计算细则

　　分子:确定时段全院(目标病区)住院患者中同期临床医师应报告但未报告的确诊或应当诊断医院感染的人数。

　　分母:确定时段全院住院(目标病区)患者中同期通过专业监测发现的医院感染患者与临床医师主动报告的医院感染患者的人数。统计时段内同一位医院感染患者既被专业监测发现又被临床医师主动报告,计为 1。

　　分子说明:

● 手术部位感染等患者出院后才发现的医院感染例次不纳入本指标计算公式分子的统计范围。

　　临床医师医院感染病例的报告截止时间为患者本次医院感染所对应住院过程的"出院日期时间"。报告时间晚于该"出院日期时间"的即属于漏报,计为 1。

● 统计时段内同一位住院患者有多个例次的医院感染,只要有一个例次未被报告即属于漏报,计为 1;同一位住院患者一次住院期间有多个例次的医院感染,有 N 例次临床医师未报告即属于漏报,计为 N。

● 若住院患者有两个感染例次,感染日期时间分别为 2 月 15 日和 3 月 10 日,2 月 15 日的感染例次临床医师已确认,3 月 10 日的感染例次临床医师未确认,则统计时段为 2 月 1 日到 2 月 28 日时漏报病例数计为 0,统计时段为 3 月 1 日到 3 月 31 日时漏报病例数计为 1。

● 统计住院患者医院感染例次归属病区时应根据住院患者医院感染例次的"医院感染日期时间"和住院患者入、出病区记录确定。

　　分母说明:

● 除手术部位感染外,统计医院感染人数或医院感染例次数归属时段以住院患者医院感染例次的"医院感染日期时间"为准。

● 统计时段内同一位住院患者既被专业监测发现又被临床医师主动报告,计为 1。

● 统计时段内同一位住院患者有 M 个例次的医院感染,计为 M。

● 统计住院患者医院感染例次归属病区时应根据住院患者医院感染例次的"医院感染日期时间"和住院患者入、出病区记录确定。

(六) 分析反馈

　　1. 漏报率调查频率尚无统一规定,但不建议每月采用人工调查方法进行漏报率调查,否则不仅浪费人力资源,还存在医院感染监测方法由前瞻性向回顾性转变的风险。是否每季度或每半年开展一次漏报率调查由医疗机构根据自身情况进行选择,但推荐保证每年至少抽取4个月调查数据,并做到季度平均分布。

2. 采用医院感染信息化监测系统的医疗机构应每月对住院患者进行漏报率调查,及时对临床医师漏报情况进行原因分析、反馈,不断提高临床医师医院感染上报意识、上报质量和上报率,不断提高监测系统的敏感性。

3. 应对漏报率调查数据进行总结分析,将结果写成报告汇总,内容应包括各科室的医院感染漏报率、漏报趋势、漏报原因、存在问题及分析建议等,并向医院感染管理委员会和临床科室反馈。

4. 可根据医疗机构实际情况设置内部质控定义,例如对于使用信息系统的单位,可以判断专职人员确认而临床医生未处理的院感病例为漏报,目的是提高临床医生主动处理信息的意识,及时发现医院感染聚集,避免或及时干预医院感染暴发。

四、多重耐药菌医院感染(例次)发生率

(一) 基本定义

多重耐药菌医院感染患者数(例次数)与同期住院患者总数的比例。

耐药菌判断标准具体参照本书第三章第六节"多重耐药菌目标性监测"。

(二) 指标计算

$$多重耐药菌医院感染(例次)发生率 = \frac{住院患者中检出导致医院感染的特定多重耐药菌的人(例次)数}{同期住院患者人数} \times 100\%$$

(三) 指标意义

反映医院内多重耐药菌医院感染的情况。

(四) 数据采集

医院应建立完善的实验室信息系统,以便通过信息系统及时获取相关监测数据。

(五) 计算细则

分子:确定时段全院住院(目标病区)患者中同期检出导致医院感染的特定多重耐药菌的人(例次)数。

分母:确定时段曾住院(目标病区)的患者人数,即同期出院人数加上期末在院人数之和,也等于期初在院人数加上同期入院人数之和。统计时段内同一位住院患者曾 N 次入院,统计全院住院人数时计为 N。

分子说明：

分别统计"医院感染重点多重耐药菌"中定义的5类7种多重耐药菌,包括耐甲氧西林金黄色葡萄球菌(MRSA)、耐万古霉素粪肠球菌(VRE,包括耐万古霉素粪肠球菌、耐万古霉素屎肠球菌)、耐碳青霉烯类肠杆菌科细菌[CRE,包括耐碳青霉烯类大肠埃希菌(CR-EC)、耐碳青霉烯类肺炎克雷伯菌(CR-KP)]、耐碳青霉烯类鲍曼不动杆菌(CR-AB)、耐碳青霉烯类铜绿假单胞菌(CR-PA)。将7种多重耐药菌感染患者的人(例次)数相加作为分子的做法是错误的。

● 确定检出病原体归属时段时以住院患者检出病原体的"病原学检验标本采集日期时间"为准。

● 病原体为导致医院感染的多重耐药菌。

● 病原体感染类型为医院感染的检出例次应与患者医院感染例次对应,否则应为错误数据。

● 住院患者检出病原体的"病原学检验标本采集日期时间"应在住院患者一次住院的"入院日期时间"到"出院日期时间"之间,否则应为错误数据。

● 统计住院患者检出病原体例次归属病区时应根据住院患者检出病原体的"病原学检验标本采集日期时间"和住院患者入、出病区记录确定。如:根据入、出病区记录,住院患者甲在T1时间点住在D1病区,那么,住院患者甲在T1时间标本采集检出病原体应归属D1病区。

分母说明：

● 观察期间危险人群人数,即观察期间所有接受医疗机构住院诊疗的患者人数。确定时段住院患者人数既等于同期出院人数与期末在院人数之和,也等于期初在院人数与同期入院人数之和。

(六) 分析反馈

1. 此指标建议根据医院实际情况决定统计频率,可按照月、季度和年进行统计。若统计时段间隔较短,可能计为分子的感染例次数量少而分母中住院人数相对固定,导致计算结果接近0。

2. 应结合历史同期和上一统计周期多重耐药菌医院感染(例次)率资料,对资料进行总结分析,判断多重耐药菌医院感染流行趋势。

3. 应结合监测网发布或公开发表的相关监测结果进行综合分析。

对监测中发现的问题进行总结,写成报告汇总,汇总内容应包含各科室各部门的多重耐药菌医院感染(例次)发生率、流行趋势等,并向医院感染管理委员会、多重耐药菌管理组织(部门)和临床科室反馈监测结果和分析建议。

五、多重耐药菌检出率

(一) 基本定义

多重耐药菌检出菌株数与同期该病原体检出菌株总数的比例。

（二）指标计算

$$多重耐药菌检出率 = \frac{住院患者中检出特定多重耐药菌的例次数}{同期住院患者中检出特定细菌的例次数} \times 100\%$$

（三）指标意义

反映医院内多重耐药菌的总体情况和某种特定菌种多重耐药菌情况。

（四）数据采集

医院应建立完善的实验室信息系统，以便通过信息系统及时获取相关监测数据。

（五）计算细则

分子：确定时段全院（目标病区）住院患者中同期检出特定多重耐药菌的例次数。

分母：确定时段全院（目标病区）住院患者同期检出特定细菌的例次数。

分子说明：

● 分别统计"医院感染重点多重耐药菌"中定义的 5 类 7 种多重耐药菌，包括耐甲氧西林金黄色葡萄球菌（MRSA）、耐万古霉素肠球菌（VRE，包括耐万古霉素粪肠球菌、耐万古霉素屎肠球菌）、耐碳青霉烯类肠杆菌科细菌［CRE，包括耐碳青霉烯类大肠埃希菌（CR-EC）、耐碳青霉烯类肺炎克雷伯菌（CR-KP）］、耐碳青霉烯类鲍曼不动杆菌（CR-AB）、耐碳青霉烯类铜绿假单胞菌（CR-PA）。

● 确定检出病原体归属时段时以住院患者检出病原体的"病原学检验标本采集日期时间"为准。

● 不统计判定为污染的多重耐药菌。

分母说明：

● 分别统计"医院感染重点多重耐药菌"中定义的 5 类 7 种多重耐药菌对应的病原体，如统计 MRSA 的多重耐药菌检出率时，分母为统计时段检出金黄色葡萄球菌的例次数。

● 确定检出病原体归属时段时以住院患者检出病原体的"病原学检验标本采集日期时间"为准。

（六）分析反馈

1. 建议根据医院实际情况决定此指标统计频率，可按照月、季度和年进行统计。

2. 应结合历史同期和上一统计周期多重耐药菌感染检出率资料，对资料进行总结分析，判断多重耐药菌感染流行趋势。

3. 应结合监测网发布的相关监测结果进行综合分析。

4. 对监测中发现的问题进行总结，写成报告汇总，汇总内容应包含各科室、各部门的多重耐药菌感染检出率、流行趋势等,并向医院感染管理委员会、多重耐药菌管理组织(部门)和临床科室反馈监测结果和分析建议。

5. 数据处理:为避免高估多重耐药菌感染或定植情况,分析时间段内1名患者住院期间多次送检多种标本分离出多重耐药菌,应根据情况剔除重复株,分为以下几种情况:

(1)同一患者同一类别送检标本,检出同种细菌,分析时应删除重复株(表1-2-1)。

表1-2-1 同一患者同一类别送检标本重复株删除方法

科室	姓名	住院号	标本来源	菌种类型	感染类型	是否重复	报告日期	处理
神经科	王××	1234567	痰液	CR-AB	社区感染	否	2月4日	保留
ICU	王××	1234567	痰液	CR-AB	社区感染	重复	2月22日	删除
ICU	王××	1234567	痰液	CR-AB	社区感染	重复	3月5日	删除
神经科	王××	1234567	痰液	CR-AB	社区感染	重复	3月18日	删除
神经科	王××	1234567	痰液	CR-AB	社区感染	重复	3月23日	删除

(2)同一患者同一类别送检标本,检出不同种细菌,表明可能为重复感染,但菌株不重复,分析时不可删除(表1-2-2)。

表1-2-2 同一患者同一类别送检标本菌株不重复删除方法

科室	姓名	住院号	标本来源	菌种类型	感染类型	是否重复	报告日期	处理
ICU	王××	1234567	痰液	CR-AB	社区感染	是	2月22日	不删除
ICU	王××	1234567	痰液	CR-PA	社区感染	是	2月25日	不删除

(3)同一患者不同类别送检标本,检出同种细菌,分析时以保留同一患者相同细菌第一株为原则剔除重复菌株(表1-2-3,表1-2-4)。

表1-2-3 不同送检标本检出同种细菌剔除方法(一)

科室	姓名	住院号	标本来源	菌种类型	感染类型	报告日期	处理
ICU	王××	1234567	痰液	CRE(肺克)	社区感染	2月22日	保留
ICU	王××	1234567	中段尿	CRE(肺克)	社区感染	2月25日	删除

表1-2-4 不同送检标本检出同种细菌剔除方法(二)

科室	姓名	住院号	标本来源	菌种类型	感染类型	报告日期	处理
ICU	王××	1234567	痰液	肺克(敏感)	社区感染	2月22日	保留
ICU	王××	1234567	中段尿	CRE(肺克)	社区感染	2月25日	删除

6. 此指标为多重耐药菌占检出菌的比例,多重耐药菌包括医院感染、社区感染及定植菌。该指标的实际价值有待论证。

六、医务人员手卫生依从率

(一) 基本定义

受调查的医务人员实际实施手卫生次数占同期调查中应实施手卫生次数的比例。

(二) 指标计算

$$医务人员手卫生依从率=\frac{医务人员采取手卫生措施次数}{同期机会总数}×100\%$$

(三) 指标意义

描述医务人员手卫生实际执行依从程度,反映医务人员手卫生意识和执行情况。

(四) 数据采集

通过直接观察法获取手卫生依从率数据。

(五) 计算细则

所有参与调查的人员必须经过统一培训、模拟训练并认证合格方可进行临床调查。

在填写 WHO 手卫生观察监督表(表 1-2-5)的基础上,根据基本依从率计算规则进行计算。

机会数即为应实施手卫生次数。

手卫生调查频率尚无统一规定,推荐每季度进行一次,宜覆盖全部病区。

表 1-2-5 WHO 手卫生观察监督表

工作职务		
人数		
手卫生机会编号	洗手指征	操作
1	☐ 接触患者前 ☐ 无菌操作前 ☐ 暴露后 ☐ 接触患者后 ☐ 接触患者周围环境后	☐ 免洗液 ☐ 水洗 ☐ (无) ☐ (手套)

分子说明:

医务人员采取手卫生措施的总次数。

分母说明:

手卫生机会。

WHO 手卫生观察监督表中每次机会只与每列中的一行相对应,计为1。

（六）分析反馈

1. 每次调查结束后应立即汇总，并结合上一次手卫生依从率调查资料，对资料进行总结分析，判断手卫生依从率趋势。

2. 对监测中发现的问题进行总结，写成报告汇总，汇总内容应包含各科室、各部门的手卫生依从率、趋势等，并向医院感染管理委员会和临床科室反馈监测结果和分析建议。

备注：可采用手卫生用品监测方法进行评价补充。

手卫生依从性监测方法是直接法，需经过培训的观察者对医务人员的诊疗活动进行观察，容易受到霍桑效应的影响，且需耗费大量的时间和人力。根据洗手液和速干手消毒剂的消耗量间接评估依从性相对更加客观和简便。

（1）住院病区

$$×× 年度临床科室手消剂每床日平均消耗量 = [×× 年度所有临床科室手消毒剂的领用量 × 每瓶手消毒剂容量(ml)] / ×× 年医院实际占用总床日数$$

基于科室之间操作频次的不同，不宜简单以手消毒剂消耗量作为手卫生依从性判断依据。

（2）门诊

方法：在患者就诊期间的 2 日内，观察并记录所有进入治疗室的医务人员数量。

计算手卫生依从率：医院在每个月底用总的手消毒剂供给量减去手消毒剂剩余量得到该月的手消毒剂使用量。通过上述为期 2 日的观察，医院确定平均每个患者就诊期间有 5 名医务人员进入。用该月总的手消毒剂使用量除以每次进行手卫生手消毒剂的平均用量，可以得出医务人员实际进行手卫生的次数。用这个评估数值与另一个数据比较，就是每个月就诊的患者数乘以 5（每个医务人员进入至少会有一次手卫生机会），就会得到一个医务人员当月应进行手卫生的最少数量。以通过计算手卫生用品使用量得到的预计实际手卫生次数作为分子，以观察法得到的应进行手卫生的最少数量作为分母，可以得到医务人员手卫生依从率。将这个率反馈给科室，短期内手卫生用品使用量就有了明显的增加，然后再进行随访观察研究以确定手卫生情况是否得到改善。

手卫生用品消耗量监测：每个月手消毒剂的总供给量(ml) — 月底配液器中剩余的手消毒剂量(ml)/每个月的门诊就诊患者数。

目前随着物联网的发展，信息技术也逐渐应用于手卫生依从性调查。通过覆盖全院的可视化医院物联网，针对医院的 ICU、血透室等重点病区、科室的床区进行物联网手卫依从系统的建设，主要设备包含：医护智能工卡、床区手消识别器、自动手消识别器、病床区域识别器。通过医护智能工卡内置的五轴传感器，可实现医护人员在日常护理操作过程中平行行走与俯身操作等相关行为记录。医护人员进行护理操作后，医护智能工卡与床区感应器进行数据识别与传输，记录进行此次护理操作的人员与时间，进行下一次医疗操作时，如这些医护人员未进行洗手操作，医护智能工卡将进行闪烁及蜂鸣提醒。数据采集系统可实现手卫生依从性管理的闭环，数据统一接入可视化医院物联网。可通过 web 界面和手机端实时查看相关报警信息，管理平台能监测医务人员各类行为数据并实时上传，预测感染发生趋势，预警感染风险，保证评估的准确性。

七、住院患者抗菌药物使用率

(一) 基本定义

住院患者中使用抗菌药物(全身给药)患者数占同期住院患者总数的比例。

(二) 指标计算

$$住院患者抗菌药物使用率 = \frac{住院患者中使用抗菌药物(全身给药)患者数}{同期住院患者总数} \times 100\%$$

(三) 指标意义

反映医疗机构住院患者抗菌药物使用及管理情况,抗菌药物使用率列入医院质量管理范畴。

(四) 数据采集

医院应建立完善的抗菌药物管理信息系统,以便通过信息系统及时获取相关监测数据。

(五) 计算细则

分子:确定时段全院(目标病区)住院患者中同期全身应用抗菌药物的人数。

分母:确定时段曾住院(目标病区)的患者人数,即同期出院人数与期末在院人数之和[同期出院人数+确定时间段末在院人数(即初期入院末期还未出院患者)]。同期一位住院患者两次入院,全院住院人数计为2。

分子说明:

● 仅统计全身给药的抗菌药物使用医嘱,全身给药的用药途径包括口服、肌肉注射、静脉滴注、静脉注射等。

● 仅统计确定时段内给药的医嘱,统计时段之前的抗菌药物使用医嘱不计算。

● 抗菌药物使用开始时间是护士实际给药的时间(不是在电子信息系统点击"执行医嘱"按钮的时间)。

● 统计住院患者抗菌药物使用归属病区应根据住院患者抗菌药物使用的"抗菌药物使用开始日期时间""抗菌药物使用结束日期时间"和住院患者入、出病区记录确定。

分母说明:

● 观察期间危险人群人数即观察期间所有接受医疗机构住院诊疗的患者人数。确定时段住院患者人数等于同期出院人数与期末在院人数之和,也等于期初在院人数与同期入院人数之和。

(六) 分析反馈

1. 此指标建议根据医院实际情况决定统计频率,可按照月、季度和年进行统计。

2. 此指标全年的值不能通过求各个月值的算术平均数或者将各个月值的分子、分母累加获得,而应直接利用公式求得。

3. 应结合历史同期和上一统计周期住院患者抗菌药物使用率资料,并结合国家、医疗机构对住院患者抗菌药物使用率的限值,对资料进行总结分析,判断住院患者抗菌药物使用率趋势。

4. 应结合监测网发布的相关监测结果进行综合分析。

5. 对监测中发现的问题进行总结,写成报告汇总,汇总内容应包含各科室、各部门的住院患者抗菌药物使用率、趋势、是否超标等,并向药事管理委员会、临床抗菌药物管理组织、医院感染管理委员会和临床科室反馈监测结果和分析建议。

八、抗菌药物治疗前病原学送检率

(一) 基本定义

以治疗为目的使用抗菌药物的住院患者,使用抗菌药物前病原学检验标本送检病例数占同期使用抗菌药物治疗病例总数的比例。

(二) 指标计算

$$抗菌药物治疗前病原学送检率=\frac{治疗性应用抗菌药物前病原学送检的人数}{同期住院患者中治疗性应用抗菌药物的人数}\times100\%$$

$$医院感染诊断相关病原学送检率=\frac{完成医院感染诊断相关病原学送检的病例数}{同期发生医院感染病例总数}\times100\%$$

$$联合使用重点药物前病原学送检率=\frac{接受两个或以上重点药物联合使用前病原学送检病例数}{同期住院患者中接受两个或以上重点药物联合使用病例数}\times100\%$$

(三) 指标意义

反映医疗机构住院患者抗菌药物治疗、病原学标本送检及管理情况。2012 年《抗菌药物临床应用管理办法》正式出台,通过建立抗菌药物临床应用分级管理制度将抗菌药物分为非限制使用、限制使用与特殊使用三级管理;同时,病原学送检率已被明确纳入医院评审、考核指标体系。《三级医院评审标准(2022 年版)》明确指出,对医院抗菌药物治疗前病原学送检率的审核标准参照《医院感染管理医疗质量控制指标(2015 年版)》的评价指标:要求住院患者抗菌药物使用前病原学送检率不低于 30%,限制使用级不低于 50%,特殊使用级不低于 80%。病原学送检率三级医院应达到 80%,二级医院应达到 60%。

为贯彻落实《国家卫生健康委办公厅关于印发 2021 年国家医疗质量安全改进目标的通知》(国卫办医函〔2021〕76 号),提高抗菌药物使用的合理性和规范性,国家医院感染管理专业、临床检验专业及药事管理专业质控中心制定了"提高住院患者抗菌药物治疗前病原学送检率"专项行动指导意见,明确提出了病原菌送检率的改进目标,强调了病原菌检测、感染相关病原学诊断及耐药菌检测的重要性,以进一步遏制抗生素耐药,实现合理用药。《关于印发"提高住院患者抗菌药物治疗前病原学送检率"专项行动指导意见的函》(国卫医研函〔2021〕198 号)提出的改进目标包括:

- 接受抗菌药物治疗的住院患者,抗菌药物使用前病原学送检率不低于 50%。
- 发生医院感染的患者,医院感染诊断相关病原学送检率不低于 90%。
- 接受两个或以上重点药物联用的住院患者,联合使用重点药物前病原学送检率应达到 100%。

(四)数据采集

医院应建立完善的临床信息系统、抗菌药物管理信息系统、实验室信息系统,以便通过信息系统及时获取相关监测数据。

医嘱系统中使用抗菌药物时应设定"治疗"和"预防"选择项。

抗菌药物管理信息系统中应对抗菌药物级别进行设定。

如采用人工调查,则患者病历中应对抗菌药物使用进行"治疗"或"预防"的描述。

(五)计算细则

分子:确定时段全院(目标病区)住院患者中同期全身治疗性应用抗菌药物前病原学送检的人数。

分母:确定时段全院住院(目标病区)患者中同期全身治疗性应用抗菌药物的人数。

说明:

- 医院感染诊断相关病原学送检,指住院期间开具下表中微生物培养及药敏试验、显微镜检查、免疫学检测以及分子快速诊断检验项目并完成标本采集。

- 送检项目目前尚无统一标准。2012 年全国抗菌药物临床应用专项整治活动督导检查手册中是指无菌体液细菌涂片染色细菌检查、合格标本细菌培养、肺炎链球菌尿抗原、军团菌抗原抗体检查、真菌涂片及培养、血清真菌 G 实验或 GM 实验、降钙素原(PCT)等 7 项。《医院感染管理质量控制指标(2015 年版)》中是指各种微生物培养、PCT、白介素-6(IL-6)等感染指标的血清学检验。国卫办医发〔2015〕42 号《关于进一步加强抗菌药物临床应用管理工作的通知》的附件《抗菌药物临床应用管理评价指标及要求》中是指下呼吸道痰标本(上皮细胞<10 个/LPF、白细胞数>25 个/LPF)、肺泡灌洗液、清洁中段尿液、组织和血液、脑脊液等无菌体液标本。《国家卫生健康委办公厅关于印发 2021 年国家医疗质量安全改进目标的通知》(国卫办医函〔2021〕76 号)病原学送检项目可在《2021 年国家医疗质量安全改进目标》的附件 2 中查找。

以微生物标本为主的检测项目可参照表 1-2-6。

表 1-2-6 常见病原学检验项目目录

检验项目	项目类别	优点	局限性
微生物培养及药敏试验	普通细菌，厌氧菌，微需氧菌，真菌，分枝杆菌，支原体	1. 可得到直接的病原学结果； 2. 对细菌和真菌可同时进行药敏试验	1. 耗时较长； 2. 不易生长或生长缓慢、培养条件苛刻的病原微生物不易检出
显微镜检查	无菌体液(离心后)涂片染色，细菌检查，涂片检查真菌弱抗酸染色，抗酸染色，六胺银染色，淋球菌革兰染色，隐球菌墨汁染色	1. 能对形态特殊的病原体进行直观检查，为临床快速诊断提供有用的病原学信息； 2. 组织、脓液、无菌体液、下呼吸道等标本显微镜检查结合培养，可提高培养的敏感性和特异性	敏感性及特异性较低
免疫学检测	军团菌抗原/抗体检验。特殊病原体(如支原体、衣原体、立克次体、螺旋体、隐球菌、艰难梭菌及毒素等)的抗原抗体检测；布鲁氏菌、沙门菌、志贺菌等培养物血清学凝集。梅毒螺旋体颗粒凝集实验(TPPA)＋快速血浆反应素环状卡片试验(RPR)	操作步骤简单，速度快，特异性较高	1. 敏感性较低； 2. 抗体阳性不能代表现症感染
分子快速诊断	聚合酶链式反应(PCR)	速度快，敏感性高，特异性较高	1. 因其灵敏性高，如发生实验室污染，易出现假阳性结果； 2. 标本中病原体含量低、核酸抽提效率低及干扰物质影响，可导致假阴性结果
	质谱分析技术(MS)	快速鉴定病原体培养物	1. 不能直接从标本中检测病原菌； 2. 对某些菌不能准确鉴定，需用生化鉴定和血清学凝集方法确认
	基因测序	1. 高通量； 2. 通过序列比对溯源基因库鉴定病原体； 3. 发现未知病原体	1. 费用高、技术要求高； 2. 不能对结果进行精准解读； 3. 仪器和试剂尚未通过 SFDA 批准用于临床标本的检测和报告

续表

检验项目	项目类别	优点	局限性
相关标志物	降钙素原（PCT）	1. 严重全身性细菌感染和休克引起指标显著升高； 2. 评价严重炎症性疾病临床进程及预后； 3. 为抗菌药物降阶（级）及停用提供依据	1. 为非特异性细菌感染指标，某些严重原虫、真菌或病毒感染时也会升高； 2. 对感染部位、致病菌种类和抗菌药物选择都不能提供可靠信息
	白介素-6（IL-6）	1. 辅助急性感染的早期诊断； 2. 用于评价感染严重程度和判断预后； 3. 动态观察 IL-6 水平有助于了解感染性疾病的进展和对治疗的反应	仅为炎症反应的一个标志物，不能区分细菌或病毒感染
	真菌 1,3-β-D-葡聚糖监测（G 实验）	1. 在侵袭性真菌感染（IFD），尤其是除隐球菌和毛霉外的多种真菌感染诊断中有重要意义； 2. 是早期检测方法	1. 存在假阳性和假阴性； 2. 试剂盒众多，阈值不一，解读时应谨慎
	半乳糖甘露醇聚糖抗原检测（GM 实验）	1. 是曲霉生长时分泌的一种多糖抗原标志物； 2. 在侵袭性曲霉病中有重要临床诊断意义，尤其在粒缺患者中	1. 存在假阳性和假阴性； 2. 不同标本检测 GM 的阈值不同； 3. 有一定的影响因素

- 抗菌药物使用医嘱中的用药目的为"治疗"医嘱。

- 仅统计全身给药的抗菌药物使用医嘱，全身给药的途径包括口服、肌肉注射、静脉滴注、静脉注射等。

- 抗菌药物使用开始时间是护士实际给药的时间（不是在电子信息系统点击"执行医嘱"按钮的时间）。

- 住院患者住院期间首次送检指向某一病原体的病原学检验项目的"病原学检验标本采集日期时间"记为 T1，在统计时段内首次应用抗菌药物的"抗菌药物使用开始日期时间"记为 T2，则 T1 应在 T2 之前。

- 关于送检时效，目前尚未明确，相关培训中以 14 天为临界值。建议在满足相关送检率要求的基础上进一步细化，提升无菌性样本送检比例，提高抗菌药物使用的科学性和规范性。

- 联合使用重点药物前病原学送检是指在联合使用重点药物治疗前开具病原学检验项目并完成相关标本采集。

- 重点药物是指碳青霉烯类药物（亚胺培南、美罗培南、帕尼培南、比阿培南和厄他培南）、糖肽类药物（万古霉素、替考拉宁）、替加环素、利奈唑胺、多黏菌素、头孢哌酮钠舒巴坦钠、抗真菌类药物（伏立康唑、伊曲康唑、卡泊芬净）。

（六）分析反馈

1. 此指标建议根据医院实际情况决定统计频率，可按照月、季度和年进行统计。

2. 应结合历史同期和上一统计周期抗菌药物治疗前病原学送检率资料，并结合国家、医疗机构对抗菌药物治疗前病原学送检率的限值（包含限制级抗菌药物和特殊级抗菌药物）对资料进行总结分析，判断抗菌药物治疗前病原学送检率趋势。

3. 应结合监测网发布的相关监测结果进行综合分析。

4. 对监测中发现的问题进行总结，写成报告汇总，汇总内容应包含各科室、各部门的抗菌药物治疗前病原学送检率、趋势、是否超标等，并向医疗质量管理委员会、药事管理委员会、临床抗菌药物管理组织、医院感染管理委员会和临床科室反馈监测结果和分析建议。

5. 必须看到病原学送检是抗菌药物合理使用的管理手段，但其仅是临床诊断的辅助检测，在应用其结果时需结合临床。

九、Ⅰ类切口手术部位感染率

（一）基本定义

发生Ⅰ类切口手术部位感染手术例次数占同期接受Ⅰ类切口手术例次数的比例。

Ⅰ类切口手术部位感染是指发生在Ⅰ类（清洁）切口（即手术未进入炎症区，未进入呼吸、消化及泌尿生殖道，以及闭合性创伤手术符合上述条件的手术切口）的感染，包括无植入物手术后30天内、有植入物手术后1年内发生的手术部位感染。

（二）指标计算

$$Ⅰ类切口手术部位感染率=\frac{Ⅰ类切口手术发生手术部位感染的手术例次数}{同期Ⅰ类切口手术例次数}\times100\%$$

（三）指标意义

描述Ⅰ类切口手术患者发生手术部位感染的频率，反映医院对接受Ⅰ类切口手术患者医院感染的管理和防控情况。

（四）数据采集

医院应建立完善的临床信息系统、抗菌药物管理信息系统、手术麻醉信息系统、实验室信息系统，以便通过信息系统及时获取相关监测数据。

如采用人工调查，医院应提供相应的信息系统，以及时获取Ⅰ类切口手术信息，如患者住院号、病区、手术日期、手术名称、手术类型等，便于调查人员及时进行临床调查工作。

（五）计算细则

分子：确定时段全院（目标病区）住院患者中同期Ⅰ类切口手术发生手术部位感染的手术例次数。

分母：确定时段全院（目标病区）住院患者中同期Ⅰ类切口手术例次数。

分子说明：

● 患者住院期间接受过一次或多次手术，手术部位感染的例次应与手术的例次建立对应关系。

● 手术部位感染归属时段的统计比较特殊，应以手术部位感染例次对应手术例次的"手术开始日期时间"为准。因为无植入物手术的患者在术后30天内或有植入物手术的患者在术后1年内发生手术部位感染的时间多为患者出院以后，若按照"医院感染日期时间"统计会导致计入分子中的感染例次未被计入分母中。

● 若无植入物手术的患者在术后30天内或有植入物手术的患者在术后1年内多次入院，在本次住院之前的住院期间有手术记录，因手术部位感染再次住院治疗，手术感染统计时间应为发生手术部位感染例次对应手术例次的开始日期时间。

● 统计手术部位感染归属病区应根据手术部位感染例次对应手术例次的"手术开始日期时间"和住院患者入、出病区记录确定。

分母说明：

● 手术需满足以下两个条件之一：有切口，行组织、器官切除（含部分切除）。

● 统计手术例次归属时段以手术例次的"手术开始日期时间"为准。

● 统计手术例次归属病区时应根据住院患者手术例次的"手术开始日期时间"和住院患者入、出病区记录确定。如：根据入、出病区记录，住院患者甲在T1时间点住在D1病区，那么，住院患者甲在T1时间点接受的手术应归属D1病区。

● 内科诊断或治疗性操作和实验室检查操作如活检、穿刺、置入血管支架、介入等，不计入手术范围。

（六）分析反馈

1. 此指标建议根据医院实际情况决定统计频率，可按照月、季度和年进行统计。

2. 应结合历史同期和上一统计周期Ⅰ类切口手术部位感染率资料，并结合国家对Ⅰ类切口手术部位感染率的限值，对资料进行总结分析，判断Ⅰ类切口手术部位感染率发生趋势。

3. 有条件的医疗机构推荐针对不同手术类别、不同感染风险指数进行Ⅰ类手术部位感染专率的统计。

4. 结合监测网发布的相关监测结果进行综合分析。

5. 对监测中发现的问题进行总结，写成报告汇总，汇总内容应包含各手术科室的Ⅰ类切口手术部位感染率、感染趋势、是否超标等，并向医院感染管理委员会和临床科室反馈监测结果和分析建议。

十、Ⅰ类切口手术抗菌药物预防使用率

(一) 基本定义

Ⅰ类切口手术预防使用抗菌药物的手术例次数占同期Ⅰ类切口手术例次数的比例。

清洁手术(Ⅰ类切口手术)的手术脏器为人体无菌部位,局部无炎症、无损伤,也不涉及呼吸道、消化道、泌尿生殖道等人体与外界相通的器官。手术部位无污染,通常不需预防用抗菌药物。但在下列情况时可考虑预防用药:① 手术范围大,手术时间长,污染机会增加;② 手术涉及重要脏器,一旦发生感染将造成严重后果者,如头颅手术、心脏手术等;③ 异物植入手术,如人工心瓣膜植入、永久性心脏起搏器放置、人工关节置换等;④ 有感染高危因素,如高龄、糖尿病、免疫功能低下(尤其是接受器官移植者)、营养不良等者。

(二) 指标计算

$$Ⅰ类切口手术抗菌药物预防使用率 = \frac{住院患者中Ⅰ类切口手术中预防性应用抗菌药物的手术例次数}{同期住院患者中Ⅰ类切口手术例次数} \times 100\%$$

(三) 指标意义

反映Ⅰ类切口手术患者抗菌药物预防用药使用及管理情况。

(四) 数据采集

医院应建立完善的临床信息系统、抗菌药物管理信息系统、手术麻醉信息系统、实验室信息系统,同时在医嘱系统中为抗菌药物使用目的设定"治疗"和"预防"选择项,以便通过信息系统及时获取相关监测数据。

如采用人工调查,医院应提供相应的信息系统,以及时获取Ⅰ类切口手术信息,如患者住院号、病区、手术日期、手术名称、手术类型等,便于调查人员及时进行临床调查工作。患者病历中应对抗菌药物使用进行"治疗"或"预防"的描述。

(五) 计算细则

分子:确定时段全院(目标病区)住院患者中同期Ⅰ类切口手术预防性应用抗菌药物的手术例数。

分母:确定时段全院(目标病区)住院患者中同期Ⅰ类切口手术的例次数。

分子说明:

● 统计手术例次归属时段以手术例次的"手术开始日期时间"为准。

● 围术期指确定手术治疗时起,至与本例次手术有关的治疗基本结束为止的时间段。以手术治疗为入院目的的住院手术患者从入院日期时间至出院日期时间的全身预防性抗菌药物应用均视为围术期抗菌药物预防应用。

● 若住院患者一次住院期间接受了多个例次的手术,前一手术例次的"手术结束日期时间"记为 T1,后一手术例次的"手术开始日期时间"记为 T2,T2 时点之前 24 h 的时点记为 T3。若 T3 时点早于 T1 时点(两个手术例次相隔不超过 24 h),则给药时间在 T1 时点之前的抗菌药物使用统计归属前一手术例次,给药时间在 T1 至 T2 时点之间的抗菌药物使用统计归属后一手术例次;若 T3 时点晚于 T1 时点(两个手术例次相隔超过 24 h),则给药时间早于 T3 时点的抗菌药物使用统计归属前一手术例次,给药时间晚于 T3 时点的抗菌药物使用统计归属后一手术例次。

● 抗菌药物用药目的是"预防"性医嘱,医师开具抗菌药物使用医嘱时,用药目的应是必填项,且只有"预防""治疗"两个选项。

● 给药方法:给药途径大部分为静脉输注,仅有少数为口服给药。

● 抗菌药物使用开始时间是护士实际给药的时间(不是在电子信息系统点击"执行医嘱"按钮的时间)。

● 临时抗菌药物使用医嘱的开始时间应为护士实际给药的时间,医疗机构应有工作机制保障真实时间点的记录和电子化,临时抗菌药物使用医嘱的结束时间与开始时间一致。静脉输注应在皮肤、黏膜切开前 0.5~1 h 内或麻醉开始时给药,在输注完毕后开始手术,保证手术部位暴露时局部组织中抗菌药物浓度已达到足以杀灭手术过程中沾染细菌的水平。万古霉素或氟喹诺酮类药物等由于需输注较长时间,应在手术前 1~2 h 开始给药。

● 预防用药维持时间:抗菌药物的有效覆盖时间应包括整个手术过程。手术时间较短(<2 h)的清洁手术术前给药一次即可。如手术时间超过 3 h 或超过所用药物半衰期 2 倍以上,或成人出血量超过 1 500 ml,术中应追加给药一次。清洁手术预防用药时间不超过 24 h,心脏手术可视情况延长至 48 h。清洁-污染手术和污染手术预防用药时间亦为 24 h,污染手术必要时延长至 48 h。过度延长用药时间并不能进一步提高预防效果,且预防用药时间超过 48 h,耐药菌感染机会增加。

● 住院患者"抗菌药物使用开始日期时间"与"抗菌药物使用结束日期时间"应在住院患者一次住院的"入院日期时间"到"出院日期时间"之间,否则应为错误数据。

统计手术例次归属病区应根据住院患者手术例次的"手术开始日期时间"和住院患者入、出病区记录确定。

分母说明:

● 统计手术例次归属时段以手术例次的"手术开始日期时间"为准。

● 统计手术例次归属病区时应根据住院患者手术例次的"手术开始日期时间"和住院患者入、出病区记录确定。

(六) 分析反馈

1. 此指标建议根据医院实际情况决定统计频率,可按照月、季度和年进行统计。

2. 应结合历史同期和上一统计周期 I 类切口手术抗菌药物预防使用率资料,并结合国家对 I 类切口手术抗菌药物预防使用率的限值,对资料进行总结分析,判断 I 类切口手术抗菌药物预防使用率趋势。

3. 应在此基础上,配合医务部门、药事管理部门进行Ⅰ类切口围术期用药合理性点评,对违反《Ⅰ类切口手术抗菌药物预防使用规定》的情况进行相应考核。

4. 应结合监测网发布的相关监测结果进行综合分析。

5. 对监测中发现的问题进行总结,写成报告汇总,汇总内容应包含各手术科室的Ⅰ类切口手术抗菌药物预防使用率、趋势、合理性点评情况等,并向医疗质量管理委员会、药事管理委员会、临床抗菌药物管理组织、医院感染管理委员会和临床科室反馈监测结果和分析建议。

(七) 相关评判标准

有下列情况之一者,判为抗菌药物临床应用不合理。

1. 适应证:无预防用药指征者。

Ⅰ类切口手术通常不需预防应用抗菌药物,仅在下列情况时可考虑预防用药:

(1) 手术范围大、时间长、污染机会增加。

(2) 手术涉及重要脏器,一旦发生感染将造成严重后果者,如头颅手术、心脏手术、眼内手术等。

(3) 异物植入手术,如人工心瓣膜植入、永久性心脏起搏器放置、人工关节置换等。

(4) 高龄(年龄＞70 岁)、免疫缺陷、多年糖尿病控制不佳、恶性肿瘤放化疗中、营养不良等高危人群。

2. 术前给药:抗菌药物术前给药未在 0.5～2 h 之内或麻醉诱导期给药者。

接受清洁手术(Ⅰ类切口)者,在术前 0.5～2 h 内给药,或麻醉诱导期给药,使手术切口暴露时局部组织中的药物浓度已达到足以杀灭手术过程中入侵切口的细菌的水平。

3. 术中给药:手术时间长于 3 h,或手术时间长于所用抗菌药物半衰期,或术中失血量大于 1 500 ml 未追加一剂者。

抗菌药物的有效覆盖时间应包括整个手术过程和手术结束后 4 h,确保整个手术期间有足够的抗菌药物浓度。如果手术时间超过 3 h,或手术时间长于所用抗菌药物半衰期,或失血量大(＞1 500 ml),可手术中给予第 2 剂。使用头孢曲松(半衰期长)则无须追加给药。

4. 药物选择:选用喹诺酮类而未首选 β-内酰胺类抗生素作为预防用药者。如对 β-内酰胺类药物过敏未选用克林霉素预防用药者。

Ⅰ类切口手术常用预防抗菌药物为头孢唑啉、头孢拉定、头孢呋辛、头孢曲松、甲硝唑(预防厌氧菌感染)。药物选择也可参照常见手术预防用抗菌药物表。严格控制氟喹诺酮类药物作为围手术期预防用药,环丙沙星仅用于泌尿系手术。氨基糖苷类药物有耳、肾毒性,不建议预防用药。大环内酯类药物属抑菌剂,一般不作为手术预防用药。碳青霉烯类药物不适合作为手术预防用药。

糖肽类药物一般不作为手术预防用药。MRSA 感染发生率高的医院进行人工材料植入手术,可选用万古霉素或去甲万古霉素。

对 β-内酰胺类抗菌药物过敏者,可选用克林霉素预防葡萄球菌、链球菌感染,可选用氨曲南预防革兰阴性杆菌感染。必要时可联合使用以上两类药物。

5. 给药途径:局部给药、未口服或静脉给药者。

抗菌药物的局部应用宜尽量避免。确需局部应用者,宜选择刺激性小、不易吸收、不易致耐药及不易致过敏的杀菌剂,应避免将主要供全身应用的品种作为局部用药。青霉素类药物、头孢菌素类药物等易产生过敏反应的药物不可局部应用;氨基糖苷类药物等耳毒性药物不可局部滴耳,不可用于眼内或结膜下给药(因可能引起黄斑坏死)。

6. 给药剂量:单次给药剂量超过说明书一般治疗剂量或预防用药剂量者。

预防手术部位感染时,抗菌药物给药剂量需参照药品说明书,依据药物药效学/药代动力学特征,使用一般治疗剂量。Ⅰ类切口手术常用预防用抗菌药物的单次使用剂量:头孢唑啉1~2 g,头孢拉定 1~2 g,头孢呋辛 1.5 g,头孢曲松 1~2 g,甲硝唑 0.5 g。肝、肾功能不全者,老年人、儿童、孕妇和哺乳期妇女、新生儿等特殊人群应根据其病理和生理状况酌情减量使用。

7. 给药频次:β-内酰胺类药物(头孢曲松除外)未一日多次或分次给药者。

为保证药物在体内能最大地发挥药效,杀灭感染灶病原菌,应根据药代动力学和药效学相结合的原则给药。青霉素类药物、头孢菌素类药物和除头孢曲松外的其他β-内酰胺类药物、克林霉素药物等半衰期短者,应一日均匀分(多)次给药。

8. 溶媒:溶媒种类和(或)体积选择不当者。

常用溶媒有葡萄糖注射液、氯化钠注射液和葡萄糖氯化钠注射液,需按药物特性(酸碱度等性质)和病情选择。不宜无原因选择复方氯化钠注射液和乳酸钠林格注射液等价格较高的溶液作为溶媒。

溶媒体积不宜过大,宜选择 100~200 ml 的注射液作为溶媒。静滴时间 30~60 min,可使血药浓度高于细菌的最小抑菌浓度(MIC)的时间延长,有效杀灭细菌。溶媒体积过大(>500 ml),药物进入体内速度慢,血药浓度常低于细菌的 MIC,达不到杀菌的疗效。抗菌药物由小壶加入,其血药浓度虽可能高于细菌的 MIC,但持续时间短,难以完全杀灭细菌。

9. 用药时间:总预防用药时间大于 24 h 者,个别情况大于 48 h 者。

围手术期抗菌药物应短程使用,其优点有:减少药物不良反应,细菌不易产生耐药菌株,不易引起菌群失调,减轻患者负担,减少资源浪费,减轻护理工作量。Ⅰ类切口手术总预防用药时间一般不超过 24 h,个别情况可延长至 48 h。术后连续用药数次、数天甚至直到拆线,并不能提高预防效果;术后持续预防用药直至拔出引流管的方法未被证实有益。

10. 联合用药与更换药物:无指征联合用药或更换药物者。

Ⅰ类切口手术不主张联合用药。术前已存在细菌性感染的手术,应针对感染使用抗菌药物治疗,不属预防应用范畴;与此同时,术前仍应预防使用抗菌药物,根据病情适当联合使用抗菌药物。

术前、术中和术后应使用同一抗菌药物。根据以上药物选择原则遴选出适当的预防用抗菌药物后,无特殊情况不应在整个围手术期内随意更换药物。

以上 10 条评判标准基本可以解决目前在Ⅰ类切口手术抗菌药物使用中存在的普遍性问题,有助于提高抗菌药物临床使用合格率,减少抗菌药物使用强度。

十一、血管内导管相关血流感染发病率

(一)基本定义

使用血管内导管住院患者中新发血管内导管相关血流感染的发病频率。单位:例/千导管日。

(二)指标计算

$$中央血管导管相关血流感染发病率=\frac{新发生中央导管相关血流感染的例次数}{同期住院患者中央导管使用日数}\times 1\,000‰$$

(三)指标意义

反映中央血管导管相关血流感染情况和医院感染防控情况。

(四)数据采集

本指标主要针对全院 ICU 或使用中央导管较多的科室使用中央导管的患者。有条件的医疗机构可针对全院所有使用中央导管的患者。

《血管导管相关感染预防与控制指南(2021 版)》中根据所进入血管的不同将血管导管分为动脉导管和静脉导管两类。静脉导管根据导管尖端最终进入血管的位置又可分为中心静脉导管和外周静脉导管两类。其中血管导管相关感染(vessel catheter associated infection,VCAI)是指留置血管导管期间及拔除血管导管后 48 h 内发生的原发性且与其他部位感染无关的感染,包括血管导管相关局部感染和血流感染。患者局部感染时出现红、肿、热、痛、渗出等炎症表现,血流感染除局部表现外还会出现发热(体温>38 ℃)、寒战或低血压等全身感染表现。血流感染实验室微生物学检查结果:外周静脉血培养细菌或真菌阳性,或者从导管尖端和外周血培养出相同种类、相同药敏结果的致病菌。

随着输液工具的不断发展及监测等技术的不断进步,头皮钢针、外周静脉留置针、中等长度导管(MC)、经外周置入的中心静脉导管(PICC)、中心静脉导管(CVC)及输液港(PORT)、脉搏指示连续心输出量监测(pulse indicator continous cadiac output,PiCCO)等在临床广泛使用。因此建议导管的监测应涵盖上述导管范围。

医院应建立完善的临床信息系统、医嘱系统、抗菌药物管理信息系统、实验室信息系统等,以便通过医院感染信息化监测系统或相关信息系统及时获取相关监测数据。

如采用人工调查,推荐医院应提供完善的医嘱系统,以及时获取中央导管的置管与留置信息并形成日志,以便调查人员及时开展现场调查及统计分析。如医院信息系统不能支持,则必须对监测科室相关人员进行培训,以确保监测方法、要求、日志填写的准确性等。

（五）计算细则

分子：确定时段全院（目标病区）住院患者中同期新发生中央血管导管相关血流感染的例次数。

分母：确定时段每日 0：00 时全院（目标病区）住院患者中使用中央血管导管的人数之和。

分子说明：

● 重点关注中央血管导管相关血流感染的感染例次。

● 中央血管导管相关血流感染的"医院感染日期时间"应在中央血管导管使用长期医嘱开始日期时间到结束日期时间后 2 日历日之间，否则应为错误数据。

分母说明：

● 住院患者中央血管导管使用的监测对象为处于长期医嘱执行状态的患者。

● 住院患者中央血管导管使用医嘱的开始日期时间和结束日期时间应在同一次住院期间，否则应为错误数据。

● 住院患者中央血管导管使用天数是住院患者中央血管导管使用长期医嘱执行跨越 0：00 的次数。

● 全院（目标病区）住院患者中央血管导管使用天数，计算规则为确定时段内每日 0：00 全院（目标病区）住院患者中处于中央血管导管使用长期医嘱执行状态的患者人数之和。

● 统计住院患者中央血管导管使用归属病区应根据中央血管导管使用长期医嘱和住院患者入、出病区记录确定。

（六）分析反馈

1. 人工调查资料应及时录入医院感染监控管理系统，信息化系统自动采集资料应及时完成资料的核对与确认。

2. 此指标建议根据医院实际情况决定统计频率，可按照月、季度和年进行统计。

3. 应结合历史同期和上一统计周期中央血管导管相关血流感染发病率资料，对资料进行总结分析，判断中央血管导管相关血流感染发病率流行趋势。

4. 结合监测网发布的相关监测结果进行综合分析。

5. 对监测中发现的问题进行总结，写成报告汇总，汇总内容应包含各监测科室的中央血管导管相关血流感染发病率、流行趋势等，并向医院感染管理委员会和临床科室反馈监测结果和分析建议。

十二、呼吸机相关肺炎发病率

（一）基本定义

使用呼吸机住院患者中新发呼吸机相关肺炎的发病频率。单位：例/千机械通气日。

呼吸机相关肺炎定义:建立人工气道(气管插管或气管切开)并接受机械通气时所发生的肺炎,包括发生肺炎 48 h 内曾经使用人工气道进行机械通气者。

(二) 指标计算

$$呼吸机相关肺炎发病率 = \frac{新发生呼吸机相关肺炎的例次数}{同期住院患者呼吸机使用日数} \times 1\,000‰$$

(三) 指标意义

反映呼吸机相关肺炎感染情况和医院感染防控情况。

(四) 数据采集

本指标主要针对全院 ICU 中使用呼吸机的患者。有条件的医疗机构可针对全院所有使用呼吸机的患者。

医院应建立完善的临床信息系统、医嘱系统、抗菌药物管理信息系统、实验室信息系统等,以便通过医院感染信息化监测系统或相关信息系统及时获取相关监测数据。

如采用人工调查,推荐医院应提供完善的医嘱系统,以及时获取呼吸机的置管与留置信息并形成日志,便于调查人员及时开展现场调查及统计分析。如医院信息系统不能支持,则必须对监测科室相关人员进行培训,以确保监测方法、要求、日志填写的准确性等。

本指标中的呼吸机使用仅针对建立人工气道(气管插管或气管切开)并接受机械通气的患者,无创正压通气不在监测范围内。

(五) 计算细则

分子:确定时段全院(目标病区)住院患者中同期新发生呼吸机相关肺炎的例次数。

分母:确定时段每日 0:00 时全院(目标病区)住院患者中使用呼吸机的人数之和。

分子说明:

● 仅关注呼吸机相关肺炎的感染例次。

● 统计医院感染例次数归属时段以住院患者医院感染例次的"医院感染日期时间"为准。

● 呼吸机相关肺炎的"医院感染日期时间"应在呼吸机使用长期医嘱开始日期时间到结束日期时间后 48 h 之间,否则应为错误数据。

分母说明:

● 住院患者呼吸机使用的监测对象为处于长期医嘱执行状态的患者。

● 全院(目标病区)住院患者呼吸机使用天数,计算规则为确定时段内每日 0:00 全院(目标病区)住院患者中处于呼吸机使用长期医嘱执行状态的患者人数之和。

(六) 分析反馈

1. 人工调查资料应及时录入医院感染监控管理系统,信息化系统自动采集资料应及时完成资料的核对与确认。

2. 开展呼吸机相关疾病(VAP)的目标性监测,包括发病率、危险因素和常见病原体等,此指标建议根据医院实际情况决定统计频率,可按照月、季度和年进行统计分析、总结和反馈。

3. 应结合历史同期和上一统计周期呼吸机相关肺炎发病率资料,对资料进行总结分析,判断呼吸机相关肺炎发病率流行趋势。

4. 结合监测网发布的相关监测结果进行综合分析。

5. 对监测中发现的问题进行总结,写成报告汇总,汇总内容应包含各监测科室的呼吸机相关肺炎发病率、流行趋势等,并向医院感染管理委员会和临床科室反馈监测结果和分析建议。

(七) 拟采取的干预措施

应定期开展 VAP 预防与控制措施的依从性监测、分析和反馈,并做出对干预效果的评价及提出持续质量改进措施。具体监测方法可参考本书第三章第七节"呼吸机相关肺炎监测"。

十三、导尿管相关尿路感染发病率

(一) 基本定义

使用导尿管住院患者中新发导尿管相关尿路感染的发病频率。单位:例/千导尿管日。具体可参照导尿管相关尿路感染目标性监测章节。

(二) 指标计算

$$导尿管相关尿路感染发病率=\frac{新发生导尿管相关尿路感染的例次数}{同期住院患者导尿管使用日数}\times 1\,000‰$$

(三) 指标意义

反映导尿管相关尿路感染情况和医院感染防控情况。

(四) 数据采集

本指标主要针对全院所有 ICU 或使用导尿管较多的科室中使用导尿管的患者。有条件的医疗机构可针对全院所有使用导尿管的患者。

医院应建立完善的临床信息系统、医嘱系统、抗菌药物管理信息系统、实验室信息系统等,以便通过医院感染信息化监测系统或相关信息系统及时获取相关监测数据。

如采用人工调查,推荐医院应提供完善的医嘱系统,以及时获取导尿管的置管与留置信息并形成日志,以便调查人员及时开展现场调查及统计分析。如医院信息系统不能支持,则必须对监测科室相关人员进行培训,以确保监测方法、要求、日志填写的准确性等。

（五）计算细则

分子:确定时段全院(目标病区)住院患者中同期新发生导尿管相关尿路感染的例次数。

分母:确定时段每日 0:00 时全院(目标病区)住院患者中使用导尿管的人数之和。

分子说明:

● 仅关注导尿管相关尿路感染的感染例次。

● 统计住院患者医院感染例次归属病区应根据住院患者医院感染例次的"医院感染日期时间"和住院患者入、出病区记录确定。

分母说明:

● 住院患者导尿管使用的监测对象为处于长期医嘱执行状态的患者。

● 全院(目标病区)住院患者导尿管使用天数的计算规则为确定时段内每日 0:00 全院(目标病区)住院患者中处于导尿管使用长期医嘱执行状态的患者人数之和。

● 统计住院患者导尿管使用归属病区应根据导尿管使用长期医嘱和住院患者入、出病区记录确定。

（六）分析反馈

1. 人工调查资料应及时录入医院感染监控管理系统,信息化系统自动采集资料应及时完成资料的核对与确认。

2. 此指标建议根据医院实际情况决定统计频率,可按照月、季度和年进行统计。

3. 应结合历史同期和上一统计周期导尿管相关尿路感染发病率资料,对资料进行总结分析,判断导尿管相关尿路感染发病率流行趋势。

4. 结合监测网发布的相关监测结果进行综合分析。

5. 对监测中发现的问题进行总结,写成报告汇总,汇总内容应包含各监测科室的导尿管相关尿路感染发病率、流行趋势等,并向医院感染管理委员会和临床科室反馈监测结果和分析建议。具体方法可见本书第三章第九节"导尿管相关尿路感染监测"。

第三节　常见问题解答

❶ **医院感染病例监测应由谁做比较好？**

答 医院感染病例监测应由感控专职人员负责收集病例信息及统计工作。感控专职人员每150～200张床位配备一名，无法做到实时掌握临床情况，而管床医生对于自己所管的床位非常了解，一旦发现医院感染病例应及时上报。管床医生为医院感染病例诊断及上报的第一责任人。病区兼职监控员应该协助做好本病区医院感染病例上报以及汇总分析工作。

❷ **漏报率是指临床科室的漏报情况还是医院的漏报情况？**

答 目前，我们按照公式统计的是临床科室的病例漏报情况。是为了让专职人员评估医院感染的发生情况。如果漏报率总是居高不下，应针对临床科室开展培训和考核，督促其上报。上级部门检查时，现场调查的是医院的漏报情况。

另外结合各医疗机构的实际情况，可以重新定义，例如：

漏报病例＝预警病例中医生未判定为医院感染，而专职感控医生判定为医院感染的病例。

漏处理病例＝预警信息推送后5个工作日内临床科室未处理的病例。

作为医疗机构内部考核指标：处理率（考核态度而非能力）。

❸ **现患率调查人员一定是感控专职人员吗？**

答 现患率调查人员不限于感控专职人员。应组织临床科室的医务人员一同参加调查，但调查前应对其进行培训，对于调查方法、诊断标准等进行详细讲解。当然，也可以邀请其他医院的感控专职人员参加调查，这样既可以保证在规定的时间节点完成调查任务，也可以通过调查进行交流。

❹ **预警信息由感控专职人员先处理然后推送给临床吗？**

答 目前，很多医院是由专职人员先处理医院感染病例的预警信息，然后推送给医务人员确定。这样做可以减少临床医务人员的工作量，使预警信息得到及时处理。但这样做也有一个弊端，临床科室会依赖或者说习惯于这样的处理，不再去关注医院感染病例的上报工作，但有些感染比如脓疱疮等并不能经由预警发现。

❺ **没有监测软件，无法得到预警信息，该如何开展病例监测？**

答 在没有监测软件、无法实时得到预警信息的情况下，应通过定期走访病区、了解微生物室培养情况等方法开展监测，同时一定要发挥管床医生及监控员的作用。另外，应定期对漏报情况进行调查，及时发现漏报，加强考核。

可参照流感症状监测的方法,即对有发热症状的患者进行监测,追踪是否有医院感染的发生并及时发现疾病在时间、空间上的异常聚集,以期对疾病暴发进行早期探查、预警和快速反应的监测方法。

❻ 病例监测的分析比较是直接跟上个月比较吗?

答 病例监测的分析比较可以采用去年同期比较,也可以与前一年平均发生率进行比较。当然,就统计学而言,合适的比较是与前一年平均发生率比较。对于高于两个标准差的数据应该及时预警并督促科室查找原因。

❼ 病例监测分析报告应多长时间做一次?

答 做病例监测分析报告的频率可根据医院实际情况而定,一般每季度一次。住院床位少或感染少的专科医院,可以在取得感染基线后每半年甚至一年做一次。

❽ 所有病例监测项目需要分开做分析总结吗?

答 可以根据医院实际情况而定。对于有问题倾向的项目建议单独做分析报告,以利于引起关注;其他监测项目可以汇总分析。

第二章

医疗保健相关感染判定标准

    对于医疗保健相关感染的判断，临床诊断标准与院感监测标准有所不同，主要原因是两者强调的特异性和敏感性不同。监测强调的是诊断敏感性，以便及时发现问题；而临床诊断会根据病情有所区别，对重症感染强调敏感性是为了及时发现危重病患者，而对比较容易治疗的感染则强调特异性，以免过多地使用抗菌药物。

    本章主要借鉴了美国医疗照护相关感染的新版定义及国内相关专科指南，介绍了医院感染病例判定通用原则、不同部位或系统感染的判定标准，以期减少主观性，实现流行病学监测的标准化并加强其与临床的相关性。而对于目前达成共识的防控措施，其有效性仍值得我们进一步研究。

第一节 医疗保健相关感染病例判定基本概念

一、基本定义

1. 概念

(1) 医疗保健相关感染(healthcare associated infection,HAI)

WHO将HAI定义为"患者在医院或其他医疗机构诊治或护理过程中发生的,在入院时未出现或潜伏的感染"。该术语已取代术语"医院感染"(nosocomial infection)或"医院获得性感染"(hospital-acquired infection)。在医院获得的感染,其流行病学和微生物学特征与其他类型的医疗机构获得性感染非常相似。美国CDC的全国医院感染监测系统(national nosocomial infections surveillance,NNIS)定义HAI是一种由感染性病原体或其毒素产生的不良反应所引起的局部或全身性疾病,在进入医院或机构时不存在或不处于潜伏期。

(2) 医院感染(hospital acquired infection/nosocomial infection)

住院患者在医院内获得的感染,包括在住院期间发生的感染和在医院内获得、出院后发生的感染,不包括入院前已存在或者入院时已处于潜伏期的感染。医院工作人员在医院内获得的感染也属医院感染。

(3) 病原体(pathogen)

能引起疾病的微生物和寄生虫的统称。微生物包括病毒、细菌、真菌、衣原体、支原体、立克次体、螺旋体、朊毒体等;寄生虫主要有原虫和蠕虫。

(4) 潜伏期(incubation period)

从病原体侵入人体起,至出现临床表现或发现有临床感染诊断意义的检测阳性结果为止的时间段。

(5) 定植(colonization)

微生物在皮肤、黏膜、开放性伤口、分泌物或排泄物中存在,但并不引起临床症状和体征。

(6) 炎症(inflammation)

具有血管系统的活体组织对损伤因子(如病原体、理化因子、缺血、异常免疫等)所发生的防御反应。

(7) 内源性感染(endogenous infection)

来自患者身体某些部位(如皮肤、鼻部、口腔、胃肠道、阴道等正常情况下有细菌定植的部位)的正常菌群移位引起的感染。

（8）外源性感染（exogenous infection）

来自患者身体之外的病原体引起的感染，如病原体来自患者所处的医疗环境、医疗护理设施、医疗器械及用品、患者接触的医务人员和探视者等。

（9）诊断要素（diagnosis element）

指可以作为诊断标准的感染事件。可以是临床症状/体征或检查/检测结果。

如果以检查/检测的阳性结果作为感染事件，其阳性日期是指检查日期或标本采集日期而非阳性报告获得日期。

需要注意以下两个问题：第一，除非在当前医疗机构的病历中记录，否则医疗机构间口头交流的信息或其他机构病历中记录的信息（手术部位感染的出院后监测除外）均不可作为依据。第二，只有医生明确提出的诊断是某特定类型感染的诊断要素时，该诊断才可被接受为感染的证据。例如，医生诊断的手术部位感染可以作为感染诊断依据，但医生诊断的肺部感染不能作为诊断依据。

（10）感染预防师（infection preventionists，IPs）

国内称为感控专职人员，是确保医务人员和医疗机构采取一切措施防止感染传播的专业人员，主要职责就是预防和控制感染的传播。他们使用特有的"侦探"技能来发现有害微生物，并且保证与患者接触的每个人都充分执行了正确的预防措施来确保患者安全。

（11）（感染）事件发生日（date of event）

（感染）事件发生日是用于满足特定部位 HAI 诊断标准的第一个诊断要素发生/出现日期。感染发生日是判断感染入院时已发生还是 HAI，感染归属地，是否为器械相关感染的依据。

如果感染发生日在入院第 3 个自然日或之后，则为 HAI；需要注意的是，入院日计数应从入住第 1 个住院地点的自然日开始。例如，患者第 1 次入住感染科，后转科多次。则入院日应从入住感染科的第 1 天开始计算。

（12）重复感染期（repeat infection time-frame，RIT）

首次满足 HAI 诊断标准的日期后 14 天。在重复感染期内同类型的再次感染不列为新的感染。

（13）日历日（calendar day）

是日历上的日期，每一个日历日算 1 天，是指按照世界协调时或者当地时间划分的一个时间段，从当日 0:00 到次日 0:00 之间的 24 h。

2. HAI 判定要求

（1）HAI 的判定应依据临床表现、流行病学、影像学和实验室检查结果等资料综合判断。临床表现包括患者的症状、体征，对感染部位（如伤口）的直接观察，病历资料及其他临床资料的记录。

（2）符合不同部位 HAI 判定标准的感染，如手术部位感染、导尿管相关尿路感染、血管导管相关血流感染、呼吸机相关肺炎等。HAI 病例分类及名称具体见表 2-1-1。

表 2 - 1 - 1 HAI 病例分类及名称

简称	主要分类	代码	特定分类
BSI	血流感染	LCBI	实验室确认的血流感染
		MBI-LCBL	黏膜屏障损伤-实验室确认的血流感染
PNEU	肺炎	PNU1	依临床表现确认的肺炎
		PNU2	常见细菌或菌丝型霉菌感染及具有特定实验室结果的肺炎,具有确定实验室结果的病毒、军团菌和其他细菌性感染肺炎
		PNU3	免疫不全患者的肺炎
SSI	手术部位感染	superficial incisional-SSI	表浅切口手术部位感染
		deep incisional-SSI	深部切口手术部位感染
		organ/space-SSI	器官/腔隙手术部位感染
UTI	尿路感染	SUTI	有症状的尿路感染
		ABUTI	无症状的菌血尿路感染
BJ	骨及关节感染	BONE	骨髓炎
		DISC	椎间盘感染
		JNT	关节或滑囊感染
		PJI	人工关节周边组织感染
CNS	中枢神经系统感染	IC	颅内感染
		MEN	脑膜炎或脑室炎
		SA	未并发脑膜炎的脊髓脓肿
CVS	心脏血管系统感染	CARD	心肌炎或心包膜炎
		ENDO	心内膜炎
		MED	纵隔炎
		VASC	动脉或静脉感染
EENT	眼、耳、鼻、喉或口腔感染	CONJ	结膜炎
		EAR	耳部及乳突感染
		EYE	除结膜炎外眼部感染
		ORAL	口腔(口腔、舌或牙龈)感染
		SINU	窦炎
		UR	上呼吸道感染、咽炎、喉炎、会厌炎

续表

简称	主要分类	代码	特定分类
GI	肠胃系统感染	CDI	艰难梭菌感染
		GE	肠胃炎
		GIT	胃肠道感染
		IAB	腹腔内感染
LRI	肺炎以外下呼吸道感染	LUNG	肺部-下呼吸道其他感染
REPR	生殖系统感染	EMET	子宫内膜炎
		EPIS	会阴切开感染
		OREP	深层骨盆腔组织感染或其他男性或女性生殖道感染
		VCUF	阴道穹隆感染
SST	皮肤及软组织感染	BRST	乳房脓肿或乳腺炎
		BURN	烧伤感染
		CIRC	新生儿包皮环割感染
		DECU	压疮感染
		SKIN	皮肤感染
		ST	软组织感染
		UMB	脐炎
USI	泌尿系统感染	USI	泌尿系统感染

（3）判定为 HAI 时应排除非感染性疾病引起的相应症状、体征、影像学改变和实验室结果。

（4）判定为 HAI 时应排除入院时已经存在的感染和入院时已经处于潜伏期的感染。

（5）判定为 HAI 时应注意 HAI 可以在医院内出现临床表现，也可以在出院后出现临床表现。

（6）判定为 HAI 时宜明确感染的病原体，判定病原体时应排除污染或定植菌。

（7）临床医师及感控专职人员应及时判定 HAI 病例。

3. 判定依据

（1）住院患者出现下列情况应判定为 HAI：

a. 有明确潜伏期的感染，自入院起至发病时的时间超过其平均潜伏期。

部分传染病的潜伏期：甲型肝炎的潜伏期 2～6 周，平均 4 周；乙型肝炎的潜伏期 1～6 个月，平均 3 个月；丙型肝炎的潜伏期 2 周～6 个月，平均 40 天；戊型肝炎的潜伏期 2～9 周，平均 6 周；传染性单核细胞增多症的潜伏期为儿童 5～15 天，成人 4～7 周；流感的潜伏期 1～3 天；疟疾的潜伏期 7～30 天；伤寒的潜伏期 2～30 天，平均 10 天。

b. 无明确潜伏期的感染,入院 48 h 后发生的感染,或者有明确证据为 HAI。如肺炎、尿路感染、败血症等无明确潜伏期。

c. 上次住院期间获得的感染。

例如:① 住院期间获得病毒感染,出院时处于窗口期,出院后相应血清抗体呈 4 倍以上升高或培养出病原体;② 发生手术后 30 天内或手术后 90 天内的深部器官(腔隙)或手术部位感染。

d. 在原有感染部位的基础上出现新的部位感染(应排除脓毒血症的迁徙病灶及原有感染的并发症)。如原有肺炎,现发生尿路感染,尿路感染属于新的 HAI。

原有感染的进一步发展则不是新感染。如迁徙性病灶(如金葡菌败血症发生肝脓肿、脾脓肿等)、局部蔓延(如肺炎发生同侧脓胸)则不是新感染。

e. 同一感染部位在已知病原体的基础上,14 天后再次分离到新的病原体,并且排除污染、定植或混合感染者。

f. 新生儿经产道获得的感染。

g. 符合不同部位 HAI 判定标准的感染。

(2) 医务人员在医院期间因工作获得的感染应判定为 HAI。

4. 排除依据

(1) 入院时已经存在感染的自然扩散,除非病原体或临床表现强烈提示发生了新的感染。

例如:① 系统性红斑狼疮(SLE)可累及呼吸系统,出现支气管肺炎或间质性肺炎的症状和体征,并非医院感染。但 SLE 病情稳定,出现新发肺部表现,应考虑医院感染。② 胸部接受放疗患者,放疗范围的组织可发生放射性肺炎,并非医院感染。③ 临近部位感染自然扩散而来的胸膜腔感染(如并发肺炎、支气管胸膜瘘、肝脓肿等)非医院感染。④ 结核性胸膜炎并发结核性脓胸非医院感染。⑤ 肺炎并发脓胸按医院感染肺炎报告,需另外标明脓胸。

(2) 新生儿经胎盘获得的感染(如单纯疱疹病毒、风疹病毒、巨细胞病毒、梅毒螺旋体、弓形虫等感染),并在出生后 48 h 内出现临床表现等证据。

(3) 潜伏感染的激活。人体首次感染疱疹病毒、结核分枝杆菌等,一般不发病。病原体在体内潜伏下来。当免疫功能低下或在某些诱因(放射治疗、使用激素等)的激发下,病原体重新活动起来,引起机体组织损伤。如由机体免疫功能降低所致潜伏感染病原体激活而引发的水痘-带状疱疹感染、单纯疱疹病毒感染、结核等。

(4) 定植,例如皮肤黏膜开放性伤口只有细菌定植而无炎症表现。

(5) 非感染性炎症,如机械损伤、物理、化学因子和免疫异常所致炎症。

(6) 目前,也有为数不少的专家主张以是否存在医务人员违失导致感染作为 HAI 监测的病例判断标准,目的是改进医务人员的行为。

二、HAI 病例分类

我国的 HAI 诊断标准自 2001 年发布并执行至今。国家卫生健康委员会组织专家于

2021年11月完成了《医院感染病例判定：通用原则（征求意见稿）》，2022年8月完成了《医疗相关感染诊断标准（征求意见稿）》，但是截止目前均未正式颁布。近年来，医疗技术已经发生了巨大的变化，各个专科的发展也日新月异，也有一些新的临床诊断标准的发布，如肺炎、尿路感染等均涵盖了《医院感染诊断标准》（2001）中该部位医院感染的最新诊断要求。

准确判断HAI发生，对于初期控制HAI传播和提高HAI管理水平至关重要，美国CDC/国家医疗保健安全网（NHSN）HAI诊断标准适用于基于西医诊疗基础的患者群体，且随着治疗方式的介入，HAI诊断越加精准。

针对美国CDC/NHSN HAI诊断标准在我国的适用性进行探索研究，因其应用以多学科综合医院为基础，更倾向于现代西医治疗的方法，在我国更适用于以西医为主的二级以上的综合医院。

我们借鉴了美国医疗保健相关感染的新版定义，将HAI按部位分为血流感染（含中央导管相关血流感染）、肺炎（含呼吸机相关肺炎）、手术部位感染、尿路感染（含导尿管相关尿路感染）、骨及关节感染、中枢神经系统感染、心脏血管系统感染、眼耳鼻喉或口腔感染、肠胃系统感染、肺炎以外下呼吸道感染、生殖系统感染、皮肤及软组织感染、泌尿系统感染等13个主要类型。与2009版美国监测定义的差异为：删除全身性感染，并将肺炎以外下呼吸道感染与泌尿系统感染由特定分类提升为主要分类。

同时，我们也结合国内专家共识中的判断标准进行判断和分析，目的是统一监测标准和监测定义，减少主观性，达到流行病学监测的标准化并提升其与临床的相关性。

第二节 医疗保健相关感染的判定准则

为了对医疗保健相关感染进行更加标准化判断,掌握以下判断准则非常重要。判定准则的制定目的是统一监测标准和定义,在保证流行病学和临床意义的情况下尽量减少判定的主观性。同时,也有助于鉴别同一类型的重复感染、不同类型的并发感染、不同病原体的混合感染等多种情况。

一、感染窗口期(IWP)的设定

1. 用来判定患者是否符合 HAI 监测定义判定标准的所有条件应于 IWP 的 7 天内发生。包括第一个检查诊断结果阳性项目的检查日期或采检日期当日及其前后 3 日(如表 2 - 2 - 1 所示)。

表 2 - 2 - 1　感染窗口期(IWP)

感染窗口期(IWP)	前 3 日
	判定标准的各项条件中,第一个检查诊断结果阳性项目的检查日期或采检日期或在缺乏阳性检查诊断的情况下,病历等文件记录的符合判定标准条件的局部征象或症状的最早出现日期
	后 3 日

2. 可用于定义 IWP 的检查诊断项目包括:

(1) 实验室检查。

(2) 影像学检查。

(3) 医疗处置或检查。

(4) 医师诊断:只有在医师诊断是监测定义判定标准的条件之一时才适用。例如,手术部位感染,依据监测定义,医生诊断可以作为手术部位感染的判定标准;但医生诊断不能作为尿路感染(UTI)的判定标准。

(5) 开始治疗。

3. IWP 的特殊考虑

(1) 监测定义的判定标准没有包括检查诊断项目时:应以病历等文件记录符合判定标准条件的局部征象或症状(如腹泻、具体的疼、脓液渗出等)的最早出现日期作为设定 IWP 的依据,不可使用非专一性的征象或症状(例如发热)作为设定依据。

例 1 当使用子宫内膜炎（EMET）监测定义的标准 2 来判断时，由于无检查诊断项目，因此应使用第一次病历记录局部征象或症状（如子宫脓性引流液、疼痛或压痛）的日期设定 IWP 区间；发热不是局部征象，不可作为设定依据。

> 子宫内膜炎必须至少符合以下标准之一：
>
> 1. 从子宫内膜液或组织（包括羊水）中，经培养或非培养的生化检测方法鉴定出微生物，作为临床诊断或治疗依据。
>
> 2. 患者有以下至少 2 种征象或症状：发热（体温＞38.0 ℃）、疼痛或压痛（子宫或腹部）、子宫脓性引流液。

（2）同时符合同一感染部位监测定义的多项判定标准时：选择推算出的感染日期（DOE）中最早者作为个案的 IWP。

例 2 患者住院的第 2 天于表皮伤口部位发现脓样渗出液，第 3 天记录伤口部位疼痛并且肿胀，第 4 天伤口标本培养出金黄色葡萄球菌。皮肤感染（SKIN）判定可以使用标准 1，脓样渗出液（征象）；也可使用标准 2a，有发红、肿胀和感染部位标本培养阳性（检查诊断）。在此案例中，应使用感染征象（脓样渗出液）出现日期来设定 IWP，结果依标准 1 判断并推算出最早发生的感染日期（DOE）。

表 2 - 2 - 2　不同判定标准 IWP 方法

SKIN　标准 1	正确判断	SKIN　标准 2a	
住院天数	感染窗口期（IWP）	住院天数	感染窗口期（IWP）
−2		−2	
−1		−1	
1		1	
2	伤口发现脓样渗出液 （SKIN　标准 1）	2	
		3	疼痛，肿胀（标准 2a）
3		4	引流液培养阳性： 金黄色葡萄球菌
4			
5		5	
6		6	
7		7	
8		8	
9		9	
10		10	

4. 由于心内膜炎(ENDO)诊断时间较长,故 IWP 相对增长。当遇到 ENDO 个案时, IWP 设定为 21 天,即所使用的判定标准中的各项条件必须在第一个阳性检查诊断日期的前 10 日至后 10 日这段时间内出现。

5. IWP 的判定原则不适用于手术部位感染监测(各项判定准则适用范围见表 2-2-3)。

表 2-2-3　各项判定准则适用范围

项目	SSI*	BSI	PNEU、UTI、BJ、CNS、CVS、EENT、GI、LRI、REPR、SST、USI
感染窗口期(IWP)	不适用	适用	适用**
感染日期(DOE)	适用	适用	适用
入院时已发生的感染(POA)	不适用	适用	适用
医疗保健相关感染(HAI)	不适用	适用	适用
重复感染期(RIT)	不适用	适用	适用**
继发性血流感染可归因期	不适用	不适用	适用**

注:

*:见手术部位感染(SSI)监测定义。

**:心内膜炎(CVS-ENDO)计算方式与其他感染部位不同。

二、感染日期(DOE)、入院时已发生的感染(POA)、医疗保健相关 感染(HAI)的判定

1. 在 IWP 的 7 天内第一次出现符合判定标准条件的日期为感染日期(DOE)。

2. 如果患者 DOE 发生在入院日前 2 日、前 1 日、入院当日(Day 1)或入院次日(Day 2),则称之为入院时已发生的感染(POA)。

3. 如果患者 DOE 在住院第 3 天或以后(以入院当日为住院第 1 天,Day 1),则此感染称为 HAI。

附 DOE 和分类判定(图 2-2-4)

表 2-2-4　DOE 和分类判定

	分类
入院前 2 日	POA
入院前 1 日	
入院日	
住院次日	
住院第 3 天	HAI
住院第 4 天	
住院第 5 天	

4.新生儿DOE发生于住院第1天或第2天认定为POA,在住院第3天或以后发生的感染事件则判定为医疗保健相关感染(HAI);这包括经由胎盘(例如单纯疱疹、弓浆虫病、风疹、巨细胞病毒或梅毒)或者是通过产道时得到的感染。例外:新生儿出生后6天内,血液培养生长B族链球菌(group B streptococcus)不报告为中央导管相关血流感染(CLABSI),相关说明请参阅血流感染(BSI)监测定义。

5.潜伏感染(例如带状疱疹、单纯疱疹、梅毒或结核病)再复发(reactivation),不判断为医疗保健相关感染(HAI)。

6.器官捐赠者(即患者脑死亡和器官捐赠的条件同时满足),若微生物标本采集日期在病人被判定为脑死亡当日或之后,微生物标本的培养结果或非微生物培养报告不可列入医疗保健相关感染(HAI)的判定依据。

7.安宁照护患者不应排除在监测对象之外。

8.范例:

例A 肺炎个案

以肺炎标准2(PNU2)判断时,可以通过血液或特定部位的标本以及影像学检查来判定。虽然实验室报告和影像学报告都是检查诊断依据,但是应以先出现者为第一个阳性检查诊断报告的依据。

因此以下范例中,案例1使用影像学检查作为第一个阳性检查诊断报告定义IWP,由此计算出感染日期(DOE)判定感染属于入院时已发生的感染(POA)是正确的;

案例2为相同个案,但却以血液培养日期作为第一个阳性检查诊断报告定义IWP,由此计算出DOE判定感染属于HAI则是错误的。

表2-2-5 不同判断标准肺炎个案

案例1		案例2	
住院天数	感染窗口期(IWP)	住院天数	感染窗口期(IWP)
−2		−2	
−1		−1	
1		1	
2 POA	新产生咳嗽	2 POA	新产生咳嗽
3	影像学检查:浸润	3	影像学检查:浸润
4	发热(体温>38℃)	4	发热(体温>38℃)
5	发热(体温>38℃)	5	发热(体温>38℃)
6	血液标本:鲍曼不动杆菌	6	血液标本:鲍曼不动杆菌
7	湿啰音,发热(体温>38℃)	7	湿啰音,发热(体温>38℃)
8	咳嗽,湿啰音	8	咳嗽,湿啰音
9		9	
10		10	

例B 尿路感染个案（患者年龄＜65岁）

需注意感染窗口期（IWP）的设定要以第一个阳性检查诊断报告作为判定依据。在案例1和案例2都是以尿液培养（尿培养）阳性作为感染窗口期（IWP）判断依据，但在案例1中患者在感染窗口期（IWP）内第2天出现发热，因此感染日期（DOE）是在住院第2天，所以判定为入院时已发生的感染（POA）；在案例2中，尿培养阳性当日也是感染日期（DOE），是住院第4天，所以判定为医疗保健相关感染（HAI）。

表2-2-6 不同判定标准尿路感染个案

案例1		案例2	
住院天数	感染窗口期（IWP）	住院天数	感染窗口期（IWP）
1		1	
2 POA	发热（体温＞38 ℃）	2 POA	
3	发热（体温＞38 ℃）	3	
4	尿培养：＞100 000 CFU/ml 大肠埃希菌	4	尿培养：＞100 000 CFU/ml 大肠埃希菌
5		5	发热（体温＞38 ℃）
6		6	发热（体温＞38 ℃）
7		7	
8		8	
9		9	
10		10	
	SUTI-POA 感染日期（DOE）＝2 致病菌＝大肠埃希菌		SUTI-HAI 感染日期（DOE）＝4 致病菌＝大肠埃希菌

注：可作为判定感染依据的医疗记录包含医疗人员在病程记录中记载的患者自述的征象或症状，例如，患者发热（体温＞38.0 ℃）、到院前的护理院记录发热、患者排尿困难等；但不能使用两医院间人员口头交班或在其他医院里的医疗记录作为符合判定标准的依据，除非在院内的医疗记录中也有记载［除外出院后手术部位感染（SSI）监测］。

三、重复感染期（RIT）的界定

1. 在14天重复感染期（RIT）内，同一位患者不应再通报相同部位的感染。感染日期（DOE）是14天重复感染期（RIT）的第1天，在这14天内，再次符合相同感染部位的判定标准时，不可通报为新的感染事件；若有新发现的病原体，则增列至原来的感染事件中，感染日期（DOE）维持与原感染事件相同，侵入性导管相关感染的判定亦维持与原感染事件相同。

2. 14天重复感染期（RIT）的逻辑适用于入院时已发生的感染（POA）和医疗保健相关感染（HAI）。为了方便计算个案的重复感染期（RIT），当感染日期（DOE）发生在入院前2日或前1日，均以入院日当日（住院第1天）作为感染日期（DOE）。

3. 重复感染期(RIT)所指的相同部位感染以感染部位的特定分类界定,但血流感染(BSI)、尿路感染(UTI)和肺炎感染(PNEU)除外。

(1) 特定分类案例

患者在 1 个重复感染期(RIT)内不会有 2 次骨髓炎(BONE),但骨髓炎(BONE)和椎间盘感染(DISC)的重复感染期(RIT)可能发生重叠[虽然骨髓炎(BONE)和椎间盘感染(DISC)的主要分类同为"骨和关节感染"]

(2) 主要分类案例

① 患者在 1 个重复感染期(RIT)内不会有超过 1 次的检验证实血流感染(即:LCBI1、LCBI2、MBI-LCBI1 等皆视为相同部位感染)。

② 患者在 1 个重复感染期(RIT)内不会有超过 1 次的肺炎(即:PNU1、PNU2、PNU3 皆视为相同部位感染)。

③ 患者在 1 个重复感染期(RIT)内不会有超过 1 次的尿路感染(即:SUTI、ABUTI 皆视为相同部位感染)。

4. 重复感染期(RIT)仅适用于患者当次入院,并依据转床规则,包括出院当日和次日。再次住院的患者不再适用前次住院所设定的重复感染期(RIT),即使患者再入住同一机构。

5. 心内膜炎(ENDO)的重复感染期(RIT)需延长至患者此次入院后的所有时程。

6. 范例

例 A　感染日期(DOE)发生在住院第 4 天,重复感染期(RIT)是住院第 4~17 天。在住院第 12 天,尿液培养出>100 000 CFU/ml 金黄色葡萄球菌,则此次尿液培养病原体可增加在感染日期(DOE)为住院第 4 天的感染事件中。

表 2-2-7　尿路感染重复感染期为判定案例

住院天数	RIT	感染窗口期(IWP)
1		
2		
3		
4	1	尿培养:大肠埃希菌>10^5 CFU/ml
5	2	发热(体温>38 ℃)
6	3	发热(体温>38 ℃)
7	4	
8	5	
9	6	尿培养:无菌生长
10	7	
11	8	
12	9	尿培养:金黄色葡萄球菌>10^5 CFU/ml

续表

住院天数	RIT	感染窗口期（IWP）
13	10	
14	11	
15	12	
16	13	
17	14	
18		
19		
		SUTI-HAI 感染日期（DOE）＝4 致病菌＝大肠埃希菌、金黄色葡萄球菌

例 B 非导尿管相关尿路感染（UTI）发生于住院第 4 天，故此案例之重复感染期（RIT）是住院第 4～17 天。案例中在住院第 5 天放置导尿管，后续在住院第 8 天（仍在 RIT 内）尿培养，培养出大肠埃希菌＞100 000 CFU/ml；此大肠埃希菌感染归类至原先住院第 4 天感染事件，且此感染事件仍维持为非导尿管相关尿路感染（UTI），感染日期（DOE）及重复感染期（RIT）仍为原设定日期及时间段。

表 2-2-8 留置导尿后重复感染期内尿路感染判定案例

住院天数	RIT	感染窗口期（IWP）
1		无导尿管
2		无导尿管
3		无导尿管
4	1	尿培养：大肠埃希菌＞10^5 CFU/ml
5	2	导尿管置入
6	3	导尿管
7	4	导尿管
8	5	发热（体温 39 ℃） 尿液培养大肠埃希菌＞10^5 CFU/ml
9	6	
10	7	non-catheter associated SUTI
11	8	感染日期（DOE）＝住院第 4 天
12	9	重复感染期＝住院第 4～17 天
13	10	致病菌：大肠埃希菌
14	11	（注：在重复感染期内发生的所有事件不影响原重复感染判定，感染日期、导管置入及重复感染期都不改变）
15	12	
16	13	
17	14	
		SUTI-HAI 感染日期（DOE）＝4 致病菌＝大肠埃希菌

四、继发性血流感染可归因期(参阅附录 B"继发性血流感染")的判断

1. "继发性血流感染可归因期"是指:作为继发性血流感染判定依据的微生物检验阳性的血液标本,必须在这段时间内采集。

2. "继发性血流感染可归因期"为 7 天感染窗口期(IWP)加上 14 天重复感染期(RIT)。这段时间介于 14~17 天之间,取决于感染日期(DOE):若感染日期(DOE)是感染窗口期(IWP)的第 1 天,"继发性血流感染可归因期"为 14 天;若感染日期(DOE)就是第一个检查诊断结果阳性日期,即感染日期(DOE)是感染窗口期(IWP)的第 4 天,"继发性血流感染可归因期"则为 17 天。

3. 继发性血流感染,个案必须符合尿路感染(UTI)、肺炎(PNEU)、手术部位感染(SSI)或其他部位感染的监测定义,且必须满足以下情况之一:

(1) 在继发性血流感染可归因期采集的血液标本中,检出至少 1 个和原发感染部位相符且符合该感染部位监测定义判定标准的病原体。

(2) 血液培养阳性结果属于该感染部位监测定义判定标准的条件之一,因此该标本应在感染窗口期(IWP)内采检。

4. 依据定义,已判断为原发性血流感染/中央导管相关血流感染(CLABSI)者,不需考虑继发性血流感染的判断。

5. 特殊条件

(1) 考虑手术部位感染(SSI)的监测区间达 30 天和 90 天,且感染窗口期(IWP)和重复感染期(RIT)的逻辑不适用,不能据此计算继发性血流感染可归因期,因此将手术部位感染(SSI)的感染日期(DOE)当日及其前 3 日与后 13 日这 17 天的区间定义为手术部位感染(SSI)的继发性血流感染可归因期。

(2) 心内膜炎(ENDO)患者的继发性血流感染可归因期则包括 21 天感染窗口期(IWP)及之后的当次住院全部时间。

(3) 由于心内膜炎(ENDO)有较长的继发性血流感染可归因期,故其继发性血流感染致病菌归属仅限于符合心内膜炎(ENDO)感染监测定义判定标准的血液病原。

范例 1 如果心内膜炎(ENDO)个案以使用特定部位标本(例如心脏赘生物)或血液标本培养出金黄色葡萄球菌作为判定依据,随后在心内膜炎继发性血流感染可归因期内收集的血液培养为金黄色葡萄球菌及大肠埃希菌阳性,则金黄色葡萄球菌感染可归因于心内膜炎(ENDO),但大肠埃希菌则不属于符合心内膜炎继发性血流感染监测定义判定标准的病原体,应将大肠埃希菌感染判断为其他感染部位的继发性血流感染,或判断为原发性血流感染(BSI)。

例外情形:坏死性肠炎(NEC)判定标准既不包括特定部位标本也不包括血液培养阳性标本,因此针对坏死性肠炎(NEC)的继发性血流感染定义如下:

如果患者符合坏死性肠炎(NEC)判定标准之一,且在继发性血流感染可归因期范围内,血液标本检出符合检验证实血流感染(LCBI)判定标准的病原体,或至少 2 套不同次(同一天或连续的日历日)采集的血液标本检出相符的皮肤上常见微生物,则可判定为坏死性肠炎(NEC)的继发性血流感染。

6. 同一次的血流感染可能被判定为 2 个不同感染部位的继发性血流感染,也可能被判定为 1 个继发性血流感染和 1 个原发性血流感染。

7. 原发部位感染的重复感染期(RIT)仅计算 1 次,不会因为发生继发性血流感染而重新计算重复感染期(RIT);如果在某个特定部位感染的继发性血流感染可归因期内,发生血液标本培养阳性,但培养结果既不能作为符合该特定部位感染判定标准的条件,也没有检出和该特定部位感染检验结果相符的病原体,则该血液培养阳性结果必须另外判断为新的血流感染事件。

8. 范例

例 A　尿路感染日期(DOE)为住院第 4 天,可重复感染期(RIT)为住院第 4～17 天,"继发性血流感染可归因期"为感染窗口期(IWP)加上重复感染期(RIT)。本案例算到住院第17 天,在住院第 10 天所收集的血液标本符合检出的病原体至少有 1 项和原发感染部位相符,所以符合有症状的尿路感染(SUTI)继发性血流感染。

表 2-2-9　尿路感染继发血流感染判定案例

住院天数	BSI	RIT	感染窗口期(IWP)
1			
2			
3			
4		1	尿培养:大肠埃希菌>10^5 CFU/ml 发热(体温>38 ℃)
5		2	发热(体温>38 ℃)
6		3	
7		4	
8		5	
9		6	
10		7	血培养:大肠埃希菌
11		8	
12		9	
13		10	
14		11	
15		12	
16		13	
17		14	
18			SUTI&S-BSIDOE=4 致病菌:大肠埃希菌

例 B 感染日期(DOE)为住院第 4 天,14 天重复感染期(RIT)为住院第 4～17 天,在住院第 5 天所收集血液标本符合肺炎标准 2(PNU2)的条件,判定为继发性血流感染。

表 2－2－10 肺炎继发血流感染判定案例

住院天数	BSI	RIT	感染窗口期(IWP)
1			
2			
3			
4		1	胸片:渗出
5		2	血培养:金黄色葡萄球菌,发热(体温＞38 ℃),新发咳嗽
6		3	
7		4	
8		5	
9		6	
10		7	血培养:大肠埃希菌
11		8	
12		9	
13		10	
14		11	
15		12	
16		13	
17		14	
18			
19			
			PNEU(PNU2) & Secondary BSI 感染日期＝住院第 4 天 致病菌:大肠埃希菌

五、病原体判定原则

1. 以下微生物通常是社区感染的原因,不属于医疗保健相关感染(HAI),应排除在医疗保健相关感染(HAI)的判断对象之外,包含芽孢杆菌属(*Blastomyces*)、组织胞浆菌属(*Histoplasma*)、球孢子菌属(*Coccidioides*)、类球孢子菌属(*Paracoccidioides*)、隐球菌属(*Cryptococcus*)和肺孢子虫属(*Pneumocystis*)。

2. 以下提供在 14 天重复感染期(RIT)或继发性血流感染可归因期内检出病原体的通报原则：

(1) 重复感染期(RIT)内若相同感染部位有新发现的病原体，则增列至原来的感染事件中。

(2) 如果血流感染检出的病原体中，至少有 1 种和原部位感染标本检出的微生物相符，且该微生物是决定患者符合该部位感染判定标准的条件之一(不论标本来自感染部位或血液)，且血液标本采集时间在继发性血流感染可归因期范围内，则本次的血流感染为继发性血流感染，本次血液标本检出的所有病原体均应判断为原感染部位的病原体。

(3) 如果血流感染和其他感染部位同时检出的微生物是被排除在感染部位判定标准外的病原体(例如：肠球菌是被排除在肺炎判定标准外的病原体)，则也不可当成该部位继发性血流感染的病原体。此时，应判断这类微生物是否为原发性血流感染或其他感染部位的继发性血流感染的病原体。请参考相关范例。

(4) 依据监测定义，尿路感染(UTI)患者尿液培养出的微生物不可超过 2 种，因此只有确认继发性血流感染才可通报 3 种以上的病原体。请参考相关范例。

3. 范例

(1) 在有症状的尿路感染(SUTI)的重复感染期(RIT)内，血液培养检出肺炎克雷伯菌，且患者于前一周曾接受结肠手术，现在出现发热(体温＞38.0 ℃)、腹痛及 CT 显示腹腔脓肿的情形，这 3 项临床条件加上血液培养阳性，便符合腹腔内感染(IAB)标准 3b。因此该患者同时被判定为有症状的尿路感染(SUTI)及器官/腔隙手术部位感染(SSI)-腹腔内感染(IAB)，并均有继发性血流感染。

表 2 - 2 - 11 不同重复感染期内继发血流感染案例

住院天数	BSI	RIT	感染窗口期(IWP)	IWP	BSI-SSI
1					
2				接受 COLO 手术	
3					
4		1	尿培养：肺炎克雷伯菌 ＞100 000 CFU/ml		
5		2	发热(体温＞38 ℃)		
6		3			
7		4			
8				发热(体温＞38.0 ℃)，腹痛	
9		6		CT：腹部脓肿	
10		7	血培养：肺炎克雷伯菌	血培养：肺炎克雷伯菌	
11		8			

续表

住院天数	BSI	RIT	感染窗口期（IWP）	IWP	BSI-SSI
12		9			
13		10			
14		11			
15		12			
16		13			
17		14			
18					
19					
20					
21					
			SUTI & Secondary BSI DOE＝住院第 4 天 致病菌:肺炎克雷伯菌	SSI-IAB & Secondary BSI DOE＝住院第 8 天 致病菌:肺炎克雷伯菌	

注:SSI-IAB 没有感染窗口期(IWP)或重复感染期(RIT),继发性血流感染可归因期的 17 天包含感染日期及感染日期的前 3 日和后 13 日。

（2）患者在住院第 4 天血液培养出金黄色葡萄球菌,符合检验证实血流感染(BSI-LCBI)标准一;之后患者在住院第 8 天出现发热(体温＞38.0 ℃)并由尿液培养出大肠埃希菌,符合有症状的尿路感染(UTI-SUTI)判定标准,并在住院第 16 天血液培养出大肠埃希菌。因为住院第 16 天血液培养阳性同时符合检验证实血流感染(LCBI)的 14 天重复感染期(RIT)及有症状的尿路感染(SUTI)的继发性血流感染可归因期判定原则,所以大肠埃希菌同时归属为检验证实血流感染(LCBI)的病原体及有症状的尿路感染(SUTI)继发性血流感染的病原体。

表 2 - 2 - 12　血流感染与尿路感染同时继发血流感染判定案例

住院天数	BSI	RIT	感染窗口期（IWP）	IWP	RIT	BSI
1						
2						
3						
4		1	血培养:金黄色葡萄球菌			
5		2				
6		3				
7		4				
8		5		发热(体温＞38 ℃) 尿培养:大肠埃希菌＞10^5 CFU/ml	1	

住院天数	BSI	RIT	感染窗口期（IWP）	IWP	RIT	BSI
9		6			2	
10		7			3	
11		8			4	
12		9			5	
13		10			6	
14		11			7	
15		12			8	
16		13	血培养：大肠埃希菌		9	
17		14			10	
18					11	
19					12	
20					13	
21					14	
			LCBI DOE＝4 致病菌：金黄色葡萄球菌 及大肠埃希菌	SUTI-IAB & Secondary LCBI DOE＝8 致病菌：大肠埃希菌		

（3）患者被判断为感染鲍曼不动杆菌的肺炎（PNEU）个案，并在肺炎（PNEU）的继发性血流感染可归因期内采血培养出鲍曼不动杆菌和粪肠球菌，则鲍曼不动杆菌判断为肺炎（PNEU）的继发性血流感染；但因为肠球菌被排除在肺炎（PNEU）的判定标准之外，而且在这个范例中，粪肠球菌无法归因为其他原发感染部位的继发性血流感染，因此判断为原发性血流感染（BSI）。

表 2－2－13　肺炎继发血流感染病原体判定案例

住院天数	BSI	RIT	感染窗口期（IWP）	IWP	BSI-SSI
1					
2					
3					
4		1	新发咳嗽		
5		2	胸部成像：渗透		
6		3	发热（体温＞38.0）		
7		4	发热（体温＞38.0）		
8		5			
9		6			

续表

住院天数	BSI	RIT	感染窗口期（IWP）	IWP	BSI-SSI
10		7			
11		8			1
12		9	血培养：鲍曼不动杆菌/粪肠球菌	血培养：鲍曼不动杆菌/粪肠球菌	2
13		10			3
14		11			4
15		12			5
16		13			6
17		14			7
18					8
19					9
20					10
21					11
22					12
23					13
24					14
			PNU2 & Secondary BSI DOE＝住院第 4 天 致病菌：鲍曼不动杆菌	Primary BSI DOE＝住院第 11 天 致病菌：粪肠球菌	

注：此案例的鲍曼不动杆菌不能纳入原发性血流感染的病原体，因为如果没有检出粪肠球菌这株不符合 PNEU 监测定义的病原体，就不会判断原发性血流感染。

（4）患者住院期间符合肺炎感染标准 2（PNU2），血液培养出鲍曼不动杆菌；之后又在肺炎的继发性血流感染可归因期内采血培养出粪肠球菌及鲍曼不动杆菌，则鲍曼不动杆菌感染可判定为肺炎的继发性血流感染；但因为肠球菌被排除在肺炎的判定标准之外，所以粪肠球菌感染不可判定为肺炎的继发性血流感染。不过在本案中，采血日期同时落在有症状尿路感染（SUTI）的继发性血流感染可归因期内，且由患者尿液检出粪肠球菌和大肠埃希菌，因此同时判定个案为有症状尿路感染（SUTI）并发继发性血流感染，致病菌为粪肠球菌、大肠埃希菌及鲍曼不动杆菌。

表2-2-14　肺炎合并尿路感染继发血流感染病原体判定案例

住院天数	BSI	RIT	感染窗口期(IWP)	IWP	RIT	BSI
1						
2						
3						
4						
5						
6						
7		1	新发咳嗽			
8		2	胸部成像:渗出			
9		3	发热(体温>38 ℃)	发热(体温>38 ℃)	1	
10		4	发热(体温>38 ℃)	发热(体温>38 ℃)	2	
11		5	血培养:鲍曼不动杆菌	尿培养:粪肠球菌>10⁵ CFU/ml 大肠埃希菌>10⁵ CFU/ml	3	
12		6	血培养:鲍曼不动杆菌、粪肠球菌	血培养:鲍曼不动杆菌、粪肠球菌	4	
13		7			5	
14		8			6	
15		9			7	
16		10			8	
17		11			9	
18		12			10	
19		13			11	
20		14			12	
21					13	
22					14	
			PUN2 & Secondary BSI DOE=7 致病菌:鲍曼不动杆菌	SUIT& Secondary BSI DOE=9 致病菌:粪肠球菌、大肠埃希菌、鲍曼不动杆菌		

注:将胸部影像学检查结果当作第一个阳性检验诊断来设定感染窗口期(IWP)。

(5) 住院期间发生有症状尿路感染(SUTI),菌种为粪肠球菌,且在住院第11天血液培养出粪肠球菌,因此判断为有症状尿路感染(SUTI)并发继发性血流感染。后续在住院第14天[为有症状尿路感染(SUTI)的可重复感染期及继发性血流感染可归因期内]又从血液培养出金黄色葡萄球菌,但仅培养出金黄色葡萄球菌,没有与有症状尿路感染(SUTI)相符的菌种,所以不能归因为有症状尿路感染(SUTI)的继发性血流感染,要判断新的血流感染(BSI)。

表 2 - 2 - 15 不同病原体伴发血流感染判定案例

住院天数	BSI	RIT	感染窗口期(IWP)
1			
2			
3		1	排尿困难
4		2	尿培养:粪肠球菌＞10^5 CFU/ml
5		3	
6		4	
7		5	
8		6	
9		7	
10		8	
11		9	血培养:粪肠球菌
12		10	
13		11	
14		12	血培养:金黄色葡萄球菌
15		13	
16		14	
17			
18			
19			
			SUTI & Secondary BSI DOE＝3 致病菌:粪肠球菌 BSI DOE＝14 致病菌:金黄色葡萄球菌

注:依原发感染部位时程设定的继发性血流感染可归因期,不能作为后续血流感染的重复感染期(RIT)。

六、感染病房的判定

1. 感染病房是指患者感染日期(DOE)当日所住的病房,但下列情况除外:

(1)患者在感染日期(DOE)当日或前1日才转入该病房,则感染病房归在前一个病房。

(2)若患者在感染日期(DOE)当日或前1日转了多次病房,则以感染日期(DOE)前1日所在的第一个病房为感染病房。

2. 转床规则:如果感染日期(DOE)是转出病房或出院的当日或次日,感染病房判定为转出病房/出院地点;但若在感染日期(DOE)当日或前 1 日患者有多次转床的情况,则将感染病房判定为感染日期(DOE)前 1 日的第一个病房。

3. 范例

表 2-2-16 感染病房判定案例

日期	病房记录
3 月 22 日	A 单位
3 月 23 日	A 单位 B 单位 C 单位
3 月 24 日	C 单位 D 单位 导尿管相关尿路感染(CA-UTI)感染日期

感染病房为 A 单位。

说明:因为 A 单位为感染日期(DOE)前 1 日患者所在的第一个病房。

第三节　血流感染
（导管相关血流感染和非导管相关血流感染）

血流感染（bloodstream infection，BSI）是严重的全身感染性疾病，传统的血流感染定义为有全身感染症状，患者有发热（体温＞38 ℃）或低体温（体温＜36 ℃）、寒战、低血压、少尿或高乳酸水平等一种或多种临床症状或体征，血培养呈阳性的全身性感染。但目前已知并非所有导致血流感染的病原体均可通过血培养检出。部分患者由于长期使用糖皮质激素及免疫抑制剂，发生血流感染后全身急性炎症反应不典型，且部分高危血流感染患者在留取血培养标本前已经接受广谱抗微生物药物治疗，导致血培养假阴性率增加。因此，目前血流感染是指患者血液中存在病原微生物，伴或不伴有感染的症状和体征。

菌血症指排除细菌污染情况下，血液中存在活的细菌，血培养阳性。菌血症发生频率可能远高于BSI。许多微生物入血形成菌血症，但不在血中繁殖。如各种口腔操作菌血症发生率高，拔牙几乎100%发生一过性菌血症。此外，一些日常活动常导致菌血症，如刷牙后菌血症可持续45 min～1 h以上，甚至咀嚼也可导致17%～20%菌血症。另外，菌血症可无明显感染相关临床表现。临床上对菌血症的处理通常是密切注意观察，无须立即应用抗菌药物治疗。因此，严格意义上讲，BSI并不等同于菌血症。刷牙等导致的菌血症与局部感染未能控制导致的BSI临床意义截然不同。前者机体免疫系统可直接清除一过性入血的微生物，而后者发生意味着机体局部屏障功能破坏，免疫防御功能已无法清除感染的微生物。值得注意的是，有些文献未区分菌血症和BSI，将其视为等同概念。实际上BSI通常意味局部感染已播散。致病性微生物在皮肤、黏膜等屏障功能破坏的情况下，突破机体局部免疫防御功能，移位入血，随血液循环至全身，导致BSI。

临床怀疑BSI存在且尚未获得明确病原学证据时，应尽快寻找BSI的病因。一项临床观察性研究发现，ICU原发性BSI占56.4%，继发性BSI占43.6%；BSI最常见原发感染来源为肺（占33.3%），泌尿道来源的BSI占10.2%，血管内导管来源的BSI占7.7%，但不明来源的BSI却接近50%。另一项前瞻性队列研究显示，BSI患者中感染最常来源于泌尿系感染（占30.5%），其次来源于腹腔感染（20.7%）。临床上可根据相关征象仔细排查原发感染部位。此外，引起BSI的致病菌常与原发感染灶相关，可根据致病菌种类推测可能的感染来源。如葡萄球菌BSI的常见入侵途径主要为皮肤软组织、肺部、伤口及静脉导管，而革兰阴性杆菌多来源于胃肠道、呼吸道、泌尿生殖道和各种导管等。

临床诊断BSI需要规范化血培养流程并注意寻找可能的原发感染源和迁徙感染灶，抗感染治疗要重视原发感染源和迁徙感染灶的控制。

一、监测说明

1. 医疗保健相关感染的判定准则,详见表 2-3-1。

表 2-3-1　医疗保健相关感染的判定准则

判定准则	适用情况	补充说明
入院时已发生的感染(POA)	适用	—
医疗保健相关感染(HAI)	适用	—
感染窗口期(IWP)	适用	符合监测的条件必须发生在 7 天的感染窗口期(IWP)内,包含阳性血液微生物标本采检日期当日及其前 3 日和后 3 日
感染日期(DOE)	适用	以检验证实血流感染(LCBI)为例,感染日期(DOE)是指在 7 天的感染窗口期(IWP)内,第一次出现符合 LCBI 监测定义判定标准条件的日期。 黏膜屏障损伤-检验证实血流感染(MBI-LCBI)不应该以中性粒细胞计数的值(ANC)或总白细胞计数(WBC)值符合条件的日期来设立感染窗口期(IWP)或判定感染日期(DOE)
重复感染期(RIT)	适用	在前次确认血流感染的重复感染期(RIT)内若再发生血流感染,将不再判断。 但应该注意,仅有原发性血流感染会有重复感染期,继发性血流感染则没有血流感染的重复感染期
继发性血流感染可归因期	不适用	—

2. 原发性血流感染(primary BSI):检验证实血流感染(LCBI),而且不是因为身体其他部位感染引致的继发性感染(参见附录 B"继发性血流感染")。

3. 中央导管(central line):使用于输液、抽血或监测血流动力学的具有导管内腔的血管内导管,其管路末端须位于或接近心脏或在主要血管内。

本监测定义中所指的主要血管包括主动脉、肺动脉、上腔静脉、下腔静脉、头臂静脉、颈内静脉、锁骨下静脉、髂外静脉、髂总静脉、股静脉、新生儿的脐动/静脉。

备注:

① 仅根据导管种类与置入部位不能判断其是否为中央导管;依据定义,装置管路末端位于或接近心脏或在主要血管内,且使用目的符合上述 3 项之一,即可列为中央导管。

② 中央导管置入后,导管末段虽可能因为发生位移而离开大血管位置,但监测定义并不要求持续确认导管末端所在位置;因此在判断时,只要导管在放置时确认符合中央导管定义,则此导管直到移除时都视为中央导管,使用天数纳入中央导管使用日数计算。

③ 血管装置的导引器视为血管内导管,可依据其导管末端位置及其使用目的,判断其是否为中央导管。

④ 心律调节器导线及其他无内腔装置者不属于中央导管,因为这些装置无法经由导管内腔注入输液或抽血。

⑤ 下列装置不属于中央导管:动脉导管、动静脉瘘管、动静脉移植、体外肺膜氧合

（extracorporeal membrane oxygenation，ECMO）、透析导管、主动脉内球囊反搏（intra-aortic balloon pump，IABP）、周边静脉导管、心室辅助装置（ventricular assist device，VAD）。

4. 社区获得性血流感染（community acquired bloodstream infection）：患者由社区入院，入院48 h内发生的血流感染。其主要病因为社区获得性肺炎、腹腔感染、尿路感染、脑膜炎、感染性心内膜炎及皮肤软组织感染等。

5. 医院获得性/重症监护病房获得性血流感染（hospital acquired/intensive care unit acquired bloodstream infection）：患者入院或ICU 48 h后检出的血流感染，或既往2周有住院史，再次入院或ICU 48 h内检出的血流感染。主要病因为医院获得性肺炎、腹腔感染、尿路感染、导管/植入物相关性感染、外科术后感染及原发性血流感染等。

6. 培养阴性血流感染（culture negative bloodstream infection）：血流感染患者从未通过培养方法鉴定出明确的病原体，可能的原因包括获得培养物之前经验性使用抗微生物药物，导致感染的病原体不易培养且缺乏快速诊断手段的病原菌导致的血流感染等。

7. 非复杂性血流感染（uncomplicated bloodstream infection）和复杂性血流感染（complicated bloodstream infection）：患者血培养阳性，无感染性心内膜炎，无人工植入装置，血培养于治疗2～4天内转阴，经有效治疗后72 h内退热，且无迁徙性感染灶的感染为非复杂性血流感染。不符合上述定义者即为复杂性血流感染。

8. 中央导管相关血流感染（central line-associated bloodstream infection，CLABSI）：

（1）以中央导管置入当日为第1天，患者在检验证实血流感染（LCBI）的感染日期（DOE）当日已使用中央导管或脐导管超过2个日历日，且在感染日期（DOE）当日或前1日仍有留置中央导管或脐导管。

（2）若患者住院时或转入院时已放置植入式中央导管（输液港，PORT），并且没有使用其他的中央导管，则住院后初次使用该"通道"之日视为第1天。"使用"的定义为放置导管、针头穿刺入输液港，或从导管进行输液或抽血等。这些导管一旦开始使用，患者就持续作为中央导管相关血流感染（CLABSI）的监测对象，直到不再使用导管（例如，将植入式导管从患者体内移除）或患者出院（参见转床规则）。须注意：若单纯只是未使用输液港（例如，拔除注射针但输液港仍保留在患者体内），患者仍持续作为CLABSI的监测对象，中央导管使用天数也要持续计算。请参考表2-3-2和表2-3-3的说明。

（3）中央导管移除和再置入：中央导管移除后，患者维持无中央导管留置使用至少1个完整的日历日（不是24 h），则于再次置入中央导管后，患者的中央导管留置使用天数必须重新从1开始计算。相反，若在中央导管移除后没有间隔1个完整的日历日就重新置入新的中央导管，则患者的中央导管留置使用天数必须持续计算。请参考表2-3-2的说明。

表2-3-2 决定植入式中央导管（输液港）是否纳入分母的中央导管使用人日数计算和中央导管相关血流感染（CLABSI）监测说明

植入式装置情况	说明
住院期间从未使用植入式中央导管	不纳入分母的中央导管使用人日数计算，且患者发生的血流感染不能判断为中央导管相关血流感染（CLABSI）

续表

植入式装置情况	说明
住院第 3 天开始使用植入式中央导管,之后持续使用	住院第 3 天视为使用中央导管第 1 天且中央导管使用人日数持续计算,直到导管移除或患者出院当天。 中央导管相关血流感染(CLABSI)监测持续到导管移除或患者出院后 1 日
住院第 3 天开始使用植入式中央导管,直到住院第 10 天停止使用	住院第 3 天视为使用中央导管第 1 天,且中央导管使用人日数持续计算,直到导管移除或患者出院当天。 中央导管相关血流感染(CLABSI)监测和中央导管使用人日数计算不会在住院第 10 天就停止,CLABSI 监测持续到导管移除或患者出院后 1 天
住院第 3 天使用植入式中央导管,并在住院第 10 天移除	住院第 3 天视为使用中央导管第 1 天,且中央导管使用人日数计算到住院第 10 天。 中央导管相关血流感染(CLABSI)监测持续到住院第 11 天

表 2-3-3　使用植入式中央导管与导管使用人日数计算

患者编号	3 月 31 日(住院第 3 天)	4 月 1 日	4 月 2 日	4 月 3 日	4 月 4 日	4 月 5 日	4 月 6 日
患者 A	未使用植入式中央导管	未使用植入式中央导管	使用植入式中央导管 (留置中央导管第 1 天)	使用植入式中央导管 (留置中央导管第 2 天)	停止使用植入式中央导管 (留置中央导管第 3 天)	使用植入式中央导管 (留置中央导管第 4 天)	使用植入式中央导管 (留置中央导管第 5 天)
患者 B	未使用植入式中央导管	未使用植入式中央导管	使用植入式中央导管 (留置中央导管第 1 天)	使用植入式中央导管 (留置中央导管第 2 天)	移除使用植入式中央导管 (留置中央导管第 3 天)	无植入式中央导管	无植入式中央导管
患者 C	使用植入式中央导管 (留置中央导管第 3 天)	使用植入式中央导管 (留置中央导管第 4 天)	移除植入式中央导管 (留置中央导管第 5 天)	重新置入植入式中央导管 (留置中央导管第 6 天)	植入式中央导管 (留置中央导管第 7 天)	移除植入式中央导管 (留置中央导管第 8 天)	无植入式中央导管
患者 D	使用植入式中央导管 (留置中央导管第 3 天)	使用植入式中央导管 (留置中央导管第 4 天)	移除植入式中央导管 (留置中央导管第 5 天)	无植入式中央导管	重新置入植入式中央导管 (留置中央导管第 1 天)	使用植入式中央导管 (留置中央导管第 2 天)	使用植入式中央导管 (留置中央导管第 3 天)

　　理由:感染监测并不是针对某一特定中央导管是否发生感染进行监测,而是就留置使用中央导管导致患者发生血流感染的风险进行监测。以表 2-3-3 为例:

　　A. 患者 C 从 3 月 31 日至 4 月 6 日被纳入中央导管相关血流感染(CLABSI)的监测对象。因为留置中央导管直到 4 月 5 日,感染日期(DOE)为 4 月 6 日的血流感染仍然属于中央导管相关血流感染（CLABSI），当天患者已使用中央导管超过 2 天，并且是在感染日期（DOE）前 1 天移除。

B. 患者 D 从 3 月 31 日（留置中央导管第 3 天）至 4 月 3 日被纳入中央导管相关血流感染（CLABSI）的监测对象，因为这期间患者已使用中央导管超过 2 天，且感染日期（DOE）在装置停止使用当日或次日的 HAI 视为装置相关感染（device-associated infection）。之后要等到 4 月 6 日患者才再次被纳入中央导管相关血流感染（CLABSI）的监测对象，因为此时第二次放置的中央导管留置天数才超过 2 天（注：判断时，无须特别说明血流感染是因为哪一支中央导管所引起的）。

二、监测定义

1. 血流感染（BSI）监测定义包括：检验证实血流感染（laboratory-confirmed bloodstream infection，LCBI）标准及黏膜屏障损伤-检验证实血流感染（mucosal barrier injury laboratory-confirmed bloodstream infection，MBI-LCBI）标准（见表 2-3-4、表 2-3-5）。

表 2-3-4　检验证实血流感染（LCBI）的判定标准

标准	判定依据（必须符合以下标准至少 1 项）	
标准 1 （LCBI 1）	1. 任何年龄的患者，有 1 套或多套血液微生物标本经由培养或非培养的微生物检验方法确认病原体（即不包括在"常见微生物"工作表中的任何病原体）； 2. 此微生物与其他感染部位无关（参见附录 B"继发性血流感染"）	
标准 2 （LCBI 2）	1. 任何年龄的患者，至少有下列任一项症状或征象：发热（体温＞38 ℃）、寒战、低血压； 2. 由血液检出的微生物与其他感染部位无关（参见附录 B"继发性血流感染"）； 3. 至少 2 套不同次采集的血液微生物标本经由培养或非培养的微生物检验方法检出相符的常见微生物。 **备注：** 1. 常见微生物包括假白喉菌（棒状杆菌，不包括白喉杆菌）、芽孢杆菌（不包括炭疽芽孢杆菌）、痤疮丙酸杆菌、凝固酶阴性葡萄球菌（包括葡萄球菌）、草绿色链球菌、气球菌、微球菌和红球菌等。 2. 检出相符的常见微生物是本项标准的其中一项条件，因此应根据第一套检出常见微生物血液微生物标本的收集时间来确立感染窗口期（IWP） 举例： <table><tr><td>6 月 1 日</td><td>发热体温＞38 ℃</td><td>LCBI 2 感染日期</td></tr><tr><td>6 月 2 日</td><td>没有出现符合 LCBI 判定标准的条件</td><td></td></tr><tr><td>6 月 3 日</td><td>没有出现符合 LCBI 判定标准的条件</td><td></td></tr><tr><td>6 月 4 日</td><td>表皮葡萄球菌（2 套血液培养其中 1 套）</td><td>第一个检查诊断结果阳性项目的检查日期</td></tr><tr><td>6 月 5 日</td><td>表皮葡萄球菌（2 套血液培养其中 1 套）</td><td></td></tr><tr><td>6 月 6 日</td><td>没有出现符合 LCBI 判定标准的条件</td><td></td></tr><tr><td>6 月 7 日</td><td>没有出现符合 LCBI 判定标准的条件</td><td></td></tr></table>	

标准	判定依据（必须符合以下标准至少 1 项）
标准 3 （LCBI 3）	1. ≤1 岁的婴儿至少有下列任 1 项症状或征象：发热(体温＞38 ℃)、低体温(体温＜36 ℃)、呼吸暂停、心跳徐缓； 2. 由血液检出的微生物与其他感染部位无关(参见附录 B"继发性血流感染")； 3. 至少 2 套不同次采集的血液微生物标本,经由培养或非培养的微生物检验方法检出常见微生物。 **备注：** 1. 常见微生物包括假白喉菌(棒状杆菌,不包括白喉杆菌)、芽孢杆菌(不包括炭疽芽孢杆菌)、痤疮丙酸杆菌、凝固酶阴性葡萄球菌(包括葡萄球菌)、草绿色链球菌、气球菌、微球菌和红球菌等。 2. 检出相符的常见微生物是本项标准的其中一项条件,因此应根据第一套检出常见微生物血液微生物标本的收集时间来确立感染窗口期(IWP) **举例：** {table}

6 月 1 日	没有出现符合 LCBI 判定标准的条件	
6 月 2 日	没有出现符合 LCBI 判定标准的条件	
6 月 3 日	证实呼吸困难	LCBI‐3 感染日期(DOE)
6 月 4 日	表皮葡萄球菌(2 套血液培养其中 1 套)	第一个检查诊断结果阳性项目的检查日期
6 月 5 日	表皮葡萄球菌(2 套血液培养其中 1 套)	
6 月 6 日	没有出现符合 LCBI 判定标准的条件	
6 月 7 日	没有出现符合 LCBI 判定标准的条件	

表 2‐3‐5 黏膜屏障损伤‐检验证实血流感染（MBI-LCBI）的判定标准

标准	判定依据（至少须符合下列标准其中之一）
标准 1 （MBI-LCBI 1）	任何年龄患者,符合检验证实血流感染(LCBI)判断标准 1,至少有 1 套血液微生物标本经由培养或非培养的微生物检验方法确认,并且仅检出肠道菌种(参见附录 A"符合黏膜屏障损伤‐检验证实的血流感染标准的部分肠道菌名单"及微生物列表"常见微生物")。 且患者符合下列至少 1 项： 1. 过去 1 年接受过异体造血干细胞移植,并在血液培养阳性的同次住院期间,有下列记录之一： (1) Ⅲ、Ⅳ期胃肠移植物抗宿主病[GI GVHD]。 (2) 在阳性血液微生物标本采检当日或前 7 天内,发生 24 h 内腹泻≥1 L(或＜18 岁的患者在 24 h 内腹泻≥20 ml/kg)。 2. 在阳性血液微生物标本采检当日、前 3 日及后 3 日共 7 天的期间内发生中性粒细胞低下[至少有不同的 2 天中性粒细胞绝对计数(ANC)或总白细胞计数(WBC)＜500/mm^3]

续表

标准	判定依据（至少须符合下列标准其中之一的判定标准）
标准 2（LCBI 2）	任何年龄患者，符合 LCBI 判断标准 2，至少 2 套血液微生物标本经由培养或非培养的微生物检验方法确认，并且只检出草绿色链球菌，没有检出其他微生物。 且患者符合下列至少 1 项： 1. 过去 1 年接受过异体造血干细胞移植，并在血液培养阳性的同次住院期间有下列记录之一： （1）Ⅲ、Ⅳ期胃肠移植物抗宿主病（GI GVHD）。 （2）在阳性血液微生物标本采检当日或前 7 日内，发生 24 h 内腹泻≥1 L（或<18 岁的患者在 24 h 内腹泻≥20 ml/kg）。 2. 在阳性血液微生物标本采检当日、前 3 日及后 3 日共 7 天的期间内发生中性粒细胞低下［至少有不同的 2 天中性粒细胞绝对计数（ANC）或总白细胞计数<500/mm³］
标准 3（LCBI 3）	≤1 岁的婴儿，符合 LCBI 判断标准 3，至少 2 套血液微生物标本经由培养或非培养的微生物检验方法确认，并且只检出绿色链球菌，没有检出其他微生物。 且患者符合下列至少 1 项： 1. 过去 1 年有接受异体造血干细胞移植，并在血液培养阳性的同次住院期间，有下列记录之一： （1）Ⅲ、Ⅳ期胃肠移植物抗宿主病（GI GVHD）。 （2）在阳性血液微生物标本采检当日或前 7 日内，发生 24 h 内腹泻≥1 L（或<18 岁的患者在 24 h 内腹泻≥20 ml/kg）。 2. 在阳性血液微生物标本采检当日、前 3 日及后 3 日共 7 天的期间内发生中性粒细胞低下［至少有不同的 2 天中性粒细胞绝对计数（ANC）或总白细胞计数（WBC）<500/mm³］

2. 有关检验证实血流感染（LCBI）标准 1 的"确认病原体"，系指不包括在"常见微生物"表中的任何病原体。但如下情形例外：

（1）虽然弯曲杆菌（*Campylobacter* spp.）、艰难梭菌（*C. difficile*）、致病性大肠埃希菌（enteropathogenic *E. coli*）、沙门菌（*Salmonella* spp.）、志贺菌（*Shigella* spp.）、耶尔森菌（*Yersina* spp.）均不属于"常见微生物"中的病原体，但仍应排除于检验证实血流感染（LCBI）的病原体之外，因为这些微生物的出现，应该是继发性血流感染所致，不该被判定为原发性血流感染的病原体。

（2）以下微生物通常是社区感染的原因，此类社区感染不属于 HAI，排除在 HAI 判断定义外，包含芽孢杆菌属（*Blastomyces*）、组织胞浆菌属（*Histoplasma*）、球孢子菌属（*Coccidioides*）、类球孢子菌属（*Paracoccidioides*）、隐球菌属（*Cryptococcus*）和肺孢子虫属（*Pneumocystis*）。

（3）出生后 6 天内由血液标本检出 B 族链球菌，不可判定为中央导管相关血流感染（CLABSI）；可以据以设定血流感染的重复感染期（RIT），但不可判定为与中央导管相关。

3. 在检验证实血流感染（LCBI）标准 2 及标准 3 条件中，如果其中 1 套血液标本检出的病原体或常见微生物鉴定到菌株的种名，但另 1 套检验结果只做比较粗略的分类描述（如只鉴定到属名），则可假设 2 套标本中的微生物相符，并以鉴定到种名的菌株及其抗生素抗药性测试结果进行报告（参考表 2-3-6）。因为各个实验室所使用的检测方法和所具备的检测能力不同，所以除了鉴定种名和属名来判断不同菌株是否为相符微生物之外,不宜使用其他的检测方法(如形态学或抗生素测试)作为判断依据,这样可以减少实验室操作方法不同造成的报告结果的差异。同样都鉴定到属/种名的相符微生物也仅报告 1 次,不做多次报告。倘若二者皆有抗生素抗药性测试结果,选择最具抗药性的一组结果报告。

表 2-3-6　同时具有种名鉴定和种名未鉴定血液培养报告且判定属相符微生物的通报方式

培养报告	伴同的培养报告	通报菌种
凝固酶阳性葡萄球菌	金黄色葡萄球菌	金黄色葡萄球菌
表皮葡萄球菌	凝固酶阴性葡萄球菌	表皮葡萄球菌
肠球菌	屎肠球菌	屎肠球菌
芽孢杆菌(不包括炭疽芽孢杆菌)	蜡样芽孢杆菌	蜡样芽孢杆菌
唾液链球菌	草绿色链球菌	唾液链球菌

4. 检验证实血流感染(LCBI)标准 2 和 3,"至少 2 套不同次采集的血液微生物标本"指:

(1) 血液微生物标本是在同一日或相连的日历日采集;

(2) 微生物标本是由 2 个不同抽血部位或在不同时间采集。

5. 微生物标本采集的注意事项:虽然由中央导管采集的血液标本相比从周边静脉穿刺采集的血液标本有较高的污染率,但不论是从任何部位因任何目的采集的血液标本,若检验出微生物阳性,都应该纳入血流感染监测评估。

6. 黏膜屏障损伤-检验证实血流感染(MBI-LCBI)标准中,"在阳性血液标本采检当日、前 3 日及后 3 日共 7 天内,发生中性粒细胞低下"的范例如下表 2-3-7 所列。

表 2-3-7　MBI-LCBI 判定标准的中性粒细胞指标范例

患者编号	项目	Day −7	Day −6	Day −5	Day −4	Day −3	Day −2	Day −1	Day 1	Day 2	Day 3	Day 4
患者 A	WBC/mm³	100	800	400	300	ND	ND	320	400+假丝酵母菌×1	ND	550	600
患者 B	ANC/mm³	ND	410	130	ND	ND	120	110	ND+草绿色链球菌×2,发热(体温>38 ℃)	110	300	320
患者 C	WBC/mm³	100	800	400	300	ND	ND	ND	600+假丝酵母菌×1	230	ND	400

注:

ND=未做;

天数以阳性血液标本采检日为 Day 1,前 1 日为 Day −1,次日为 Day 2,其他依次计算。

A. 患者 A 符合黏膜屏障损伤-检验证实血流感染(MBI-LCBI)标准 1 当中的次标准 2:个案的血液标本检出肠道菌种(假丝酵母菌),且在阳性血液标本采检当日(Day 1)和前 1 日(Day −1),发生中性粒细胞低下[不同 2 日的总白细胞计数(WBC)<500 mm³];根据这个

案例,阳性血液标本采检当日(Day 1)和前 1 日(Day -1)的 WBC 分别为 400/mm^3 与 320/mm^3。

B. 患者 B 符合黏膜屏障损伤–检验证实血流感染(MBI-LCBI)标准 2 当中的次标准 2:个案有 2 套血液标本培养出草绿色链球菌,并有发热(体温>38 ℃),且在阳性血液标本采检的前2日至后 3 日的时段内发生中性粒细胞低下[不同 2 日的绝对中性粒细胞计数(ANC)<500/mm^3]。根据这个案例,采检前 2 日(Day -2)、前 1 日(Day -1)、采检次日(Day 2)、采检后第 2 天(Day 3)、采检后第 3 天(Day 4)当中,任何 2 天皆符合 ANC<500/mm^3 的条件,ANC 分别为 120/mm^3、110/mm^3、110/mm^3、300/mm^3 与 400/mm^3。

C. 患者 C 符合黏膜屏障损伤–检验证实血流感染(MBI-LCBI)标准 1 当中的次标准 2:个案的血液标本检出肠道菌种(假丝酵母菌),且在阳性血液标本采检次日(Day 2)和采检后第 3 天(Day 4)发生中性粒细胞低下[不同 2 日的总白细胞计数(WBC)<500/mm^3];根据这个案例,阳性血液标本采检次日(Day 2)和采检后第 3 天(Day 4)的 WBC 分别为 230/mm^3 与 400/mm^3。

7. 通报注意事项

(1)在没有其他部位感染证实的情况下(详见附录 B"继发性血流感染"),由血液培养出微生物,判定为检验证实血流感染(BSI-LCBI)。

备注:动脉或静脉感染(VASC)若有血液标本检验阳性,应判定为检验证实血流感染(BSI-LCBI)。

(2)若患者同时符合检验证实血流感染判定标准 1(LCBI 1)和标准 2(LCBI 2),仅判定 1 次血流感染,但符合 LCBI 1 的致病菌和符合 LCBI 2 的常见微生物都要纳入检验结果报告。

(3)若患者同时符合黏膜屏障损伤—检验证实血流感染判定标准 1(MBI-LCBI 1)与标准 2(MBI-LCBI 2),仅判定 1 次血流感染,但检出的微生物都要纳入检验结果报告。

(4)在已判定为符合黏膜屏障损伤—检验证实血流感染(MBI-LCBI)个案的重复感染期(RIT)内,若再采集血液标本并检出 MBI-LCBI 标准以外的微生物,且符合 LCBI 判定标准,则此个案应自 MBI-LCBI 改判定为 LCBI,并将后来检出的微生物加入本次血流感染的病原体报告。

(5)导管尖端的培养结果不能当作判断患者是否为原发性血流感染(primary BSI)的依据。

(6)没有血液培养结果或血液培养阴性,但有化脓性静脉炎且导管尖端半定量培养为阳性者,判断为心脏血管系统感染—动脉或静脉感染(CVS-VASC),而不是检验证实血流感染(LCBI)、皮肤及软组织感染中的皮肤感染(SST-SKIN)或软组织感染(SST-ST)。

(7)在患者体内同时存在中央导管和其他血管导管装置(vascular access device)的情况下,仍可明确判定血流感染是由其他血管导管装置所造成的原发性血流感染(LCBI)。原因是在感染窗口期(IWP)内,从其他血管导管装置的置入部位所采集的脓标本中检出微生物,且至少有 1 种和血液标本检出的微生物相符。在这种状况下,血流感染就不会被判定为与中央导管相关。但需注意的是,该患者的中央导管使用人日数仍应列入分母总数计算。

本项所提的其他血管导管装置仅限于下列项目:动脉导管(arterial catheters)、动静脉瘘管(arteriovenous fistula)、动静脉移植(arteriovenous graft)、体外肺膜氧合(extracorporeal membrane oxygenation,ECMO)、血透可靠流出道(hemodialysis reliable outflow,HRO)透析导管(dialysis catheter)、主动脉内球囊反搏(intra-aortic balloon pump,IABP)、当次住院期间未曾使用的中央导管(non-accessed central line)(未使用也未放置)、周边静脉导管(peripheral Ⅳ or midline)、心室辅助装置(ventricular assist device,VAD)。

(8)患者血液标本检验阳性,符合检验证实血流感染(LCBI)判定标准,若同时在感染窗口期(IWP)内,有文件记录观察到或怀疑患者自行经血管通路进行注射,则判断为LCBI,但不可判定为中央导管相关血流感染(CLABSI)。在血流感染的重复感染期(RIT)之后采集血液标本,若再次出现微生物检验阳性,应再进行血流感染监测调查;只有在本次的感染窗口期(IWP)内有观察到或怀疑患者自行经血管通路注射的文件记录,才能作为判定本次的检验证实血流感染(LCBI)属非中央导管相关血流感染的依据,不能使用前一次的记录作为判断依据。

范例:

表 2-3-8　中央导管相关血流感染(CLABSI)与非中央导管相关血流感染判定范例

情况	判定结果
患者于6月1日置入中央导管,6月3日中央导管仍留置中,且当天患者采血培养阳性,检出金黄色葡萄球菌	此案判定为中央导管相关血流感染(CLABSI),因为感染日期为6月3日,当时中央导管已经留置超过2天(6月1、2、3日)
患者于6月1日置入中央导管,6月3日移除,6月4日患者采血培养阳性,检出金黄色葡萄球菌	此案判定为中央导管相关血流感染(CLABSI),因为感染日期为6月4日,中央导管在感染日期前1日移除,而且已经留置超过2天(6月1、2、3日)
患者于6月1日置入中央导管,6月3日移除,6月5日患者发热达38.3℃,当天采血培养阳性,检出金黄色葡萄球菌	此案判定为血流感染(BSI)而非中央导管相关血流感染(CLABSI),因为感染日期为6月5日,中央导管并非在感染日期当日或前1日移除
患者6月1日入院,身上有输液港但无其他中央导管,6月3日开始使用输液港,6月15日患者发热达38.3℃,并在当天采血培养阳性,检出大肠杆菌,符合LCBI 1判断标准,而且不是其他感染部位的继发性血流感染	此案判定为中央导管相关血流感染(CLABSI),因为感染日期为6月15日,当时患者已有输液港留置且使用超过2天

三、感染病房的判定

1. 感染病房是指患者在检验证实血流感染日期(DOE)当天所住的病房。手术室、PACU观察单位、透析单位等不属于住院单位,不可作为感染病房。

2. 转床规则:如果检验证实血流感染日期是转出病房或出院的当天或次日,感染病房归属为转出病房/出院地点;但若在感染日期当天或前1天,患者有多次转床的情况,则将感染日期(DOE)前1天的第一个病房判定为感染病房。

表 2 - 3 - 9　感染病房判定案例

日期	患者住院地点
3 月 22 日	A 单位
3 月 23 日	A 单位 B 单位 C 单位
3 月 24 日	C 单位 D 单位 中央导管相关血流感染(CLABSI)的感染日期

注:以上例子中,CLABSI 感染单位归属于 A 单位,因为 A 单位是患者在感染日期(DOE)前 1 日入住的第一个病房。

3. 患者转入的单位或机构如果发现应该归属于转出单位或机构的医疗保健相关感染个案,可以将信息分享给转出单位或机构,这将有助于提升监测通报的准确性。

范例:

(1) 留置使用中央导管的患者从外科 ICU(SICU)转至外科病房,之后被判断为检验证实血流感染(LCBI)个案,感染日期(DOE)为转病房次日。此病例判定为 SICU 的中央导管相关血流感染(CLABSI)。

(2) 留置使用中央导管的患者自内科病房转入心脏科 ICU(CCU),中央导管持续留存且后续被判断为检验证实血流感染(LCBI)个案,感染日期(DOE)为转入 CCU 第 4 天。因为感染日期(DOE)不是内科病房转出当日或次日。此病例判定为 CCU 的中央导管相关血流感染(CLABSI)。

(3) 一位患者在 A 医院泌尿科病房住院 2 个星期,移除中央导管几个小时后出院返家。隔日,A 医院接获 B 医院电话通知,得知该名患者已入住 B 医院并经分析符合检验证实血流感染(LCBI)判定标准。因为感染日期(DOE)是出院次日,此病例应由 A 医院判定为泌尿科病房的中央导管相关血流感染(CLABSI)。

(4) 住院透析患者:接受透析的住院患者皆应纳入其入住单位的中央导管相关血流感染(CLABSI)监测对象,不论患者是否仅使用单一的中央导管或导管仅提供血液透析使用。此亦适用于急性医疗照护机构内,由急性照护机构工作人员执行透析治疗的长期急性照护单位(long-term acute care,LTAC)住院患者。

(5) 下列情况中,中央导管相关血流感染(CLABSI)的感染病房将归属 A 单位。

① 患者于 A 单位接受合约血液透析工作人员执行的透析。

② 透析工作人员前往 A 单位,执行 A 单位患者透析。

③ 患者于 A 单位接受住院照护,转送至机构内部的透析单位进行透析治疗。因为中央导管相关血流感染监测范围不包含非住院单位,因此,感染病房必须归属患者的住院病房单位。

四、监测案例分析

例 1　患者,男,83 岁。拟"冠状动脉粥样硬化性心脏病"于 5 月 21 日收入院。6 月 4 日患者因基础病情加重,尿量少,精神差,给予颈内静脉导管穿刺。6 月 8 日,穿刺部位有明显渗出液,6 月 9 日穿刺部位肿胀明显,且有淡血性脓性渗出液,体温最高达 38.6 ℃,考虑感染可能。主管医生立即拔除导管,并采取血培养及导管尖端分泌物培养,6 月 11 日分泌物及血培养结果均提示 MRSA。

分析　判定为导管相关性血流感染。感染日期距置管日期 4 天,可能与置管时无菌操作缺陷相关。

例 2　患者,男,43 岁,因鼻咽癌复发,1 月 9 日在 B 超引导下行左上臂贵要静脉置入 PICC 管,予外敷贴膜,出院后带 PICC 管,嘱每 7 天去当地医院进行 PICC 管维护。3 月 6 日 PICC 导管留置 25 天,患者因高热 1 天再次入院,入院诉左上肢 PICC 穿刺点处疼痛,出院后 10 余天未换药处理,穿刺点周围出现大片皮疹,伴水泡。入院后予抽外周血培养及拔除 PICC 管,拔除后见 PICC 管表面脓性分泌物,取 PICC 管末端做细菌培养,血常规:白细胞计数 $0.64×10^9$/L,血小板计数 $56×10^9$/L,中性粒细胞计数 $0.33×10^9$/L,伴畏寒、高热,体温最高为 42 ℃。外周血及 PICC 管末端细菌培养结果为:金黄色葡萄球菌阳性。

分析　判定为 PICC 导管相关性血流感染。可能原因:患者及其家属对 PICC 维护依从性差,带管出院后 10 余天未进行维护,且敷贴浸湿有渗液,易引起感染。

例 3　患者,男,58 岁,原发性支气管肺癌。因发热 1 天,最高体温达 39 ℃,输液港切口处红肿疼痛入住肿瘤科。查体:输液港缝线处有处长约 2.5 cm 的红肿,触之有波动感,色暗红,间断发热。立即予以消毒后无菌注射器抽吸波动处褐色脓性分泌物约 3 ml,予以莫匹罗星(百多邦)外涂,纱布覆盖。患者抽血结果回报:白细胞计数 $9.20×10^9$/L,血红蛋白 92 g/L↓,红细胞计数 $3.03×10^{12}$/L↓,中性粒细胞计数 $7.58×10^9$/L,中性粒细胞百分比 82.4%,PCT 25.500 ng/ml,红细胞沉降率 97 mm/h。患者高热,炎性指标高,输液港处存在红肿,考虑输液港感染可能性大,予以哌拉西林钠他唑巴坦钠 4.5 g 静脉滴注每 8 h 一次抗感染治疗。

8 月 26 日检验科回报:外周血培养及输液港培养示革兰阳性菌感染,继续予以哌拉西林抗感染,莫匹罗星外涂,采取抗生素封管等措施后患者体温趋于正常。

9 月 3 日患者输液港切口处仍有分泌物渗出,予以局麻下清创缝合,无菌纱布覆盖。

9 月 7 日患者输液港伤口仍红肿且有脓性分泌物,予以拔除输液港。

分析　文献报道,输液港的感染发生率为 1.82%～3.45%,而 PICC 的感染发生率为 10.34%～18.20%,尽管输液港相关性感染发生率明显低于 PICC 相关性感染,但输液港相关性感染仍是取出输液港的最常见原因,产生了高额的治疗费用,也是影响预后的重要原因。输液港使用期间是否遵循无菌技术、患者自身免疫状态及输注药液种类等均可能导致相关感染的发生。多项研究表明,导管每月使用时间长、住院治疗、姑息化疗、肠外营养、中性粒细胞减少及血液系统恶性肿瘤是成人植入式静脉输液港相关感染的危险因素。

感染分为局部感染,包括:穿刺点处感染;隧道感染——皮下隧道部位触痛、红肿、硬结;囊袋感染——囊袋内脓液、触痛、红肿、硬结,囊袋自发破裂,甚至可见港体外露,部分患者囊袋处有较明显波动感,可抽出黄色脓液(需排除药物外渗),部分患者出现发热。

全身感染,患者输液港囊袋感染,局部皮肤破损,注射座裸露,皮肤表面细菌易透过破损皮肤进入血管内或经皮下隧道逆行入血,引发全身感染症状。留置导管患者一旦出现寒战、发热(体温≥38.5 ℃),白细胞和中性粒细胞计数均升高,血压下降,沿导管皮下隧道附近偶有红斑、硬结、触痛或化脓,排除其他伤口感染源,应首先考虑中央导管相关性血流感染。

治疗间歇期中心静脉导管的维护

PICC、植入式输液港用于中、长期静脉输液治疗,满足了长期反复静脉化疗、胃肠外营养需求。肿瘤患者会有 2～5 个化疗间歇期,每个间歇期 2～3 周,此期间患者会携带 PICC 或输液港出院。CLABSI、血栓形成等是导管闲置期的主要并发症,化疗间歇期患者能否得到正确的维护直接影响到导管可留置的时间和并发症的发生率。

在 PICC 和输液港长期使用的过程中,最常见的并发症是中央导管血流感染和形成血栓。携带 PICC 居家患者的中央导管血流感染率低。国外研究显示其发生率为 0.05～0.52 例/1 000 必要导管置管日。国内 PICC、输液港治疗间歇期导管相关血流感染发生率不高,相关研究较少。但就国内目前 PICC、输液港间歇期维护管理的现状而言,治疗间歇期的中央导管相关血流感染率仍需关注。

皮肤消毒、无菌敷料覆盖能够减少穿刺处微生物的定植,从而减少 CLABSI 的发生。目前尚缺乏 PICC、输液港维护频率的高质量随机对照试验,故而临床上参考国内外相关指南中推荐的 PICC 至少应 7 天维护一次,但并未区分说明 PICC 在治疗间歇期维护的频率。原卫生部《静脉治疗护理技术操作规范》中规定 PICC 导管在治疗间歇期间应至少每周维护一次,PORT 在治疗间歇期应至少每 4 周维护一次。美国输液护理协会(INS)2016 版《静脉治疗实践标准》推荐需要间歇性长期输液治疗(如化疗等)的患者考虑使用植入式输液港。CDC 肿瘤患者院外防控感染的基本防控计划中说明,输液港的使用间歇期应根据产品说明书进行维护,通常是 4～8 周维护一次以保证导管通畅。

知识点链接

血液培养技术用于血流感染诊断临床实践专家共识

目前,血培养适应证无统一标准。简单标准如发热(体温＞38 ℃)或局部中重度感染,复杂标准则有多条。

(一)以临床诊断为目的

1. 基于成人患者临床表现和临床诊断。对急诊患者,建议应用 Shapiro 标准作为血培养适应证。对住院患者,建议应用 Sepsis-3 定义中序贯器官衰竭评分(sequential organ failure assessment,SOFA)(升高≥2 分)作为血培养适应证。资源不可及时,建议应用快速 SOFA 评分（quick SOFA，qSOFA）（2 或 3 项标准）。有下列临床表现，建议进行血培养，具体包括不明原因发热、特征性发热、发热伴特征性表现。

有下列临床诊断时，建议进行血培养：脓毒症、BSI 和 CLABSI、动脉瘤和人造血管感染、心包炎和心肌炎、脑膜炎、脑炎（考虑单核细胞增生李斯特菌）、牙源性和口咽部菌群引起的口腔及相邻腔隙和组织感染[会厌炎和声门上炎，雷米尔综合征（即颈内血栓性静脉炎），颌下、咽后和其他深部感染]、医院获得性肺炎、免疫缺陷患者肺部感染、腹腔内感染（包括原发性和继发性腹膜炎、胆道系统感染、继发性胰腺炎）、局部关节感染和滑囊炎、盆腔炎和子宫内膜炎、皮肤软组织感染、手术部位感染，重度社区细菌性肺炎、骨髓炎、肾盂肾炎、伴严重并发症或严重脓毒症的蜂窝织炎。

有下列临床诊断时，不建议进行血培养：具体包括上呼吸道感染、轻度社区获得性肺炎、非复杂性蜂窝织炎、单纯性膀胱炎。

有下列临床表现时，不建议进行血培养：具体包括免疫力正常社区患者的轻度发热、术后 1 h 内的发热、孤立的发热（只出现一次的发热）、原因明确的非感染性发热（包括药物热）、长期护理机构大多数居住者的轻度临床表现。

2. 非特异性感染标志物。PCT 和 C 反应蛋白（CRP）。判断是否进行血培养时，不建议单独依据感染标志物进行决策。

3. 成人血培养阴性后的重复检测。如果病情持续或加重，临床始终考虑或不能除外菌血症，首次血培养 48～72 h 阴性，建议隔 1～2 天重复进行 1～2 次血培养，每次 2 套 4 瓶；同时积极寻找感染灶，考虑不同技术确定病原，积极全面评估和会诊。不建议进行 4 次或更多次血培养。

4. 成人患者 CLABSI。下列情况须考虑 CLABSI，建议进行血培养：① 无论有无局部感染迹象，尤其是没有明确的其他感染源时，有静脉导管的患者出现发热、寒战或其他脓毒症迹象；② 有静脉导管的患者出现微生物血源性播散导致的转移性感染（即脓毒性栓塞）；③ 有静脉导管的患者出现皮肤定植微生物引起的持续性或复发性菌血症的情况。考虑 CLABSI 时，要配套采集血培养，一个经皮采自外周静脉，另一个经导管采集；对多腔导管，应从所有腔中采集。不建议单独采集经导管血培养。

5. 成人患者真菌感染、分枝杆菌感染、厌氧菌感染的血培养。临床诊断如下时，建议进行真菌血培养，包括 BSI（考虑酵母样真菌、丝状真菌和双相真菌）、CLABSI（考虑酵母样真菌）、心包炎和心肌炎、免疫受损患者会厌炎和声门上炎（考虑曲霉、其他丝状真菌）、免疫受损患者肺部感染（考虑镰刀菌属、荚膜组织胞浆菌）、烧伤创面感染（考虑念珠菌、曲霉、镰刀菌、链格孢、接合菌）、手术部位感染（考虑念珠菌）、皮肤和皮下组织真菌感染（考虑申克孢子丝菌、地霉、马拉色菌、接合菌）、自体瓣膜心内膜炎且患者吸毒或有严重基础性疾病、人工瓣膜心内膜炎、新型隐球菌脑膜炎或肺炎。

确诊结核感染或非结核分枝杆菌（non-tuberculous mycobacteria，NTM）感染，疑似血行播散，或突发脓毒症状态或全身炎症反应综合征（SIRS）状态，不能用其他原因解释，建议进行分枝杆菌血培养。确诊结核感染，出现如下临床诊断时，建议考虑进行分枝杆菌血培养：BSI、心包炎和心肌炎。对同时感染人类免疫缺陷病毒（human immunodeficiency virus，HIV）与结核分枝杆菌的住院患者，世界卫生组织确定的危险体征包括：呼吸频率＞30次/min，体温＞39 ℃，心率＞120次/min，无法独立行走。有一个或多个危险体征且白细胞分化抗原4计数低于100/μl，预测结核分枝杆菌血流感染的概率较高，建议进行结核分枝杆菌血培养。

有血培养适应证时，强烈建议常规进行厌氧菌血培养。不常规进行厌氧菌血培养时，如果有厌氧菌菌血症高风险因素，则加做厌氧菌血培养。高风险因素包括：有明确的厌氧菌菌血症病史、有明确的厌氧菌感染灶、癌症、免疫受损[与器官移植相关的免疫抑制、糖皮质激素、细胞毒性药物或其他类型的免疫抑制因素（如脾切除术、糖尿病）]、疑似菌血症但感染灶不明、近期胃肠道外科手术、妇科疾病、褥疮。不常规进行厌氧菌血培养时，如果有厌氧菌感染高风险因素，则考虑加做厌氧菌血培养。高风险因素包括：口腔卫生不良、异味分泌物、化脓、脓肿形成、血栓性静脉炎、相关黏膜表面附近的组织破坏、与恶性疾病相关的感染过程（需氧培养无生长）、受累组织中有游离气体（以气性坏疽为特征）和组织病理学中的硫磺样颗粒（放线菌的特征）等。

6. 新生儿（出生到满28天）脐带血培养和静脉血培养。对疑似或确诊早期新生儿脓毒症的患者，建议进行脐带血培养。

下列情况建议进行静脉血培养：新生儿本身具有体温升高或降低，心率、呼吸频率加快，白细胞计数升高（6 h至3天为≥30×10⁹/L，≥3天为≥20×10⁹/L）或降低（任何日龄＜5×10⁹/L），CRP升高（出生6 h内≥3 mg/L，6～24小时龄≥5 mg/L，＞24小时龄≥10 mg/L），PCT升高[≥0.5 mg/L，B群链球菌（group B streptococcus，GBS）或李斯特菌时≥0.05 mg/L，或持续升高]，血糖异常，病情不稳定或恶化等临床症状和体征。新生儿母亲分娩时胎膜早破（≥18 h）、疑似绒毛膜羊膜炎、白细胞数量增多、CRP升高、持续性发热（高于38 ℃）、孕期生殖道及直肠B群链球菌定植，更应该进行血培养。注意考虑同时进行脑脊液培养（可直接注入培养瓶）。

下列情况建议进行厌氧菌血培养：临床患有或疑似新生儿坏死性小肠结肠炎，肛周和骶周蜂窝织炎，腹部或盆腔感染，坏死性软组织感染，慢性口腔炎，其他部位蜂窝织炎，不明原因长期发热并且需氧血培养为阴性者，既往肠穿孔、腹腔手术者，中枢神经系统感染者。新生儿母亲分娩时胎膜早破、绒毛膜羊膜炎、产褥期患腹膜炎，更应该进行血培养。

新生儿有念珠菌菌血症临床表现，且伴随念珠菌菌血症风险因素，建议进行念珠菌血培养。念珠菌菌血症临床表现包括：嗜睡、喂养不耐受、高胆红素血症、呼吸暂停、心血管不稳定和（或）呼吸窘迫、心肺功能严重受损并伴多器官衰竭或类似细菌性脓毒症等表现，极低出生体重（extremely low birth weight，ELBW）婴儿出现持续高血糖合并血小板减少，特征性皮肤表现（皮肤局部孤立的红斑状基底上成簇的无痛性脓疱或结节）。

7. 出生后满28天至12岁静脉血培养。下列情况建议进行血培养。患儿出现一种或者同时具备几种临床表现:常见临床表现为发热(体温≥38 ℃)或低体温(体温≤36 ℃),出现畏寒或寒战,毛细血管再充盈时间延长,白细胞数量增多($>10.0×10^9$/L,尤其发生核左移时)或减少(白细胞计数$<3.0×10^9$/L)。严重情况下可出现昏迷、呕吐/摄入不足、血压降低、皮肤黏膜出血、淋巴结肿大、多器官功能衰竭,并伴有其他局部感染症状,例如肺炎、关节炎、脑膜炎、急腹症、尿路感染等。对于有甲氧西林耐药金黄色葡萄球菌感染史的患儿,在入院后48 h内进行血培养。有下列诊断,建议进行血培养:脓毒症、不明原因发热、心内膜炎、骨髓炎、急性风湿热。

判断是否进行血培养时,不建议单独依据感染标志物进行决策。结合上述临床表现或临床诊断、CRP水平与阈值的比较,可能有助于是否进行血培养的判断。有如下临床表现时,不建议进行血培养:免疫力正常社区患者的轻度发热、术后1 h内的发热、孤立的发热、原因明确的非感染性发热。

下列情况,建议进行厌氧菌血培养:头颈部感染、腹腔感染、盆腔感染、病程迁延的深部脓肿病例、脓毒性血栓性静脉炎(例如雷米尔综合征)、软组织坏死性感染、咬伤及穿透伤后的感染、免疫抑制、发热伴中性粒细胞减少症、接受糖皮质激素治疗患者、长期不明原因发热但需氧血培养结果为阴性者。

存在风险因素且有以下表现的患儿,建议进行念珠菌血培养:① 接受足量抗细菌药物治疗期间,出现不明原因发热或严重脓毒症征象;② 提示念珠菌菌血症或侵袭性感染的皮损(如多发性、无触痛、红斑性、脓疱样或结节状皮损);③ 提示念珠菌菌血症或侵袭性感染的眼部表现;④ 因持续发热进行影像学检查发现多发局灶性肝脏或脾脏病灶。对免疫受损患儿,有非结核分枝杆菌感染的皮肤表现和非特异性表现(发热、弥漫性腹痛、肝脾肿大、体重下降、淋巴结肿大等),建议进行分枝杆菌血培养。

(二) 以临床治疗为目的

下列情况建议进行随访血培养,以确定治疗效果和停药时机。具体包括:① 血流感染/菌血症确诊的患者,在升级或停止使用抗微生物药物之前;② 危重症患者持续不稳定状态,在继续、升级或停止使用抗微生物药物之前;③ 高度疑似或确诊的血管内感染者,确诊CLABSI但不能拔管者,感染灶不能去除者;④ 免疫受损患者持续性菌血症;⑤ 持续性金黄色葡萄球菌或路邓葡萄球菌菌血症,持续性多重耐药/泛耐药革兰阴性菌菌血症,持续性念珠菌菌血症,隐球菌菌血症,持续性非结核分枝杆菌菌血症。对其他特定病原,一般不建议2～5天内再次进行血培养。为临床治疗目的进行血培养,建议成人每次采集1～2套;间隔时间个体化,考虑每天、隔天、隔两天等不同方式。金黄色葡萄球菌和念珠菌建议隔天采集。

（三）以临床预防为目的

异基因造血干细胞移植（allogeneic hematopoietic stem cell transplant, aHSCT），临床状态如下，不建议常规进行监测血培养：① 受者留置中心静脉导管，无临床表现；② 移植过程中，无临床表现；③ 受者用糖皮质激素治疗期，无临床表现。对于患联合免疫缺陷病、非 aHSCT 的粒缺持续状态、实体器官移植后不稳定期、实体肿瘤放疗或化疗期、无脾且免疫低下的情况，目前证据不足，不建议常规进行监测血培养。建议基于个体化评估结果施行监测血培养，如上述患者有菌血症病史时可施行监测血培养。

第四节　肺炎（呼吸机相关肺炎和非呼吸机相关肺炎）

医院获得性肺炎（HAP）是指患者住院期间没有接受有创机械通气、未处于病原感染的潜伏期，而于入院 48 h 后新发生的肺炎。呼吸机相关肺炎（VAP）是指气管插管或气管切开患者接受机械通气 48 h 后发生的肺炎，以及机械通气撤机、拔管后 48 h 内出现的肺炎。我国的专家共识认为 VAP 是 HAP 中的特殊类型，而美国感染性疾病学会/美国胸科协会（IDSA/ATS）指南认为 HAP 和 VAP 是两种独立的疾病。

欧美国家的流调数据显示，VAP 的发病率为 9%～27%，病死率为 33%～50%。亚洲各地VAP 的发病率，中国约为 2.9 例/1 000 呼吸机使用日，中国香港为 10.6 例/1 000 呼吸机使用日。

一、判定准则

1. 医院获得性肺炎（HAP）的判定准则详见表 2-4-1：

表 2-4-1　医院获得性肺炎（HAP）判定准则

判定准则	适用情况	补充说明
入院时已发生的感染（POA）	适用	不论患者是否有潜在性肺部或心脏疾病，仅有 1 次的确认影像学检查结果，即可作为入院时已发生的肺炎（PNEU-POA）或入院时已发生的呼吸机相关肺炎（VAP-POA）的判定依据
医疗保健相关感染（HAI）	适用	当患者有潜在性肺部或心脏疾病，需要连续的影像学检查结果来确认是否符合肺炎（PNEU）/呼吸机相关肺炎（VAP）的判定标准，且第 2 次影像学检查的时间必须和第 1 次间隔 7 日以内，但不必一定要在感染窗口期（IWP）内。 当评估个案是否符合肺炎（PNEU）/呼吸机相关肺炎（VAP）的判定标准时，应以第 1 张胸部 X 光的检查日期落在感染窗口期（IWP）内且判定标准的其他条件在感染窗口期（IWP）内也都全部符合作为确认依据
感染日期（DOE）	适用	以肺炎（PNEU）/呼吸机相关肺炎（VAP）而言，感染日期（DOE）是指在 7 天的感染窗口期（IWP）内第一次出现符合肺炎监测定义判定标准条件的日期
感染窗口期（IWP）	适用	—
重复感染期（RIT）	适用	长时间住院的重症患者可能经历多次 HAP，当要确定个案是否属于多次感染时，应参考本书第二章"医疗保健相关感染判定标准"中有关重复感染期（RIT）的说明
继发性血流感染可归因期	适用	—

2. 呼吸机相关肺炎（VAP）：开始使用呼吸机当日算第 1 天，在肺炎的感染日期（DOE）当日，患者已使用呼吸机超过 2 个日历日，且在肺炎的感染日期（DOE）当日或前 1 日患者仍使用过呼吸机。

呼吸机：（ventilator）：经由气切套管或气管插管帮助或控制呼吸的一种装置。

注：肺部扩张装置，例如间歇正压呼吸（IPPB）装置、经鼻吐气后正压（PEEP）装置、经鼻持续正压呼吸机（CPAP、hypoCPAP）都不是呼吸机，除非上述装置经由气切套管或气管插管帮助或控制呼吸（例如 ET-CPAP、ET-BIPAP）。

二、监测定义

1. 肺炎的监测定义结合影像学检查、临床表现与实验室诊断，可分为以下类型：依临床表现确认肺炎（clinically defined pneumonia，PNU1），常见细菌或菌丝型霉菌感染及具有特定实验室结果肺炎（pneumonia with common bacterial or filamentous fungal pathogens and specific laboratory findings，PNU2），具有确定实验室结果的病毒、军团菌和其他细菌性感染肺炎（viral，legionella，and other bacterial pneumonias with definitive laboratory findings，PNU2）及免疫不全患者肺炎（pneumonia in immunocompromised patients，PNU3）。表 2-4-2 至表 2-4-5 及图 2-4-1、图 2-4-2 分别描述了 HAP 的不同判定标准以及依患者年龄区分的判断流程。

2. 单凭医师诊断为肺炎不能作为入院时即已存在肺炎或 HAP 的判定依据。

3. 虽然针对婴儿、儿科患者和免疫不全患者有特定的判定标准，但肺炎监测定义中其他的判定标准可适用于包括前述对象在内的所有患者。

4. 患者因大量吸入造成的肺炎（例如在院外、急诊或手术室的插管处置导致）若符合肺炎/呼吸机相关肺炎监测定义，且感染日期（DOE）在医疗保健相关感染的时间范围内，即可判断为医疗保健相关肺炎（PNEU）。

5. 下列微生物不能作为肺炎/呼吸机相关肺炎的判断依据：

（1）"正常呼吸道菌丛""正常口腔菌丛""混合呼吸道菌丛""混合口腔菌丛""口腔菌丛改变"或其他相似的结果显示是由口腔或上呼吸道所分离出的常在菌丛。

（2）自肺组织或胸腔积液以外的标本分离出：

① 念珠菌属或未进一步鉴定的酵母菌。

② 凝固酶阴性葡萄球菌。

③ 肠球菌类。

备注：若从血液中分离出上述微生物，不能视为 PNU2 或 PNU3 的继发性血流感染，除非上述微生物同时从胸腔积液或肺组织标本中分离出来。

但是从痰液、气管内管抽吸、支气管肺泡灌洗或保护性支气管肺泡灌洗分离出上述微生物，并且同时从血液中分离出相符微生物，则可符合免疫不全患者判定标准的实验室检查条件。

（3）以下微生物通常是社区感染的原因，其导致的感染不属于医疗保健相关感染，排除在 HAI 监测定义外，包含芽孢杆菌属、组织胞浆菌属、球孢子菌属、类球孢子菌属、隐球菌属和肺孢子虫。

表 2 - 4 - 2　临床表现确认肺炎的监测标准（PNU1）

影像学检查	征象/症状/实验室检查
2 次或多次连续的胸部影像学检查，至少有下列变化其中 1 项： 新产生且持续性，或渐进性且持续的 • 浸润。 • 实变。 • 形成空洞。 • ≤1 岁的婴儿出现肺泡扩大。 **注**：如果患者没有潜在的心肺疾病（例如呼吸窘迫综合征、肺支气管发育不全、肺水肿或慢性阻塞性肺疾病），仅有 1 张确定性的影像学检查结果即可接受	**任何患者** 至少有下列其中 1 项： • 发热（体温＞38 ℃）。 • 白细胞计数偏低（≤4.0×10⁹/L）或偏高（≥12.0×10⁹/L）。 • ≥70 岁的患者心智状态改变且没有其他确认的原因。 且至少有下列其中 2 项： • 新产生脓痰、痰液性状改变、呼吸道的分泌物增加或需抽痰的次数增加。 • 新发作的咳嗽、咳嗽加剧、呼吸困难或呼吸过快。 • 湿啰音或支气管音。 • 气体交换障碍［例如氧饱和度下降（例如 PaO_2/FiO_2≤240）、氧气需求增加或换气需求增加］
	≤1 岁的婴儿 气体交换障碍［例如氧饱和度下降（例如脉搏血氧饱和度＜94%）、氧气需求增加或换气需求增加］。 且至少有下列其中 3 项： • 体温不稳。 • 白细胞计数偏低（≤4.0×10⁹/L），或白细胞计数偏高（≥15×10⁹/L）及核左移（≥10%核聚集/核融合）。 • 新产生脓痰、痰液性状改变、呼吸道的分泌物增加或需抽痰的次数增加。 • 呼吸暂停、呼吸过快、鼻翼扇动且胸壁内缩或呼吸有咕噜音。 • 喘鸣、湿啰音或水泡音。 • 咳嗽。 • 心动过缓（＜100 次/min）或心动过速（＞170 次/min）
	＞1 岁、≤12 岁的儿科患者 至少有下列其中 3 项： • 发热（体温＞38 ℃）或低体温（体温＜36.0 ℃）。 • 白细胞计数偏低（≤4.0×10⁹/L）或偏高（≥15×10⁹/L）。 • 新产生脓痰、痰液性状改变、呼吸道的分泌物增加或需抽痰的次数增加。 • 新发作的咳嗽、咳嗽加剧、呼吸困难或呼吸暂停或呼吸过快。 • 湿啰音或支气管音。 • 气体交换障碍［例如氧饱和度下降（例如脉搏血氧饱和度＜94%）、氧气需求增加或换气需求增加］

表 2 - 4 - 3　常见细菌或菌丝型霉菌感染及具有特定实验室结果肺炎的监测标准（PNU2）

影像学检查	征象/症状	实验室检查
2 次或多次连续的胸部影像学检查,至少有下列变化其中 1 项: 新产生且持续性,或渐进性且持续的 • 浸润。 • 实变。 • 形成空洞。 • ≤1 岁的婴儿出现肺泡扩大。 **注**:如果患者没有潜在的心肺疾病(例如呼吸窘迫综合征、肺支气管发育不全、肺水肿或慢性阻塞性肺疾病),仅有 1 张确定性的影像学检查结果即可接受	至少有下列其中 1 项: • 发热(体温>38 ℃)。 • 白细胞偏低($\leqslant 4.0 \times 10^9$/L)或偏高($\geqslant 12.0 \times 10^9$/L) • ≥70 岁的患者心智状态改变且没有其他确认的原因。 且至少有下列其中 2 项: • 新产生脓痰、痰液性状改变、呼吸道的分泌物增加或需抽痰的次数增加。 • 新发作的咳嗽、咳嗽加剧、呼吸困难或呼吸过快。 • 湿啰音或支气管音。 • 气体交换障碍[例如氧饱和度下降（例如 $PaO_2/FiO_2 \leqslant 240$)、氧气需求增加或换气需求增加]	至少有下列其中 1 项: • 血液培养阳性。 • 胸腔积液培养阳性。 • 以支气管肺泡灌洗术、保护性标本刷取术或气管内管抽吸等方式采检下呼吸道未遭污染的标本,经定量培养阳性。 • 以支气管肺泡灌洗术(BAL)的方式所取得之标本,有 ≥5% 的细胞内可以显微镜直接观察(例如革兰染色)到含有细菌。 • 肺部组织定量培养阳性。 • 病理组织学检查至少发现下列任一项肺炎相关证据: —脓肿形成或气管、肺泡出现的实变病灶中有高密度多核球聚积。 —肺部组织有被霉菌菌丝或假菌丝侵入的证据

表 2 - 4 - 4　免疫不全患者肺炎的监测标准（PNU3）

影像学检查	征象/症状	实验室检查
2 次或多次连续的胸部影像学检查,至少有下列变化其中 1 项: 新产生且持续性,或渐进性且持续的 • 浸润。 • 实变。 • 形成空洞。 • ≤1 岁的婴儿出现肺泡扩大。 **注**:如果患者没有潜在的心肺疾病(例如呼吸窘迫综合征、肺支气管发育不全、肺水肿或慢性阻塞性肺疾病),仅有 1 张确定性的影像学检查结果即可接受	至少有下列其中 1 项: • 发热(体温>38 ℃)。 • 白细胞计数偏低($\leqslant 4.0 \times 10^9$/L)或偏高($\geqslant 12.0 \times 10^9$/L)。 • ≥70 岁的患者心智状态改变且没有其他确认的原因。 且至少有下列其中 2 项: • 新产生脓痰、痰液性状改变、呼吸道的分泌物增加或需抽痰的次数增加。 • 新发作的咳嗽、咳嗽加剧、呼吸困难或呼吸过快。 • 湿啰音或支气管音。 • 气体交换障碍[例如氧饱和度下降(例如 $PaO_2/FiO_2 \leqslant 240$)、氧气需求增加或换气需求增加]	至少有下列其中 1 项: • 从以诊断或治疗(排除主动监测)为检测目的所采集的呼吸道分泌物或组织标本中,以培养或非培养的微生物检测方法验出病毒、孢子菌、军团菌、衣原体或支原体。 • 病原体(例如流感病毒、支原体)相关抗体(IgG)上升 4 倍。 • 借由免疫荧光抗体测定法(IFA)检测出急性期与恢复期军团菌血清型抗体效价上升 4 倍,达到 ≥1:128。 • 借由放射免疫分析法(RIA)或酶素免疫分析法(EIA)检测出患者尿液中军团菌血清型第一型抗原阳性

表 2 - 4 - 5　免疫不全患者肺炎的监测标准（PNU3）

影像学检查	征象/症状	实验室检查
2次或多次连续的胸部影像学检查，至少有下列变化其中1项： 新产生且持续性，或渐进性且持续的 • 浸润。 • 实变。 • 形成空洞。 • ≤1岁的婴儿出现肺泡扩大。 注：如果患者没有潜在的心肺疾病（例如呼吸窘迫综合征、肺支气管发育不全、肺水肿或慢性阻塞性肺疾病），仅有1张确定性的影像学检查结果即可接受	至少有下列其中1项： • 发热（体温>38 ℃）。 • 白细胞计数偏低（≤4.0×10⁹/L）或偏高（≥12.0×10⁹/L）。 • ≥70岁的患者心智状态改变且没有其他确认的原因。 且至少有下列其中2项： • 新产生脓痰、痰液性状改变、呼吸道的分泌物增加或需抽痰的次数增加。 • 新发作的咳嗽、咳嗽加剧、呼吸困难或呼吸过快。 • 湿啰音或支气管音。 • 气体交换障碍[例如氧饱和度下降（例如 $PaO_2/FiO_2 \leqslant 240$）、氧气需求增加或换气需求增加]	至少有下列其中1项： • 从痰液、气管内管抽吸、支气管肺泡灌洗术或保护性标本刷洗术培养出和血液标本相符的念珠菌属。 • 从下呼吸道取得未遭污染的标本。例如采用支气管肺泡灌洗术、保护性标本刷取术或气管内管抽吸，经以下任一方法发现霉菌： —直接显微镜检视。 —霉菌培养阳性。 —非培养方式的实验诊断方法 • 符合 PNU2 判定标准的其他实验室检查条件中任一项

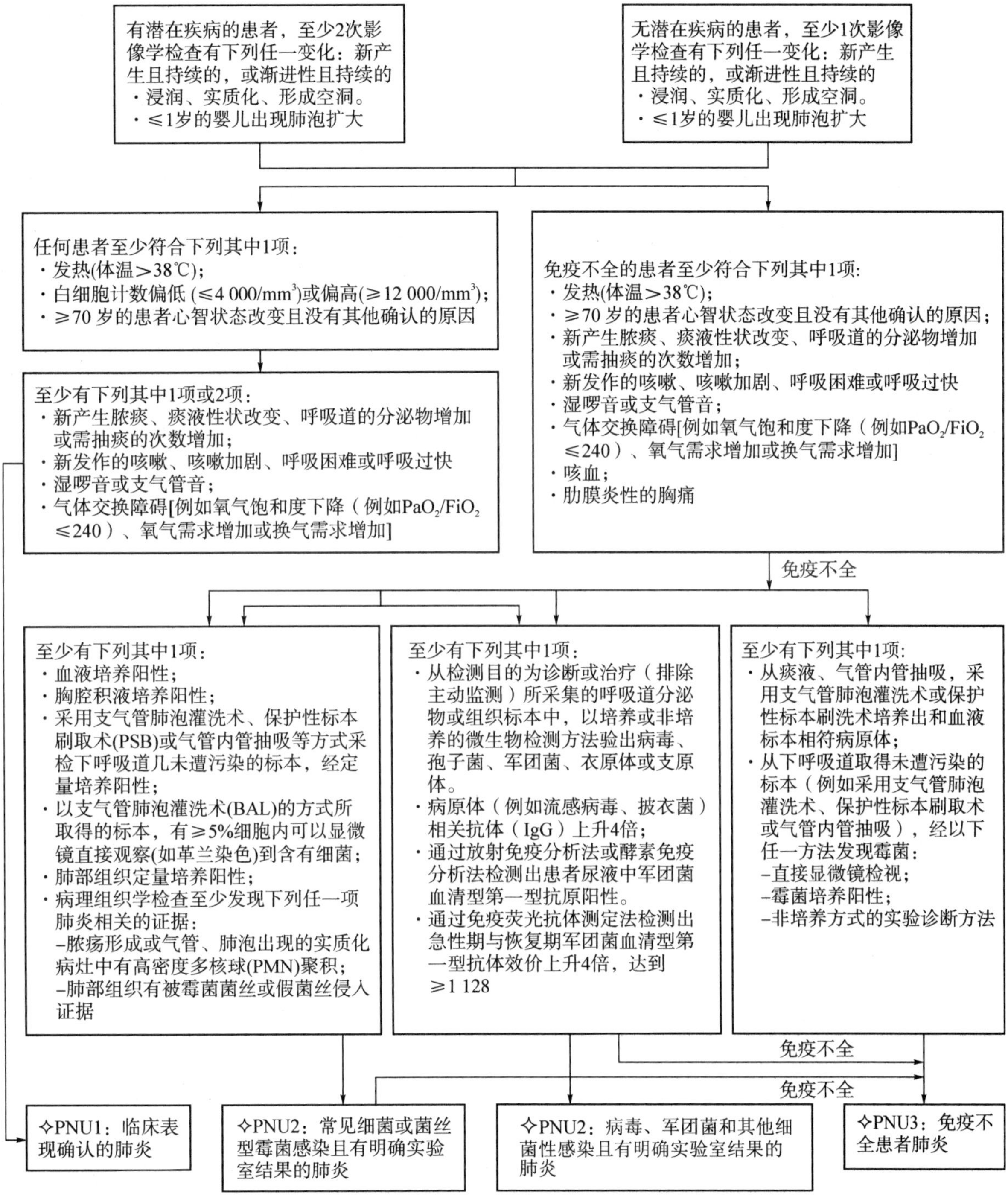

有潜在疾病的患者，至少2次影像学检查有下列任一变化：新产生且持续的，或渐进性且持续的
· 浸润、实质化、形成空洞。
· ≤1岁的婴儿出现肺泡扩大

无潜在疾病的患者，至少1次影像学检查有下列任一变化：新产生且持续的，或渐进性且持续的
· 浸润、实质化、形成空洞。
· ≤1岁的婴儿出现肺泡扩大

任何患者至少符合下列其中1项：
· 发热(体温＞38℃)；
· 白细胞计数偏低 (≤4 000/mm³)或偏高(≥12 000/mm³)；
· ≥70 岁的患者心智状态改变且没有其他确认的原因

免疫不全的患者至少符合下列其中1项：
· 发热(体温＞38℃)；
· ≥70岁的患者心智状态改变且没有其他确认的原因；
· 新产生脓痰、痰液性状改变、呼吸道的分泌物增加或需抽痰的次数增加；
· 新发作的咳嗽、咳嗽加剧、呼吸困难或呼吸过快
· 湿啰音或支气管音；
· 气体交换障碍[例如氧气饱和度下降（例如PaO₂/FiO₂≤240）、氧气需求增加或换气需求增加]
· 咳血；
· 肋膜炎性的胸痛

至少有下列其中1项或2项：
· 新产生脓痰、痰液性状改变、呼吸道的分泌物增加或需抽痰的次数增加；
· 新发作的咳嗽、咳嗽加剧、呼吸困难或呼吸过快
· 湿啰音或支气管音；
· 气体交换障碍[例如氧气饱和度下降（例如PaO₂/FiO₂≤240）、氧气需求增加或换气需求增加]

免疫不全

至少有下列其中1项：
· 血液培养阳性；
· 胸腔积液培养阳性；
· 采用支气管肺泡灌洗术、保护性标本刷取术(PSB)或气管内管抽吸等方式采检下呼吸道几未遭污染的标本，经定量培养阳性；
· 以支气管肺泡灌洗术(BAL)的方式所取得的标本，有≥5%细胞内可以显微镜直接观察(如革兰染色)到含有细菌；
· 肺部组织定量培养阳性；
· 病理组织学检查至少发现下列任一项肺炎相关的证据：
－脓疡形成或气管、肺泡出现的实质化病灶中有高密度多核球(PMN)聚积；
－肺部组织有被霉菌菌丝或假菌丝侵入证据

至少有下列其中1项：
· 从检测目的为诊断或治疗（排除主动监测）所采集的呼吸道分泌物或组织标本中，以培养或非培养的微生物检测方法验出病毒、孢子菌、军团菌、衣原体或支原体。
· 病原体（例如流感病毒、披衣菌）相关抗体（IgG）上升4倍；
· 通过放射免疫分析法或酶免疫分析法检测出患者尿液中军团菌血清型第一型抗原阳性。
· 通过免疫荧光抗体测定法检测出急性期与恢复期军团菌血清型第一型抗体效价上升4倍，达到≥1 128

至少有下列其中1项：
· 从痰液、气管内管抽吸，采用支气管肺泡灌洗术或保护性标本刷洗术培养出和血液标本相符病原体；
· 从下呼吸道取得未遭污染的标本（例如采用支气管肺泡灌洗术、保护性标本刷取术或气管内管抽吸），经以下任一方法发现霉菌：
－直接显微镜检视；
－霉菌培养阳性；
－非培养方式的实验诊断方法

免疫不全

免疫不全

◇PNU1：临床表现确认的肺炎

◇PNU2：常见细菌或菌丝型霉菌感染且有明确实验室结果的肺炎

◇PNU2：病毒、军团菌和其他细菌性感染且有明确实验室结果的肺炎

◇PNU3：免疫不全患者肺炎

图 2-4-1　各年龄层患者适用的肺炎监测判断流程

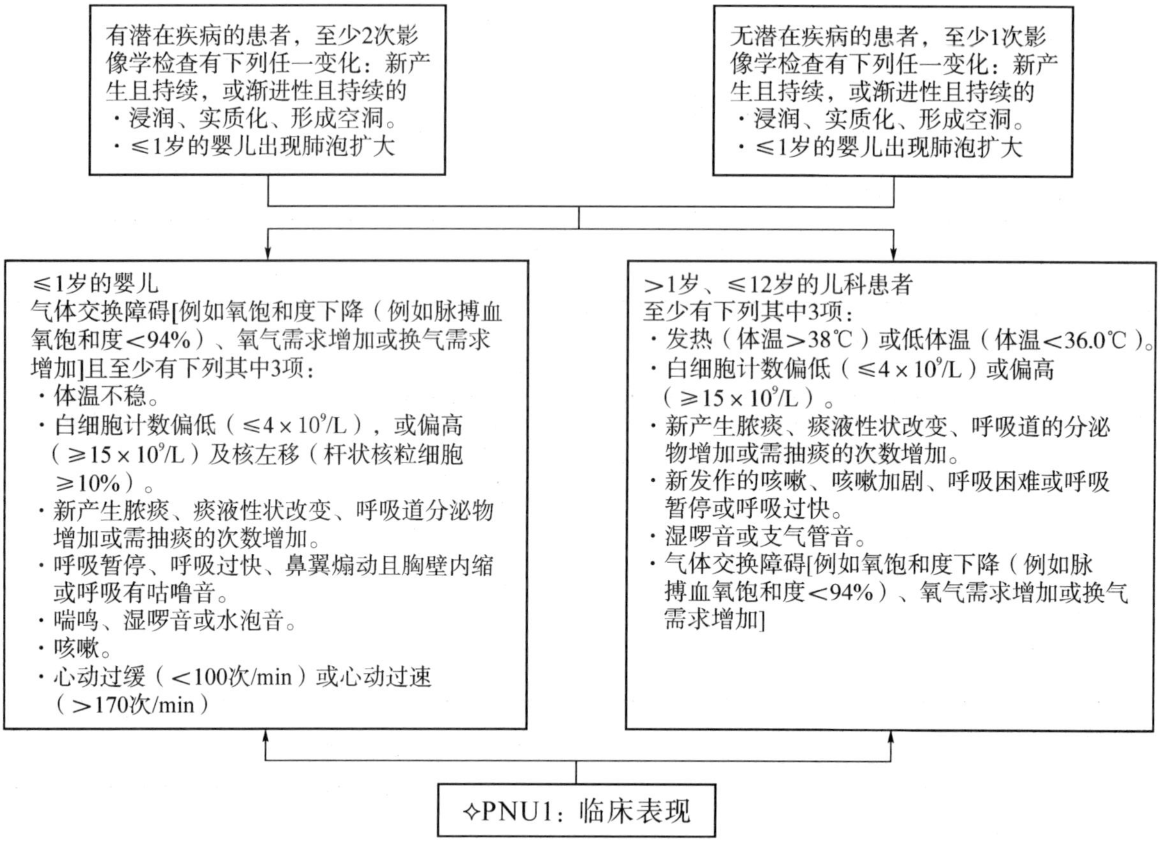

```
┌─────────────────────────────┐        ┌─────────────────────────────┐
│ 有潜在疾病的患者，至少2次影    │        │ 无潜在疾病的患者，至少1次影    │
│ 像学检查有下列任一变化：新产    │        │ 像学检查有下列任一变化：新产    │
│ 生且持续，或渐进性且持续的      │        │ 生且持续，或渐进性且持续的      │
│ ·浸润、实质化、形成空洞。      │        │ ·浸润、实质化、形成空洞。      │
│ ·≤1岁的婴儿出现肺泡扩大        │        │ ·≤1岁的婴儿出现肺泡扩大        │
└─────────────────────────────┘        └─────────────────────────────┘
```

┌──────────────────────────────────┐   ┌──────────────────────────────────┐
│ ≤1岁的婴儿   │   │ >1岁、≤12岁的儿科患者   │
│ 气体交换障碍[例如氧饱和度下降（例如脉搏血 │   │ 至少有下列其中3项：   │
│ 氧饱和度<94%）、氧气需求增加或换气需求 │   │ ·发热（体温>38℃）或低体温（体温<36.0℃）。│
│ 增加]且至少有下列其中3项：   │   │ ·白细胞计数偏低（≤4×10⁹/L）或偏高   │
│ ·体温不稳。   │   │ （≥15×10⁹/L）。   │
│ ·白细胞计数偏低（≤4×10⁹/L），或偏高 │   │ ·新产生脓痰、痰液性状改变、呼吸道的分泌 │
│ （≥15×10⁹/L）及核左移（杆状核粒细胞 │   │ 物增加或需抽痰的次数增加。   │
│ ≥10%）。   │   │ ·新发作的咳嗽、咳嗽加剧、呼吸困难或呼吸 │
│ ·新产生脓痰、痰液性状改变、呼吸道分泌物 │   │ 暂停或呼吸过快。   │
│ 增加或需抽痰的次数增加。   │   │ ·湿啰音或支气管音。   │
│ ·呼吸暂停、呼吸过快、鼻翼煽动且胸壁内缩 │   │ ·气体交换障碍[例如氧饱和度下降（例如脉 │
│ 或呼吸有咕噜音。   │   │ 搏血氧饱和度<94%）、氧气需求增加或换气 │
│ ·喘鸣、湿啰音或水泡音。   │   │ 需求增加]   │
│ ·咳嗽。   │   │   │
│ ·心动过缓（<100次/min）或心动过速   │   │   │
│ （>170次/min）   │   │   │
└──────────────────────────────────┘   └──────────────────────────────────┘

┌─────────────────────┐
│ ◇PNU1：临床表现   │
└─────────────────────┘

图 2-4-2 婴儿及儿科患者适用的肺炎监测判断流程

图表（表 2-4-2 至表 2-4-5，图 2-4-1、图 2-4-2）补充说明：

1. 在没有使用呼吸机的患者中，依据症状、体征及单张胸部影像学检查结果来诊断医疗照护相关肺炎通常是很明确的。但是，在有肺部或是心脏疾病（例如：肺部间质性疾病或是淤血性心脏衰竭）的患者中，肺炎的诊断是极为困难的。非感染引起的情况（例如：淤血性心脏衰竭引起的肺水肿）和肺炎的表现很相似，应观察多天一系列的影像学检查结果以鉴别感染或其他肺部疾病。因为肺炎的发作和病程进展通常相当快速，一般不会快速缓解，所以影像学检查显示肺炎的迹象会持续一段时间。因此，若影像学检查结果迅速获得改善，表示患者的症状可能是由非感染性因素（例如肺扩张不全或淤血性心脏衰竭）而非肺炎所导致。

2. 应注意肺炎的影像学检查表现可能有许多种不同的描述方式，虽然放射科医师未明确描述为肺炎，但在相关的临床情况下，这些不同的描述应该审慎考虑可能为肺炎的表现。

3. 脓痰的定义指以显微镜低倍视野检查肺部、气管或支气管分泌物，每个低倍视野（×100）含≥25个中性粒细胞及≤10个鳞状上皮细胞。如果实验室以半定量的方式或其他形式报告革兰染色或直接检查的结果（例如："许多白细胞"或"少许鳞状上皮细胞"），请参考表 2-4-6。由于临床记录对脓痰的描述有很大的差异，因此应以实验室报告的方式确认。

表 2-4-6 实验室报告对于脓状呼吸道分泌物的对应结果说明

实验室报告	对应结果说明
显示白细胞或多形核白细胞数量,而中性粒细胞的数量未报告	如果细胞计数是以白细胞描述,则等同中性粒细胞的数量,除非实验室告知二者不同
以半定量的方式报告中性粒细胞和鳞状上皮细胞的结果	与实验室确认半定量的结果所对应的定量结果的范围
未提供有关半定量结果所对应的定量结果范围的相关信息	使用以下直接检查的结果来符合脓状呼吸道分泌物的标准: 4+[或中性粒细胞≥25 个/LPF(×100)],以及 1+或 2+[或鳞状上皮细胞≤10 个/LPF(×100)]
只报告中性粒细胞的数量,没有报告鳞状上皮细胞的数量	可以使用中性粒细胞适用的定量和半定量阈值[例如很多、4+或中性粒细胞≥25 个/LPF(×100)]作为符合脓状呼吸道分泌物的标准
针对中性粒细胞及鳞状上皮细胞使用不同的阈值[例如中性粒细胞≥20 个/LPF(×100)是报告的最大值,或鳞状上皮细胞≤15 个/LPF(×100)是报告的最小值]	使用实验室所采用的中性粒细胞定量结果报告最大值,并/或采用鳞状上皮细胞定量结果报告最小值作为符合脓状呼吸道分泌物的标准
以离心方式处理呼吸道标本如气管肺泡灌洗液等,无法提供中性粒细胞或白细胞的定量或半定量直接检查结果	若报告指出有白细胞存在,即使没有进行定量,仍可作为符合脓状呼吸道分泌物的标准

4. 痰液性状改变是指包括颜色、黏稠度、气味和量的改变。

5. 呼吸过快的定义:

成人:呼吸次数>25 次/min;

早于 37 周出生的早产儿及妊娠 40 周后出生的新生儿:呼吸次数>75 次/min;

小于 2 个月的婴儿:呼吸次数>60 次/min;

2 至 12 个月大的婴儿:呼吸次数>50 次/min;

大于 1 岁的儿童:呼吸次数>30 次/min。

6. 湿啰音可能被描述为爆裂音。

7. 动脉氧饱和度测量=PaO_2/FiO_2。

8. 从血液分离出凝固酶阴性葡萄球菌属、肠球菌属和念珠菌属或未进一步鉴定的酵母菌,不能作为肺炎继发血流感染的依据,除非从胸腔积液(标本采用胸腔穿刺术或放置胸管时取得,而非从留置的胸管取得)或肺组织也分离出相符微生物。另外若是从痰液、气管内管抽吸,采用支气管肺泡灌洗术或保护性标本刷洗术培养出和血液相符的念珠菌属病原体,则符合免疫不全患者 PNU3 判定标准的实验室检查条件。

9. 各类呼吸道标本病原体培养阳性判定阈值请参阅表 2-4-7。

(1) 非经由人工气道(包括气管内管和气切造口)采集的标本仍有污染的可能,故其微生物检验结果不能作为 PNU2 的实验室检查依据。所以痰液的微生物检验结果不能作为 PNU2 的实验室检查依据。

（2）因为下列微生物属于口腔和上呼吸道的常见微生物，所以必须从经胸腔穿刺术或放置胸管时取得（非从留置胸管取得）胸腔积液或肺组织标本分离出，才能作为符合PNEU2监测定义的依据：

凝固酶阴性葡萄球菌属、肠球菌属和念珠菌属或未进一步鉴定的酵母菌，但若是从痰液、气管内管抽吸，采用支气管肺泡灌洗术或保护性标本刷洗术培养出和血液相符的念珠菌属，则符合免疫不全患者PNU3判定标准的实验室检查条件。

表 2-4-7 诊断肺炎之标本培养菌落数阈值一览表

标本收集/技术		阈值#
肺部组织*		$\geqslant 10^4$ CFU/g
以支气管镜取得标本(B)	支气管肺泡灌洗术(bronchoalveolarlavage, B-BAL)	$\geqslant 10^4$ CFU/ml
	保护性支气管肺泡灌洗术(protected BAL, B-PBAL)	$\geqslant 10^4$ CFU/ml
	保护性标本刷取术(protectedspecimenbrushing, B-PSB)	$\geqslant 10^3$ CFU/ml
非以支气管镜取得标本(NB)	非以支气管镜取得标本-支气管肺泡灌洗术(NB-BAL)	$\geqslant 10^4$ CFU/ml
	非以支气管镜取得标本-保护性标本刷取术(NB-PSB)	$\geqslant 10^3$ CFU/ml
气管内管抽吸(ETA)		$\geqslant 10^5$ CFU/ml

注：

*：开胸切片取得标本及死后经胸或支气管切片取得标本。

#：咨询实验室确认报告是半定量结果符合量化阈值，若缺乏相关信息，以半定量结果表述，例如"中度""重度"或2+、3+或4+。

10. 免疫不全的患者包括：

（1）中性粒细胞数量偏低（绝对中性粒细胞计数或总白细胞计数<500/mm³）的患者。

（2）白血病、淋巴癌、HIV病毒感染且CD4$^+$T淋巴细胞计数<200/mm³ 的患者。

（3）脾脏切除的患者。

（4）接受器官或造血干细胞移植的患者。

（5）接受细胞毒性化学治疗的患者。

（6）每天接受类固醇治疗（排除吸入型）超过2周的患者。

11. 血液、痰液、气管内管抽吸、支气管肺泡灌洗或保护性标本刷取必须在感染窗口期采检。

12. 经深度咳嗽、诱痰、抽吸或灌洗取得的痰液以半定量或非定量方式进行的培养结果，皆可接受。

13. 病原体必须经由以诊断或治疗为目的（排除主动监测）所进行的培养或非培养检验出。

三、通报注意事项

1. 肺炎（PNEU）的判定标准有其特定的分类，如果患者在感染窗口期（IWP）或重复感染期（RIT）符合1项以上的判定标准，仍然只通报1次肺炎感染（PNEU）：

（1）若个案符合判定标准 PNU1 与 PNU2，则依标准 PNU2 判断（参考表 2-4-2 至表 2-4-4）。

（2）若个案符合判定标准 PNU2 与 PNU3，则依标准 PNU3 判断（参考表 2-4-3 至表 2-4-5）。

（3）若个案符合判定标准 PNU1 与 PNU3，则依标准 PNU3 判断（参考表 2-4-2、表 2-4-5）。

2. 只有 PNU2 和 PNU3 能通报病原体和继发性血流感染（参考表 2-2-3 至表 2-4-5）。

3. 若同时有肺炎以外的下呼吸道感染及肺炎，且至少检出一种相同致病菌，应判断为肺炎（PNEU）。

4. 若有肺脓肿或脓胸，但无肺炎，则判断为肺炎以外的下呼吸道感染。

四、感染病房的判定

1. 感染病房是指患者在肺炎（PNEU）/呼吸机相关肺炎（VAP）感染日期（DOE）当日所住的病房。

2. 转床规则（transfer rule）：如果肺炎/呼吸机相关肺炎感染日期（DOE）是转出病房或出院的当日或次日，感染病房判定为转出病房/出院地点；但若在感染日期（DOE）的当日或前 1 日，患者有多次转床的情况，则将感染病房判定为感染日期（DOE）前 1 日的第一个病房。

（1）在儿科 ICU（PICU）使用呼吸机 7 天的儿科患者，转入儿科外科病房仍持续使用呼吸机，之后符合肺炎监测定义判定标准，且感染日期（DOE）为转出 PICU 次日，则此病例判定为 PICU 发生的呼吸机相关肺炎（VAP）。

（2）儿科患者使用呼吸机 5 天，在上午脱离呼吸机后，由儿科 ICU（PICU）转到儿科内科病房，之后符合肺炎监测定义判定标准，且感染日期（DOE）为 PICU 转出当日，则此病例判定为 PICU 发生的呼吸机相关肺炎（VAP）。

（3）使用呼吸机的儿科患者，从新生儿 ICU（NICU）转到儿科 ICU（PICU），之后符合肺炎监测定义判定标准，且感染日期（DOE）为转出 NICU 后 4 天，则此病例判定为 PICU 的呼吸机相关肺炎（VAP）。

五、监测范例

例 1 患者男，85 岁，因"便血 2 月余"于 6 月 20 日门诊收入院。诊断为直肠癌。7 月 3 日在全麻下行"直肠癌根治术 Parks 术式（盆腔淋巴结清扫术）"，术后 ICU 进一步监护治疗。术后第 7 天发热，体温 38 ℃，两肺听诊呼吸音稍粗。术后第 8 天发热 38.4 ℃，偶咳嗽，少许黄黏痰，查胸部 CT：肺部渗出，胸腔积液。

分析 本病例综合患者临床表现、影像学特点判定为肺部感染（PNU1）。

例 2 患者男，50 岁，1 月 20 日因丘脑出血术后昏迷 50 天入院，诊断为① 右侧丘脑出血。② 右侧丘脑占位：错构瘤？③ 脑穿通畸形。④ 脑室扩张。患者昏迷。状态：呼之不应,四肢僵直,疼痛刺激肢体可见收缩,无发热、畏寒,无呕吐,颈部气管套管在位通畅,两肺呼吸音粗,心律齐,腹软,双下肢不肿。1月25日出现黄脓痰。1月27—29日出现发热,热峰达38.9 ℃。1月30日痰培养:多耐药铜绿假单胞菌。

分析 本病例综合患者临床表现、实验室检查及病原学检查判定为肺部感染(PNU2)。

例3 患者男,53岁。因"反复胸闷、气短伴头晕43天"于12月1日收入院。10月20日患者无明显诱因突然出现胸闷、气短,继而出现头晕,无咳嗽、咳痰、喘息、咯血、胸痛、发热等伴随症状,约20天后患者气短、胸闷及头晕症状进行性加重,伴明显呼吸困难、心悸、大汗。送至当地医院急诊,查胸部CT提示"双肺弥漫性磨玻璃影及网格状影,并伴有实变",遂紧急转入急诊科。给予无创呼吸机辅助呼吸、美罗培南抗感染、甲泼尼龙抗炎等综合治疗1天。为行进一步诊治,以"重症肺炎,呼吸衰竭"于12月1日收住院。起病以来精神差,睡眠可,进食及大小便正常。

入院查体:体温38.5 ℃,脉搏136次/min,呼吸39次/min,血压123/75 mmHg。双肺听诊呼吸音粗,肺底可闻及散在细湿啰音,其他系统查体未见异常。入院时,血常规示白细胞计数$5.69×10^9$/L,中性粒细胞百分比86.1%,血小板计数$155×10^9$/L,血红蛋白109 g/L。痰涂片查见少量革兰阴性杆菌、少量革兰阳性链球菌。$1,3-β-D-$葡聚糖>1 000 pg/ml。红细胞沉降率77 mm/h。病毒抗体系列:抗EB病毒壳抗原抗体IgG及核抗原抗体阳性。炎症指标:IL-6 89.46 pg/ml,hsCRP 96 mg/L,PCT 0.375 ng/ml。血液T-Spot试验、GM试验阴性。尿培养、血培养阴性。初步诊断:重症肺炎(PCP可能性大),I型呼吸衰竭;类风湿性关节炎。经过初始药物治疗并无创通气(S/T模式、IPAP=15 cmH_2O、EPAP=8 cmH_2O、FiO_2=100%)2 h后,患者呼吸困难症状、SpO_2无明显改善,呈深快呼吸[呼吸频率(RR)40次/min,潮气量(VT)11 ml/kg]。于12月1日行经口气管插管(PSV模式、PS=8 cmH_2O、PEEP=10 cmH_2O、FiO_2=100%)。每日对患者行自主呼吸试验前评估,于12月10日自主呼吸试验成功后给予患者拔除气管插管,并给予无创呼吸机序贯通气。

在插管后第3天及第6天先后出现脓性痰,痰液增多,痰培养培养查见鲍曼不动杆菌(菌落数:10 000×10^3 CFU/ml),复查胸片提示双肺间质性改变,并有实变,体温38.5 ℃,给予头孢哌酮舒巴坦钠及米诺环素抗感染1周。患者体温逐渐下降,于12月9日降至37.1 ℃,复查痰培养提示正常菌群。于12月13日与12月21日复查胸部CT,均提示肺部病变逐渐吸收。患者于12月25日出院。

分析 本病例综合患者临床表现、实验室检查、影像学特点以及病原学检查,做出肺炎诊断,并积极给予相应治疗。患者早期迅速发展为严重呼吸衰竭,首先给予无创通气,在效果不佳情况下及时给予气管插管。

插管后第3天,患者体温高(38.5 ℃),胸片上新出现双肺间质性改变,实变且持续性存在。痰液增多且为脓性痰,痰培养提示鲍曼不动杆菌(菌落数:10 000×10^3 CFU/ml),考虑VAP发生。针对性抗菌药物使用后,患者感染得到有效控制。

例4 患儿为1月龄男婴,出生后半月开始出现气促、口周发绀,吃奶及哭闹时明显,10天前在当地医院体检发现心脏杂音,遂来院就诊,1月10日在医院门诊行心脏彩超检查提示"室间隔缺损（膜周部），卵圆孔未闭，肺动脉高压（重度）"，为进一步诊治收住院。患儿平素易出汗，生长发育迟缓，近 1 周有咳嗽，无发热，无呕吐、腹泻等，患儿精神一般，胃纳好，二便正常。入院体检：体温 36.8 ℃，脉搏 140 次/min，呼吸 50 次/min，血压 84/57 mmHg，身高 53 cm，体重 4.5 kg。SPO_2 95%（吸氧状态下），营养中等。颜面及口唇轻度发绀（非吸氧状态下 SPO_2 85%～90%），呼吸稍促，三凹征阴性。双侧肺呼吸音正常，未闻及干湿啰音，未闻及胸膜摩擦音，心率 110 次/min，心律齐，心音正常，主动脉瓣听诊区第二心音低于肺动脉瓣听诊区第二心音，胸骨左缘 3～4 肋间可闻及 3/6 级收缩期杂音，未闻及心包摩擦音。入院诊断：室间隔缺损（膜周部），中央型房间隔缺损（卵圆孔型），肺动脉高压重度，心功能Ⅱ级。入院后 1 月 14 日在全麻体外循环下行"室间隔缺损补片修补术、右室双腔矫治术、卵圆孔未闭缝合术、动脉导管结扎术"。术后继续予气管插管呼吸机辅助通气。患儿心功能差，血压低，较大血管活性药物维持下仍出现血压降低，床边超声提示左心室胀满，考虑心肺功能衰竭。术后当天予床边 ECMO 辅助，ECMO 辅助的 2 天内反复流量不稳定，血压低，再次开胸调整管道后流量稳定，但需 ECMO 支持时间长。ECMO 支持 10 天后于 1 月 24 日撤除 ECMO，1 月 26 日床边关胸。术后常规予头孢呋辛预防感染 48 h，术后痰培养提示"金黄色葡萄球菌"，血小板低，呼吸机支持参数需求升高，肺部大量渗出。1 月 16 日开始予舒普深联合万古霉素抗感染。1 月 26 日、1 月 27 日痰培养提示"大肠埃希菌（ESBL＋）"，对舒普深敏感，且血小板逐渐回升，继续沿用舒普深联合万古霉素抗感染治疗。2 月 4 日两次痰培养阴性、血常规及 CRP 指标正常，停用抗生素，总疗程 19 天。2 月 6 日中心静脉导管尖端培养提示"肺炎克雷伯菌肺炎亚种（ESBL＋）"，但血常规、CRP 正常，考虑定植。术后经 ECMO 辅助、强心、利尿、抗感染及其他对症支持治疗后心肺功能逐渐好转，于 1 月 30 日拔除气管插管改为无创辅助通气，2 月 7 日改为低流量吸氧，至 2 月 12 日停吸氧。2 月 20 日予带药出院。血常规 1 月 11 日白细胞计数 $8.59×10^9$/L，1 月 14 日白细胞计数 $10.04×10^9$/L，1 月 19 日白细胞计数 $2.61×10^9$/L，2 月 4 日白细胞计数 $10.18×10^9$/L，2 月 8 日白细胞计数 $9.82×10^9$/L，2 月 17 日白细胞计数 $6.1×10^9$/L。

分析　此例患儿为 CHD 术后严重肺动脉高压、心肺功能衰竭、需 ECMO 支持共 10 天、气管插管时间长（16 天）、中心静脉置管 23 天，有多种院内感染高危因素。术后 48 h 呼吸机参数需求明显升高，痰多，胸片提示双肺渗出明显增多，后痰培养证实有金黄色葡萄球菌，VAP 诊断明确。呼吸机支持的患儿，常规评估中发现患儿呼吸功能表现恶化可能是 VAP 的最初征象。这包括呼吸频率增加、潮气量减少、每分钟静息通气量增加或氧合作用下降。

另，该病例中，导管相关性感染是 CHD 患儿术后另一个 HAI，导管相关血流感染的诊断方法包括临床评估和导管和外周静脉获得单独血培养的病原学诊断。当发生血流感染的患儿存在中心静脉导管并且没有其他明显的感染源时，应怀疑导管相关血流感染。发热是最敏感的临床表现，但是其特异性差。导管插入部位的炎症或化脓有较高的特异性，但敏感性差。其他临床表现包括血流动力学不稳定、神志改变、导管功能障碍（如管腔内有血凝块时），以及经导管输注后骤然发生脓毒症的临床征象。还可能观察到与血流感染相关的并发症，如化脓性血栓性静脉炎、心内膜炎、骨髓炎及转移性感染。血培养的结果为金黄色葡萄球菌、凝固酶阴性葡萄球菌或假丝酵母菌阳性并且未发现其他可识别的感染源时，应增加对 CRBSI 的怀疑。拔管后 24 h 内临床改善提示 CRBSI,但不足以确诊。临床怀疑 CRBSI 时,应及时进行血液和(或)导管尖端培养。如果导管抽取的血培养为凝固酶阴性葡萄球菌或革兰阴性杆菌阳性并且同时抽取的经皮血样培养为阴性,则可能存在导管管腔内细菌定植。因此,这些患者随后发生 CRBSI 的风险增高,尤其是当装置留置于原位时。在这种情况下,如果患者继续有 CRBSI 的临床表现,应密切随访患者并获取额外的经皮血培养。

大多数 CHD 患儿术后院内感染被认为是可以预防的,可通过质量改进减少 NICU 的感染。有研究报道,在 NICU 设计针对 CRBSI 和 VAP 预防的监测方案,并严格执行,可以减少 30% 以上的医疗保健相关感染。

例 5 患者女,43 岁,因"上腹部疼痛伴恶心呕吐 2 天"入院。既往高脂血症病史 10 年,长期口服辛伐他汀。入院前 1 天因"腹痛"在当地医院就诊,诊断为"急性胰腺炎"。因疗效不佳,并出现尿量减少、呼吸急促,转入 ICU。查体:体温 38 ℃,脉搏 130 次/min,呼吸 28 次/min,血压 90/58 mmHg(去甲肾上腺素 10 μg/min 维持),SPO$_2$ 92%(鼻导管吸氧 10 L/min)。血常规:白细胞计数 13.9×10^9/L,甘油三酯 20.6 mmol/L。血气分析:pH=7.21,碱剩余(BE)−13.8 mmol/L,乳酸(Lac)7.5 mmol/L。血流动力学参数:心输出量(CO)4.14 L/min,中心静脉压(CVP)4 mmHg,血管阻力指数(SVRI)2 390 dyn·s·m^2·cm^{-5},每搏输出量变异(SVV)23%,血管外肺水指数(EVLWI)3 ml/kg。予禁食、胃肠减压、抑酸抑酶治疗,腹腔积液穿刺引流,液体复苏 6 h 正平衡 2 970 ml,行血浆交换。

经处理后患者心率 110 次/min,血压 130/70 mmHg,CVP 10 mmHg,CO 7.6 L/min;呼吸困难进行性加重,SPO$_2$ 92%(面罩吸氧),尿量 20~30 ml/h,腹胀加重,腹内压 20 mmHg。机械通气同步间歇指令通气(SIMV)联合压力支持通气(PSV),潮气量(VT)360 ml,呼气末正压(PEEP)8 cm H$_2$O,FiO$_2$ 60%。

进行机械通气 8 天后,患者腹痛腹胀明显好转,但体温 38.7 ℃、血常规:白细胞计数 15×10^9/L,急查胸片出现新发生的浸润阴影。随即送检气道分泌物。

分析 患者因急性胰腺炎入院,经积极治疗后症状明显好转,但病情却出现反复,又出现了体温升高、白细胞计数升高,胸片出现新发的浸润阴影。判定 VAP 明确。

例 6 患者女,48 岁。因"高处坠落致全身多处疼痛 3 h 余"入院。患者入院前 3 h 前高空作业时不慎从约 4 m 高处坠落,头部着地,当即昏迷,伴头部、颈部等多处皮肤破损、出血,大小便失禁,约 10 min 后逐渐清醒,就诊于当地医院,查 CT 提示:硬膜外血肿,颈椎骨折,遂送至上级医院。1 h 前患者再次出现昏迷,伴呕吐 2 次,为胃内容物,量少,约 50 ml,无血性,急诊予以止血、固定颈椎及液体复苏等对症治疗,复查头颅 CT 提示"右侧额顶颞部硬膜外血肿,右侧顶骨、颞骨、蝶骨骨折,两侧额顶部、右侧颞部头皮下血肿",神经外科会诊后,急诊行"开颅硬膜外血肿清除术",放置硬膜外引流管 1 根,术后收治入重症监护室。体格检查:体温 37.2 ℃,脉搏 86 次/min,血压 100/82 mmHg,呼吸 16 次/min,患者昏迷,部分查体不能配合,头部包扎在位,外侧敷料干洁,无明显渗血、渗液,双侧瞳孔等大,直径约 2 mm,光反射灵敏,无耳鼻流血流液,颈托固定,心律齐,两肺未闻及干湿性啰音,腹软,肝脾肋下未及,四肢肌力检查不能配合,双侧巴宾斯基征(−),既往无重大疾病史。血常规:白细胞计数10.9×10⁹/L，中性粒细胞百分比86.9%。CRP 24.4 mg/L。入院后予以重症监护，特级护理，气管插管机械辅助通气，哌拉西林他唑巴坦抗感染，降颅压，预防脊髓水肿、营养神经及输血、预防深静脉栓塞等对症治疗，但患者始终昏迷不醒，自主呼吸弱，于入院后第4天开始出现体温升高（约37.5℃），气管镜检查见右肺中叶开口痰液较多，予以生理盐水冲洗，吸除，并留取标本送检，气管插管内吸出痰液（优质痰，白细胞计数＞25个/LPF，上皮细胞计数＜10个/LPF）培养出耐碳青霉烯肺炎克雷伯菌＋＋，考虑定植，血培养阴性。入院第7天发生迟发性脾破裂，伴大量腹腔出血，行脾脏切除术，术中输血1 470 ml，次日出现高热，体温高达39℃以上，气管插管内可吸出较多脓性痰液，痰液培养：耐碳青霉烯肺炎克雷伯菌＋＋＋＋。深静脉导管培养阴性。胸部CT提示：双肺炎症，双侧胸腔积液，右下肺不张，左下肺膨胀不全，考虑肺部感染、肺不张。停用哌拉西林他唑巴坦，改为替加环素联合头孢吡肟抗感染治疗，患者仍持续昏迷、高热，无自主呼吸，于入院后第10天自动出院。

分析 患者气管插管、机械通气48 h后出现体温上升，最高39.6℃；气管插管内吸出较多脓性痰液；血常规白细胞计数上升（30.2×10⁹/L），中性粒细胞百分比89.7%，CRP 47.8 mg/L，胸部CT提示双肺炎症。双侧胸腔积液。呼吸机相关肺炎诊断成立。

例7 患者男，66岁，因"言语不清2天"入院。予营养神经对症支持治疗。2月18日患者失语略有好转，无烦躁，无饮水呛咳，有行走障碍，有肢体乏力，夜眠及食纳可，小便失禁，留置尿管在位，大便便秘。查体同前，未及明显新增阳性体征。2月24日患者发热，最高38.6℃，仍有失语，无烦躁，有饮水呛咳，有行走障碍，有肢体乏力，无腹痛腹泻，无恶心呕吐，夜眠及食纳可，小便正常，大便便秘。查体同前，未及明显新增阳性体征。血常规：中性粒细胞百分比88.0%↑，淋巴细胞百分比5.8%↓，嗜酸性粒细胞百分比0.2%↓，中性粒细胞计数8.4×10⁹/L，淋巴细胞计数0.6×10⁹/L↓。PCT 0.513 ng/ml↑，白介素699.46 pg/ml↑。胸部CT检查：两肺少量渗出；左肺下叶磨玻璃斑片影，少量炎性灶可能，较前（2月18日）所示大致相仿。患者出现发热，血常规及炎症二项示多项炎症指标升高，胸部CT示两肺少量炎性灶，考虑误吸导致肺部感染，暂予抗感染治疗方案。复查血常规、炎症二项、胸部CT，结果好转，患者一般情况可，于2月27日出院。

分析 根据2005版《临床医院感染学》中执行医院感染诊断标准的有关说明，患者发生急性多发性创伤、烧伤和急性脑卒中，几小时内即入院，病前健康无感染，这类患者感染即使发生在48 h以内也列入医院感染。因为严重创伤可导致全身炎症反应综合征和脓毒症，肠道细菌移位也可发生在受创伤后24 h左右。由于脑卒中患者可能存在呕吐误吸等因素，一般临床医生常常诊断为吸入性肺炎或卒中相关性肺炎。

知识点链接

卒中相关性肺炎（SAP）的概念由希尔克（Hilker）于2003年首次提出，是卒中后致死的重要危险因素之一，定义为：非机械通气的卒中患者在发病7 d内新出现的肺炎。国外流行病学数据显示，SAP的发病率为7%～38%。

SAP 指原无肺部感染的患者卒中后发生的肺炎，与住院与否无关；部分 CAP 合并急性卒中患者应将所患疾病与 SAP 甄别，两者病原学特点可能存在较大不同。HAP 与 SAP 存在一定程度的重叠或交叉，但 HAP 的患者群体更为广泛，而 SAP 特指发生于卒中后的肺炎，且无论是否入住医院。入院者发病时间可能更早（可在 48 h 内），发病时间窗较窄（仅为卒中发病 7 天内）。如卒中患者使用机械通气后并发肺部感染，应按 VAP 相关原则进行诊断和治疗。采用改良的美国疾病控制预防中心（CDC）标准作为 SAP 的诊断标准。

表 2-4-8　卒中相关性肺炎的诊断标准

至少符合下列标准中任意 1 项：
1. 无其他明确原因出现发热（体温＞38 ℃）。
2. 白细胞计数减少（＜$4×10^9$/L）或增多（＞$10×10^9$/L）。
3. 年龄＞70 岁老人，无其他明确原因出现意识状态改变。

并且至少符合下列标准中任意 2 项：
1. 新出现的脓痰、24 h 内出现痰液性状改变、呼吸道分泌物增加或需吸痰次数增加。
2. 新出现或加重的咳嗽、呼吸困难或呼吸急促（RR＞25 次/min）。
3. 肺部听诊发现啰音、爆裂音或支气管呼吸音。

气体交换障碍[如低氧血症（PaO_2/FiO_2≤300），需氧量增加]，胸部影像学检查至少具有下列表现中任意 1 项：
新出现或进展性的浸润影、实变影或磨玻璃影。
（既往无心肺基础疾病患者，单次胸部影像检查具有上述表现中任意 1 项即可）

有条件的医疗机构可以开展 SAP 目标性监测。

知识点链接

卒中相关性肺炎的预防：《卒中相关性肺炎诊治中国专家共识（2019 更新版）》

对 AIS-APS 和 ICH-APS 预测模型评为高风险和极高风险的卒中患者尤其要加强 SAP 的预防。预防措施包括：为防止交叉感染，医务人员接触患者前后应该规范化洗手、戴手套和口罩，必要时穿隔离衣，特殊感染应入住隔离间等。针对 SAP 的特殊性，该共识强调以下几个方面。

（1）采用半卧位。针对重症监护室中机械通气患者的研究发现，与平卧位相比半卧位（床头抬高 30°～45°）可以显著减少吸入的发生。因此，卒中患者如果没有禁忌证（如骨盆、脊椎疾病）应尽量采用半卧位。

（2）吞咽功能评估训练。辛奇（Hinchey）等研究了 2 532 例急性缺血性卒中患者，发现吞咽功能筛查和训练可显著降低肺炎发生率（$P<0.01$）。急性卒中后进行吞咽功能的早期评估、筛查和康复有助于减少肺炎的发生。

（3）气道管理。痰液较多导致严重低氧血症（$PaO_2 \leqslant 60$ mmHg），鼻导管或面罩吸氧不能改善，需要痰液引流者置入人工气道，评估1～2周可以改善者经口或者经鼻插管，否则给予气管切开（可以通过吸痰管吸引远端的气道分泌物，更有利于痰液清除）。痰液淤积或者明确吸入者可用气管镜吸引，操作频度根据患者痰液量个体化调整，初始每天1次，随着痰液减少隔天或者1周1次。对舌后坠、颈短肥胖导致上气道阻塞的患者，给予鼻咽通气道，保持气道通畅；高流量氧疗因吸入气体流量高，湿化好，并且可产生一定水平的呼气末正压，逐渐成为重要的氧疗和气道管理的手段，有条件者可以积极应用。

（4）喂养管理

① 经口进食者建议食用软烂、稠厚的食物（米糊、蛋羹、酸奶、豆腐脑等），而不是黏稠或稀薄的液体。进食时应尽量保持下颌向下，头转向一侧，并鼓励患者吞咽少量食物、多次吞咽及每次吞咽后咳嗽。

② 管饲者喂养前核实喂养管位置：喂养管错位，如置于食管或误入支气管是喂养的严重并发症之一，可以导致肺炎。X线检查是判断喂养管位置的金标准。昏迷、镇静或者咳嗽反射减弱或消失的患者首次喂养前进行X线检查核实喂养管的位置有一定的意义。如果喂养过程中发生误吸或者怀疑喂养管移位，应再次通过X线检查核实喂养管位置。

③ 幽门后置管喂养：存在幽门梗阻、胃瘫、食管反流或者误吸的患者，采用幽门后置管喂养的方式可以减少肺炎的发生。

④ 预期持续较长时间（>2～3周）无法恢复吞咽功能者，建议通过经皮内镜下胃或十二指肠造瘘给予营养支持治疗。

（5）药物使用

① 减少糖皮质激素、质子泵抑制剂、H_2受体阻滞剂、镇静剂和肌松剂的应用。

② 避免预防性使用抗感染药物：目前各国均不推荐应用抗感染药物预防SAP。

③ 对于亚洲卒中患者，使用血管紧张素转换酶抑制剂（卡托普利）控制血压可以降低吸入性肺炎的风险。原理可能是通过提高P物质水平促进咳嗽和改善吞咽反射。

推荐意见：

● 患者床头抬高30°～45°是预防SAP的有效措施。

● 对卒中患者进行早期吞咽功能评估和训练可减少SAP发生。

● 存在幽门梗阻、胃瘫、食管反流或者误吸的患者，采用幽门后置管喂养的方式可以减少肺炎的发生。

关于国内相关指南或专家共识中对呼吸机相关肺炎判断标准的小结

一、诊断标准

VAP作为医院获得性肺炎中最常见和最重要的类型,面临的诊断困难超过其他任何一种医院感染。通常将肺组织病理学和微生物学发现病原微生物且二者一致认定为VAP诊断的金标准。但该诊断标准需要做创伤性检查,不易被患者和医生接受,临床应用存在一定困难。

临床更多依据以下两方面来进行诊断:一是疑似VAP患者的病史、体格检查及影像学检查等,初步判断是否存在肺部感染;二是结合病原学证据。

(1)国内临床诊断标准:

① 影像学:连续2张或多张胸部X线片出现新的浸润影或原有浸润影扩大,或出现肺实变、空洞(非肺源性心脏病患者1张胸部X线片出现上述变化即可);

② 临床表现:同时满足以下至少2项。

a. 体温>38 ℃或<36 ℃。

b. 外周血白细胞计数>12×10^9/L 或<4×10^9/L。

c. 气管支气管内出现脓性分泌物,需排除肺水肿、急性呼吸窘迫综合征(ARDS)、肺结核、肺栓塞等。

(2)ATS/IDSA有关HAP/VAP的诊断标准:

① 影像学:胸部X线片出现新的浸润影或浸润影进展;

② 临床表现至少符合以下2项。

a. 体温>38 ℃。

b. 白细胞计数增多或减少。

c. 脓性分泌物。

仅依靠上述标准诊断VAP太过于局限。假如立即对VAP死亡患者进行肺组织病理学检查和肺活组织微生物培养,并以此作为诊断VAP的金标准,上述国内外标准对诊断VAP的敏感性仅为69%,特异性为75%。胸部X线片上新出现的持续的(>48 h)浸润影加上上述3条临床标准,诊断特异性有所提高,但诊断敏感性进一步降低(23%),容易导致漏诊。如果要提高其诊断敏感性,减少至符合1条临床标准,诊断特异性将显著下降(33%),会导致抗生素滥用及过度医疗。因此,VAP的诊断目前仍然存在很多挑战。

二、VAP诊断标准面临质疑

1. 诊断标准面临的问题。一项诊断标准准确性研究纳入25项VAP临床研究和

14 项肺活检或尸检研究,共655例患者。结果发现:发热、白细胞异常和脓性分泌物并非诊断 VAP 的必要条件;胸部 X 线片新渗出影合并上述指标中任何2项提示患 VAP 的可能性提高2.8倍;胸部 X 线片缺乏新渗出影提示 VAP 发生率降低35%;下呼吸道分泌物中性粒细胞计数低于50%,不考虑 VAP。这项研究得出的结论是 ATS/IDSA VAP 诊断标准不足以准确诊断 VAP。

VAP 的影像学标准缺乏特异性,例如胸部 X 线片显示两肺上叶斑片状高密度影,提示可能是感染,也可能是其他非感染性疾病如血管炎、嗜酸细胞性肺炎、过敏性肺炎、肉瘤样变、血管炎等。

2. 临床肺部感染评分(CPIS)。临床肺部感染评分(CPIS)主要纳入体温、白细胞计数、气管分泌物、氧合指数和肺部浸润进展,并进行评分。如果 CPIS 评分超过6分,可作为肺部感染的临床诊断指标,其敏感性为93%、特异性为100%。CPIS 诊断 VAP 的敏感性为72%～93%、特异性为42%～100%,评分6分以上即可诊断 VAP。因 CPIS 是结合了临床症状、影像学、生理学和细菌学的综合性评分系统,故也可指导抗生素的使用、动态监测 VAP 病情演变,以及评估 VAP 的转归。

有研究将 CPIS 与 PCT 联合应用诊断 VAP,结果发现 PCT($\geqslant$2.99 μg/L)联合 CPIS(评分$\geqslant$6分)诊断 VAP 的特异性为100%、敏感性为67%,二者联合诊断的优势更大。

3. 各国指南诊断建议

(1)美国指南:在抗菌治疗前行血培养,革兰染色结果可作为起始抗菌治疗的参考。连续3天 CPIS 评分$\leqslant$6分可作为停止经验性抗生素治疗的参考指标。

(2)英国指南:CPIS 评分有助于患者筛选和缩短抗生素疗程,推荐成本低、损伤小、要求低的方式获取微生物诊断。

(3)加拿大指南:需行 CPIS 评分,CPIS 评分低的患者可不采用抗生素治疗。连续3天 CPIS 评分<6分可停止经验性抗生素治疗。

(4)中国指南:HAP 指南强调病原学诊断,VAP 指南建议常规做血培养2次。VAF 指南推荐人气道分泌物定量培养用于鉴别定植菌和致病菌,从而更好地指导抗生素的使用。

4. 病原学诊断。各国指南都认为病原学有很大的临床价值。ATS/IDSA 提议早期对下呼吸道分泌物进行细菌学检查,可采用气管导管内吸引(endotracheal aspiration,ETA)、经气管镜保护性毛刷(protected specimen brush,PSB)、经气管镜/支气管肺泡灌洗(bronchoalveolar lavage,BAL)等方法。ETA 操作简单,取样快,费用低,但样本易被上呼吸道内的细菌污染,导致结果产生较大差异。PSB 和 BAL 采样能够避免上呼吸道内细菌对样本的污染,但二者为有创性操作,患者和家属对此操作的依从性较差,给早期诊断带来困难。

5. 检测方法和 VAP 诊断标准。检测方法主要包括气道分泌物定量培养和分泌物涂片检查。

细菌定量培养分析诊断 VAP 的国外病原学诊断标准：① 气管支气管吸出物（TBAS）定量培养结果≥10^5（或 10^6）CFU/ml；② 采用 PSB 技术所获标本定量培养结果≥10^3 CFU/ml；③ BAL 定量培养≥10^4 CFU/ml；④ 脓液或血定量培养结果阳性。上述 4 项中满足其中任何 1 项即可诊断。

气管内吸引、BAL 定量培养和 PSB 定量培养的敏感性和特异性不同。PSB 定量培养的敏感性更高（90%），气管内吸引的特异性较低（27%），这可能与上气道的定植或污染有关。此外，分泌物的定量培养＋药敏试验需要 3～5 天的时间，会影响抗生素的选择和使用。

对于气管插管或者气管切开患者，一些细菌（如铜绿假单胞菌、鲍曼不动杆菌、嗜麦芽窄食单胞菌等）常在气道内定植。若仅在气道内找到病原菌超过定量培养阈值而无临床症状，则不能诊断为 VAP，还应结合临床表现。一项研究在检查的 32 个肺叶中的 29 个中发现至少一种微生物定量培养＞10^4 CFU/ml，多数肺叶中有多种微生物生长，但这其实是定植，而非致病菌。所以，细菌培养阳性的患者不一定存在肺炎。

定量培养仍存在一些不足。虽然定量培养对诊断 VAP 的敏感性和特异性均较高，但培养耗时较长，不利于 VAP 的早期诊断和指导抗菌药初始选择。另外，定量培养有很高的假阳性和假阴性率，CPIS 联合下呼吸道分泌物革兰染色才能更准确地指导 VAP 的诊断和治疗。根据革兰染色结果可将细菌分为革兰阳性菌和革兰阴性菌两类，有助于鉴别细菌及 VAP 的诊断。临床实践中，细菌培养及药物敏感性试验大约需要 4 天，易延误对 VAP 的早期诊断及治疗。涂片革兰染色成为快速诊断 VAP 的有效方法。

6. 炎症相关性感染标志物。根据血清 PCT 和 CRP 可以很好地预测 VAP 导致的感染性休克的发生率和生存率。不同炎症指标的变化不尽相同：PCT 约 2 h 后开始升高，12 h 后逐渐达到顶峰；CRP 在 6 h 后慢慢达到顶峰。

三、小结

针对 VAP 的诊断目前还存在很多争议和问题，无论是国内标准还是国外标准尚无统一的诊断意见。由于患者病情往往较重，金标准难以获得，目前的诊断更多地联合临床诊断标准、病原学诊断标准及感染标志物以快速、早期且准确地诊断 VAP，提高诊断正确率，尽可能改善患者预后。

对于住院期间出现发热、咳嗽、脓痰的患者及时行影像学检查，如出现新的浸润性改变应考虑肺部感染的判断。在诊断的同时，更要执行预防措施。

第五节 手术部位感染

手术部位感染(surgical site infection,SSI)是患者住院过程中最常见的医疗保健相关性感染,是造成患者长期住院和死亡的重要原因。世界卫生组织调研数据显示 SSI 总体发生率达 11.8%(1.2%~23.6%),高收入国家 SSI 在 1.2%~5.2%之间,明显低于平均水平。通过监测并将手术部位感染监测反馈给手术医师,已被证实是降低感染风险策略的重要构成要素。一个完整的监测计划包括使用流行病学观点的感染定义、有效的监测方法、依据手术风险分级与手术部位感染发展有关危险因子的手术部位感染分层发生率与资料的反馈。为了达到依据患者风险计算手术部位感染分层发生率的目的,除了判定手术部位感染个案数据以外,提供手术患者数据也是手术部位感染监测计划中不可或缺的一环。

一、判定原则

医疗保健相关感染判定准则见表 2-5-1:

表 2-5-1 医疗保健相关感染判定准则

判定准则	适用情况	补充说明
入院时已发生的感染(POA)	不适用	如果手术时发现有感染证据,仍应纳入监测对象。 若患者在手术部位感染监测期间符合监测定义判定标准,且符合"手术时出现感染(PATOS)"(即,感染或脓肿的证据必须被记录在手术报告/记录中,而且位置必须跟手术部位感染的深度相同),则不判定手术部位感染个案
医疗保健相关感染(HAI)	不适用	
感染日期(DOE)	适用	在手术部位感染监测期间,第一次出现符合判定标准条件的日期为感染日期。感染日期必须落在手术部位感染监测期间内,才符合监测定义
感染窗口期(IWP)	不适用	
重复感染期(RIT)	不适用	
继发性血流感染可归因期	适用	手术部位感染的继发性血流感染可归因期为 17 天,包括感染日期(DOE)当日、前 3 日和后 13 日

二、手术定义

1. 定义

（1）住院患者需经皮肤、黏膜划下至少 1 个切口（包括腹腔镜或颅骨钻孔术），或经由之前手术留下开放的手术切口；且必须是在手术室中执行的。

（2）手术定义不包括切口的缝合方式，所以个案手术切口不论有没有进行缝合，只要接受了任一项手术，都可纳入监测对象。

（3）手术室的定义，不论新建或改建的都必须符合"医疗机构设置标准"的手术室设施规定及相关设备规范；可包括手术室、介入放射室或心导管室。

2. 排除条件：依据美国麻醉医师学会身体状况评分（ASA score）系统，被评为 6 分的患者不纳入监测对象，无须进行判定。美国麻醉医师学会依据患者术前的身体状况和接受麻醉手术的危险性对患者进行评分，具体如下：

1 分：正常健康状态。

2 分：患者有轻微系统疾病。

3 分：患者有严重系统疾病且难以治疗。

4 分：患者有难以治疗的严重系统性疾病，并随时可危及生命。

5 分：患者在 24 h 内随时有生命危险，无论是否进行手术。

6 分：患者被证实脑死亡，器官将用于器官移植。

3. 植入物：通过手术程序，将非人体来源的物体（例如人工心脏瓣膜、非源自人体的血管移植物、机械心脏、人工髋关节等）长期置放于患者体内。

4. 术式分类

（1）国际上纳入手术部位感染监测的主要手术处置项目依据国际疾病分类第十版处置分类系统（ICD - 10 - PCS）代码分为 39 大类，可参考术式分类列表。

（2）手术处置项目若无法对应列表中的 ICD - 10 - PCS，术式分类应归类为"OTH-其他"；此类手术患者仍列入手术部位感染监测对象，感染个案数据纳入医疗保健相关感染监测分析。

5. 糖尿病

（1）手术部位感染监测中所称的糖尿病指经医师诊断为糖尿病且需要接受胰岛素或抗糖尿病药物治疗的患者。这包含对胰岛素有抗药性且正在使用抗糖尿病药物治疗的患者，以及未遵从服药的患者；但排除了没有糖尿病诊断的患者，也排除了因为术前高血糖需使用胰岛素控制的非糖尿病患者。

（2）有关糖尿病的诊断码，可参考糖尿病诊断码列表。

6. 手术时间

依据麻醉临床主管协会（Association of Anesthesia Clinical Directors AACD）制定的"用于安排和监测诊断与治疗性手术的时间术语表"，从手术开始到手术结束的时间以小时及分钟计算。

（1）手术开始时间（procedure/surgery start time，PST）：手术开始的时间（例如手术刀切开皮肤的时间）。

（2）手术结束时间（procedure/surgery finish，PF）：所有的器械和纱布都计数完成并确认正确，所有应在手术室内执行的术后放射学检查皆已完成，所有的敷料及引流管都被牢靠固定，且手术医师已经完成了需在患者身上执行的所有手术相关活动的时间。

7. 紧急手术：根据机构内部规范定为急诊或紧急的手术。

8. 全身麻醉：使药物或气体进入患者体内循环且影响中枢神经系统，使患者失去意识、不会疼痛、失忆，并通常借助松弛肌肉的方式使患者麻痹；但不包括使用影响患者意识的镇静剂。

9. 住院手术：手术患者的住院日期和出院日期不是同一日，而日间手术患者的住院日期与出院日期可能是同一日。

10. 非立即缝合（non-primary closure）

（1）指手术后切口皮肤层处于完全开放的状态。在切口皮肤层的任何部分经由任何方式缝合均归类为立即缝合。

（2）一些非立即缝合的手术，其深部组织层可能采用某些方式缝合（皮肤层保持开放状态），或者深部及表浅层皆完全开放。以剖腹手术为例，术中对深部组织层（又称筋膜层或深部筋膜）进行缝合，但表浅层切口开放未缝合。另一个例子就是"开放腹腔"案例，手术后腹部是完全开放的。非立即缝合的切口可能会或不会使用纱布或其他材料包扎，可能会或不会使用胶膜、真空抽吸愈合器或其他合成装置或材料覆盖。

11. 立即缝合（primary closure）

（1）指无论切口是否放置引流管（drain）或有其他装置或物品由切口突出，切口的所有组织层都在手术期间进行缝合。

（2）因为在切口皮肤层的任何部分经由任何方式缝合均归类为立即缝合，所以需做多个切口/在多个位置使用腹腔镜套管针的手术只要有任一个切口进行缝合，就应该归类为立即缝合的手术。

12. 内镜

（1）可进入人体体腔或器官内部观察的一种医疗仪器。使用内镜可经由几个小的切口来执行或协助手术，而非采用传统的大切口方式；因此在手术部位监测中，利用机械手臂协助等同于使用内镜。

（2）国际疾病分类第十版处置分类系统（ICD-10-PCS）代码均有 7 位码，每位码由字母或数字组成，称为数值。第 5 位码用以定义到达手术部位的途径或所使用的技术。有 7 个数值代表不同的手术途径："0"代表开放性—经由切割皮肤、黏膜或任何身体层到达手术部位；"4"代表经皮内镜（percutaneous endoscopic）—经由穿刺或小切口的方式，让器械能穿透皮肤、黏膜或任何身体层，到达可看到预定手术部位的位置。

（3）根据 ICD-10-PCS 编码规则，如果手术需要将套针部位（trocar sites）切口剖开，则编码为开放性方式，不属于内镜方式。

13. 创伤：手术前发生的钝伤或穿刺伤。

14. 切口分类：临床上外科手术切口等级（国际通用）根据外科手术切口的微生物污染情况进行划分。

（1）评估手术时，手术切口的污染程度由参与手术的医护人员（例如，手术医师、护师等)负责进行分类。此处采用的切口分类标准依据美国NHSN改编自美国外科医师协会的切口分类模式。

(2)手术切口可分为4类：

① 清洁切口(clean)(Ⅰ类切口)：指手术未进入感染炎症区,未进入呼吸道、消化道、泌尿生殖道及口咽部位。此外,清洁切口主要是闭合的,若需要引流应采用闭式引流系统。在钝伤部位的手术切口若符合以上标准,也应归于清洁切口。

② 清洁-污染切口(clean-contaminated)(Ⅱ类切口)：指手术进入呼吸道、消化道、泌尿生殖道及口咽部位,但不伴有明显污染。特定手术,例如手术范围包括胆道、阑尾、阴道、口咽的手术,若无感染证据或手术操作没有重大违反常规的情形发生,皆归在此类别中。

③ 污染切口(contaminated)(Ⅲ类切口)：指手术进入急性炎症但未化脓区域,开放性创伤手术,胃肠道、尿路、胆道内容物及体液有大量溢出污染。此外,手术过程中若有重要违反无菌操作的情形出现(例如开胸心脏按压术),或有大量的肠道溢出物,或切口有急性非化脓性炎症[包括没有证据显示具有脓性分泌物的坏死组织(例如干性坏疽)],皆归在此类。

④ 感染切口(dirty or infected)(Ⅳ类切口)：包括旧的创伤切口有残余坏死的组织、现有的感染或穿孔的脏器,以上定义指造成手术感染的微生物在手术前即已存在于手术范围内。

(3)根据专家意见,阑尾手术(APPY),胆道、肝脏或胰脏的手术(BILI)胆囊手术(CHOL),结肠手术(COLO),直肠手术(REC),小肠手术(SB),经阴道子宫切除术(VHYS)等术式不能归类为清洁切口手术。列表中其他所有术式原则上可以视为清洁手术,例如剖宫产术(CSEC)、腹式子宫切除术(HYST)和卵巢手术(OVRY),其切口属于清洁切口。

(4)易将Ⅱ类(清洁-污染)切口混淆为Ⅰ类(清洁)切口的手术：胃癌根治术、胆总管切开取石术、阑尾切除术、胆囊切除术等,这些手术必须切开或离断与体表相通且存在污染可能的空腔脏器,应归为Ⅱ类切口手术；另外,凡耳、鼻、喉、咽、消化道、呼吸道、泌尿道、阴道、阴囊、会阴部不易彻底消毒皮肤的切口也是Ⅱ类切口；二期缝合、切开再止血的切口以及6 h内清创缝合的切口也是Ⅱ类切口。

(5)易将Ⅰ类切口混淆为Ⅱ类切口的手术：单纯甲状腺手术、乳腺部分切除术、疝修补术、未切开肠腔的肠粘连松解术、剖腹探查术、盆腔淋巴清扫术、圆韧带悬吊术。这类手术若能做好无菌准备,可以做到无菌操作,应为Ⅰ类切口手术。

(6)易将Ⅲ类切口混淆为Ⅱ类切口的手术：化脓性阑尾炎手术、窦道切除术、肛瘘手术、与口腔相通的手术等属于Ⅲ类切口手术。

需要特别说明的是：病案首页填写的手术切口的分类要求,将手术切口分为0、Ⅰ、Ⅱ、Ⅲ类切口。对Ⅰ类切口的分类,临床上和病案首页的含义是相同的,没有区别；临床上手术切口中的Ⅱ类和Ⅲ类切口,在病案首页中填写时为Ⅱ类切口；临床上手术切口中的Ⅳ类切口,在病案首页中填写时为Ⅲ类切口。病案首页中的0类切口手术是指经人体自然与外界相通的腔道进行的内镜手术以及通过皮肤上小切口的经皮腔镜手术或者经皮穿刺的介入手术。皮肤上有小切口并缝合的腔镜手术,根据手术涉及的范围(按照手术切口微生物污染的情况)纳入有切口的手术分类。例如腔镜下卵巢囊肿剥除术归为Ⅰ类切口手术,腔镜下胆囊切除术、胃癌根治术归为Ⅱ类切口手术等。

各专科有相关的具体分类,可供参照。详见附表2-5-2、表2-5-3、图2-5-1。

表2-5-2 妇科手术切口类别分类

切口类别	手术类型
Ⅰ类切口 (清洁切口)	腹腔镜或开腹途径,卵巢(冠)囊肿剥除术或切除术,附件切除术,宫外孕手术,输卵管整形术、输卵管吻合术、输卵管系膜囊肿手术,卵巢楔形切除术,卵巢剖开探查术,子宫肌瘤剔除术,阔韧带肌瘤切除术,阔韧带囊肿切除术,探查术
Ⅱ类切口 (清洁-污染切口)	① 经腹或腹腔镜各类子宫全切术,包括含子宫切除的各类妇科恶性肿瘤手术。 ② 宫颈手术:宫颈锥切术、陈旧性宫颈裂伤修补术、宫颈切除术及宫颈机能不全矫治术。 ③ 简单、复杂尿瘘修补术。推荐预防性使用抗菌药。 ④ 各种阴式手术:阴道前后壁及Ⅰ、Ⅱ度裂伤修补术,阴道网片植入术,经阴子宫脱垂手术,阴式子宫次全切除术或子宫切除术,阴式子宫肌瘤挖除术,阴式卵巢囊肿剥除术。 ⑤ 各类人工阴道成形术:皮片或羊膜移植阴道成形术、盆腔腹膜移植阴道成形术、外阴皮瓣阴道成形术、前庭黏膜阴道成形术、阴道横隔或纵隔切除术、处女膜修补术。 ⑥外阴手术:外阴癌根治术等
Ⅲ类切口 (污染切口)	乙状结肠人工阴道成形术,盆腔脏器脓肿(包括宫腔积脓、卵巢脓肿或输卵管积脓)手术,合并急性盆腔炎或合并消化道破裂、穿孔的各类妇科手术,前庭大腺脓肿、小阴唇脓肿切开术,会阴Ⅲ度裂伤修补术

表2-5-3 泌尿外科手术切口分类

切口类别	手术类型
Ⅰ类切口 (清洁切口)	无菌尿患者的尿动力学检查和膀胱镜检查、肾上腺切除术、肾囊肿去顶术、精索静脉高位结扎术、隐睾切除术等
Ⅱ类切口 (清洁-污染切口)	术前控制良好且没有异常污染的尿路手术或操作,包括经会阴前列腺穿刺活检术、根治性肾切除术、肾部分切除术、肾盂成形术、肾输尿管全长切除术、膀胱部分切除术、根治性前列腺切除术、术前无菌尿患者的经尿道前列腺手术和经尿道膀胱肿瘤手术、术前无菌尿和无梗阻/轻度梗阻患者的体外冲击波碎石术(ESWL)、非复杂性输尿管镜碎石术(ureteroscopic lithotripsy,URL)、非复杂性经皮肾镜取石术(PCNL)、诊断性输尿管镜检查等。通常认为会阴部的非感染性手术是清洁-污染手术。对于涉及阴道或应用口腔黏膜的泌尿外科手术等,目前没有证据表明术后感染的风险会升高,因此也归为清洁-污染手术
Ⅲ类切口 (污染切口)	既往有尿路感染史的经会阴前列腺穿刺活检术和所有经直肠前列腺穿刺活检术,术前留置导尿管和尿培养阳性但经过控制的经尿道前列腺手术,合并组织坏死、术前留置导尿管和尿培养阳性但经过控制的经尿道膀胱肿瘤手术,泌尿系结石患者结石负荷较大、合并中度到重度肾积水、近期有尿路感染发作病史、术前长期留置肾造瘘管或双J管、术前尿培养阳性但控制良好的结石手术(ESWL、URL和PCNL),尿路开放性创伤,利用肠管的尿流改道术等。对于以上患者尤其强调术前对菌尿进行控制,可以减少术后感染性并发症的发生
Ⅳ类切口 (感染切口)	有明确的临床感染,多为引流性手术或操作,包括感染性结石手术、肾脏感染手术、脓肿引流以及严重污染的创伤手术等

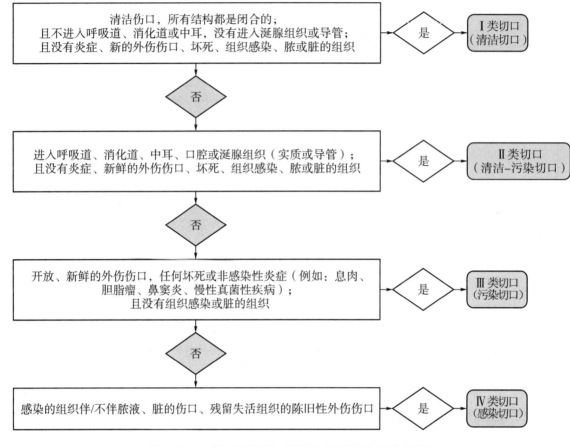

图 2-5-1 耳、鼻、咽、喉、头颈手术的手术伤口分类指南

三、监测定义

1. 手术部位感染可分为表浅切口手术部位感染、深部切口手术部位感染、器官/腔隙手术部位感染三类。手术部位感染监测定义的判定标准请参考表 2-5-4。

2. 表浅切口手术部位感染可分为 2 种类型：

（1）主要切口的表浅切口手术部位感染（superficial incisional primary，SIP）：患者手术有 1 或多个切口，主要切口部位（如：剖宫产的切口或冠状动脉搭桥手术胸部切口）的表浅切口手术部位感染。

（2）次要切口的表浅切口手术部位感染（superficial incisional secondary，SIS）：患者手术有多个切口，次要切口部位（如：冠状动脉搭桥手术的腿部取血管处）的表浅切口手术部位感染。

3. 深部切口手术部位感染可分为 2 种类型：

（1）主要切口的深部切口手术部位感染（deep incisional primary，DIP）：患者手术有 1 或多个切口，主要切口部位（如：剖宫产的切口或冠状动脉搭桥手术的胸部切口）的深部切口手术部位感染。

表 2-5-4 手术部位感染判断标准

标准	手术部位感染（SSI）
表浅切口手术部位感染 （superficial incisional SSI）	应同时符合下列条件： 1. 患者接受任1项手术（第1天＝手术当日），且感染发生在手术30天内。 2. 感染范围仅包括切口的皮肤和皮下组织。 3. 患者至少符合下述任1项： （1）表浅切口处有脓性引流物。 （2）基于临床诊断或治疗的目的（排除主动监测），以无菌技术由表浅切口或皮下组织取得的标本，经由培养或其他非培养的微生物检验方法检出微生物。 （3）表浅切口经手术医师或主治医师*或指定人员蓄意打开，并且未进行培养或其他非培养方式的微生物检验，且患者至少有下列任1项感染症状或症候：疼痛或压痛、局部肿胀、红或热。 （4）由手术医师或主治医师*或指定人员诊断为表浅切口手术部位感染
深部切口手术部位感染 （deep incisional SSI）	必须同时符合下列条件： 1. 患者接受任1项手术（第1天＝手术当日），且没有植入物者感染发生在手术30天内或有植入物者感染发生在手术90天内。 2. 感染范围包括切口的深部软组织（如肌膜、肌肉层）。 3. 患者至少符合下述任1项： （1）深部切口有脓性引流物。 （2）深部切口自行裂开或经外科医师或主治医师*或指定人员蓄意打开或进行抽吸，并且基于临床诊断或治疗的目的（排除主动监测），以无菌技术取得的标本，经由培养或其他非培养的微生物检验方法检出微生物；或未进行培养及其他非培养方式的微生物检验，且患者至少有下列任1项感染症状或症候：发热（体温＞38 ℃）、局部疼痛或压痛。若切口培养为阴性则不符合这项标准。 （3）经由大体解剖、病理组织检查或者影像学检查，发现深部切口有脓肿或其他感染证据
器官/腔隙手术部位感染 （organ/space SSI）	必须同时符合下列条件： 1. 患者接受任1项手术（第1天＝手术当日），且没有植入物者感染发生在手术30天内或有植入物者感染发生在手术90天内。 2. 感染范围包括经由手术切开或处理的身体部位中任何比筋膜/肌肉层更深层的位置。 3. 患者至少符合下述任1项： （1）经由器官/腔隙引流出脓性引流物（如：密闭式抽吸引流系统、开放式引流、T管引流、计算机断层扫描引流等）。 （2）基于临床诊断或治疗的目的，以无菌技术由器官/腔隙取得的体液或组织，经由培养或其他非培养的微生物检验方法检出微生物。 （3）经由大体解剖、病理组织检查或者影像学检查，发现器官/腔隙有脓肿或其他感染证据。 4. 至少得符合表2-5-5中所列出"器官/腔隙手术部位感染特定部位"的1项标准

*：这里所称的主治医师是指负责该患者诊疗的医生，包括手术医师、感染科医师、照护此患者的其他医师、急诊医师或医师的指派人员（护理师或医师助理）。

（2）次要切口的深部切口手术部位感染（deep incisional secondary，DIS）：患者手术有多个切口，次要切口部位（如：冠状动脉搭桥手术的腿部取血管处）的深部切口手术部位感染。

4. 以下情形不符合表浅切口手术部位感染判定标准：

（1）切口因为红/肿/热而视为蜂窝织炎治疗，且不符合表浅切口手术部位感染判定标准的条件。相对的，若切口有引流或经由培养或其他非培养的微生物检验方法检出微生物，则不应该视为蜂窝织炎。

（2）仅在缝线处有脓肿（局限在缝合点的轻微炎症或排液）。

（3）局限在穿刺切口或扎针部位的感染，应视其深度判断为皮肤（SKIN）或软组织感染（ST）；腹腔镜手术的套管针位置不该被认定为是穿刺切口。

（4）新生儿包皮环割不属于表列手术，新生儿包皮环割部位的感染应判定为新生儿包皮环割感染（CIRC）而非手术部位感染。

（5）感染的烧伤切口应判定为皮肤或软组织感染-烧伤感染（SST-BURN），仅在缝线处有脓肿（局限在缝合点的轻微炎症或排液）。

表 2-5-5　器官/腔隙手术部位感染的特定部位

代号	部位	代号	部位
BONE	骨髓炎	MEN	脑膜炎或脑室炎
BRST	乳房脓疡或乳腺炎	ORAL	口腔（口、舌或牙龈）感染
CARD	心肌炎或心包炎	OREP	其他男性或女性生殖部位系统感染
DISC	椎间隙感染	PJI	脊椎脓肿
EAR	耳、乳突感染	SA	未并发脑膜炎
EMET	子宫内膜炎	SINU	鼻窦炎
ENDO	心内膜炎	UR	上呼吸道感染
GIT	胃肠道感染	USI	泌尿系统感染
IAB	腹腔内，未特别注明部位者	VASC	动脉或静脉感染
IC	颅内感染，脑脓疡或硬脑膜感染	VCUF	阴道穹隆感染

四、判定注意事项

1. 以下微生物通常是引发社区感染的原因，它们造成的感染不属于医疗保健相关感染，排除在 HAI 监测定义外，包含芽孢杆菌属、组织胞浆菌属、球孢子菌属、类球孢子菌属、隐球菌属和肺孢子虫。

2. 手术时出现的（present at time of surgery，PATOS）感染：

（1）指在手术开始时或手术期间有证据显示患者有感染或脓肿（即在手术前就已经存在的感染）；此处所指的感染不必符合手术部位感染监测定义的判定标准，但必须有手术报告/记录证明手术时即有感染或脓肿存在。如果手术前存在的健康问题在本次手术之前已经康复一段时间，则不属于 PATOS 感染。PATOS 感染不一定以诊断作为依据，例如：

① 在手术报告/记录中记载的炎症不一定符合 PATOS 感染的条件,因为它可能指不具有感染性的炎症反应(例如:憩室炎、化学性腹膜炎等)。

② 仅有培养或其他微生物检测方法或手术标本病理检查的微生物检验阳性报告,不一定符合 PATOS 感染(例如:有阳性培养/病理报告,但手术文件中没有感染记录,就不能判定为 PATOS 感染)。

③ 仅有以下记录用语但没有注明感染,不符合 PATOS 感染的条件:结肠穿孔、坏死、坏疽,粪便溢出,手术期间肠裂或发炎/炎症。

④ 新创伤导致污染切口的患者不一定符合 PATOS 感染的条件。例如,新发生腹部枪伤的患者,切口分类属于污染切口,但尚未发展为感染。

⑤ 当手术报告/记录提及脓肿、感染、化脓或脓、化脓性腹膜炎或感染阑尾破裂等,符合 PATOS 感染的条件。

(2)感染或脓肿的证据必须被记录在手术报告/记录中,而且位置必须跟手术部位感染的深度相同才能列计。例如,患者手术记录有腹腔内感染,且后续被判断为手术部位器官/腔隙感染,才能列计为 PATOS 感染个案。

(3)范例:

① 患者因腹部剧烈疼痛住院,被送到手术室行剖腹探查,发现阑尾破裂导致脓肿,执行阑尾切除手术。患者在 2 周后回院,经判定符合手术部位器官/腔隙的腹腔内感染(SSI-IAB)判定标准。本例因为患者在手术时发现脓肿且与后续手术部位感染的深度相同,所以符合 PATOS 感染个案,不判定手术感染个案。

② 患者因憩室破裂入院。在手术记录中,医师记载患者腹腔内有多处脓肿。患者在 3 周后回院,经判定符合手术部位表浅切口感染判定标准。因为手术纪录上并没有记载表浅区域有感染或脓肿,所以不符合 PATOS 感染个案,仍须判定手术感染个案。

③ 在非计划性剖宫产(CSEC)手术中,医师切破结肠导致腹腔内污染。患者在 1 周后回院,经判定符合手术部位器官/腔隙的其他男女生殖器官感染(SSI-OREP)判定标准。由于剖宫产时手术记录没有记载感染或脓肿,结肠切口是并发症但手术时并没有感染,所以不符合 PATOS 个案,仍须判定手术感染个案。

④ 患者因慢性缺血引起的脚部干性坏疽进行截肢手术(AMP)。手术时没有感染证据,"坏疽"这个诊断不足以作为感染的证据。患者在 2 周后回院,经判定符合手术部位表浅切口感染标准。因为截肢手术时没有感染或脓肿的记录,所以不符合 PATOS 感染个案,仍须判定手术感染个案。

3. 个案于手术时虽已有证据显示感染,仍应进行监测:

(1)入院时已发生的感染(POA)判定原则不适用于手术部位感染监测。

(2)如果手术时发现有感染证据,仍应纳入监测对象;若患者在手术部位感染监测期间符合监测定义判定标准,且符合"手术时出现的(PATOS)感染"(即感染或脓肿的证据必须被记录在手术报告/记录中,而且位置必须跟手术部位感染的深度相同),则不判定手术感染个案。

(3)如果患者的切口分类等级高,日后即使患者符合手术部位感染监测定义判定标准,也不应将其排除于判定个案之外,而应将此纳入危险因子考虑。

4. 判定手术部位感染的类型(表浅切口手术部位感染、深部切口手术部位感染、器官/腔隙手术部位感染)时,应判定监测期间跟最深层组织有关的感染,并以符合最深层组织判定标准的时程定义感染日期(DOE):

(1) 如果感染跟器官/腔隙有关,无论是否涉及表浅或深部切口,应判定为器官/腔隙手术部位感染。

(2) 如果感染和表浅切口及深部切口有关,应判定为深部切口手术部位感染。

(3) 如果患者在监测期间的第 10 天符合深部切口手术部位感染判定标准,1 周后(即监测期间的第 17 天)符合器官/腔隙手术部位感染判定标准,则应判定为器官/腔隙手术部位感染,感染日期(DOE)为监测期间的第 17 天。

5. 如果患者在非立即缝合切口的手术后发生手术部位感染,只要是在适当的监测期间并在符合判定标准的情况下,就应归因于该项手术。

6. 患者在不同日期接受多项术式时,手术部位感染的术式归因原则:

(1) 如果患者于感染前在不同日期接受了多项术式,应将手术部位感染归因于最接近感染日期(DOE)的手术,除非有证据显示该感染与其他手术有关。

(2) 如果患者在同次住院期间于 24 h 内从相同切口执行多个手术,术式应以当天第 1 个手术为准;手术时间应记录各项手术时间加总的值,切口分类和患者状况分类则记录级数较高者。

7. 当手术部位感染涉及多个主要切口时的术式归因原则:假如患者在同一个手术中有多个切口发生感染,只能判定 1 个手术部位感染,并且依所涉及的最深层组织判定手术部位感染的类型(表浅切口手术部位感染、深部切口手术部位感染、器官/腔隙手术部位感染),例如:

(1) 如果患者有 1 个腹腔镜切口符合表浅切口手术部位感染,另 1 个切口符合深部切口手术部位感染,则判定为深部切口手术部位感染。

(2) 如果患者有 1 个或多个腹腔镜切口符合表浅切口感染标准,但该患者也有与此腹腔镜手术有关的器官/腔隙手术部位感染,则应判定为器官/腔隙手术部位感染。

(3) 如果行单侧乳房手术且有多处切口发生术后感染,只能判定 1 个手术部位感染。

(4) 结肠造口术成形或翻转(摘除)手术中,肠造口和其他腹部切口均为主要的切口。如果肠造口和腹部切口都出现表浅切口手术部位感染,只能判定 1 个表浅切口手术部位感染。

8. 当手术部位感染涉及次要切口时的术式归因原则:某些术式会有次要的切口,包括乳房手术(BRST)、冠状动脉绕道手术(CBGB)、颈动脉动脉内膜切除术(CEA)、脊椎融合手术(FUSN)、直肠手术(REC)、外围血管绕道手术(PVBY)、脑室分流术(VSHN)等。不论主要切口的深部切口手术部位感染或器官/腔隙手术部位感染的监测时间长或短,任何次要切口的手术部位感染监测期都是 30 天。计算手术部位感染率时,手术次数只算 1 次,但主要切口和次要切口的感染应分别计算。例如:① 冠状动脉搭桥手术(CBGB)取大隐静脉血管的切口部位属于次要切口。当判定 CBGB 手术个案时,取大隐静脉血管的切口部位应该监测 30 天,胸部切口也应监测 30 天。如果患者在脚部出现表浅切口手术部位感染,在胸部出现深部切口手术部位感染,应该判定 2 个手术部位感染。② 乳房手术(BRST)取组织处的切口部位属于次要切口(例如,横向腹直肌肌皮瓣)。当判定为乳房手术时,如果该次要切口受感染,可依情况判定为次要切口的表浅切口手术部位感染(SIS)或次要切口的深部切口感染(DIS)。

9. 监测到在其他医院接受手术的手术部位感染个案:假如在医院内监测到的手术部位感染个案由在其他医院接受的手术所引起,建议告知手术医院的感控专职人员有关患者感染的详细资料。判定感染个案时应标示该个案来自出院后的监测。

10. 患者进入手术室同时接受多项手术时,手术部位感染的术式归因原则:假如患者进入手术室,经由单一切口同时接受多项手术时,手术部位感染应归因于经分析与感染相关的手术。但如果手术部位感染来源不明,通常情况下,当感染是切口的手术部位感染时,可依据表 2-5-6 来选择本次感染建议归因的术式。例如,患者进入手术室同时接受结肠手术(COLO)及小肠手术(SB)2 项手术,在手术部位感染的来源不明的情况下,可将此感染归因于结肠手术(COLO)。

表 2-5-6 患者同时接受多项手术时,手术部位感染的术式归因原则(按风险由高到低排序)

顺序	代号	腹部手术名称	顺序	代号	腹部手术名称
1	LTP	肝移植	12	APPY	阑尾手术
2	COLO	结肠手术	13	HER	疝气修补术
3	BILI	胆道、肝脏或胰脏的手术	14	NEPH	肾手术
4	SB	小肠手术	15	VHYS	经阴道子宫切除术
5	REC	直肠手术	16	SPLE	脾脏手术
6	KTP	肾移植	17	CHOL	胆囊手术
7	GAST	胃部手术	18	OVRY	卵巢手术
8	AAA	腹部主动脉瘤修复	顺序	代号	胸部手术名称
9	HYST	腹式子宫切除术	1	HTP	心脏移植
10	CSEC	剖宫产	2	CBGB	冠状动脉搭桥手术,有胸部与血管移植部位切口
11	XLAP	剖腹探查	3	CBGC	冠状动脉搭桥手术,仅有胸部切口

11. 接受侵入性操作/评估后发生手术部位感染:如果在手术后,出于诊断或治疗的目的,在原手术部位执行侵入性操作(例如,使用针抽吸、由脑室引流管注射或抽取等),若操作时没有感染迹象而操作后发展成符合手术部位感染判定标准,则不能将感染归因于手术。以上说明不适用于密闭性的操作(例如,骨科手术后髋关节移位闭合的复位);另外,包扎切口或更换包扎切口的材料属于手术后照护的一部分,不属于侵入性操作。

12. 特殊的手术后感染情境判定说明:符合手术部位感染监测定义的个案都应该进行判定,无论患者是否因为意外、跌倒、不适当的淋浴或洗澡方式或其他患者故意或无意的术后活动而发生手术部位感染。此外,也不必考量患者切口附近皮肤是否出现任何状况(例如,皮肤炎、水疱、脓疱疮),或是否可能由于接受一个不相关的处置(例如牙科治疗)而导致感染,患者符合手术部位感染监测定义的个案都应该进行判定。这样可以减少主观判断的差异和数据收集的负担。

13. 手术部位感染监测需要主动、以患者为中心、具有前瞻性。出院后及出院前监测方法可以用来监测住院手术患者的手术部位感染,门诊手术患者则适用出院后监测方法。以下是一些监测方法的范例,这些方法都是可交互合并运用的。

查阅医疗记录或外科诊所患者病历:

① 入院、再入院、急诊(ED)和手术室(OR)日志。

② 患者图表有无标示手术部位感染相关的症状和征象。

③ 实验室检查、X 光检查、其他诊断检查报告。

④ 护理记录和医师记录。

⑤ 住院时长明显异常的患者。

五、监测案例分析

例 1　患者腹腔手术后第 3 天,在换药时发现缝线处发红、肿,疼痛不明显,但切口处有较多稍混浊无色液体流出,有臭味,无发热。是否存在 SSI、表浅切口感染?

分析　不能判断为 SSI,缝线处分泌物很可能为非脓性,应查分泌物涂片常规进一步明确,如果开展目标性监测,应至床边查看,不能完全凭借病历书写资料判断。

知识点链接

脂 肪 液 化

临床实践中经常会描述脂肪液化。脂肪液化是手术伤口愈合不良的主要原因之一,它的发生机制可能是电刀所产生的高温造成皮下脂肪组织的浅表烧伤及部分脂肪细胞因热损伤发生变性,同时脂肪组织内毛细血管由于凝固作用而栓塞,使本身血运较差的肥厚脂肪组织血液供应进一步发生障碍,术后脂肪组织发生无菌性坏死,形成较多渗液,影响切口愈合。

查阅文献发现,脂肪液化目前并无统一诊断标准,大多参考以下诊断标准:

(1) 多发生在术后 1 周以内。大部分患者除发现切口有较多渗液外,无其他自觉症状;部分患者可在常规检查切口时发现敷料上有黄色渗液,按压切口皮下有较多渗液。

(2) 切口愈合不良,皮下组织游离,渗液中可见漂浮的脂肪滴。

(3) 切口无红肿及压痛,切口边缘及皮下组织无坏死征象。

(4) 渗出液涂片镜检可见大量脂肪滴,连续 3 次培养无细菌生长。

参照这个诊断标准,有一点须注意:切口的脂肪液化并无细菌感染,属于无菌性炎症反应;但切不可将感染切口误认为是脂肪液化,以免延误治疗时机。脂肪液化后主要转归为继发感染,经治疗愈合,长期流液而无法自愈。在监测过程中应注意随访观察,及时记录。

例2 患者手术后第5天,发现切口发红、肿,有触痛,切口处有较多黄色混浊液体流出,臭味不明显,无发热,请问是SSI吗?是表浅切口感染吗?

分析 是SSI,是表浅切口手术部位感染。具备红、肿、热、痛或脓性分泌物中任一项即可确认,该患者两者都具备。临床实际病历中不一定将红、肿、热、痛完全描述,因此床边调查在目标性监测过程中尤为重要。

例3 患者胸部手术后第3天发现切口发红,触痛不明显,切口处有较多黄色、清亮、无味液体流出,患者无发热。主管医师取分泌物送培养,3天后结果回示表皮葡萄球菌生长,请问是SSI吗?是表浅切口感染吗?

分析 不能判断为SSI。无红、肿、热、痛,无脓性分泌物,培养阳性不能作为诊断SSI的标准。在监测过程中,不能过分依赖微生物检测结果,因为其往往存在阳性不能确诊、阴性不能排除的情况。除血流感染、尿路感染需要微生物结果的支持,其他部位的感染更依靠对临床症状和体征的判断。

例4 患者7月15日在某医院行肝叶切除术,无植入物,9月1日门诊随访时外科医师门诊病历记录在查体时发现切口愈合不佳,有脓性分泌物。请问这是SSI吗?是表浅切口感染吗?

分析 单凭上述资料,不能判断为SSI。无植入物的手术后发生的SSI应在术后30天内。本例有缺陷,未记录术后30天内是否随访、随访是否发现切口脓性分泌物。

例5 患者腹腔手术第3天,发现切口红、肿、热、痛,切口处有少许无色无味液体流出,患者无发热。主管医师取分泌物送培养,3天后结果回示培养阴性。请问这是SSI嘛?是表浅切口感染吗?

分析 该病例判定为SSI,是表浅切口手术部位感染。有红、肿、热、痛,培养阴性不能排除感染。强调临床诊断。

例6 患者女,49岁,因"腹痛腹胀1⁺月,便血22天"于2月28日入院,诊断为升结肠癌。于3月6日在全麻下行"右半结肠切除术",术后转入SICU,术后患者生命体征平稳,切口清洁无渗出。术后第6天患者诉切口轻度疼痛,有大量黄色清凉液体渗出,患者无发热。此时判定为SSI吗?予以拆除缝线,打开切口换药,取分泌物送微生物培养,结果为皮肤正常菌群。3月16日,打开的切口渗出液中有脓性成分,局部有压痛,取分泌物送微生物培养,结果为米勒链球菌,患者无发热。此时判定为SSI吗?是表浅切口感染还是深部切口感染?

分析　第一段时间内不能判断为 SSI。无红、肿、热、痛。无脓性分泌物(极有可能是脂肪液化),最好查分泌物涂片常规确定。

第二段时间应判定为 SSI,是深部切口手术部位感染。因为符合外科医师打开的切口、有脓性分泌物、局部有压痛这 3 个条件。培养结果阳性并非判断的依据。

例 7　肺部手术

① 患者男,46 岁,因"咯血 3 个月,发现肺部包块 10 天"于 3 月 1 日入院,诊断为肺癌。入院查体:无啰音;CT 示右肺厚壁空洞及肿块,内有分叶,肿块周围局部有渗出影。3 月 4 日行右肺切除术。3 月 7 日患者咳嗽加重、咳黄色浓痰,听诊可闻及啰音,体温不高。白细胞计数 $17×10^9/L$(术前 $8.9×10^9/L$),中性粒细胞百分比 90%(术前 73%)。3 月 8 日复查胸片,左下肺实变影。判定为 SSI 还是医院获得性肺炎?

分析　判定为医院获得性肺炎。该例患者接受右肺切除术,而胸片提示左下肺为主要病变部位。

② 患者女,71 岁,因肺结节诊断肺癌行腹腔镜肺癌根治术,术后恢复好,第 5 天出院。术后两周出现发热、咳嗽,并且最大的切口渗液、流脓,原引流管口也发红、渗液。查 CT:右侧胸腔中量积液、少量气胸,肺纹理增粗。考虑切口感染、胸腔积液。入院后予拆除切口内缝线,清除可见坏死筋膜组织,带管海绵塞进切口,同时负压引流。第 1 天引流液较多(500 ml),后来逐渐降到 50 ml/24 h,患者退热,仍有咳嗽。负压引流后第 5 天,拆负压引流后,坏死筋膜与肉芽很容易分离,局麻下,先肌层缝合 3 针,再间断缝合皮肤,2 天后,患者无不适,予以出院。1 周后在当地医院拆线。1 个月后电话随访,切口愈合良好,无不适。

分析　判定为 SSI,为器官/腔隙手术部位感染。

③ 患者男,62 岁,1 月前患者因心悸就诊,查胸部增强 CT 提示左肺下叶异常密度影,考虑恶性病变,左侧胸腔少量积液。患者无咳嗽、咳痰,无发热、寒战,无胸闷、胸痛等不适症状。遂行左肺叶切除术,术后 13 天,患者出现发热,体温最高 38.2 ℃,无寒战,伴咳嗽、咳痰,为白色泡沫样痰,活动后喘憋,无咳血,无胸痛等不适,查体神志清楚,左侧胸壁可见三条 2 cm 大小手术疤痕,愈合良好,左肺呼吸音低,右肺呼吸音清,未闻及干湿性啰音。血常规:WBC $19.73×10^9/L$,PLT $362×10^9/L$,NEU 85.4%;胸部 CT:左肺下叶肺癌术后改变。考虑肺部感染。给予平喘、化痰、抗感染等对症治疗,患者病情好转出院。

分析　判定为医院获得性肺炎。

④ 患者女,79 岁,2 月 21 日入院,咯血 3 天,为鲜红色痰血,胸部平扫 CT 示:右上肺占位,病灶较前一年明显增大,右上肺 CA? 拟"肺占位性病变"收住入院。入院后即给予布地奈德及特布他林雾化吸入治疗;对患者进行术前有效咳嗽及腹式呼吸的锻炼,于 3 月 1 日全麻双腔气管插管下行胸腔镜下右上肺叶切除+淋巴结清扫术,术中见胸腔广泛粘连,肿瘤位于右上肺,大小约 3 cm×3 cm,侵及肺膜,纵隔见肿大淋巴结。术后予哌拉西林他唑巴坦钠预防感染及营养支持等治疗。3 月 2 日,患者术后第 1 天生命体征平稳,患者自觉轻微胸闷气喘,血氧饱和度≥95%(吸氧状态下),辅助翻身拍背。3 月 3—4 日,患者出现胸闷气喘

并逐渐加重,查体:呼吸浅快、双肺散在喘鸣音伴有湿啰音,血氧饱和度维持在90%左右,痰多且不易咳出,行床旁胸片提示肺炎,给予床旁气管镜吸痰。3月5日,痰培养结果提示铜绿假单胞菌,加用左氧氟沙星加强抗感染治疗。3月8—9日患者仍有胸闷气喘,夜间情况加重,血氧饱和度维持在90%左右,予反复纤维支气管镜吸痰,调整抗菌药物。3月17日患者胸闷气促症状明显好转,咳嗽咳痰较前明显减少,听诊双肺呼吸音粗,未及明显干湿性啰音,复查胸片提示肺炎较前明显好转,血常规基本正常,予以出院。

分析 有专家判定为SSI,是器官/腔隙手术部位感染,同时也是医院获得性肺炎。该判定存在一定争议,临床往往采用术后肺部并发症(PPCs)的概念。

知识点链接

PPCs是指几乎所有影响呼吸系统而被联系在一起的不同并发症,主要包括肺炎、呼吸衰竭、胸腔积液、肺不张、气胸、支气管痉挛、吸入性肺炎、急性呼吸窘迫综合征(ARDS)和肺栓塞。肺部手术中PPCs的发生率约为7.4%~20.6%,PPCs导致的住院死亡人数约占肺切除术后住院死亡人数的84%。在我国,肺癌新发病例数居恶性肿瘤新发病例数首位,以解剖型肺切除术为主的综合治疗是肺癌治疗中的重要一环,了解肺癌患者肺切除术后的常见肺部并发症及应对方法,可以改善患者术后生存质量,延长患者生存时间并显著减轻患者经济负担。

肺炎是最常见的肺癌切除术后肺部并发症之一,发病率约为2.9%~12%,在高龄或相对晚期的患者中更为常见。肺癌肺切除术后发生肺炎的高危因素有性别、年龄、既往肺炎、肥胖、酗酒、糖尿病、房颤、1 s用力呼气容积(FEV1%)、麻醉风险(ASA)评分>3分、术前活动水平≤400 m、慢性阻塞性肺疾病(COPD)、较低的体质量指数(BMI)、吸烟以及无症状仅在CT下显示出的肺间质异常或肺气肿等。一项简单易行的方法就是口腔护理,术前牙菌斑的存在早已被证实是术后肺炎发生的危险因素,进行有效的口腔护理能够减少口咽部细菌,从而对PPCs的发生进行预防。一项多中心回顾性研究发现,对患者采取去除牙结石、去除舌苔、拔除患有严重牙周炎的牙齿等措施可有效降低PPCs的发生率。让患者从术前5天至术后5天使用氯己定刷牙,发现患者术后肺炎的发病率呈下降趋势,患者对这一廉价有效的口腔护理方案依从性非常好。随着对这一问题的深入研究,更优化的方案或许并不遥远。

例8 ① 患者男,78岁,因前列腺癌于4月12日行根治术。4月19日患者出现咳嗽(术前无咳嗽等呼吸道症状),咳黄色浓痰,听诊右下肺有啰音,体温不高。白细胞计数12 500(术前6 800),中性粒细胞百分比83%(术前63%)。未行胸部X线检查。判定为SSI吗?是否器官/腔隙手术部位感染?是否医院获得性肺炎?

分析 不是SSI,不是器官/腔腺手术部位感染,手术未涉及左肺,是医院获得性肺炎。

② 患者男,59岁,因吞咽困难20天于12月6日入院。12月14日全麻下行胸腹腔镜下颈胸腹三切口食管部分切除术+双侧喉返神经探查术+喂养性空肠造口手术,手术时间

5.5 h,术中出血 200 ml。术后第 4 天(12 月 18 日):出现高热,体温最高 39 ℃,血氧饱和度下降至 89%(高流量氧疗 FiO₂ 60%),考虑重症肺炎予以气管插管呼吸机辅助通气后转入 ICU。查体:镇静,体温 38.5 ℃,血压 100/75 mmHg[去甲肾上腺素 30 μg/(kg·h)],桶状胸,腹部无压痛、反跳痛,伤口敷料出现少许渗出液,左颈部、纵隔引流管通畅,引流液量少,色淡,血性。血常规:白细胞计数 24.17×10⁹/L,中性粒细胞百分比 91.5%。PCT 1.5 ng/ml。12 月 18 日胸部 CT:肺间质性病变,肺部感染;肺大疱。给予抗感染、辅助化痰、解痉、纤维支气管镜检查治疗、呼吸治疗及物理治疗,12 月 24 日复查 CT:肺部感染渗出较前明显吸收,感染指标回落,休克纠正。

分析 该例患者判定为医院获得性肺炎。系术后肺炎。

知识点链接

术后肺炎(postoperative pneumonia,POP)为外科手术后患者常见的并发症和医院感染类型,占所有医院获得性肺炎的 50%,往往影响患者的各项预后指标,不利于患者康复,应当予以重视。目前,国内外尚缺乏统一的 POP 相关标准和防控指南。由于缺乏统一的 POP 定义,国内外调查研究报道的 POP 发生率差异较大。国内外研究显示,POP 的影响因素较多,但不同手术部位的 POP 危险因素不同,研究结果差异也较大,也缺乏多中心的大型前瞻性研究。归纳起来,其危险因素可分为两类,即不可调整的危险因素和可调整的危险因素。不可调整的危险因素即客观存在、无法进行调控的危险因素,如年龄(≥70 岁)、性别(男性)、手术部位(上腹部和胸部)及全身麻醉等。可调整的危险因素即可通过前期或后期干预而调整的危险因素,如需肠外营养、术前肺炎、手术麻醉时间>3 h、慢性阻塞性肺疾病(COPD)、术前休克、肺不张、腹腔积液、吸烟、肥胖(也有研究显示其不是危险因素)、术前住院时间长、气管切开后气道开放时间长、机械通气、侵入性治疗、留置鼻胃管、术后住院≥15 天、喉返神经麻痹、血尿素氮高、失血量大、血糖高、酗酒、心房颤动和术后卧床时间长等。

结合我国情况并兼顾可操作性,我国的共识将 POP 定义为:外科手术患者在术后 30 天内新发的肺炎,包括出院后但在术后 30 天内发生的肺炎。

外科手术患者术后 30 天内发生的肺炎,诊断术后肺炎需同时满足以下 3 条。① 至少行 2 次胸部 X 线检查(对无心、肺基础疾病如呼吸窘迫综合征、支气管肺发育不良、肺水肿、慢性阻塞性肺疾病或充血性心力衰竭等的患者,可行 1 次胸部 X 线检查),并至少符合以下一项:新出现或进行性发展且持续存在的肺部浸润阴影、实变、和空洞形成。② 至少符合以下 1 项:发热(体温>38 ℃)且无其他明确原因,外周血白细胞计数>12×10⁹/L 或<4×10⁹/L,年龄≥70 岁的老年人没有其他明确原因而出现神志改变。③ 至少符合以下 2 项:新出现的脓痰或痰的性状发生变化,呼吸道分泌物增多,需要吸痰次数增多,新出现咳嗽、呼吸困难或呼吸频率加快,原有的咳嗽、呼吸困难或呼吸急促加重,肺部啰音或支气管呼吸音,气体交换情况恶化,氧需求量增加或需要机械通气支持。

诊断术后肺炎的最佳方案尚不明确且存在争议。然而,诊断方案很重要,因为仅根据临床标准进行诊断可能导致过度诊断以及抗生素的不适当使用(导致出现耐药菌),但诊断标准太严格可能导致诊断不足、抗生素覆盖不够以及预后更差。一般而言,如果患者出现感染的临床征象(如发热、脓性痰、白细胞增多或减少以及氧饱和度下降)以及放射影像学显示新的浸润,都应怀疑术后肺炎。术后肺炎的诊断可能较为困难,因为很多其他因素也会引发术后发热和/或肺部浸润,如肺不张、肺水肿、肺栓塞和急性肺损伤。因此,我们建议在进行诊断时应结合临床征象与放射影像学共同判断。对于怀疑术后肺炎的患者,可以早期经验性使用广谱抗生素,并进行多次连续痰液培养以及动态复查影像学,密切把握患者肺部情况变化。

POP 的发生与手术部位、类型、术式、时间等密切相关。有条件的医院(如三级甲等医院)宜开展 POP 的目标性监测,可在充分风险评估的基础上确定监测的人群和手术部位。如不具备监测条件(如人力、物力不足),可结合医院感染综合性监测或横断率调查结果进行分析以获得 POP 的相关数据。

目标性监测方案包括监测范围、监测前准备和 POP 病例的发现、监测数据统计、监测数据总结反馈等。

例9 患者男,58 岁,因"喉肿物"于 1 月 14 日在全身麻醉下行经支撑喉镜喉肿物活检术+气管切开术+双侧颈部淋巴结清扫术+喉声门上水平部分切除术,术后患者诉颈部疼痛、痰多,予留置胃管、护胃、化痰、抗感染、补充蛋白。1 月 21 日切口红肿,压痛较前加重,医生予以拆线清创,予抗感染治疗。1 月 23 日颈部切口红肿较前缓解,但切口内和气管切开口周围仍可见较多黄色坏死组织及黄色分泌物,予再次清创。1 月 24 日邀请伤口造口专科处理颈部手术切口及气管切开口周围皮肤,使用围堵法联合简易负压吸引护理伤口。1 月 25 日气管切开口及切口分泌物培养示革兰阳性菌、革兰阴性菌、少量真菌孢子。1 月 27 日颈部伤口红肿、疼痛明显消退,伤口较前好转。2 月 10 日伤口潜行闭合,基底颜色 100%红色,创面床准备良好,行二期缝合后愈合良好。

分析 喉癌是头颈部常见恶性肿瘤,颈清扫术是喉癌并淋巴转移患者首选的手术治疗方式,为维持气道通畅,喉癌手术患者常伴气管切开。喉癌术后伤口创面大,胸锁乳突肌与喉部存在无效腔,积血、积液容易造成伤口感染,而气管切开后空气直接从气管切开口进入肺内,术后可能出现频繁咳嗽、分泌物增多、误咽呛咳、呼吸困难等症状,使呼吸道压力增加,颈部伤口张力增加,咳出的痰液也易造成污染局部,对颈部术后切口愈合产生不利影响。若切口坏死组织和渗液量增多,易流入气管切开口,导致患者刺激性咳嗽增多、下呼吸道感染等,严重者出现肺部炎症、死亡。

该患者气管切开口上方 0.5 cm 处为手术切口,切口处红肿、疼痛,医生拆线清创,SSI 明确。气管切开口与切口间皮肤糜烂、相互贯通,有效分流管理二者分泌物和控制伤口感染显得尤为重要,这是影响切口愈合的关键因素,也是控制患者下呼吸道感染的直接影响因素。

例 10 患者女,47 岁,因右膝关节疼痛在当地医院行全膝关节置换术。术后 3 个月,右膝关节肿胀,疼痛,切口处破溃伴有少量渗出,未培养出细菌,行骨水泥旷置术后静滴万古霉素。术后 1 个月,关节再次肿胀,继续输万古霉素。此后半年,病情一直未得到有效控制。查体:体温 36.5 ℃;右膝关节肿胀明显,皮肤颜色正常,手术切口远端有一窦道,有少许黄褐色渗出液,皮温较对侧高。浮髌试验(+),关节活动度 0～70°。血常规:白细胞计数 $3.1×10^9$/L,中性粒细胞百分比 55.3%,红细胞沉降率 9 mm/h,C 反应蛋白(CRP) 0.68 mg/L。关节液培养:未见需氧菌及厌氧菌生长。

分析 该病例判断假体周围感染(PJI),人工关节置换术失败主要由感染和非感染因素(无菌性松动、脱位、假体周围骨折) 两大原因导致。感染导致的人工关节松动有较高的发病率并且可导致严重的经济负担,且确诊为感染的患者中有 5%～20% 培养阴性。

知识点链接

人工关节假体周围感染

(1) 临床多以感染发生的时间及症状持续时间进行分型

① 急性感染为初次关节置换术后 3 个月内或晚期发生的急性血源性感染,在进行保留假体清创手术之前症状持续时间少于 3 周;慢性感染为症状持续时间超过 3 周的晚期感染(即初次关节置换术后超过 3 个月)。

② 根据关节置换术后 PJI 相关病原体的分离培养时间,PJI 分为 3 种类型:① 早期感染,即初次手术后的前 4 周内,主要由高毒力细菌引起的感染;② 延迟感染,即初次手术后 3 个月至 1 年,通常由低毒力微生物引起的感染;③ 晚期感染,即发生于术后 1 年以后,以血源性为主的感染。

(2) 临床症状和体征

① 急性感染的典型临床症状是全身性发热和关节局部症状,如疼痛、皮肤潮红、肿胀、伤口渗出,甚至裂开及活动受限;体征主要为关节局部皮温高,局限或广泛压痛,伴或不伴浮髌试验阳性,关节活动受限或障碍。

② 慢性感染的症状在临床上与无菌性松动常很难区分,因为很多急性期的症状在慢性感染时可能完全未体现,或仅表现为慢性疼痛和轻微的临床症状。确定慢性感染唯一明确的临床证据是存在与关节相通的窦道或两次分泌物或关节液培养出同一微生物。

③ 晚期感染常由血源性的细菌感染传播引起,可出现突发急性症状,如关节疼痛,以夜间疼痛为著。

④ 与疼痛和功能障碍相比,关节局部发热和皮肤红肿对 PJI 术后早期诊断更有意义。

例 11 患者男,67 岁,因做工时不慎跌伤,被送急诊,查体:患者双手抱着自己的患侧大腿,不能伸直,诊断为右侧股骨近端粉碎性骨折。采用微创的股骨近端内固定系统进行了骨折的复位和固定手术,手术顺利。术后2周拆线,拆线后的第2天,切口部分裂开、渗液。立即行切口探查,术中见切口里面的深筋膜、肌肉组织等未愈合,进行广泛清除后对切口进行一期全层缝合。术前、术中4次不同部位的分泌物培养结果均显示无菌生长。经过输注血浆、加强营养等全身支持疗法后,切口愈合,患者于术后3周拆线、出院。

分析 该患者病历中记录为切口愈合不良,需与感染相鉴别。因为处理方式的不同,每个患者的预后往往也不尽相同。以往遇到这种情况,手术医生往往因为与患者沟通的问题等不愿意第一时间选择再次手术治疗,寄希望于通过每天的局部切口换药来促进切口愈合。但是由于切口深层裂开,局部渗出较多,换药以后敷料很快就浸透,有时一天需要换药2～3次甚至更多次,如果不能及时再次更换无菌敷料,很容易造成继发感染,使原本并没有感染的切口发生感染。该患者经过手术介入,找到切口愈合不良的真正原因,清除不利于愈合的一些坏死组织、积液,术后充分引流,促使切口愈合。

知识点链接

切口愈合是指组织对创伤的反应和修复过程。切口愈合是一个复杂的生物学过程,可分为3个阶段:炎症期或称渗出期、纤维组织增生期、瘢痕形成修复期。切口愈合不良指切口愈合的3个生物学阶段出现明显的停滞或延迟而导致切口长时间不愈合甚至裂开,切口有明显的感染性或非感染性渗出,伴或不伴有坏死组织;另一种情况是Ⅰ型胶原肉芽过度增殖而致瘢痕过度增生、挛缩。

切口愈合不良的类型包括三类。① 切口血肿。② 软组织坏死。③ 切口裂开:a. 仅由真皮层缝合对合不好引起的局部裂开,通过更换敷料保守治疗。b. 急性切口裂开者,应急诊清创缝合。c. 慢性切口裂开者,要保持切口干燥清洁,每日更换敷料,预防感染,待新生肉芽长出后,考虑做二期缝合。d. 缝合方法为深筋膜层(承担张力的主要层次)要紧密闭合,建议使用免打结缝线进行缝合,张力可靠;皮下缝合时充分减张。真皮层建议使用倒刺线皮内缝合,使切口对合良好,减少切口位移的产生。e. 有条件时可使用预防性负压伤口治疗系统。

例12 患儿女,7岁,因"过敏性紫癜肠套叠肠坏死"入院。患儿20天前因皮肤紫癜及腹痛诊断为"肠梗阻,肠套叠",全麻下行"坏死肠管切除、肠吻合术",术后出现感染性休克、多器官功能障碍综合征等,予以抗感染、营养支持等治疗,病情平稳后再次行"肠穿孔修补、回肠造瘘旷置术"。二次手术后患儿体温高、咳嗽、咳痰,腹部压痛,右中下腹可见小肠造口,开口约0.8 cm×1.0 cm,有大量黄绿色肠液渗出排至造瘘袋,肠管高度水肿,色苍白,轻度脱垂,造瘘口周围已粘连,与腹腔无明显交通,其上方可见切口基本愈合,部分缝线保留,但有暗红色血性液从切口及缝线针眼渗出。全腹散在压痛及肌紧张,以切口周围明显,有抵触感。血常规:白细胞计数$15.3×10^9$/L,中性粒细胞百分比88.4%,血红蛋白93 g/L,红细胞计数$5.67×10^{12}$/L,血小板计数$120×10^9$/L。血生化:超敏CRP 95.25 mg/L,PCT

35.8 ng/ml。腹部 CT 平扫:肝被膜下少量积液,肠系膜密度增高,肠管多发不均匀性肿胀增厚,腹膜增厚,腹腔积液,腹腔未见明确游离积气,右下腹壁局部肠管通向体外。右下腹创面渗液培养示 MDRPA。术后第 17 天,体温 37.0 ℃,生命体征平稳,已进食少量短肽型肠内营养。右下腹原引流管口愈合欠佳,创面渗液混有少量稀便。血常规:白细胞计数 9.10×10⁹/L,中性粒细胞百分比 75.3%,hs-CRP 10.20 mg/L,PCT 1.25 ng/ml,右下腹创面渗液培养示屎肠球菌。术后第 22 天,患儿未再发热,已下地活动,面色红润,进食后无恶心、呕吐、腹胀、腹痛。小肠造瘘口有黄绿色肠液排出,每日约 300 ml;右下腹原引流管口创面渗出不多,呈淡黄色黏液样。复查 PCT<1 ng/ml。患儿精神、睡眠、饮食均正常,无发热、腹痛、恶心、呕吐等不适,出院。

分析　该患儿诊断腹腔感染的主要依据:① 有明确的肠坏死、肠穿孔病史;② 有明确术后感染临床表现:发热、明显腹部压痛及肌紧张、腹部引流管周有脓性分泌物;③ 辅助检查:腹部 CT 提示肠系膜密度增高,肠管肿胀,腹腔积液及可疑腹膜后脓肿;炎性指标升高,包括外周血白细胞计数 15.3×10⁹/L、PCT 35.8 ng/ml 及 hs-CRP 95.25 mg/L;治疗期间多次腹腔渗液细菌培养阳性。患儿经历两次肠道手术,期间出现休克、多脏器功能损伤,且存在血清白蛋白降低、长时间未能进行肠内营养、肠道菌群移位等,是其继发腹腔感染的主要因素。术后的腹腔感染符合 SSI 腔隙手术部位感染的判断,最终应判定为 SSI。

例 13　患者男,64 岁,以"上腹部疼痛不适伴发热 10 天"入院。查 MRCP 提示胆总管下段结石,遂行 ERCP 提示胆总管下段见 0.6 cm×0.7 cm 占位影,取活检病理提示胆总管下段腺瘤样增生,伴高级别上皮内瘤变,术后给予抗感染治疗后体温基本正常,疼痛症状缓解。为进一步治疗来院就诊。实验室检查:白细胞计数 3.54×10⁹/L,中性粒细胞百分比 58.3%,总胆红素 12.7 μmol/L,结合胆红素 6.0 μmol/L,γ-GT 165 U/L,GPT 43 IU/L,血淀粉酶 108 U/L;CA19-9 32.5 U/ml。患者已无明显发热,在全麻下行保留幽门的胰十二指肠切除。手术时间 160 min,出血量 200 ml,无输血。患者术后 4 日通气,术后第 5 日给予肠内营养液支持,每日复查腹腔引流液淀粉酶和血淀粉酶均正常。术后 10 日出现发热,体温 38.2 ℃,血常规:白细胞计数 9.46×10⁹/L,中性粒细胞百分比 87.3%,CRP 103.94 mg/L,查胆汁和腹腔引流液培养提示阴沟肠杆菌。腹腔引流液淀粉酶正常,无异常消化液引出,复查 B 超和 CT 未见腹腔内明显积液。考虑无消化道瘘出现。考虑发热原因为胆道感染和腹腔感染。继续给予抗感染、抑酶、制酸、补液支持治疗。术后 13 日后,仍有发热,体温最高 38.5 ℃。血常规:白细胞计数 9.15×10⁹/L,中性粒细胞百分比 86.6%,CRP 109.22 mg/L。体温逐步控制至正常。术后 24 日后,患者出现寒战、高热,体温最高 39.5 ℃,T 形管引流出墨绿色胆汁,每日约 10 ml,复查 CT 提示未见明显腹腔积液。血常规:白细胞计数 6.47×10⁹/L,中性粒细胞百分比 91.9%,CRP 81.52 mg/L。查胆汁培养提示溶血性葡萄球菌;查血培养提示屎肠球菌;胰液培养提示粪肠球菌和阴沟肠杆菌。继续给予抗感染、肠内营养、白蛋白支持治疗,维持水电解质平衡。术后 28 天患者体温趋于平稳,体温 36.6 ℃,血常规:WBC 5.18×10⁹/L,中性粒细胞百分比 71.7%,CRP 11.36 mg/L。复查 B 超未见腹腔积液。术后 34 天患者出院,出院后未再有发热、寒战等症状。

分析　　该病例符合 SSI 腔隙手术部位感染的判断。根据《外科常见腹腔感染多学科诊治专家共识》，医院获得性腹腔感染包括术后吻合口漏继发腹腔感染、胰腺炎合并胰周感染、手术部位感染（器官/腔隙手术部位感染）等。

知识点链接

胰十二指肠切除术（pancreatoduodenectomy，PD）是腹部外科最大的手术之一。PD术后并发症发生率有下降趋势，但胰瘘和腹腔感染作为最主要的并发症，发生率仍然较高，分别为 3%～45% 和 4%～16%。PD 需要切除 4～6 个脏器，做 3 个吻合，常存在胰液、胆汁等消化液和肠道细菌同时漏出，对吻合口、周围血管和脏器的腐蚀能力强，后果较严重。

对于胰腺术后胰瘘合并感染的诊断，国内外已取得共识。术后≥3 d 任意量的引流液中淀粉酶浓度高于正常血清淀粉酶浓度上限 3 倍以上，同时伴有以下情况时可以基本诊断：患者出现畏寒、高热、腹胀、肠麻痹等，并持续 24 h 以上，实验室检查显示白细胞计数明显升高、低蛋白血症和贫血，同时影像学检查可见腹腔内液体积聚。当穿刺抽出液为脓性或液体中检出细菌可以确定诊断。

例 14　　患者女，49 岁。因"肾结石术后 20 日余，发热 15 日余"入院。患者 4 月 8 日因"腰背部疼痛 2 年余，发现双侧肾结石 1 月余"入院，后排除手术禁忌于 4 月 11 日行"左侧经皮肾镜取石术"，手术顺利，术前常规予抗生素预防感染，术后恢复良好，于 4 月 15 日出院。出院后 5 日自觉发热，无恶心呕吐，无咳嗽咳痰，至当地医院就诊，予抗生素治疗后无明显好转，5 日前至我院急诊就诊。血常规（4 月 12 日）：中性粒细胞百分比 89.3%。腹部平片（4 月 13 日）：左肾术后、左侧输尿管双 J 管置入术后改变。拟"尿路感染"收治入院。入院后予抗感染治疗，查体：肾区创面敷料在位，外观少许渗出，打开敷料可见窦道形成，有脓性液体流出，深度约 1 cm。予硫酸阿米卡星湿敷，窦道留置引流条，清洁换药。

分析　　此例患者判定为 SSI 指切口/伤口和手术涉及的器官或腔隙的感染。尿路是一个腔隙，尿路手术导致的尿路感染也被认为是 SSI。泌尿外科 SSI 可分为轻症感染和重症感染两类：轻症感染包括表浅切口手术部位感染、尿路的无症状菌尿和有症状的下尿路感染、附睾炎及菌血症；重症感染包括深部切口手术部位感染、切口脓肿、肾盂肾炎，以及伴寒战、发热等全身症状的尿路感染、急性细菌性前列腺炎、败血症/脓毒症、脓毒性栓塞等。根据《泌尿外科手术部位感染预防中国专家共识（2019 版）》，该患者术后发热，切口处有窦道形成，符合 SSI 的判定标准。泌尿外科 SSI 的预防是泌尿外科医生面临的重要问题，对患者感染危险因素的认识、术前菌尿的治疗、抗菌药物的合理应用以及正确的术中判断都是泌尿外科 SSI 预防过程中必不可少的环节和要素。同时该领域在很多方面临床研究证据不足，甚至是空白，需要开展更多基础和临床研究，完善和规范泌尿外科围手术期抗菌药物的应用方案，在保证患者安全的前提下获得最佳的手术效果。

例15　患者男,61岁,因"肝脏多发占位,肝癌可能"于4月13日入院。体温36.8 ℃,皮肤、巩膜黄染,肝掌阳性,双肺呼吸音粗,未闻及干湿性啰音,肝脏肋下饱满,脾脏肋下未触及,全腹无明显压痛及反跳痛。血细胞分析:白细胞计数 $4.8×10^9$/L,中性粒细胞百分比56.6%,血红蛋白111 g/L,血小板113×10^9/L。血生化均正常。凝血检查:PT 17.7 s,PT% 46.1%,APTT 40.9 s,FIB-C 1.93 s。入院后给予抗感染、保肝等对症治疗后,5月7日转入普外科,并于当日行腹腔镜下肝癌切除+胆囊切除+粘连松解术,给予抗感染等对症治疗,患者生命体征相对平稳,心率60~75次/min,血压 105~130/50~70 mmHg。患者于5月12日夜间出现心率加快,最快为130次/min,静息状态下可好转,约98次/min,且血气分析提示代谢性酸中毒较前加重,BE⁻7.4 mmol/L,GAP值延长(10),且考虑容量不足;给予补液治疗后,GAP值较前减小,代酸有所纠正,BE⁻6.4 mmol/L,但心率仍快,活动后明显,腹痛,食欲缺乏,少尿,复查床旁胸片及胸部CT提示肺部无明显感染性病灶。腹水培养(5月13日)提示为结核硬脂酸棒状杆菌感染,存在腹腔感染,给予抗感染治疗,之后患者心率及代谢性酸中毒逐渐好转。

分析　该例患者判定为SSI中的器官/腔隙手术部位感染。

知识点链接

　　术后腹腔感染(post-operative abdominal-infections,PIAI)是临床上严峻的挑战,全球PIAI的死亡率仍居高不下,早期诊断与及时有效治疗至关重要。根据2017年北美外科感染学会(SIS)腹腔感染诊治指南,可将腹腔感染分为社区获得性腹腔感染与医院获得性腹腔感染两类。PIAI归于医院获得性腹腔感染范畴。发生于腹部手术后的PIAI,严重者会合并腹腔脓毒症,甚至导致多器官功能衰竭。

　　PIAI的早期诊断:

　　(1) 术后腹部体征的变化

　　① 术后引流情况:时间长,引流较多的脓液或者肠液。

　　② 检查切口部位是否有疼痛和红肿、蜂窝织炎、延迟愈合,切口与腹腔引流液性质以及筋膜层愈合情况。

　　③ 腹部触诊,警惕腹肌紧张或者僵硬者。术后患者持续腹腔压力升高或者新发IAH,是PIAI的重要征象,因此,建议所有腹部术后危重患者均应常规测量IAP。

　　(2) 术后生命体征与器官功能改变

　　① 术后不明原因的心动过速或者呼吸急促。

　　② 低血压。

　　③ 及早识别脓毒症(神志改变,收缩压≤100 mmHg,呼吸频率≥22次/min)。

　　(3) 感染标记物监测

　　多次连续监测感染指标,常用的有PCT、CRP、白细胞计数等。

　　(4) 及时的影像学检查

　　常用的腹部影像学检查包括超声、X线平片以及CT扫描等,其中CT扫描可以提供更多的腹腔内器官和病变的细节,是评价PIAI的主要方法。

例16　　患者女,46岁。腹胀1月余,皮肤黏膜黄染20余天。查CT提示"胰头占位",为进一步诊治收入院。入院查体:全身皮肤、巩膜黄染。血常规:白细胞计数 2.80×10^9/L,红细胞计数 3.52×10^{12}/L,血红蛋白 113.0 g/L。肝功能:谷丙转氨酶 190 U/L,谷草转氨酶 125 U/L,总胆红素 268.8 μmol/L,直接胆红素 234.9 μmol/L,间接胆红素 33.9 μmol/L,白蛋白 40.4 g/L。CA19-9 305.585 U/ml。MRI(3月3日):胰头恶性肿瘤(26 mm×17 mm),肝内外胆管扩张,脾大。临床诊断:胰头癌、慢性乙型肝炎。完善准备,3月10日行胰十二指肠切除术,术后常规药物:保肝、制酸、奥曲肽、白蛋白、抗感染、静脉营养支持等。术后第1天血常规:白细胞计数 11.40×10^9/L,中性粒细胞百分比 92.9%。3月21日因呼吸功能不全转入ICU,CT可见双侧胸腔积液,行胸腔穿刺引流术。血常规:白细胞计数 13.44×10^9/L,中性粒细胞百分比 92.2%,予调整抗菌药物,CT见双侧胸腔积液好转,腹盆腔内积血、积液变化不大。尝试CT/超声引导下腹腔穿刺抽吸失败。血常规(4月8日):白细胞计数 15.30×10^9/L,中性粒细胞百分比 87.4%。行超声引导右侧腹腔包裹性积液穿刺置管引流,抽出暗红色脓性液体约200 ml,生理盐水反复冲洗脓腔,引流液淀粉酶 11 903.00 U/L,行细菌培养,提示鲍曼不动杆菌感染。考虑术后胰瘘合并腹腔感染。再次调整抗菌药物,4月18日停用抗菌药物后无发热,遂出院。出院前血常规:白细胞计数 8.20×10^9/L,中性粒细胞百分比 68.2%。

分析　　该例患者判定为SSI中的器官/腔隙手术部位感染。

知识点链接

胰十二指肠切除术并发症

胰腺手术操作复杂、手术创伤大,术后胰瘘等并发症发生率高,易并发腹腔感染。有研究结果表明,胰瘘是胰十二指肠切除术后发生腹腔感染的独立危险因素。若胰瘘引流不畅,胰液在腹腔积聚,易继发腹腔感染。胰瘘并发腹腔感染的诊断主要依靠影像学检查及细菌学培养。腹腔感染早期常无明显腹痛、腹胀等症状,胰瘘患者出现发热、白细胞计数增高是提示其合并腹腔感染的重要线索。值得注意的是,除上述诊断标准外,应注意除外肺、泌尿系统等其他部位感染引起的发热及白细胞计数升高。

专家共识:胰腺术后≥3 d,引流液中淀粉酶浓度高于血清淀粉酶浓度正常上限 3倍,同时伴有以下诊断标准中的任何1条即可诊断为胰瘘并发腹腔感染:① 患者术后出现发热、白细胞计数增高(>10×10^9/L),伴腹痛、腹胀、明显腹膜炎体征;② 超声、CT等影像学检查提示腹腔存在感染性病灶;③ 腹腔引流液为脓性液体,且细菌学培养结果为阳性。

例17　　患者女,31岁,以"间断性右上腹部疼痛不适1年,加重1天"为主诉入院治疗,完善上腹部彩超等相关辅助检查后,诊断为胆囊结石伴慢性胆囊炎急性发作。于11月

23 日行腹腔镜下胆囊切除术。术后 4 天查体未见明显阳性体征,手术切口愈合良好,遂出院。10 天后,患者以"腹痛 4 天,加重 1 天"再次入院,完善相关检查后考虑胆囊切除后胆瘘可能,急诊行剖腹探查术,术中见胆管周围胆汁渗漏,考虑为胆总管灼伤、迟发性胆瘘,遂行 T 管引流术,后患者带管出院。6 月患者第三次入院,行 T 管造影显示引流管通畅,拔出 T 管,查体无阳性体征后给予出院。

分析 此例判定为 SSI 中的器官/腔隙手术部位感染。

知识点链接

胆瘘是上腹部手术,尤其是肝胆胰手术的常见并发症之一。国际肝脏外科学组提出的胆瘘诊断标准为符合以下任意 1 条:① 手术后(≥72 h)引流液胆红素高于血清胆红素 3 倍以上;② 因胆汁聚积、胆汁性腹膜炎需行介入或手术干预。发生初期尚无瘘管形成时称为胆漏,而异常的胆汁流出通道被周围组织包裹局限而形成瘘管时称为胆瘘,国内常不做严格区分。胆瘘常见的病因包括肝胆外科手术、外伤、炎症及肿瘤等。胆瘘一旦发生,应及时处理,否则易致感染、水电解质失衡等并发症,严重者病死率可高达 40%～50%。感染是一种严重并发症,多由胆瘘或腹腔渗血所致,可有腹痛、高热以及贫血、低蛋白等消耗表现。胆瘘可参照术后腹腔感染的判定标准进行判定。

例 18 ① 患者男,66 岁。因"便血 2 月余"入院。肠镜检查提示"大肠多发息肉;直肠隆起性病变";体格检查未见明显异常;肛门指诊:肛门周围未见异常,进指 8 cm,肛管括约肌功能可,直肠后壁触及肿物,下缘距肛门约 4 cm,上缘距肛门约 8 cm,肿物表面凹凸不平,退指可见血染。临床诊断直肠癌,$T_{2\sim3}NxM_0$。患者于 3 月 4 日全麻下行腹腔镜下直肠癌根治术,术后予抗炎、补液、抑酸等对症治疗。术后第 5 天引流管出现粪便样引流液,考虑出现吻合口漏,根据药敏试验行抗感染治疗,病情渐好转。术后 2 周,患者体温平稳,引流颜色逐渐正常,无腹胀、腹痛,已排气排便,进食半流食,无特殊不适。全腹平扫 CT(3 月 9 日),结果:直肠术后改变,吻合口通畅,管壁稍水肿增厚,周围少量渗出,腹腔积气;下腹壁少量渗出积气。

分析 患者行腹腔镜下直肠癌根治术,术后第 5 天引流管出现粪便样引流液,考虑出现吻合口漏,根据药敏试验行抗感染治疗,病情渐好转。

② 患者男,72 岁,因"胃肠术后 10 天,切口下方裂开并消化液流出 5 天"于 2 月 28 日收入院。2 月 18 日患者因"上腹部疼痛 3 天,加重 1 天"就诊,行全腹 CT:胃肠穿孔可能。在当地医院急诊行"十二指肠球后穿孔修补＋胃异物取出术"。术后予以抗感染、营养支持等处理。2 月 23 日切口下方裂开并流出消化液样液体,考虑为肠外瘘予以引流管引流、抗感染、抑酸护胃、营养支持等处理,无明显好转而转院。入院查体:腹部平软,上腹部有一纵行长约 15 cm 手术切口,尚未拆线,切口下端裂开,长约 3 cm,有气泡和墨绿色液体流出,可见

切口下肌肉及腹腔部分肠管,腹部切口及周围皮肤被消化液腐蚀,溃烂发红,范围约 40 mm×40 mm,全腹轻压痛,无反跳痛及肌紧张,左下腹引流管引流出少量淡红色混浊液体,切口下方引流管引流出少量墨绿色液体。血常规:白细胞计数 22.30×10⁹/L,中性粒细胞百分比 91.0%,红细胞计数 3.65×10¹²/L,血红蛋白 110 g/L。CRP 135 mg/L,PCT 0.82 ng/L。电解质、肾功能、凝血功能、尿常规、大便常规均正常。腹腔引流液细菌培养结果阴性。入院后禁食,将原腹部切口引流管更换为双套负压冲洗引流管,给予抗感染、抑酸、抑酶、营养支持等对症治疗。经过 6 天治疗,感染控制良好,其余各项生理指标趋于稳定。血常规:白细胞计数 9.46×10⁹/L,中性粒细胞百分比 80.2%。3 月 6 日,患者体温骤升,最高体温 38.8 ℃,无寒战、腹痛、腹胀。全消化道碘剂造影:十二指肠外瘘。胸部+全腹 CT:双侧胸腔积液增多,双下肺萎陷,腹腔游离气体减少,右上腹腔弥漫性造影剂影、横结肠局部充盈欠佳、管壁肿胀并周围脓肿,提示肠外瘘可能。调整用药方案。3 月 7 日,患者仍发热,最高体温 38.9 ℃。B 超定位下行腹腔穿刺引流术。血常规:白细胞计数 9.79×10⁹/L,中性粒细胞百分比 82.2%。CRP 54.7 mg/L,PCT 0.68 ng/L。G 试验:353.73 pg/mL。GM 试验:0.33 μg/L。腹水涂片:可见酵母样真菌;引流液涂片:可见酵母样真菌。加用抗真菌治疗。经过 3 天治疗,患者情况较前明显好转,最高体温 37.5 ℃。3 月 18 日,患者体温剧升,最高体温 39.2 ℃。B 超引导下行腹腔穿刺引流术。血常规:白细胞计数 13.20×10⁹/L,中性粒细胞百分比 90.8%。CRP 154.7 mg/L,PCT 61.8 ng/L。血培养危急值(直接涂片):革兰阴性杆菌。拔除深静脉置管,导管尖端送培养。3 月 20 日,患者情况良好,最高体温 37.8 ℃。血常规:白细胞计数 11.72×10⁹/L,中性粒细胞百分比 84.7%。CRP 94.7 mg/L,PCT 24.5 ng/L。腹腔引流液、1 套血培养(厌氧+需氧)结果回报:肺炎克雷伯菌。3 月 21 日,患者无发热,血常规:白细胞计数 10.73×10⁹/L,中性粒细胞百分比 74.7%。CRP 75.3 mg/L,PCT 14.5 ng/L。导管尖端培养结果回报:肺炎克雷伯菌。4 月 4 日,患者体温 36.8 ℃,血常规:白细胞计数 8.62×10⁹/L,中性粒细胞百分比 69.6%。转下级医院继续对症支持治疗。

分析 该例患者判定为 SSI 中的器官/腔隙手术部位感染。患者病情特点:手术史,腹部切口及周围皮肤被消化液腐蚀溃烂发红,全腹轻压痛,见切口下端裂开并有气泡和墨绿色液体流出,CT 提示局部渗出、积气,腹腔积液、积气、右上腹腔弥漫性造影剂影、管壁肿胀并发周围脓肿,后续结合上消化道及窦道碘剂造影检查,证实十二指肠球部瘘。腹腔感染诊断的共性要点:腹痛(临床主诉)+压痛阳性/腹肌紧张(临床体征)+感染指标(实验室检测)/影像学阳性;标本病原菌培养结果阳性是诊治的重要依据。综上,患者肠外瘘合并复杂腹腔感染诊断明确,在确定肠外瘘部位方面做了多次造影才得以明确。

关于医院获得性血流感染:患者① 发热;② 血常规白细胞计数和中性粒细胞百分比升高,CRP 154.7 mg/L,PCT 61.8 ng/L;③ 原发腹腔感染,中心静脉导管,静脉高营养;④ 血培养提示多重耐药肺炎克雷伯菌;⑤ 合并机体屏障功能完整性破坏、机体免疫力下降、高龄、营养不良等血流感染危险因素。患者达到院内获得性血流感染临床及病原学诊断标准。据美国 CDC 统计,血流感染(BSI)在 ICU 内医院获得性感染中约占 20%,其中近 87% 与中心静脉导管(central venous catheter,CVC)有关,该患者导管尖端培养报告肺炎克雷伯菌,与血培养结果一致。此例患者除考虑腹腔肠道菌群移位致血流感染,还需考虑导管相关性血流感染(catheter-related bloodstream infection,CRBSI)可能。

案例中没有提到的专科感染,建议参照相关专科的专家共识或相关指南进行判定。

第六节　尿路感染
（导尿管相关尿路感染和非导尿管相关尿路感染）

　　在发生的 HAI 中,约 40% 来自尿路感染,而其中 80% 与导尿管有关。在导管相关菌尿的形成中,主要风险因素是置管的持续时间。留置尿管的患者,每天菌尿形成的发生率为3%～10%。连续置管第 30 天时,绝大多数的患者将有菌尿出现。在置管超过 28 天的患者中可有 50% 的患者经历复发的导管结壳和导管阻塞。据此,多数文献认可的长期置管的时限标准为置管时间超过 28～30 天。而短期置管的时限标准并未完全统一,为了临床工作和管理方便,短期置管时限一般为 7 天(1 周)以内;也有不少文献和资料定义的短期置管时限为 1 个月以内。75%～90% 的无症状导管相关菌尿不会发生全身性感染或有症状感染,没有明确证据显示留置导尿等可明显导致重症或死亡的情况。对于长期置管的患者,菌尿几乎 100% 出现,目前没有特别有效的处理方法。

一、感染判定准则

　　1. 尿路感染的判定准则见表 2-6-1:

表 2-6-1　尿路感染的判定准则

判定准则	适用情况	补充说明
入院时已发生的感染(POA)	适用	—
医疗保健相关感染(HAI)	适用	—
感染日期(DOE)	适用	对尿路感染而言,感染日期是指在 7 天的感染窗口期内,第一次出现符合尿路感染监测定义判定标准的日期
感染窗口期(IWP)	适用	—
重复感染期(RIT)	适用	—
继发性血流感染可归因期	适用	—

　　2. 尿路感染:尿路上皮对细菌等病原体侵入的炎症反应,通常伴随尿液病原体检测阳性(细菌性尿路感染为菌尿)和脓尿。

　　菌尿:尿液中有细菌出现即称为菌尿。菌尿可以是有症状的,也可以是无症状的。菌尿定义本身包括了尿道、尿道口、尿路导管等部位的细菌定植,也包括了污染。临床上根据标本采集方式的不同而应用不同的"有意义的菌尿"计数来表示尿路感染。

　　脓尿:尿中存在白细胞,通常表示感染和尿路上皮对细菌入侵的炎症应答。脓尿可以发生于尿路感染,也可发生于尿路非感染性疾病(尿路结石、留置尿路导管等)引发的尿路炎症反应。

菌尿和脓尿的关系:菌尿和脓尿是两个完全不同的概念,临床可以同时出现,也可以单独出现,代表着患者不同的临床状况。菌尿不伴有脓尿通常意味着细菌定植,脓尿不伴有菌尿可能为尿路结石、肿瘤、尿路导管刺激等。两者同时存在时,还要考虑患者的症状及临床实际需求以决定是否需要抗菌药物治疗。

3. 留置导尿管(indwelling catheter):系经尿道插入膀胱并留置的引流管,且管路末端应连接至引流袋。这样的装置也称为福莱导尿管(Foley catheter),因此不包括尿套式导尿管(condom catheter)、单次导尿(straight in-and-out catheter)、肾造口管、回肠导管(ileoconduitis)或耻骨上导管,除非同时有导尿管留存。用于间歇或连续灌洗用(irrigation)的留置尿道导管也被纳入导尿管相关尿路感染监测中。

常用导管的使用方式和尿路感染的关系:

(1)一次性导尿:一次性导尿后,菌尿发生于 1%～5% 的患者。

(2)短期置管:通常是指置管时长不超过 1 周的情况。大多数短期置管相关菌尿由单一细菌引起,最常见的致病菌为大肠埃希菌。进行尿路器械检查或内镜手术(例如 TURP)的置管患者中菌尿的发生显著增高。

(3)长期置管:是指留置尿管时间不短于 28～30 天的情况。长期置管的患者普遍有菌尿发生,但由上行感染或菌血症而引起症状的情况非常少见。最常见的感染微生物仍是大肠埃希菌。无论是否使用抗菌药物,长期带管的患者每月尿培养显示菌株经常变换。

(4)间歇导尿:女性患者中应用较多。每次插管有 1%～3% 的患者形成菌尿,到第 3 周时菌尿普遍存在。清洁间歇导尿与消毒间歇导尿两者发生有症状尿路感染的情况没有区别,而清洁间歇导尿操作相对方便并且费用较低。

(5)耻骨上引流:与经尿道导管引流相比,目前有充分的研究资料显示,耻骨上引流没有明显优势,不能使导管相关菌尿的发生率降低。

(6)阴茎套引流:阴茎套引流严格意义上不属于置管引流,没有导管进入人体,人体的抗菌防御机制没有受到破坏。与长期尿道置管引流相比,阴茎套引流的菌尿发生率更低。不利的方面是可能发生皮肤浸渍和溃疡。采用阴茎套引流的患者应每天更换阴茎套引流管。

4. 导尿管相关尿路感染(CA-UTI)

(1)以留置导尿管放置日为导尿管使用第 1 天,在尿路感染日期(DOE)当日患者已使用留置导尿管超过 2 个日历日,且在尿路感染日期(DOE)当日或前 1 天患者仍使用留置导尿管。

(2)移除并重新置入的留置导尿管

① 如果在留置导尿管移除后,患者维持无导尿管留置至少 1 个完整的日历日(不是以24 h 计算),则于再次置入导尿管后,导尿管使用天数将重新从 1 开始计算;反之,若在移除留置导尿管后没有经过 1 个完整的日历日就重新置入新的留置导尿管,则导尿管使用天数将接续计算。

　　理由:感染监测目的并不是针对某一特定的导尿管是否发生感染进行监测,而是就留置导尿管这一措施导致患者发生尿路感染的风险进行监测。

　　② 承上,若患者的尿路感染日期(DOE)是置入导尿管的第2天,则因为在感染日期(DOE)当日导尿管留置没有超过2个日历日,不能判定为导尿管相关尿路感染(CA-UTI);但仍可根据入院日期判断患者是否符合医疗保健相关的尿路感染(UTI)个案。

　　插入导尿管后,导管本身可以损害下尿路的正常防御机制:可使相对无菌的膀胱内环境与外环境相通,微生物可以沿着导管的内外表面上行;导管内外表面也为细菌定植提供了附着面;导管所致的黏膜损伤也为细菌定植带来了方便。位于膀胱内用于固定导管的水囊,其下方通常有尿液存留,这有利于细菌定植。因此,良好的导管材质、光滑的表面以及插尿管时轻柔规范的操作对改善导管相关尿路感染应该有利。

　　膀胱置入导管以后,尿中的物质(蛋白质、电解质和其他有机物)逐渐沉积成薄膜,随后细菌附着其上,逐渐形成生物膜。生物膜的形成和导管结壳可赋予细菌防御宿主及抵抗药物治疗的能力,使病原体不易消除而产生持续性菌尿。生物膜对机械性清洗也有削弱作用。为了清除导管定植菌相关尿路感染,临床上需要采用移除或更换导管后再进行细菌学检查和抗菌药物治疗的策略。

二、监测定义

　　1. 尿路感染(UTI)监测定义包括有症状的尿路感染(symptomatic UTI,SUTI)标准及无症状的菌血性尿路感染(asymptomatic bacteremia UTI, ABUTI)标准(见表2-6-2、表2-6-3和图2-6-1)。

　　2. "混合菌丛"不能判定为医疗保健相关感染的病原体。而且,"混合菌丛"代表在同一个尿液标本培养出至少2种的微生物,若再由相同标本分离出另一种微生物,则违反判定标准中培养出的微生物不超过2种的条件。因此,只要尿液标本的培养报告中出现"混合菌丛",就代表这个标本的检验结果不能作为符合尿路感染判定标准的依据。

表2-6-2　有症状的尿路感染(symptomatic urinary tract infection,UTI-SUTI)判定标准

标准	判定依据(必须符合以下标准至少1项)
标准 1a: 导尿管相关尿路 感染(CA-UTI)	患者必须符合以下3项条件,且所有条件必须在感染窗口期内发生: 1. 以留置导尿管放置日为导尿管使用第1天,患者在感染日期当日导尿管已留置使用超过2个日历日,且导尿管在感染日期当日仍然留置或在感染日期前1日移除。 2. 患者有至少下列1项征象或症状: • 发热(体温>38 ℃)。 • 耻骨上压痛。 • 肋脊角疼痛/压痛体温。 • 尿急。 • 尿频。 • 排尿困难或疼痛。 3. 尿液培养出的微生物不超过2种,且其中至少1种菌落数≥10^5 CFU/ml

续表

标准	判定依据(必须符合以下标准至少 1 项)
标准 1b: 非导尿管相关 尿路感染	患者必须符合以下 3 项条件,且所有条件必须在感染窗口期内发生: 1. 以留置导尿管放置日为导尿管使用第 1 天,患者在感染日期当日导尿管留置未超过 2 个日历日,或在感染日期当日及感染日期前 1 日都没有使用留置导尿管。 2. 至少有下列任 1 项征象或症状: • 发热(体温>38 ℃),此项仅适用于≤65 岁患者。 • 耻骨上压痛。 • 肋脊角疼痛/压痛。 • 尿急。 • 尿频。 • 排尿困难或疼痛。 3. 尿液培养出的微生物不超过 2 种,且其中至少 1 种菌落数≥10^5 CFU/ml
标准 2: 1 岁(含)以下婴幼儿的导尿管相关尿路感染和非导尿管相关尿路感染	患者必须符合以下 3 项条件,且所有条件必须在感染窗口期(IWP)内发生: 1. 患者年龄≤1 岁(不论是否留置导尿管#)。 2. 至少有下列任 1 项症状或征象: • 发热(肛温>38 ℃)。 • 低体温(肛温<36 ℃)。 • 呼吸暂停。 • 心跳徐缓。 • 嗜睡。 • 呕吐。 • 耻骨上压痛。 • 肋脊角疼痛/压痛。 3. 尿液培养出的微生物不超过 2 种,且其中至少 1 种菌落数≥10^5 CFU/ml。 按患者导尿管使用情形,判定个案是否符合导尿管相关尿路感染(CA-UTI)或一般尿路感染个案

表 2-6-3 无症状的菌血性尿路感染(ABUTI)判定标准

患者必须符合以下 3 项条件,且所有条件必须在感染窗口期(IWP)内发生:
1. 无论患者是否留置导尿管*,患者无任何符合有症状尿路感染制定条件的症状或征象#。
2. 尿液培养出的微生物不超过 2 种,且其中至少 1 种菌落数≥10^5 CFU/ml。
3. 基于临床诊断或治疗目的(排除主动监测)采集的血液标本,经培养或其他非培养的微生物检验方法检出微生物,且其中至少有 1 种与尿液所培养出菌落数≥10^5 CFU/ml 的微生物相符;或符合检验证实血流感染(LCBI)标准 2 的检验结果条件#,且尿液培养出相符的常见微生物

注:

*:依据前述原则,按患者导尿管使用情形,判定个案是否符合导尿管相关尿路感染(CA-UTI)或一般尿路感染个案。

#:若>65 岁患者没有使用导尿管但有发热(体温>38 ℃)症状,仍可能符合无症状菌尿症的判定标准;若患者符合检验证实血流感染(LCBI)标准 2,没有发热症状,但有寒战或低血压,仍可能符合无症状菌尿症的判定标准。

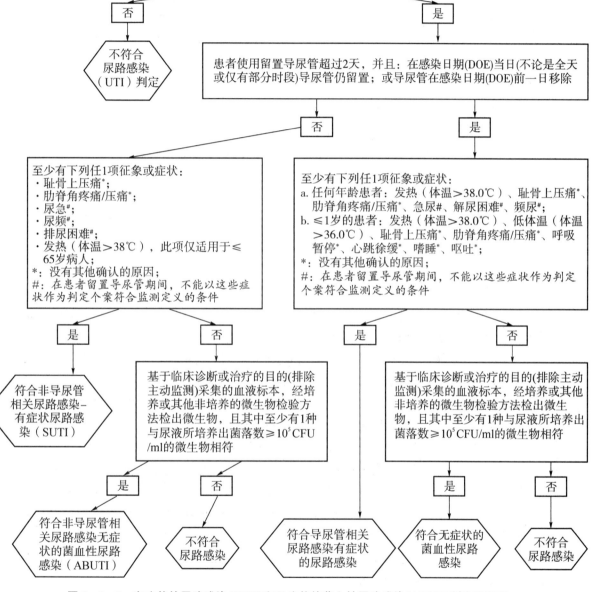

图2-6-1　有症状的尿路感染(SUTI)和无症状的菌血性尿路感染(ABUTI)判定流程图

特别说明：

通常，精确诊断尿路感染需要两个条件，即有菌尿症的证据，加上细菌所造成炎症反应的证据(脓尿、症状、体征等)。尽管尿路感染的定义十分明确，但是对于导管相关尿路感染的界定，目前学界尚未达成一致意见。

与导管相关尿路感染有关的常用名词有以下几个：

- 尿路感染（urinary tract infection，UTI）。
- 导管相关尿路感染（catheter associated UTI，CA-UTI）。
- 导管相关菌尿（catheter associated bacteriuria，CA-bacteriuria）。
- 导管相关无症状菌尿（catheter associated asymptomatic bacteriuria，CA-ABU）。

在既往的研究资料，甚至目前的临床工作中，有一部分人使用 CA-bacteriuria 而不区分 CA-ABU 和 CA-UTI；还有一部分人把 CA-ABU 或 CA-bacteriuria 视为 CA-UTI。从严谨的角度讲，这是不合适的。这会导致学术交流上的意义分歧，也会给我们分析研究资料带来麻烦。

但是在实际工作中，这些不便并没有明显影响我们对患者的诊断和治疗，主要原因如下：

- 使用导尿管的患者数量巨大，发展为菌尿症的也非常多，长期置管的患者几乎 100% 有菌尿出现，然而发展为有症状感染和菌血症的非常少。控制导管相关菌尿的出现反倒成为控制导管相关感染的主要关注点。
- 由于导管本身刺激机体引起的炎症也可以造成尿中脓细胞增多，脓尿并不一定代表有细菌性炎症反应。所以，使用"菌尿症＋脓尿"来确诊导管相关感染并进行抗菌治疗的观念不再适用。

三、通报注意事项

1. 发热或低体温是感染的非特异性症状，所以不能因为在临床上认为是由其他已知原因所引起，就将其排除于尿路感染的症状之外。

2. 因为留置导尿管会使患者有尿急、尿频、排尿困难或疼痛的症状，所以在患者留置导尿管期间，不能以这些症状作为判定个案符合监测定义的条件。

3. 耻骨上压痛：

（1）可以来自触诊或患者主述，只要相关信息记载于病历数据中，且症状记录的日期在感染窗口期（IWP）内，就可纳入有症状尿路感染（SUTI）的判定条件。

（2）下腹部疼痛、膀胱或骨盆腔不适等可视为耻骨上压痛的症候；但病历中记载的一般腹部疼痛则不可作为耻骨上压痛的依据，因为引发腹痛的原因很多，这样的症状很常见。

4. 左下侧或右下侧的背部或肋腹部疼痛可视为肋脊角疼痛/压痛的症候；但病历中记载的一般下背疼痛则不可作为肋脊角疼痛/压痛的依据。

5. 符合有症状的尿路感染判定标准 1b（SUTI1b）或泌尿系统感染（USI）判定标准的个案，不能判定为导管相关尿路感染。

四、感染病房的判定

1. 感染病房是指患者在感染日期（DOE）当日所住的病房。

2. 转床规则：如果感染日期（DOE）是转出病房或出院的当日或次日，感染病房判定为转出病房/出院地点；但若感染日期（DOE）的当日或前 1 日患者有多次转床的情况，则感染病房判定为感染日期（DOE）前 1 日的第一个病房。

表 2-6-4　依据转床规则，多次转床患者的感染病房判定

日期	患者住院地点
3 月 22 日	A 单位
3 月 23 日	A 单位 B 单位 C 单位
3 月 24 日	C 单位 D 单位 CA-UTI 的感染日期（DOE）

注：以上例子中，CA-UTI 感染单位判定为 A 单位，因为 A 单位是患者在感染日期（DOE）前 1 日入住的第一个单位。

3. 患者转入的单位或机构如果发现应该归属于转出单位或机构的医疗照护相关感染个案，可以将信息分享给转出单位或机构，以便提升监测通报的准确性。

例 1　患者移除已经留置 6 天的导尿管后，从 ICU 转到某内科病房，且被判定为导尿管相关尿路感染（CA-UTI）个案。

分析　感染日期（DOE）是转出病房当日，因此判定为 ICU 的感染个案。

例 2　一名留置导尿管的患者星期一从某内科病房转到心脏科 ICU（CCU），星期三患者在 CCU 出现发热症状，收集尿液进行培养，检出大肠埃希菌 10^5 CFU/ml。

分析　因为尿路感染的感染日期（DOE）是转出一般病房的第 3 天，所以判定为 CCU 的导尿管相关尿路感染（CA-UTI）个案。

例 3　患者的导尿管在留置第 5 天移除，且当日从 A 医院的泌尿科病房出院。次日，B 医院的感控人员通知 A 医院，患者已经入住 B 医院且符合尿路感染（UTI）判定标准。

分析　因为感染日期（DOE）是出院后的第 2 天，应判定为 A 医院泌尿科病房的导尿管相关尿路感染（CA-UTI）个案。

例 4　内科 ICU（MICU）患者在留置导尿管第 4 天转至一般内科病房，转出后的第 2 天被确认为导管相关无症状菌尿症（ABUTI）的感染日期（DOE），因此应判定为 MICU 的感染个案。

表 2-6-5　尿路感染相关导尿管使用天数计算

患者编号	3 月 31 日（住院第 3 天）	4 月 1 日	4 月 2 日	4 月 3 日	4 月 4 日	4 月 5 日	4 月 6 日
患者 A	留置导尿管第 3 天	留置导尿管第 4 天	移除导尿管（留置导尿管第 5 天）	重新置入导尿管（留置导尿管第 6 天）	留置导尿管第 7 天	移除导尿管（留置导尿管第 8 天）	未留置导尿管
患者 B	留置导尿管第 3 天	留置导尿管第 4 天	移除导尿管（留置导尿管第 5 天）	未留置导尿管	重新置入导尿管（留置导尿管第 1 天）	留置导尿管第 2 天	留置导尿管第 3 天

（1）患者 A 自 3 月 31 日起至 4 月 6 日这段时间，属于导尿管相关尿路感染（CA-UTI）监测对象。因为在 4 月 6 日之前，患者每天都有导尿管留置，而尿路感染日期若为 4 月 6 日仍可判定为导尿管相关尿路感染（CA-UTI），因为导尿管已经留置 2 天以上，且导尿管在感染日期（DOE）前 1 日被移除。

（2）患者 B 自 3 月 31 日起至 4 月 3 日这段时间，属于导尿管相关尿路感染（CA-UTI）监测对象。因为导尿管已经留置 2 天以上，且感染发生在导尿管移除当日或次日。

（3）如果患者 B 在 4 月 3 日之前没有发生导尿管相关尿路感染（CA-UTI），那么必须等到 4 月 6 日，患者才再次被纳入导尿管相关尿路感染（CA-UTI）监测对象，因为此时第二次留置的导尿管才符合留置超过 2 天的条件（在通报时，不会要求记载尿路感染归因于留置哪一支导尿管）。

例 5　患者于 2 月 3 日收住入院，2 月 5 日病情需要留置导尿，2 月 6 日患者出现发热（体温 38.5 ℃），当天取尿培养，2 月 8 日结果回示大肠埃希菌（菌落数≥10^5 CFU/ml）生长。

分析　判断 CA-UTI 需要留置导尿＞2 d。此案例判定为尿路感染，非导尿管相关尿路感染。

例 6　患者于 3 月 23 日留置导尿，3 月 27 日出现发热（体温 38.3 ℃），3 月 28 日取尿培养，3 月 31 日结果回示大肠埃希菌（菌落数≥10^5 CFU/ml）和肠球菌（菌落数≥10^4 CFU/ml）生长。

分析　可判定为 CA-UTI，症状＋培养阳性。

例 7　患者于 4 月 15 日留置导尿，4 月 16 日拔出导尿管，4 月 19 日出现尿频，送尿常规发现白细胞 110 个/HPF，当天取尿培养，4 月 22 日结果回示大肠埃希菌（菌落数 10^5 CFU/ml）生长。

分析　不判断 CA-UTI。留置尿管时间只有 2 天，且症状出现再拔管后第 4 天，判定为尿路感染。

例 8　患者于 1 月 7 日留置导尿，1 月 9 日拔出导尿管，当天拔尿管时取尿培养，1 月 12 日结果回示肺炎克雷伯菌（菌落数≥10^5 CFU/ml）生长，患者无任何症状。

分析　导尿后出现菌尿的概率随着留置导尿时间的延长而增加，此患者无任何症状，因此不判定为 CA-UTI。同时也建议临床拔除导尿管无须常规送检尿培养、尿常规。

例 9　患者于 3 月 2 日留置导尿，3 月 6 日管床医生觉得尿液较混浊，送尿常规发现白细胞 35 个/HPF，当天取尿培养，3 月 9 日结果回示肠球菌（菌落数＞10^4 CFU/ml）生长，患者无任何症状。

分析　同例 8。在临床工作中，ICU 患者、神经内外科昏迷患者等可能无法准确表述尿路刺激症状，存在多种导致发热的可能病因，如何区分定植还是感染等诸多困扰重症患者 CA-UTI 诊断的临床问题亟待解决。现阶段，具有 CA-UTI 高危因素、有症状的 CA-UTI 患者需医师重点关注。

例 10 患者于 3 月 12 日留置尿管，3 月 14 日拔管，3 月 15 日出现尿急、尿频，送尿常规发现白细胞 88 个/HPF，当天取尿培养，3 月 18 日结果回示变形杆菌（菌落数 10^3 CFU/ml）生长。

分析 不判定 CA-UTI。尿培养阳性需要菌落计数≥10^5 CFU/ml。

例 11 患者女，86 岁，因冠心病入院。入院第 3 天，尿常规白细胞（＋），亚硝酸盐（＋），尿沉渣白细胞 171 个/μl，无尿频、尿急、尿痛、腰痛、发热等不适。

分析 无症状菌尿（asymptomatic bacteriuria，ASB）比较常见，见于健康的女性和泌尿系统畸形的人群。一些特殊的人群容易发生：孕妇 ASB 发生率为 2%～15%，移植肾患者 ASB 发生率为 17%～51%，脊髓损伤伴神经源性膀胱及需要自主导尿的患者高发 ASB，间断导尿的患者 ASB 发生率为 50%，长期导尿的患者 ASB 发生率达 100%。存在泌尿系统先天性畸形、肾移植病史、妊娠状态、神经源性膀胱、糖尿病等易感因素，应想到存在 ASB 的可能。尿中白细胞计数升高（脓尿）不能用来诊断 ASB。

在以标准方式获取的中段尿中培养出一定数量的细菌，女性要求连续 2 次同种菌落计数≥10^5 CFU/ml，男性仅需 1 次标本菌落计数≥10^5 CFU/ml。

对于存在易感因素的人群，是否需要主动筛查并治疗 ASB 一直存在争议。鉴于以下两点：无明确危险因素的人群的 ASB 并不会引起肾结构和功能的损害。抗菌药物的滥用会导致尿路感染病原菌耐药性增加。因为尿液细菌可能危及孕产妇和胎儿安全，并使手术相关的尿源性感染风险增加，所以妊娠期女性和接受泌尿外科腔内手术的患者需积极接受 ASB 筛查和治疗，其余人群无须筛查和治疗 ASB。

例 12 某患者入院第 3 天出现排尿困难的表现，入院第 4 天尿培养示粪肠球菌菌落计数≥10^5 CFU/ml。入院第 11 天血培养：粪肠球菌和酵母菌。

分析 该患者可判断为 UTI，病原菌为粪肠球菌；继发 BSI，病原菌为粪肠球菌。原发 BSI，病原菌为酵母菌。

例 13 某患者入院第 4 天出现发热，体温＞38 ℃，排尿困难，留取尿标本，尿培养：＞10^5 CFU/ml，大肠埃希菌。入院第 6 天，中段尿培养提示无菌生长。入院第 10 天，再次发热，留取血培养：大肠埃希菌。同时留置导尿管。入院第 12 天尿培养：＞10^5 CFU/ml，金黄色葡萄球菌。

分析 该患者判断为尿路感染，感染日期为住院第 4 天，病原体为大肠埃希菌、金黄色葡萄球菌。继发 BSI，病原菌为大肠埃希菌。

根据重复感染期（RIT）判断原则，从感染第 1 天起，之后的 14 天内不会有新的相同类型的感染重复出现。期间即使同一感染部位检出了不同病原体也不应认为是新的感染，而应属于同一次感染。培养阴性不影响重复感染期的长短。

该患者初期判定为非导管相关尿路感染，在 RIT 内留置导尿并持续了 2 天，仍旧在 RIT 内再次采集尿标本，菌落计数＞10^5 CFU/ml，检出另一种不同的病原体。那么这个新的病原体应该并入原来的尿路感染，而不能将非导管相关尿路感染更改为导管相关尿路感染。

第七节 骨关节感染

骨关节感染即骨骼或关节感染，发病率高达 8/10 000。骨关节感染可发生于任何年龄、任何骨骼，是骨科临床中极具破坏性且难以治疗的并发症。骨关节感染的危害巨大，可引发难以根治的慢性骨髓炎，导致长期住院和多次翻修手术，以至于出现内植物失败，甚至截肢等，从而产生高昂的治疗费用，增加社会医疗负担。2018 年国际共识会议的研究组统计了北美骨科所有亚专科的感染发生率为 0.1%～30.0%，而每位患者为此花费的医疗费用为 1.7 万～15.0 万美元。对骨关节感染来说，进行准确、快速的病原学诊断以制订适当的抗菌药物治疗方案，对缩短感染病程乃至提高治愈率至关重要。

一、骨髓炎判定标准

标准 1：基于临床诊断或治疗的目的（排除主动监测），经培养或其他非培养的微生物检验方法，从骨组织检出微生物。

标准 2：经大体解剖或组织病理学检查发现有骨髓炎证据。

标准 3：至少有下列任 2 项症状或征象。发热（体温＞38 ℃）、肿胀*、疼痛或压痛*、发热*、有引流液流出*。且至少符合下列任 1 项条件：

a. 基于临床诊断或治疗目的采集的血液标本（排除主动监测），经培养或其他非培养的微生物检验方法检出微生物；且放射线影像学检查（如 X 光、CT、核磁共振、核医学显像）发现有感染证据，或影像学检查发现疑似感染迹象但有临床相关支持（如医嘱记录给予抗菌药物治疗骨髓炎）。

b. 放射线影像学检查（如 X 光、CT、核磁共振、核医学显像）发现有感染证据；或影像学检查为疑似感染迹象，但有临床相关支持（如医嘱记录给予抗菌药物治疗骨髓炎）。

注：* 表示没有其他已确认的原因。

通报注意事项：

当心脏手术后发生伴随骨髓炎的纵隔炎（MED），应通报为器官/腔隙手术部位感染-纵隔炎（SSI-MED），而非器官/腔隙手术部位感染-骨髓炎（SSI-BONE）。

二、椎间盘感染判定标准

脊椎椎间盘感染至少须符合下列标准之一：

标准 1：基于临床诊断或治疗目的（排除主动监测），经培养或其他非培养的微生物检验方法，从椎间隙组织中检出微生物。

标准 2：经大体解剖或组织病理学检查发现有椎间盘感染证据。

标准 3：至少有下列任 1 项症状或征象。发热（体温＞38 ℃）或病灶处疼痛*。且至少符合下列任 1 项条件：

a. 基于临床诊断或治疗目的采集的血液标本（排除主动监测），经培养或其他非培养的微生物检验方法检出微生物；且放射线影像学检查（如 X 光、CT、核磁共振、核医学显像）发现有感染证据，或影像学检查为疑似感染迹象，但有临床相关支持（如医生开立抗菌药物治疗椎间隙感染）。

b. 放射线影像学检查（如 X 光、CT、核磁共振、核医学显像）发现有感染证据；或疑似感染迹象时，有临床相关处理（如医嘱记录给予抗菌药物治疗椎间隙感染）。

注：* 表示没有其他已确认的原因。

三、关节或滑囊感染判定标准

1. 关节或滑囊感染不适用于髋关节置换及膝关节置换后手术部位感染。

2. 关节或滑囊感染至少须符合下列标准之一：

标准 1：基于临床诊断或治疗目的（排除主动监测），经培养或其他非培养的微生物检验方法，从关节液或滑囊切片检出微生物。

标准 2：经大体解剖或组织病理学，发现关节或滑囊感染证据。

标准 3：至少有下列任 2 项症状或征象。肿胀*、疼痛*或压痛*、发热、积液征象*、关节活动度受限*。且至少符合下列任 1 项条件：

a. 关节液内的白细胞数量增加或关节液白细胞酯酶检测试纸检验阳性反应。

b. 关节液进行革兰染色检查发现有微生物及白细胞。

c. 基于临床诊断或治疗的目的（排除主动监测）采集的血液标本，经培养或其他非培养的微生物检验方法检出微生物。

d. 放射线影像学检查（如 X 光、CT、核磁共振、核医学显像）发现有感染证据；或影像学检查为疑似感染迹象，但有临床相关支持（如医嘱记录给予抗菌药物治疗关节或滑囊感染）。

注：* 表示没有其他已确认的原因。

四、人工关节周边组织感染判定标准

1. 人工关节周边组织感染适用于髋关节置换和膝关节置换器官/腔隙手术部位感染。

2. 人工关节周边组织感染至少须符合下列标准之一：

标准 1：基于临床诊断或治疗的目的（排除主动监测），经培养或其他非培养的微生物检验方法，从 2 套人工关节周边组织或体液标本验出微生物，且其中至少有 1 个相符微生物。

标准 2：产生与关节相通的窦道*。

标准 3：至少符合下列任 3 项条件：

a. CRP 含量升高（CRP＞100 mg/L）或红细胞沉降率升高（ESR＞30 mm/h）。

b. 关节液白细胞计数升高（WBC＞10 000/μl）或白细胞酯酶检测试纸检验"＋＋"或更强反应结果。

c. 关节液中性粒细胞百分比升高(PMN%＞90%)。

　d. 人工关节周边组织发现有感染迹象,每高倍镜视野内(PMNs≥5 个/HPF)。

　e. 基于临床诊断或治疗目的(排除主动监测),经培养或其他非培养的微生物检验方法,从单独 1 套人工关节周边组织或体液标本验出微生物。

注:＊窦道指在皮肤下出现的狭窄开口或通道,以不定方向延展至软组织,形成密闭空间,因此可能并发脓肿。

3. 注释

a. 相符微生物的定义请参阅继发性血流感染的说明。

b. 标准 3 中 a～d 的检验数据仅用于监测目的,临床诊治仍应遵循专业协会等建议。

五、监测案例分享

例 1　患者男,52 岁,因车祸伤致左胫骨中上段粉碎骨折入院。肿胀消退后,MIPO 技术植入一枚钢板,术后伤口愈合良好,患者正常出院。出院后患者可正常行走,无疼痛,未受新伤。术后半年,发现左小腿上段前外侧局部红肿,破溃流液后去医院就诊,DR 片提示骨折未愈合,钢板断裂,伤口为钢板断端刺破皮肤导致。再次入院,将原钢板取出,局部扩创,更换了一枚锁定钢板皮外固定。上段前外侧创口未愈,少许渗液,多次培养未查见细菌,患者要求自行出院。半个月后回院复查,见小腿上段前外侧创口未愈合,局部少许淡黄色渗液,同时小腿中段前方存在约 8 cm×10 cm 皮肤红肿,局部破溃,大量黏稠脓液溢出。

分析　该病例左胫骨干中上段骨折内固定术后伤口感染局部窦道形成伴流脓,符合骨髓炎标准 3 的判定标准。

例 2　患者男,55 岁,6 月 11 日以"右膝关节骨性关节炎"入院;6 月 15 日行右膝关节双间室置换术。术后 10 天左右,见切口上端愈合不良,内有大量软组织坏死,探查窦道深达关节腔,膝关节轻度红肿;咳嗽,无痰,体温最高达 38.6 ℃。送切口分泌物及关节腔穿刺液培养,结果均显示近假丝平滑酵母菌。实验室检查:CRP 59.41 mg/L,红细胞沉降率 46 mm/h,白细胞计数 9.14×10⁹/L,PCT 0.18 ng/ml。给予伏立康唑(药敏结果:MIC≤0.03 mg/L)静脉滴注抗真菌治疗。患处每日给予小范围彻底清创,碘伏、过氧化氢溶液分别浸泡 10 min,氟康唑窦道灌洗,留置纱布引流。保守治疗 1 周后,发现感染灶坏死物质逐渐减少,新鲜肉芽逐渐增生,患者精神状态明显好转。为更彻底清除感染灶,7 月 6 日采取保留假体的膝关节内清创术,沿原切口入路切开关节腔,取出聚乙烯垫片,彻底清除假体周围坏死软组织,部分送检培养,碘伏及过氧化氢溶液分别浸泡 10 min,脉冲冲洗,更换聚乙烯垫片,逐层缝合切口,留置引流。术中组织培养未见微生物,继续给予药物治疗 2 周,2 周后切口愈合并拆除缝线。随访 16 个月,膝关节 X 线片未见明显骨吸收区,右膝关节未见明显异常,实验室检查:CPR 5.6 mg/L,红细胞沉降率 11.2 mm/h,白细胞计数 7.8×10⁹/L,PCT 0.06 ng/ml。HSS 膝关节评分 86 分,未见复发。

分析　该患者关节置换术后出现切口上端愈合不良,内有大量软组织坏死,探查窦道深达关节腔,膝关节轻度红肿;切口分泌物及关节腔穿刺液培养,结果均显示近假丝平滑酵母菌。符合人工关节周边关节感染判定标准 1 和 2。因此判定为 SSI-膝关节置换器官/腔隙手术部位感染。

例 3 患者女,58 岁。因"双膝疼痛进行性加重 10 年"入住骨科。入院诊断:双膝关节骨性关节炎伴膝内翻。入院第 2 天在连硬膜外麻醉下行双膝关节置换术,术后患者出现发热、贫血等症状,体温最高达 38.4 ℃。血常规:中性粒细胞百分比最高达 87.1%,CRP 增高,治疗给予抗炎、纠正贫血、对症等处理。术后约 1 周时切口有红肿、渗出、局部皮温高等症状。行左膝关节穿刺液镜检见脓细胞,穿刺液培养未见细菌生长,关节引流管口及切口有稀薄淡黄色液体,细菌培养阴性。术后半个月,在连硬膜外麻醉下行关节置换术后清创术,术中见假体周围有稀薄淡黄色液体,无异味,给予彻底冲洗,闭式灌洗处理;但患者术后仍发热、贫血、红细胞沉降率较高、CRP 较高,给予调整抗菌药物并加强抗炎等治疗。术后 22 天,在连硬膜外麻醉下行右膝关节置换术后清创及闭式灌洗术,术中见髌上囊及假体后方有稀薄淡黄色液体,无异味。术后 40 天,患者仍有发热、双膝皮温较高、左膝关节引流管口未闭合、右膝关节切口愈合不良等症状。遂在全麻下行右膝关节置换术后感染假体取出、关节清理、占位器植入术。10 天后在全麻下行左膝关节清理、假体取出、占位器植入术。又治疗半个月,在神经阻滞麻醉下行右膝关节伤口清创术,患者好转后出院。

分析 患者双膝关节置换术后出现发热、切口不愈等症状。左膝关节穿刺液镜检见脓细胞,关节引流管口及切口有稀薄淡黄色液体,行关节置换术后清创术,术中见假体周围有稀薄淡黄色液体。术后 40 天,患者仍有发热、双膝皮温较高、左膝关节引流管口未闭合、右膝关节切口愈合不良等症状。考虑双膝关节置换术后感染。

例 4 患者男,66 岁。因腰痛伴左下肢痛半年,行腰椎内固定治疗,术后下肢疼痛症状缓解。术后 1 个月后开始腰痛,腰痛性质为持续钝痛,负重、活动加重,服止痛药可减轻,推拿按摩理疗效果不佳。查腰椎内固定术后影像:CT 可见椎体多个低密度灶。超敏 C 反应蛋白 6 mg/L。血白细胞计数正常。入院行后路开窗探查术,术中见内固定无明显松动,椎间隙肉芽组织增生,取出深部肉芽组织送检病理微生物鉴定,术后持续冲洗引流 1 周。病理报告为肉芽组织,细菌培养 7 天无细菌生长。高通量基因测序报告:玫瑰单胞菌。术后患者疼痛症状减轻,经理疗,少量腺苷钴胺、地塞米松肌注后症状完全缓解,目前术后 6 月余无复发。

分析 此病例是迟发性的晚期的深部感染。病例的临床症状及影像学有明显的感染迹象,同时 CRP 升高,通过椎间孔镜取出肉芽组织,进一步证实了病例是感染性,符合椎间盘感染的标准。

例 5 患者女,82 岁,因"摔倒致右大腿肿痛、活动受限 2 天"入院。诊断:右股骨转子下骨折,骨质疏松症,2 型糖尿病。入院后行切开复位股骨近端锁定接骨板内固定术,术后 2 周切口愈合拆线出院。骨折内固定术后 2 个月,患者出现右大腿近端外侧皮下积液伴发热,体温最高达 38.5 ℃,原切口处皮肤破溃,灰白色液体渗出,细菌培养:大肠埃希菌。行"扩创、负压封闭引流术",予抗感染、营养支持等治疗,后多次行清创、更换负压封闭引流装置治疗,创口逐渐减小,创面残留约 1 cm×1 cm 缺损,周围组织无红肿、渗出,出院换药,创口逐渐愈合。骨折内固定术后 33 个月,患者出现低热,原创面处逐渐破溃,窦道形成,可见灰白色脓性分泌物渗出,创面周围组织红肿,皮温略升高,压痛明显,X 线片示:右股骨转子下原骨折线消失、骨皮质连续,右股骨转子区骨质增生,局部可见虫蚀状骨质破坏区,边缘模糊,窦道形成,右股骨骨皮质变薄,骨密度降低,骨小梁减少。手术取出内固定物,扩创刮除大转子区病灶,行负压封闭引流,术中见右大腿近端窦道形成,与转子区骨质相通,窦道周围骨质增生明显,钢板周围灰白色脓性分泌物覆盖。患者术后下地行走,2 天后出现右髋部疼痛,右髋关节活动受限,查体:右髋部压痛、叩击痛,右下肢外旋畸形。右股骨正侧位X 线片示:右股骨颈骨折。细菌培养:金黄色葡萄球菌。予制动、抗感染、营养支持治疗,每日予庆大霉素冲洗创口,每周清创、更换负压封闭引流装置。患者感染症状得到控制,创口内肉芽生长良好,由远端向近端逐步关闭创口,待创口愈合后二期行股骨头置换术。

分析 综合临床表现、实验室检查和影像学检查做出骨髓炎的诊断。

感染是骨折内固定术最严重的并发症之一。内固定和人工关节置换术后的感染率分别为 5%～20% 和 0.5%～2%。而近年来,随着骨科内固定器械的广泛使用,骨折内固定术后感染愈发突出。内固定术后感染可分为两类。① 急性感染:一般时间短于 2 周,是在手术创伤使局部抵抗力下降的基础上,由术中污染、身体其他部位细菌血源性播散或患者肠道细菌移位等所导致。病原菌一般为致病力较强的金黄色葡萄球菌、铜绿假单胞菌等。② 迟发性感染:指骨折内固定术后切口一期愈合,拆线后 2～10 周发生的局部感染,包括浅表感染、深部感染及骨髓炎三类,是在内固定松动、脱落断裂或电解性炎症等损伤周围组织,使局部抵抗力下降后,术中接种的处于休眠期的细菌活化后引起感染。因为毒力低、发展慢,其起始症状比较隐匿,一般无全身症状。此患者骨折内固定术后 2 个月出现感染征象,判定为迟发性感染-骨髓炎。

例 6 患者女,82 岁,2 年前因右侧股骨颈骨折在外院行右髋关节股骨头置换(即半髋置换)。此次因为右侧髋关节疼痛 5 周就诊,症状为髋关节疼痛,大腿上段疼痛,能行走,无发热,行走距离逐步减短,外院片提示股骨头假体位置良好,无松动及下沉,就诊之前辗转几家医院,诊断各异,查红细胞沉降率 73 mm/h,CRP 2.7 mg/dl,X 线片显示假体及假体周围骨质没有任何异常,骨扫描报告股骨及髋臼侧有感染。入院后行髋关节穿刺抽吸关节液,未果,加 10 ml 生理盐水注入关节腔,吸出混浊关节液约 7 ml,送涂片及需氧及厌氧细菌培养。次日报告革兰阴性杆菌,4 日细菌培养报告危急值,为革兰阴性菌。

分析 患者关节置换术后 5 周出现关节疼痛,红细胞沉降率增快,骨扫描提示股骨及髋臼侧有感染,关节穿刺抽吸出混浊关节液,微生物报告革兰阴性杆菌,符合假体周围感染的判断。

知识点链接

假体周围感染是人工髋关节置换术后常见的并发症之一，随着无菌技术、手术技巧的进步，其发生率已由 5.1% 降至 0.7%～2.0%。但一旦发生假体周围感染，会导致再感染、骨质严重缺损甚至截肢等灾难性后果，早期诊断、及时处理极其重要。——《关节外科教程》

按部位，假体周围感染可分为两类：局限在皮肤、皮下组织的浅部感染及感染灶累及关节腔的深部感染。依据发生的时间，假体周围感染可分为两类：术后 6 周以内发生为早期感染，6～12 周以上属晚期感染。

假体周围感染按时间阶段可分为两类：急性、慢性感染。该患者术后 2 年，近 1 个月出现疼痛，行走困难，属于慢性感染。

疼痛是术后感染最常见的症状，如经过一段时间的无症状期后突然出现疼痛，或休息与主动活动时疼痛均存在，应考虑感染的可能。典型的红、肿、热、痛、炎症表现多见于急性感染。慢性感染可形成窦道，但临床症状及体征往往比较轻微，症状不典型，容易与无菌性松动相混淆。

红细胞沉降率（ESR）与 CRP 诊断假体周围感染敏感性较高。正常情况下，CRP 术后第 2 天达到高峰，6～8 周恢复正常；ESR 一般术后 3 个月内回复正常水平。如果人工关节置换术后 ESR（>30 mm/h）和 CRP（>20 mg/L）持续异常，提示可能存在感染。

备注：人工关节感染（prosthetic joint infection，PJI）是人工关节置换术后的严重并发症，会给患者带来沉重的生理、心理及经济负担。随着我国人工关节置换手术量迅速增加，PJI 病例数量也日益增多，关节外科医师面临着巨大挑战。

PJI 的定义

PJI 指发生在人工关节植入部位并累及人工关节假体及其邻近组织的感染。PJI 由微生物侵入关节部位引起，通过微生物、植入材料和宿主之间复杂的相互作用，表现出一系列病理生理学改变和临床症状。PJI 的诊断需结合临床表现、血清及关节液化验结果、微生物培养、假体周围组织组织学检查及术中表现进行综合评价。临床诊疗中很难根据单一辅助检查指标做出明确诊断。使用统一的诊断标准不仅有利于 PJI 诊断的规范化，而且有利于不同的学术研究间实现一致性。多个学术组织提出过不同的 PJI 诊断标准，人工关节感染国际共识会议（international consensus meeting，ICM）修订的 PJI 诊断标准见表 2-7-1、表 2-7-2。符合主要标准中的任意 1 条或次要标准中的 3 条及以上，即可考虑诊断为 PJI。

需要注意的是，使用这一标准并不能诊断出所有的 PJI，尤其是某些低毒力致病菌导致的感染。2018 年第二届 ICM 提出了新的 PJI 诊断标准，即遵循循证医学原则制定的评分制标准，具有更高的可操作性，但尚未在更大范围内得到验证，其临床应用价值需要进一步研究验证。

人工关节感染的分类：

PJI 的病情复杂多变，有必要根据 PJI 的临床特点进行合理的归纳与分类，常见的分类方法包括 Tsukayama 法、Zimmer Li 法、Coventry 法及 Barrett 法等。感染发生和持续时间是指导制订治疗策略的主要因素。因此，为了更清晰有效地区分并指导治疗，这里将 PJI 分为急性 PJI 与慢性 PJI 两类（表 2-7-3）。

表 2-7-1　美国肌骨感染协会人工关节感染诊断标准

标准类别	内容
主要标准	1. 同一关节的 2 个及以上假体周围标本培养出同一种致病菌。 2. 存在与关节腔相通的窦道
次要标准	1. 血清 CRP 和红细胞沉降率升高。 2. 关节液白细胞计数升高或白细胞酯酶试验阳性（＋＋）。 3. 关节液中性粒细胞百分比升高。 4. 假体周围组织病理学检查结果阳性。 5. 单个标本细菌培养阳性

表 2-7-2　2013 年修订的美国肌骨感染协会人工关节感染（PJI）次要诊断标准的诊断阈值

诊断指标	血沉/ (mm/h)	CRP/ (mg/L)	关节液白细胞 计数/(个/μl)	关节液中性粒 细胞百分比/%	白细胞 酯酶	组织病理 学检查
急性 PJI	无法确定阈值	100	10 000	90	＋或 ＋＋	5 个高倍镜 视野的中性
慢性 PJI	30	10	3 000	80		粒细胞平均 数目＞5 个

表 2-7-3　PJI 分类

分类	术后感染时间与分类	感染病原体	是否有生物膜	临床表征	危害
急性 PJI	术后＜4 周出现，包括术后早期感染与急性血源性感染	多为高毒力致病菌	尚未成熟	急性血源性感染往往伴随关节肿痛、渗出等急性感染特征	通过早期干预，在尽可能保留假体的同时彻底清除致病菌
慢性 PJI	术后＞4 周出现感染；出现急性感染到获得有效诊治的时间＞4 周	多为低毒力致病菌	已形成	临床症状持续时间长，感染特征相对温和	往往伴随骨与软组织的破坏，需要彻底清理感染灶并且置换假体

急性 PJI 包括术后早期感染与急性血源性感染两类。术后早期感染指在术后短时间内（4 周内）出现的关节部位感染；急性血源性感染指致病菌经血行播散至功能良好的人工关节导致的急性感染。急性 PJI 多由高毒力致病菌感染所致，往往伴随关节肿痛、渗出等急性感染特征。在感染出现的早期，假体上的致病菌生物膜尚未成熟，仍能够通过早期干预在尽可能保留假体的同时彻底清除致病菌。

慢性 PJI 主要分为术后 4 周以上出现感染与从发生急性感染到获得有效诊治的时间超过 4 周两种。慢性 PJI 多为低毒力致病菌感染所致，临床症状持续时间长，感染特征相对温和。但致病菌生物膜形成往往伴随骨与软组织的破坏，需要彻底地清理感染病灶并且置换假体。

在临床实践中，要结合各病例具体的患者因素和病原体因素进行综合考量，不应简单用某一时间点的指标指导治疗。

第八节　神经系统感染

神经系统包括中枢神经系统和周围神经系统,感染以中枢神经系统为常见。中枢神经系统感染(central nervous system infections,CNSIs)分为原发性和继发性感染两类。原发性 CNSIs 临床并不多见。继发性 CNSIs 中以脑脓肿最为典型,曾经是神经外科的常见病种之一,其病原体大多来自临近颅底结构的组织器官感染,如鼻窦炎、中耳炎、牙周脓肿等,目前这类感染的发病率呈下降趋势;而开放性颅脑损伤、各种原因引起的脑脊液漏、人工植入材料、脑室外引流(external ventricular drains,EVD)术、颅内压探头置入及开颅手术等引起的细菌性感染成为神经外科中枢神经系统感染(neurosurgical central nervous system infections, NCNSIs)的主要类型。

NCNSIs 指继发于神经外科疾病或需要由神经外科处理的颅内和椎管内的感染,包括:神经外科术后硬膜外脓肿、硬膜下积脓、脑膜炎、脑室炎及脑脓肿,颅脑创伤引起的颅内感染,脑室及腰大池外引流、分流或植入物相关的脑膜炎或脑室炎等。

目前,NCNSIs 的早期确诊有一定困难。首先,由于病原学标本(如脑脊液)的获取有赖于有创的腰椎穿刺、脑室外引流术等操作,且脑脊液的细菌学培养阳性率不高;其次,昏迷、发热、颈项强直、白细胞计数增高等表现具为非特异性;再次,影像学检查依赖于 CT 或 MRI,甚至需要增强扫描,这些检查不易捕捉到早期炎性改变的影像特征,且不便于进行连续的影像学评价。因此,亟须对 CNSIs 的诊断方法确定规范的临床路径和标准,以期提高早期确诊率。

神经外科术后的 CNSIs 感染率在 4.6%～25%,占 CNSIs 的 0.8%～7%,但不同医院、不同疾病、不同手术方式及不同诊断标准的术后 CNSIs 发生率不尽相同。依据不同的手术类型,术后脑膜炎的发生率为 1.5%～8.6%,EVD 相关感染的发生率达 8%～22%,头部创伤、腰大池外引流引发 CNSIs 的发生率分别为 1.4%、5%。神经外科术后脑膜炎和/或脑室炎的病死率为 3%～33%,即使 CNSIs 得以治愈,患者一般会遗留不同程度的神经功能障碍。CNSIs 常见的病原菌包括革兰阴性菌、革兰阳性菌及真菌,以前两者为主。厌氧菌是脑脓肿常见的致病菌。根据中国细菌耐药监测网(CHINET)的数据,常见革兰阴性病原菌为不动杆菌、肺炎克雷伯菌、大肠埃希菌、铜绿假单胞菌等,常见革兰阳性病原菌为表皮葡萄球菌、人葡萄球菌、头状葡萄球菌、溶血葡萄球菌、肠球菌、金黄色葡萄球菌、肺炎链球菌等;革兰阳性菌的感染率为 55%,革兰阴性菌的感染率为 45%。近年革兰阴性菌所致的 CNSIs 呈现增加趋势。

一、判定标准

（一）颅内感染（IC-intracranial infection）（CODE：CNS-IC）

1. 颅内感染包含脑脓肿、硬脑膜上或硬膜下感染及脑炎。

2. 颅内感染至少须符合下列标准之一：

标准1：基于临床诊断或治疗目的（排除主动监测），经培养或其他非培养的微生物检验方法，从脑组织或硬脑膜检出微生物。

标准2：经大体解剖#或组织病理学发现有脑脓肿或颅内感染证据。

标准3：至少有下列任2项症状或征象。头痛*、眩晕*、发热（体温＞38.0 ℃）、局部神经征象*、意识改变*、混乱*。且至少符合下列任1项条件：

a. 经针头抽取、侵入性处置或解剖取得脑组织或脓肿，显微镜检发现有微生物。

b. 放射线影像学检查（如X光、CT、核磁共振、核医学显像）发现有感染证据；或影像学检查为疑似感染迹象，但有临床相关支持（如医嘱记载给予抗菌药物治疗颅内感染）。

c. 病原体特异性抗体（IgM）效价达诊断意义或IgG抗体效价升高达4倍。

标准4：≤1岁的婴儿，至少有以下任2项症状或征象。发热（体温＞38.0 ℃）、体温过低（体温＜36.0 ℃）、呼吸暂停*、心跳徐缓*、局部神经征象*、意识改变*（如躁动不安、喂食情况差、嗜睡）。且至少符合下列任1项条件：

a. 经针头抽取、侵入性处置或解剖取得脑组织或脓肿，显微镜检发现有微生物。

b. 放射线影像学检查（如X线、CT、核磁共振、核医学显像）发现有感染证据；或影像学检查为疑似感染迹象，但有临床相关支持（如医嘱记载给予抗菌药物治疗颅内感染）。

c. 病原体特异性抗体（IgM）效价达诊断意义或IgG抗体效价升高达4倍。

注：

*：没有其他已确认的原因。

#：大体解剖指针对患者被摘取或切除的器官或部位进行解剖检验，并非指尸体解剖。

3. 通报注意事项：

（1）如果脑膜炎（MEN）及脑炎（IC）并存，通报为脑膜炎（MEN）。

（2）如果手术后脑膜炎（MEN）及脑脓肿（IC）并存，通报为颅内感染（IC）。

（3）如果脑膜炎（MEN）及脊髓脓肿（SA）并存，通报为脊髓脓肿（SA）。

（二）脑膜炎或脑室炎（MEN-meningitisorventriculitis）（CODE：CNS-MEN）

1. 脑膜炎或脑室炎判断至少须符合下列标准之一：

标准1：基于临床诊断或治疗的目的（排除主动监测），经培养或其他非培养的微生物检验方法，从脑脊髓液检出微生物。

标准2：至少有下列任2项症状或征象。

（1）发热（体温＞38 ℃）或头痛。

（2）脑膜刺激征*。

（3）脑神经征象*。

且至少符合下列任1项条件：

a. 脑脊髓液白细胞增加、蛋白质升高且/或葡萄糖降低。

b. 脑脊髓液革兰染色检查发现微生物。

c. 基于临床诊断或治疗的目的（排除主动监测）采集的血液标本，经培养或其他非培养的微生物检验方法检出微生物。

d. 病原体特异性抗体（IgM）效价达诊断意义或 IgG 抗体效价升高达 4 倍。

标准 3：≤1 岁的婴儿，至少有下列任 2 项症状或征象。

（1）发热（体温＞38.0 ℃）、低体温（体温＜36.0 ℃）、呼吸暂停*、心跳徐缓*、躁动不安*。

（2）脑膜刺激征*。

（3）脑神经征象*。

且至少符合下列任1项条件：

a. 脑脊髓液白细胞增加、蛋白质升高且/或葡萄糖降低。

b. 脑脊髓液革兰染色检查发现微生物。

c. 基于临床诊断或治疗的目的（排除主动监测）采集的血液标本，经培养或其他非培养的微生物检验方法检出微生物。

d. 病原体特异性抗体（IgM）效价达诊断意义或 IgG 抗体效价升高达 4 倍。

注：＊表示没有其他已确认的原因。

2. 通报注意事项：

（1）除非有证据显示新生儿的脑膜炎经由胎盘感染（即除非在出生当天或第 2 天发生），否则应将新生儿脑膜炎通报为医疗保健相关感染。

（2）若于放置脑脊髓液分流管后的 90 天内（含）发生感染，应通报为器官/腔隙手术部位感染-脑膜炎（SSI-MEN）；若于 90 天后感染，则通报为中枢神经系统感染-脑膜炎（CNS-MEN）。

（3）如果脑膜炎（MEN）与脑炎（IC）并存，通报为脑膜炎（MEN）。

（4）如果手术后脑膜炎（MEN）与脑脓肿（IC）并存，通报为颅内感染（IC）。

（5）如果脑膜炎（MEN）与脊髓脓肿（SA）并存，通报为脊髓脓肿（SA）。

（三）未并发脑膜炎的脊髓脓肿（spinal abscess without meningitis）（CODE：CNS-SA）

1. 指脊髓硬脑膜上腔或下腔的脓肿，未侵犯脑脊髓液或邻近骨骼组织。

2. 未并发脑膜炎的脊髓脓肿至少须符合下列标准之一：

标准 1：基于临床诊断或治疗的目的（排除主动监测），经培养或其他非培养的微生物检验方法，从脊髓硬脑膜上腔或下腔的脓肿脑脊髓液检出微生物。

标准 2：经大体解剖#或组织病理检查发现脊髓硬脑膜上腔或下腔有脓肿。

标准 3：至少有下列任 1 项症状或征象。发热（体温＞38 ℃）、背部疼痛*或压痛*、脊髓神经根炎*、下半身轻瘫*、下半身麻痹*。且至少符合下列任 1 项条件：

a. 基于临床诊断或治疗的目的(排除主动监测)采集的血液标本,经培养或其他非培养的微生物检验方法检出微生物;且放射线影像学检查(如 X 光、CT、核磁共振、核医学显像)发现有感染证据;或影像学检查为疑似感染迹象,但有临床相关支持(如医嘱记载给予抗菌药物治疗脊髓脓肿)。

b. 放射线影像学检查(如 X 线、CT、核磁共振、核医学显像)发现有感染证据;或影像学检查为疑似感染迹象,但有临床相关支持(如医嘱记载给予抗菌药物治疗脊髓脓肿)。

注:

♯:大体解剖指针对患者被摘取或切除的器官或部位进行解剖检验,并非指尸体解剖。

*:没有其他已确认的原因。

3. 通报注意事项:

(1) 如果手术后脑膜炎(MEN)与脑脓肿(IC)并存,通报为颅内感染(IC)。

(2) 如果脑膜炎(MEN)与脊髓脓肿(SA)并存,通报为脊髓脓肿(SA)。

(四) 神经外科中枢神经系统感染(neurosurgical central nervous system infections, NCNSIs)[《神经外科中枢神经系统感染诊治中国专家共识(2021 版)》]

符合下列 1～4 条为临床诊断,符合下列 1～5 条为病原学确诊诊断。

1. 临床表现

(1) 全身炎性反应:出现发热(体温>38 ℃)或低体温(体温<36 ℃),心率加快(>90 次/min)和呼吸频率增快(>20 次/min)等全身感染表现。

(2) 意识和精神状态的改变:出现嗜睡、昏睡甚至昏迷等意识状态进行性下降,以及疲乏、精神萎靡不振、谵妄等。

(3) 颅内压增高的症状及体征:出现头痛头晕、恶心呕吐、视盘水肿等典型颅内压增高的表现。

(4) 脑膜刺激征:脑膜炎患者出现颈部抵抗、克氏征和布氏征阳性。

(5) 伴发症状或体征:因感染的机制不同,患者可出现不同的伴发症状或体征,在不同的功能区会出现不同的局灶性功能缺失体征,同时可能会发生电解质紊乱、脑积水及垂体功能紊乱等。行脑室-腹腔分流术者常伴随腹部压痛、反跳痛等腹膜炎体征。如行脑室-胸腔分流术,可出现胸膜炎体征。

2. 血液相关检查:血常规白细胞计数>10^{10}/L,中性粒细胞百分比>80%。

3. 颅内压和脑脊液相关检查:

(1) 颅内压:多数颅内感染患者腰椎穿刺开放压>200 mmH$_2$O。

(2) 脑脊液性状:急性期脑脊液多为混浊、黄色或呈脓性。

(3) 脑脊液白细胞数及比例:白细胞计数>10^8/L,中性粒细胞百分比>70%。

(4) 脑脊液生化:脑脊液中葡萄糖含量降低(<2.2 mmol/L),脑脊液葡萄糖/血清葡萄糖≤0.4。

4. 影像学表现:脑膜炎的头颅 CT 或 MRI 表现不具有特异性,常提示脑弥漫性水肿、硬膜增厚强化;脑室炎可示脑室系统扩张,或脑室内有液平面;典型脑脓肿的 CT 和 MRI 增强可显示脑内出现典型的环形强化。

5. 脑脊液、切口分泌物、引流管、植入物及手术标本的涂片和培养：标本涂片、引流管头端、植入物及脑脊液细菌培养阳性是诊断的金标准，但需除外污染和定植。mNGS 技术、脑脊液 PCT 和乳酸的检测能协助诊断。

通报说明：

1. 患者出现发热，颅内高压症状，脑脊液混浊或脓性、白细胞计数增高、葡萄糖 <2.2 mmol/L 及脑脊液葡萄糖/血清葡萄糖≤0.4，CNSIs 临床诊断成立（高等级，强推荐）。

2. 患者在临床诊断基础上，出现标本涂片、引流管头端、植入物及脑脊液细菌培养阳性（排除污染和定植），CNSIs 病原学诊断成立（高等级，强推荐）。

结合手术部位感染判定标准及相关研究，颅脑术后中枢神经系统感染包含颅脑术后器官/腔隙感染。颅脑术后器官/腔隙感染需要按手术部位感染-器官/腔隙感染上报而不是报中枢神经系统感染。为了与临床保持一致性，神经外科术后的感染也可采用 CNSIs 统一监测和报告。

二、监测案例分析

例 1　患者男，56 岁，因"脑出血钻孔引流术后 12 h"入院。头颅 CT：留置引流管，左基底区出血破入脑室，中线移位，脑疝。GCS：E1V2M4。急诊行颅内血肿清除＋去骨瓣减压术。术后 1 天（10 月 26 日），高热，体温 39.8 ℃，拔除头部引流，行腰椎穿刺，血性脑脊液，立即行腰大池引流术。白细胞计数 71×10⁶/L，多核细胞百分比 69.1%，葡萄糖 3.58 mmol/L。术后第 2 天（10 月 27 日），体温 39.5 ℃，白细胞计数 3 472×10⁶/L，多核细胞百分比 97.1%，葡萄糖 0.23 mmol/L，予万古霉素＋美罗培南静脉滴注。术后第 5 天（10 月 30 日），脑脊液细菌培养回报：鲍曼不动杆菌，泛耐药。调整抗菌药物为万古霉素＋美罗培南＋多黏菌素（100 mg，q12 h）静脉滴注，联合鞘内注射。术后第 6 天（10 月 31 日），体温 38.8 ℃，白细胞计数 723×10⁶/L，多核细胞百分比 86.5%，葡萄糖 3.42 mmol/L。调整方案：万古霉素＋头孢哌酮舒巴坦＋多黏菌素。术后第 8 天（11 月 2 日），白细胞计数 96×10⁶/L，多核细胞百分比 78.7%，葡萄糖 6.43 mmol/L。术后第 9 天（11 月 3 日），体温 39.1 ℃，白细胞计数 3 088×10⁶/L。调整方案：万古霉素＋头孢哌酮舒巴坦＋多黏菌素＋舒巴坦，联合鞘内注射；舒巴坦加量。11 月 7 日，（连续 3 天白细胞计数 <10×10⁶/L），拔除腰大池引流管，停止鞘内注射。11 月 15 日，体温波动于 37 ℃上下，3 次腰穿结果白细胞计数 <10×10⁶/L，停静脉多黏菌素及万古霉素，头孢哌酮舒巴坦静脉滴注＋多黏雾化（持续 10 天停所有抗菌药物，观察 3 天未见体温升高，转至当地医院）。

分析　患者两次颅脑手术后发热，脑脊液白细胞增多、葡萄糖 <2.2 mmol/L，后培养出耐药的鲍曼不动杆菌，NCNSIs 判断明确。

例 2　患者男，34 岁，以"阴囊外伤术后 6 个月，腰部疼痛 20 天，右阴囊肿痛伴发热半个月"急诊收治入院。患者 6 个月前施工时从 2 m 高处坠落，骑跨在钢板上，诊断：阴囊外伤，尿道及阴茎海绵体部分断裂。行清创及海绵体修补，痊愈出院，但阴囊及会阴部仍有间歇性的不适。20 天前，无明显诱因出现腰部疼痛，伴右下肢无力，逐渐出现右阴囊肿胀疼痛,并进行性增强,伴高热,最高体温达 40 ℃,抗感染治疗近两周,体温波动在 38～39 ℃,应用激素后体温降至正常,但疼痛症状无缓解,来院就诊。体温 36.5 ℃(已使用激素),急性痛苦病容,腰部活动受限,L_3～S_1 棘突压痛,右侧明显,右下肢感觉无明显减退,肌力 Ⅳ 级,右下肢直腿抬高试验 20°(＋),右阴囊肿胀,阴囊内容物约 8 cm×8 cm×8 cm,质地中等,触痛剧烈。初诊:右阴囊陈旧性损伤,急性睾丸炎(右),腰椎间盘突。入院后查血常规:白细胞计数 6.75×10⁹/L,中性粒细胞百分比 69.4%。减量并停用激素,全身应用抗菌药物。同时,急查阴囊彩超及腰部 CT。彩超示右睾丸弥漫性肿大,未探及血流,不除外睾丸扭转。腰椎 CT 结果提示,$L_{4～5}$ 椎间盘突出。当即建议行右睾丸手术探查,患者拒绝。2 天后,患者体温再次升高,达 39.5 ℃,右阴囊疼痛未减轻,腰部疼痛加重,不能站立行走。在超声引导下行右侧睾丸穿刺术,抽出脓液约 5 ml,送细菌培养及药敏试验,急诊在硬膜外麻醉下行右睾丸探查术。术中探查,睾丸鞘膜内大量脓血性分泌物,约 50 ml,其内混杂坏死睾丸组织,伴臭味,将坏死睾丸及阴囊内其他腐烂组织一并切除,用过氧化氢溶液及碘伏反复冲洗阴囊腔,缝合肉膜及皮肤,放置引流。术后 3 天,体温由 37.5 ℃再次升高至 38.5 ℃,查体阴囊无红肿、疼痛,引流液逐渐减少,为少量淡红色渗出液,穿刺液细菌培养为革兰阴性灰色奈瑟杆菌。腰部疼痛持续加重,查腰椎 MRI 示:$L_{3～4}$ 椎体椎管内相应左侧软组织异常信号,行造影剂增强后提示为感染性改变,经骨科及神经外科会诊,意见为椎管内化脓性改变,椎管狭窄。再次手术行椎管减压及脊髓脓肿切开引流。术后体温逐渐降至正常,治疗 30 天出院。随访 2 年,腰部仍有间歇性疼痛,伴右下肢力量减退,腰椎 MRI 复查提示 $L_{3～4}$ 椎体椎管内呈术后改变。

分析 本例判定为未并发脑膜炎的脊髓脓肿,符合标准 2、3。本例中,脊髓脓肿形成可能有两个原因:继发于尿路感染,炎症未能得到有效控制并形成脓肿;睾丸脓肿的脓毒栓子进入循环途径播散所致。从发病后影像学检查对照分析,后者可能性大。

例 3 患者男,44 岁,因"脑出血术后 1 天"收治入院。急查头颅 CT 提示:左侧基底节出血,并于当日行"全麻下左侧开颅血肿清除＋去骨瓣减压术",术后患者昏迷,复查 CT 提示:左侧基底节区再次出血,量约 75 ml。再次行"颅内多发血肿清除术"。患者术后昏迷,体温 39 ℃,颈抵抗弱阳性。血常规:白细胞计数 10.21×10⁹/L,中性粒细胞百分比 63.6%,CRP 109.83 mg/L。术后第 7 天行腰大池置管引流,引出淡黄色脑脊液约 185 ml。查血常规:白细胞计数 18.67×10⁹/L,中性粒细胞百分比 85.9%。脑脊液生化:蛋白定量 1.96 g/L,红细胞计数 300×10⁶/L,白细胞计数 12×10⁶/L,葡萄糖 4.61 mmol/L。送脑脊液培养。3 月 31 日脑脊液标本培养出都柏林假丝酵母菌。调整用药方案。4 月 3 日脑脊液标本培养出金黄色葡萄球菌。予拔除腰大池引流管。考虑颅内 MRSA 感染可能,加用利奈唑胺。患者体温仍反复波动,4 月 11 日脑脊液标本培养出鲍曼不动杆菌[美罗培南(R),亚胺培南(R)]。血常规:白细胞计数 17.68×10⁹/L,中性粒细胞百分比 82.1%。血肌酐 51 μmol/L,CRP 33.62 mg/L,调整抗菌药物继续治疗。4 月 13 日脑脊液标本培养出鲍曼不动杆菌。血常规:白细胞计数 12.4×10⁹/L,中性粒细胞百分比 84.0%。脑脊液生化:蛋白定量 2.33 g/L,红细胞计数 97×10⁶/L,白细胞计数 599×10⁶/L,葡萄糖 2.00 mmol/L,氯化物

100.8 mmol/L。脑脊液多次培养出多重耐药鲍曼不动杆菌。5月16日,患者体温36.8℃。颈抵抗阳性。脑脊液生化:蛋白定量3.49 g/L,红细胞计数0,白细胞计数67×10⁶/L,葡萄糖4.04 mmol/L,氯化物108.5 mmol/L,CRP 7.51 mg/L。患者病情平稳,自动睁眼,气管切开,刺痛屈曲,GCS 7分,神志较前好转,感染已治愈,予办理出院。

分析 神经外科术后患者脑脊液细胞异常增多、细菌培养阳性且伴有感染症状时可明确诊断,其中脑脊液细菌培养阳性是诊断脑膜炎的金标准。从病情特点能够找到的诊断依据包括:① 术后出现发热,外周血白细胞计数≥10×10⁹/L。② 脑脊液白细胞计数增高。③ 脑脊液培养:都柏林假丝酵母菌、金黄色葡萄球菌、鲍曼不动杆菌。颅内真菌感染发生率远低于细菌感染,脑脊液培养发现真菌病原体提示感染。感染途径主要包括细菌定植分流管、经分流管尾端逆行感染至头端、经皮肤感染和血行感染等。

例4 患者女,63岁。因"头痛10天,伴呕吐,CT检查提示巨大颅内占位"收住入院。5月6日在全麻下行颅内巨大占位切除术,人工钛片连接颅骨,在硬脑膜外放置硅胶管引流。头孢曲松预防感染。术后第3天开始发热,体温持续在38~39℃,时有躁动,头部敷料外观干燥无渗出,四肢肌力Ⅳ级,肌张力不高,生理反射存在,病理征未引出。5月14日脑脊液检查:葡萄糖1.23 mmol/L,氯118.6 mmol/L,蛋白定量1 484.5 mg/L。脑脊液常规提示微混浊,淡黄色,白细胞计数2 250.0×10⁶/L,中性粒细胞百分比83%。

分析 患者颅脑术后,发热(体温>38℃)、疲乏、时有躁动,脑脊液混浊、淡黄色,白细胞总数>100×10⁶/L,中性粒细胞百分比>70%,葡萄糖含量降低(<2.2 mmol/L),符合神经外科中枢神经系统感染的临床诊断。

例5 患者女,59岁,因"阵发性右侧面部电击样剧痛1月余"诊断为三叉神经痛。5月31日行右侧三叉神经微血管减压术。6月2日,面部无疼痛,体温37.2℃。6月5日出现发热,体温38.5℃,无头痛不适,面部无疼痛。头部伤口敷料在位、干燥,切口无红肿,无渗血渗液,愈合可。查体:神志清,精神可;双瞳等大等圆,直径2.5 mm,对光反射灵敏;面部感觉正常,额纹、鼻唇沟对称,伸舌居中,口角不偏。颈抵抗阳性,四肢肌力Ⅴ级,肌张力正常,生理反射存在,病理反射未引出。辅助检查:白细胞计数9.9×10⁹/L,中性粒细胞百分比75.8%。患者发热,颈抵抗阳性,考虑开颅术后,术中使用人工材料修补硬脑膜及颅骨。改万古霉素抗感染治疗,注意患者体温、血常规变化。注意切口状况,预防脑脊液渗漏,嘱患者加强营养,适量下床活动。6月8日患者体温正常,无特殊情况,顺利出院。

分析 三叉神经痛微血管减压术后的发热,临床常考虑无菌性脑膜炎。其发生与使用特氟龙(teflon)及其他人工材料垫离神经和血管有关,有报道使用特氟龙时无菌性脑膜炎的发生率可高达30%。此种并发症常在术后4~7日发病,临床有发热、头痛、颈硬症状,脑脊液呈炎性反应但细菌培养阴性,蛋白含量增加而葡萄糖含量正常或降低,应用激素治疗有效,为确保安全也可酌情使用抗生素数日。

知识点链接

　　神经外科术后无菌性脑膜炎与细菌脑膜炎一直是临床上较难鉴别的术后并发症，二者在治疗过程和预后方面有较大差异。术后无菌性脑膜炎的发病机制尚不明确，临床表现与细菌性脑膜炎相似，易被误诊为细菌性脑膜炎，但预后较好。对无菌性脑膜炎的治疗意见不一。一些学者认为颅脑手术过程本身就存在感染的风险，建议对任何脑膜炎患者常规使用抗生素。考虑到初始证实细菌性脑膜炎的困难性及脑膜炎延误治疗的高致死、致残率，英国抗生素化疗协会建议常规使用抗生素，若脑脊液培养阴性，2～3天后停用抗菌药物。目前对于无菌性脑膜炎的治疗，国内外多数学者倾向于在能够确诊无菌性脑膜炎之前经验性应用抗菌药物，一经确诊，停用抗菌药物，改用激素治疗，以取得良好的治疗效果。神经外科术后无菌性脑膜炎的治疗并不复杂，及时对患者病情做出正确诊断是治疗的关键。神经外科术后无菌性脑膜炎与细菌性脑膜炎相比，在预后等方面均较好，但及时准确鉴别二者仍是目前的难点。对术后无菌性脑膜炎的病因和发病机制仍需要进行进一步研究，目前单一的检查方法不能准确诊断无菌性脑膜炎，因此需要我们结合多种检查手段来提高该病的诊断准确率。同时，寻找更快、更准确的诊断方法仍是我们努力的方向。

　　临床实际工作中，各单位可参照抗菌药物使用规范，在颅脑手术中，特别是有植入物的情况下，患者出现了发热，首先应确定为感染/非感染发热，根据实际情况送血常规、PCT、CRP、血培养等，同时进一步根据患者病情确认感染类型：

　　（1）考虑切口感染送分泌物培养，同时，继续维持术前抗菌药物品种；后期若感染控制不佳，首先应加强引流，按照皮肤软组织感染进行抗菌药物经验治疗，待分泌物培养结果回报后进行目标治疗。

　　（2）考虑颅内感染时，需送检脑脊液常规、生化、乳酸、培养，临床诊断颅内感染后方可进行颅内感染的经验治疗；后期若脑脊液培养阳性，则进行目标治疗。

　　（3）考虑肺部感染时，先送痰培养，后行经验治疗。

　　（4）目标治疗：确认培养出的微生物为病原微生物后，根据药敏试验结果进行药物选择。

　　根据患临床表现及相关检查结果，及时停用或调整抗菌药物并做出诊断。

　　例6　　患者男，42岁，于12月27日因"突发意识障碍一天"入院，神志欠清，未发热。头颅CT示：蛛网膜下腔出血。脑血管造影术提示颅内动脉瘤。诊断：1. 蛛网膜下腔出血，2. 动脉瘤。当日行急诊脑血管造影备颅内动脉瘤栓塞术，即刻局麻下实施腰大池置管引流术。1月2日患者开始发热，神志欠佳。相关检查结果如下：

表 2 - 8 - 1　患者检查结果

时间/d	血常规					脑脊液		
	红细胞计数/$(\times 10^9/L)$	白细胞计数/$(\times 10^9/L)$	红细胞计数/$(\times 10^6/L)$	白细胞计数/$(\times 10^6/L)$	中性粒细胞百分比/%	氯化物/$(mmol/L)$	蛋白定量/(mg/L)	葡萄糖/$(mmol/L)$
1~4	4 530	6.9	90 000	1 458（腰大池引流液）	44	124.1	743.0	2.81
1~5	4 530	6.9	10 000	114	55	126.6	581.9	2.68

分析　患者颅脑术后，出现发热、脑脊液异常，当脑脊液混有血液时，应按公式校正计算：白细胞计数（脑脊液）校正数＝白细胞计数（脑脊液）测量值－[白细胞计数（血液）×红细胞计数（脑脊液）/红细胞计数（血液）×10^6]。

通过计算，CSF 实际细胞数分别为：第 1~4 天：1 321（腰大池引流液）。第 1~5 天：99。白细胞计数未明显升高（>100~1 000×$10^6/L$，多核白细胞百分比>70%。）可继续观察，暂不判断感染。

例 7　患者男，44 岁，脑出血术后 20 天，持续昏迷伴发热 5 天，于 8 月 9 日入院。头颅 CT＋CTA 示：① 左侧顶叶脑内血肿并破入脑室系统伴铸型，② 烟雾病，③ 血流相关性动脉瘤。病情变化过程：7 月 20 日 GCS 评分 11 分，E2M5V4；右侧肢体偏瘫。7 月 21 日内镜下血肿清除，双侧脑室外引流。8 月 1 日拔除脑室外引流，行腰大池引流。8 月 4 日右侧脑室外引流，术后持续高热 39 ℃。术后 17 天，8 月 7 日出现癫痫持续发作，送脑脊液培养：铜绿假单胞菌。血培养：肺炎克雷伯菌。予脑室内注射亚胺培南＋口服米诺环素＋静脉滴注头孢他啶＋亚胺培南联合抗感染，苯巴比妥＋地西泮＋丙戊酸钠联合抗癫痫发作。查体：体温 37.4 ℃，神志昏迷，气管切开，颈抵抗阳性，右侧巴宾斯基征阳性，左侧巴宾斯基征阴性。右侧脑室引流管在位通畅，引流淡黄色、微混浊脑脊液。红细胞计数 11 000×$10^6/L$，白细胞计数 143×$10^6/L$，中性粒细胞百分比 80%，脑脊液蛋白定性弱阳性。持续引流。8 月 10 日，更换气管套管（声门下冲洗双头），更换双腔的锁骨下深静脉导管，头部伤口换药，脑室引流管加三通接测颅内压的传感器，ICP 维持在 15 mmHg。脑室引流管内 5 mg/5 ml 多黏菌素 B，留置肠管（24 h 到位），胃管持续负压吸引。下午，电话通知危急值，血培养有革兰阴性杆菌，具体待培养。维持原治疗，冬眠合剂＋持续物理降温。8 月 12 日 血培养＋药敏试验：肺炎克雷伯菌（耐药菌、替加环素药敏中介）。脑脊液培养回报：铜绿假单胞菌，全敏感。调整抗菌药物。

分析　此例为脑室外引流（EVD）脑脊液培养证实的感染病例。

知识点链接

　　脑脊液引流管头端可置于侧脑室、硬膜下腔、囊肿腔或腰大池,通常需要在皮下潜行一段距离,尾端接液体收集装置,可用于引流、监测颅内压或注射药物。1984—2014 年间文献共报道了 16 个适用于临床的有关 VRI 诊断标准:44% 依靠客观诊断标准,56% 根据神经重症医生主观判断。客观感染定义(培养阳性)诊断率为 22%～94%,主观定义诊断率为 33%～78%;诊断和治疗的一致性只有 56%～89%(中位数为 72%)。文献报道,脑室外引流感染的发生率为 0～22%,每天引流感染率增加约 1%,长时间(>5 天)引流是继发感染的重要原因。腰大池引流的感染率可达 5%。值得一提的是,有人通过严格的管理措施,使得腰大池引流的感染率下降至 0.8%。这些措施包括不进行脑脊液采样监测、引流不超过 5 天、断开或受损的引流管需要重新连接时进行严格的无菌操作、引流管连接断开或受损 2 次后即拔除。在临床监测中,可参照文献《脑室切开术相关感染:一种新的标准化报告定义和机构经验》(Ventriculostomy-Associated Infection: A New Standardized Reporting Definition and Institutional Experience)提出的简化标准:一个有 EVD 的患者出现了阳性细菌培养结果,加上以下的 1 项或以上:① 发热(体温>38.6 ℃),② 脑脊液葡萄糖<50 mg/dl(2.8 mmol/L),或血糖<50%,即可判定为感染。

　　德国国家院感调查系统(KISS)连续 9 年监测 157 家 ICU 的脑室外引流相关脑室炎/脑膜炎发病率(/1 000 导管日),数据显示虽然消毒及手术技术不断精进,但感染发病率仍未明显下降。

　　根据美国神经重症协会和欧洲重症监护协会《神经重症患者多模态监测共识》,脑室造瘘相关颅内感染发生率是衡量医疗质量的重要指标。医疗相关脑膜炎/脑室炎规范化诊疗、预防任重道远。

附　神经外科中枢神经系统感染脑脊液相关检查

1. 脑脊液一般性状检验

　　多数 CNSIs 患者腰椎穿刺开放压>200 mmH$_2$O,急性期脑脊液外观呈混浊、黄色或典型脓性表现。颅内感染脑脊液的典型表现为白细胞计数>(100～1 000)×10^6/L,多核白细胞百分比>70%。脑脊液葡萄糖浓度受血清葡萄糖的影响,正常浓度为 2.5～4.5 mol/L,是血清葡萄糖水平的三分之二(67%)。所以检测脑脊液葡萄糖与血清葡萄糖比值可精确反映脑脊液葡萄糖真实含量,脑脊液葡萄糖低于同期血清葡萄糖含量的 40% 被认为异常。高于每 500～800 个红细胞中有 1 个白细胞的比例提示穿刺引起的出血或蛛网膜下腔出血。脑脊液细胞数低于 1 000 个/mm^3 也不能完全排除颅内细菌性感染,需结合危险因素、临床症状和体征以及脑脊液中多核细胞百分比和葡萄糖含量等其他指标等综合考虑。

2. 脑脊液涂片和微生物培养

怀疑颅内感染时,需要在开始应用或更改抗菌药之前、抗菌药处于谷浓度时收集血清和脑脊液样本行涂片和微生物培养。做脑脊液培养的同时,也应该行2～4次血培养检查。怀疑 CNSIs 时,对切口分泌物、引流管头端和取出的分流管等植入物要及时行涂片及微生物培养。

采集脑脊液标本时,因第 1 管脑脊液被皮肤菌群污染的可能性很大,故脑脊液要收集≥2 管。可以采用 3 管法:第 1 管脑脊液行生化检查,第 2 或第 3 管脑脊液行常规检查、微生物培养或分子生物学检测。普通细菌培养可以留取 2 ml 脑脊液,怀疑为真菌或结核分枝杆菌感染时应留取 5～10 ml 脑脊液。在送血和脑脊液微生物培养的同时要及时送检脑脊液涂片,因涂片结果回报速度快,以指导治疗用药。采用传统的脑脊液培养方法阳性率较低,多低于 40%。脑脊液培养的阳性依赖于细菌浓度、是否应用过抗菌药及培养方法等。若疑似 CNSIs 患者的首次脑脊液培养阴性,建议连续取 2～3 次脑脊液进行培养,同时建议培养≥10 天,以除外痤疮丙酸杆菌等。将脑脊液放在儿童专用血培养瓶中培养有可能提高培养阳性率。

3. 分子生物学检测方法

目前,已在临床开展的检测方法主要为病原体宏基因组学检测技术,又称二代测序技术(metagenomic next generation sequence,mNGS),即将待测样本的所有 DNA 或 RNA 混合测序,并通过将测序数据与病原体数据库进行比对,从而获得病原体的信息。该技术直接检测临床标本,对一些病因不明的或已使用抗感染药物治疗后的感染,仍有一定的阳性检出率。若脑脊液培养阴性,可行 mNGS 检测可能的病原菌;但因 mNGS 的背景菌常与某些菌具有高度相似性,易出现假阳性,需注意鉴别。

4. 感染标志物的检查

感染标志物的检查包括:① PCT。脑脊液 PCT 在脑膜炎发作后 4 h 开始升高,6 h 达高峰,并持续 24 h 以上,是感染早期诊断的有用标志物,其截断值目前仍有争议。② 乳酸。因脑脊液乳酸含量不受血清浓度的影响,依据其诊断 CNSIs 可能比葡萄糖更有优势,对其参考值目前仍有争议。

附 中枢神经系统感染判定流程(图2-8-1)

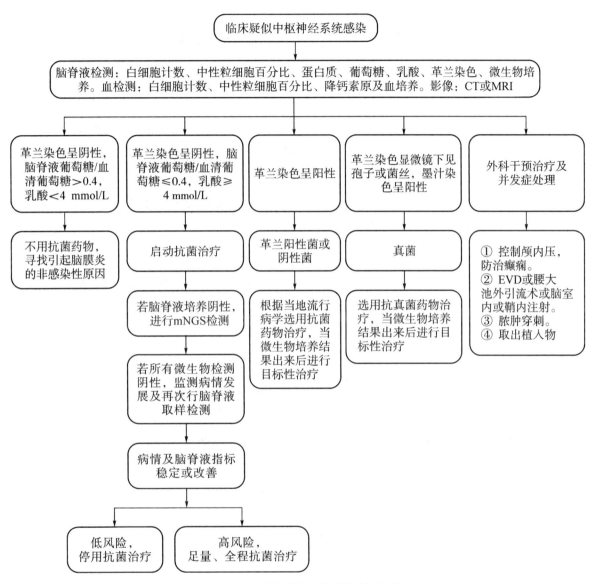

图2-8-1 中枢神经系统感染判定流程

第九节　心血管系统感染

随着心血管系统侵入性操作或植入物等越来越多，心血管系统发生的医院感染逐年上升。发生医院感染不仅会延长患者术后住院时间，加重医疗费用负担，更会使术后死亡风险增加。

一、心肌炎或心包炎（CARD-myocarditisorpericarditis）（CODE：CVS-CARD）判定标准

1. 心肌炎或心包炎至少应符合下列标准之一：

标准1：基于临床诊断或治疗的目的（排除主动监测），经培养或其他非培养的微生物检验方法，从心包膜组织或体液中检出微生物。

标准2：至少符合下列条件任2项症状或征象。发热（体温＞38 ℃）、胸痛*、奇脉*、心脏扩大*。且至少符合下列条件中任1项：

a. 心电图异常情形符合心肌炎或心包炎。

b. 心脏组织病理检查显示有心肌炎或心包炎的证据。

c. 血清 IgG 抗体效价升高4倍。

d. 经由超声心动图、CT 扫描、核磁共振或血管造影检查显示有心包积液。

标准3：≤1 岁的婴儿，且至少符合下列条件任2项症状或征象。发热（体温＞38 ℃）、低体温（体温＜36 ℃）、呼吸暂停*、心搏过缓*、奇脉*、心脏扩大*。且至少符合下列条件中任1项：

a. 心电图异常情形符合心肌炎或心包炎。

b. 心脏组织病理检查显示有心肌炎或心包炎。

c. 血清 IgG 抗体效价升高4倍。

d. 经由超声心动图、CT 扫描、核磁共振或血管造影检查显示有心包积液。

注：* 表示无其他明确原因可以解释。

2. 注释：大部分发生在心脏手术后或心肌梗死后的心包炎并非感染所致。

二、心内膜炎判定标准

1. 由于心内膜炎诊断时间较长，所以感染窗口期（IWP）相对延长。当遇到心内膜炎个案时，感染窗口期（IWP）设定为21天，以第一次阳性检查诊断日期的10天前至10天后计算，符合判定标准须具备的条件必须在这段时间内全部达成。

2. 心内膜炎的重复感染期（RIT）包括患者自感染日期（DOE）之后的本次住院全部时间。

3. 心内膜炎患者的继发性血流感染可归因期是 21 天感染窗口期（IWP）及之后的本次住院全部时间。

（1）由于心内膜炎有较长的继发性血流感染可归因期，因此从血液检出的微生物中，仅与心内膜炎判断相符的微生物可归因为继发性血流感染的致病菌。

（2）范例：如果以特定部位标本（例如心脏赘生物）或血液标本培养出金黄色葡萄球菌作为患者符合心内膜炎判定标准的条件之一，随后在心内膜炎继发性血流感染可归因期内收集的血液标本培养出金黄色葡萄球菌及大肠埃希菌，则金黄色葡萄球菌可归因于心内膜炎的继发性血流感染，但大肠埃希菌则须排除；如果这套血液标本可以作为患者符合心内膜炎判定标准的条件之一，则金黄色葡萄球菌和大肠埃希菌都可归因于心内膜炎的致病菌，否则大肠埃希菌应判定为其他感染部位的继发性血流感染，或判定为原发性血流感染的致病菌。

4. 以下判定标准中所提及的心脏赘生物，包括在心脏起搏器或除颤线上的赘生物。

5. 心内膜炎（含人工心脏瓣膜）之判断至少应符合下列标准之一：

标准 1：基于临床诊断或治疗的目的（排除主动监测），经培养或其他非培养的微生物检验方法，从心脏赘生物、栓塞赘生物（例如脏器、器官脓肿）或心内脓肿标本中检出微生物。

标准 2：经由组织病理学检查，从心脏赘生物、栓塞性赘生物（例如脏器、器官脓肿）或心内脓肿检出微生物。

标准 3：经由组织病理学检查，从心脏赘生物或心内脓肿诊断为心内膜炎。

标准 4：超声心动图检查出现下列至少 1 项符合心内膜炎诊断的条件；或影像不够明确，但有临床相关证据（如医嘱记载给予抗菌药物治疗心内膜炎）。

（1）心脏瓣膜或心脏支撑组织上有赘生物。

（2）心内脓肿。

（3）人工瓣膜有新的部分裂开。

且至少符合下列条件任 1 项：

a. 基于临床诊断或治疗的目的（排除主动监测），经培养或其他非培养的微生物检验方法，从至少 2 套不同次（同一天内或相连的日历日）采集的血液标本中检出心内膜炎典型病原体（如：草绿色链球菌、牛链球菌、嗜血杆菌、放线杆菌、人心杆菌、金黄色葡萄球菌）。

b. 基于临床诊断或治疗的目的，经培养或其他非培养的微生物检验方法，从血液中鉴定出 Q 热立克次体，或抗 I 相 IgG 抗体效价＞1∶800。

标准 5：至少符合下列条件任 3 项。

（1）先前有心内膜炎、人工瓣膜、未经治疗的先天性心脏病、风湿性心脏病史、肥厚性阻塞性心肌病或静脉注射毒品史。

（2）发热（体温＞38.0 ℃）。

（3）血管检查：主要动脉栓塞（如脑栓塞、肾梗死、脾梗死或脓肿、栓塞导致的心肌缺血或坏疽）、脓毒性肺栓塞、真菌性动脉瘤（影像学、术中所见或在病理标本报告中描述）、颅内出血、结膜出血或詹韦损害（Janeway leision）记录。

（4）免疫学表现：肾小球肾炎（病历或文件记录，或尿液检验出白细胞或红细胞）、奥斯勒结节（Osler node）、罗特斑（Roth spot）或类风湿性关节炎因子阳性。

且至少符合下列条件任 1 项：

a. 基于临床诊断或治疗的目的（排除主动监测），经培养或其他非培养的微生物检验方法，从至少 2 套不同次（同一天内或相连的日历日）采集的血液标本中检出心内膜炎典型微生物（如：草绿色链球菌、牛链球菌、嗜血杆菌、金黄色葡萄球菌）。

b. 基于临床诊断或治疗的目的（排除主动监测），经培养或其他非培养的微生物检验方法，从血液中鉴定到 Q 热立克次体，或确认为抗体 IgG 抗体效价＞1∶800。

标准 6：至少符合下列条件任 1 项；或影像不够明确，但有临床相关支持（如医嘱记载给予抗菌药物治疗心内膜炎）。

（1）超声心动图发现心脏瓣膜或支撑组织上有赘生物。

（2）超声心动图发现心内脓肿。

（3）超声心动图发现到人工瓣膜有新的部分裂开。

且至少符合下列条件任 3 项：

a. 先前有心内膜炎、人工瓣膜、未经治疗的先天性心脏病、风湿性心脏病史、肥厚性阻塞性心肌病病史或静脉注射毒品史。

b. 发热（体温＞38.0 ℃）。

c. 血管表征：主要动脉栓塞（即脑栓塞、肾梗死、脾梗死或脓肿、栓塞导致的心肌缺血或坏疽）、脓毒性肺栓塞、细菌性动脉瘤（影像学、术中所见，或组织病理学检查显示）、颅内出血、结膜出血或詹韦损害。

d. 免疫学表现：肾小球肾炎（病历或文件记录，或尿液检验出白细胞或红细胞）、奥斯勒结节、罗特斑或类风湿性关节炎因子阳性。

e. 血液培养至少符合下列条件任 1 项：

● 基于临床诊断或治疗的目的排除主动监测，经培养或其他非培养的微生物检验方法，从血液标本检出病原体。

● 基于临床诊断或治疗的目的（排除主动监测），经培养或其他非培养的微生物检验方法，从至少 2 套不同次（同一天内或相连的日历日）采集的血液标本中检出相符的常见微生物。

标准 7：符合以下所有条件。

a. 心内膜炎史、人工心脏瓣膜、未矫正的先天性心脏病、风湿性心脏病、肥厚性阻塞性心肌病病史或静脉注射毒品史。

b. 发热（体温＞38.0 ℃）。

c. 血管检查显示有主动脉栓塞（即脑栓塞、肾梗死、脾梗死或脓肿、栓塞导致的心肌缺血或坏疽）、脓毒性肺栓塞、细菌性动脉瘤（影像学、术中所见，或组织病理学检查显示）、颅内出血、结膜出血或詹韦损害。

d. 免疫学检查显示有肾小球肾炎（尿常规检查显示有白细胞或红细胞管型），奥斯勒结节、罗特斑或类风湿因子阳性。

e. 血液培养至少符合下列条件任 1 项：

● 基于临床诊断或治疗的目的(排除主动监测),经培养或其他非培养的微生物检验方法,从血液标本中检出病原体。

● 基于临床诊断或治疗的目的(排除主动监测),经培养或其他非培养的微生物检验方法,从至少2套不同次(同一天内或相连的日历日)采集的血液标本中检出相符的常见微生物。

三、纵隔炎(MED-Mediastinitis)(CODE：CVS-MED)判定标准

1. 纵隔炎至少应符合下列标准之一：

标准1:基于临床诊断或治疗的目的(排除主动监测),经培养或其他非培养的微生物检验方法,从纵隔组织或体液标本中检出微生物。

标准2:经手术或组织病理学检查发现有纵隔炎证据。

标准3:至少具有下列任1项症状或征象。发热(体温＞38 ℃)、胸痛*、胸骨松动*。且至少符合下列条件中任1项：

a. 纵隔处有脓性引流液。

b. 影像学检查显示纵隔腔变宽。

标准4:≤1岁的婴儿,至少具有下列任1项症状或征象。发热(体温＞38 ℃)、低体温(体温＜36 ℃)、呼吸暂停*、心跳徐缓*、胸骨松动*。

且至少符合下列条件中任1项：

a. 纵隔处有脓性引流液。

b. 影像学检查发现纵隔腔变宽。

注：* 表示没有其他已确认的原因。

2. 注释:纵隔腔位于胸骨下和脊柱前,内有心脏和大血管、气管、食道、胸腺、淋巴结和其他组织结构。它分为前、中、后和上部区域。

3. 判定注意事项:心脏手术后的纵隔炎(MED)合并骨髓炎(BONE),判断为手术部位感染-纵隔炎(SSI-MED)而非手术部位感染-骨髓炎(SSI-BONE)。

四、动脉或静脉感染(VASC-arterial or venous infection)(CODE：CVS-VASC)判定标准

1. 动脉或静脉感染至少应符合下列标准之一：

标准1:以临床诊断或治疗为目的,通过微生物培养或非培养方法,从取出的动脉或静脉中鉴定出病原体。

标准2:经手术或组织病理学检查有动脉或静脉感染。

标准3:至少具有下列任一项症状或征象:发热(体温＞38 ℃)、病灶处有疼痛*、发红*、发热*。且血管内导管尖端进行半定量培养,结果菌落数多于15个。

标准4:血管病灶处有脓液引流物。

标准5:≤1岁的婴儿,至少具有发热(体温＞38 ℃)、低体温(体温＜36 ℃)、呼吸暂停*、心跳徐缓*、嗜睡*、血管病灶处疼痛*、发红*、发热*中的任一症状或征象。且血管内导管尖端进行半定量培养,结果菌落数多于15个。

注：＊表示没有其他已确认的原因。

2. 判定注意事项

（1）当动静脉移植、分流、瘘管或留置血管内导管部位感染，且血液未培养出微生物时，判定动脉或静脉感染（CVS-VASC）。

（2）当发生器官/腔隙手术部位感染-动脉或静脉感染（SSI-VASC）且并发继发性血流感染，应判定器官/腔隙手术部位感染-动脉或静脉感染（SSI-VASC）而非检验证实血流感染（LCBI）。

（3）血管内感染个案若也从血液培养出微生物并且符合检验证实血流感染（LCBI）判定标准，应判定为检验证实血流感染（LCBI）。但是，若在感染窗口期（IWP）同时出现下列两个情形，则应排除与中央导管相关：

① 血管病灶处有脓液。

② 从以下任一部位取得的标本检出的微生物，至少1种与血液检出者相符。

a. 动脉导管（arterial catheter）。

b. 动静脉瘘管（arteriovenous fistula）。

c. 动静脉移植（arteriovenous graft）。

d. 体外肺膜氧合（extracorporeal membrane oxygenation，ECMO）。

e. 透析出水导管（hemodialysis reliable outflow，HERO）。

f. 主动脉内球囊反搏［intra-aortic balloon pump（IABP）devices］。

g. 未曾使用的中央导管（non-accessed central line）（当次住院期间未使用也未放置）。

h. 周边静脉导管（peripheral Ⅳ or midline）。

i. 心室辅助装置（ventricular assist device，VAD）。

五、监测案例分析

例1 患者男，71岁。入院诊断：三尖瓣关闭不全（重度）、二尖瓣钙化、二尖瓣关闭不全（轻-中度）、主动脉瓣关闭不全（轻度）、左房扩大、心功能Ⅱ～Ⅲ级（NYHA分级）、心包积液。4月23日行二尖瓣成形＋三尖瓣成形＋心脏射频消融术。手术全程时间7 h 50 min。术毕转入监护室，顺利拔除气管插管。血常规：白细胞计数 $6.2×10^9$/L，中性粒细胞百分比85.8%，淋巴细胞百分比5.4%，血红蛋白90 g/L，血小板计数 $63×10^9$/L。术后2周，患者精神状态一般，储氧面罩给氧10 L/min，诉胸闷气喘，端坐呼吸后好转，切口下段见液体渗出。查血常规：白细胞计数 $2.8×10^9$/L，血红蛋白75 g/L。B超引导胸腔穿刺，见淡血性液体引出。患者切口皮下积液，愈合不佳，5月6日置入皮下引流管一根，外接负压吸引，见淡黄色液体引出。胸部平扫（CT）提示两肺弥漫性病变、右肺为著，心包积液，前胸壁软组织肿胀积气，不排除纵隔感染合并肺感染可能，予经验抗感染治疗，同时保持纵隔、切口引流通畅。5月10日行皮肤和皮下坏死组织切除清创术，术中见胸骨下端切口局部愈合不佳，窦道形成，并有肉芽生长，未见脓液分泌，术后予以抗感染治疗。

分析 该案例判定为手术部位感染-纵隔炎（SSI-MED）。

例 2 患者男,63 岁,风湿性心脏瓣膜病。入院后行二尖瓣置换术。术后 10 天,患者出现发热,体温 37.5～41 ℃,胸部 X 线片示:心胸比例 0.58。超声心动图(UCG)检查提示:主动脉瓣二尖瓣缘有赘生物,左心室舒张期末内径(LVEDD)55 mm,左心房内径(LAD)82 mm,左心室射血分数(IVEF)0.35。血培养示金黄色葡萄球菌。

分析 患者术后发热,超声心动图发现心脏瓣膜或支撑组织上有赘生物,血培养为常见菌,符合心内膜炎诊断。

例 3 患者男,42 岁。汽油火烧伤,总面积(TBSA)90%,其中浅Ⅱ度 80%、深Ⅱ度 2%、Ⅲ度 8%,伤后 1 小时收入院。入院前曾在急诊科经右腹股沟处正常皮肤抽取股动脉血行血气分析检查。同时在此处股静脉穿刺置管(进管 17 cm)。入院后予抗休克、抗感染、营养支持等综合治疗。患者平稳度过休克期后拔除静脉导管,导管尖端培养结果为 MRSA 感染。伤后 14 天,患者 80%TBSA 创面愈合,但股静脉穿刺部位外观红肿伴疼痛,体温升高,局部给予 50 g/L 硫酸镁湿敷,全身应用抗生素,效果不佳。伤后 21 天,患者股静脉穿刺部位红肿明显,有搏动感。给予局部切开引流。引出暗红色脓液约 15 ml,并用凡士林油纱布填塞。2 天后换药,患者局部疼痛未减轻。体温在 39 ℃左右。伤后 25 天查血白细胞计数 20.1×10⁹/L,中性粒细胞百分比 84%,局部 B 超结果提示:右侧股动脉假性动脉瘤(直径 4 cm)。当日在局麻下,行右侧腹股沟探查术,术中见右股动脉前壁距右髂外动脉 10 cm 处有一处约 1.5 cm×0.8 cm 破损,周围有 1 个 4 cm×4 cm×4 cm 炎性腔隙,其内有少量暗红色脓液,清创,取右侧股动脉前壁破损处组织活检并做细菌培养,结果显示 MRSA 感染。

分析 从取出的动脉或静脉中鉴定出病原体 MRSA。符合动静脉感染诊断标准。

例 4 患者男,48 岁,7 月 15 日因"主动脉夹层(Stanford A 型)"行"主动脉人工血管置换术"。术后 1 个月开始出现发热,体温最高达 39.0 ℃,伴寒战,无胸闷、咳嗽、腹痛、尿急尿痛等,自服布洛芬效果不佳,仍反复发热。术后 3 个月查血培养:肺炎克雷伯菌。予美罗培南抗感染 8 天后体温降至正常,改为法罗培南口服 1 个月。术后半年再次出现发热伴寒战,行血培养:肺炎克雷伯菌。予哌拉西林/他唑巴坦抗感染,体温转正常。术后 7 个月出现乏力、食欲缺乏,无发热,当地 PET-CT:胸主动脉夹层术后改变,人工血管周围及前上纵隔内低密度伴糖代谢异常增高、纵隔及右侧锁骨上区多发增大淋巴结伴代谢增高,考虑炎性病变。再次出现发热,体温最高达 42 ℃,伴寒战,查血常规:白细胞计数 10.7×10⁹/L,中性粒细胞百分比 74.0%,CRP 121.44 mg/L,PCT 0.15 ng/ml。血培养:肺炎克雷伯菌。予美罗培南抗感染,仍发热。hs-CRP 38.4 mg/L,红细胞沉降率 48 mm/h,PCT 8.38 ng/ml。心脏标志物:心肌肌钙蛋白(cTnT)0.03 ng/ml,脑钠肽前体(pro-BNP)400.2 pg/m。心电图:正常心电图。心超:人工升主动脉前方见不规则回声区;LVEF 70%。

分析 中年男性,主动脉夹层人工血管置换术后 1 个月起反复发热伴畏寒、寒战,白细胞计数、中性粒细胞百分比升高,CRP、PCT 等炎症标志物明显升高,反复血培养阳性,均为肺炎克雷伯菌,抗感染有效,停药后反复,PET-CT 及胸主动脉 CTA 示人工血管周围及前上纵隔内渗出伴糖代谢增高。根据药敏试验结果长程联合抗感染后体温转平,炎症标志物降至正常,血培养转阴,血红蛋白、体重上升,CTA 见病灶吸收,未再反复。判定为人工血管感染继发血流感染,病原菌为肺炎克雷伯菌。

动脉腔内支架置入术及人工血管置换术的不断完善及其在世界范围内的广泛开展,使得主动脉夹层、主动脉瘤等危急患者的抢救成功率及存活率大大提高。随之而来的是支架或人工血管感染也日益增多,且备受关注。报道显示,人工血管移植物感染发生率为1%~3%。支架移植物置入并与血管壁贴附过程中可导致内皮细胞脱落,使得宿主血细胞和血浆蛋白覆盖其上,有利于细菌侵入动脉壁。目前普遍认为,支架移植物感染与红细胞、血小板和纤维蛋白原黏附在其表面相关。血管腔内支架移植物与传统手术血管移植物相比,更易受细菌污染而发生支架移植物感染,且感染一旦发生,毒力更强,后果更严重。该患者术后 1 个月内出现寒战、发热,血培养阳性,首先即应考虑植入物感染可能。

第十节　眼、耳、鼻、口腔感染

眼、耳、鼻或口腔及上呼吸道感染是在日常监测工作中容易忽视的感染。口腔等部位有大量微生物寄居,有各种类型的需氧菌、兼性和专性厌氧菌。唾液和口腔中其他地方的厌氧菌总数达到 $10^7 \sim 10^8$ 个/ml,唾液中厌氧细菌与需氧细菌的比例约为 $10:1$。眼部感染虽不多见,但相关院感暴发事件时有发生,应引起足够重视。

一、判定标准

(一)结膜炎(CONJ-conjunctivitis)(CODE:EENT-CONJ)判断标准

1. 结膜炎至少应符合下列标准之一:

标准1:基于临床诊断或治疗的目的(排除主动监测),经培养或其他非培养的微生物检验方法,从结膜刮取物、结膜或其邻近组织(如:眼睑、角膜、睑板腺、泪腺)取得的脓性渗出液标本中检出微生物。

标准2:结膜或眼睛周围有疼痛或发红,且至少符合下列任1项条件:

a. 渗出液进行革兰染色发现白细胞和微生物。

b. 脓性渗出液。

c. 渗出液或结膜刮取物经显微镜检发现多核巨细胞。

d. 病原体特异性抗体(IgM)效价达诊断意义或 IgG 抗体效价升高4倍。

2. 通报注意事项

(1)眼部其他感染判定为眼部感染(EYE)。

(2)硝酸银等引起的化学性结膜炎不可判定为 HAI。

(3)勿将其他病毒性感染(如上呼吸道感染)所引发的结膜炎再另外通报结膜炎(CONJ)。

(二)耳部及乳突感染(EAR-ear,mastoid infection)(CODE:EENT-EAR)

1. 外耳炎至少应符合下列标准之一:

标准1:基于临床诊断或治疗的目的(排除主动监测),经培养或其他非培养的微生物检验方法,从耳道引流出的脓性渗液中检出微生物。

标准2:至少有发热(体温>38 ℃)、疼痛*、发红* 中任1项症状,且耳道引流脓液革兰染色检出微生物。

2. 中耳炎至少应符合下列标准之一:

标准1:基于临床诊断或治疗的目的(排除主动监测),经培养或其他非培养的微生物检验方法,从侵入性操作(如:鼓膜穿刺术)取得的中耳积液中检出微生物。

标准2:至少有发热(体温>38 ℃)、疼痛*、发炎*、鼓膜内陷或弹性下降*、耳内流脓*中的任2项症状。

3. 内耳炎至少应符合下列标准之一:

标准1:基于临床诊断或治疗的目的(排除主动监测),经培养或其他非培养的微生物检验方法,从侵入性操作取得的内耳积液中检出微生物。

标准2:医生诊断为内耳感染。

4. 乳突炎至少应符合下列标准之一:

标准1:基于临床诊断或治疗的目的(排除主动监测),经培养或其他非培养的微生物检验方法,从乳突取得的组织或体液标本中检出微生物。

标准2:至少有发热(体温>38 ℃)、疼痛或压痛*、耳下肿胀*、发红*、头痛*、脸部麻痹*中的任2项症状。且至少符合下列任1项条件:

a. 从乳突取得的组织或体液以革兰染色发现微生物。

b. 影像学检查(如计算机断层扫描)发现感染证据;或影像学检查发现疑似感染迹象,但有临床相关支持(如病程记录给予抗生素治疗乳突感染)。

注:*表示无其他已确认的原因。

(三) 结膜炎以外的眼部感染(EYE-eye infection,other than conjunctivitis)(CODE:EENT-EYE)判定标准

结膜炎以外的眼部感染至少应符合下列标准之一:

标准1:基于临床诊断或治疗的目的(排除主动监测),经培养或其他非培养的微生物检验方法,从眼前房水、眼后房水或玻璃体液标本中检出微生物。

标准2:没有其他已确认的感染原因,至少有下列任2项症状或征象:眼睛疼痛、视力模糊、前房积脓。且医生在病情变化或症状加剧的2天内开始使用抗生素治疗。

(四) 口腔感染(嘴、舌或牙龈)[ORAL-Oral cavity infection(mouth, tongue, orgums)](CODE:EENT-ORAL)判定标准

1. 口腔感染至少应符合下列标准之一:

标准1:基于临床诊断或治疗的目的(排除主动监测),经培养或其他非培养的微生物检验方法,从口腔组织中取得的脓肿或脓液标本中检出微生物。

标准2:侵入性操作、手术或组织病理学检查发现口腔脓肿或其他口腔感染的证据。

标准3:没有其他已确认的感染原因,至少有下列任1项症状或征象:口腔溃疡、炎性黏膜白斑,或口腔黏膜斑。且至少符合下列任1项条件:

a. 基于临床诊断或治疗的目的(排除主动监测),经培养或其他非培养的微生物检验方法,从黏膜刮除物或渗出物检出病毒。

b. 显微镜检查发现黏膜刮取物或渗出物有多核型巨细胞。

c. 病原体特异性抗体(IgM)效价达诊断意义或 IgG 抗体效价升高达 4 倍。

d. 显微镜检查(革兰染色、氢氧化钾染色)发现黏膜刮取物或渗出物有真菌。

e. 医生在病情变化或症状加剧的 2 天内开始使用抗生素治疗。

2. 通报注意事项:医疗保健相关原发性口腔单纯疱疹病毒感染应判定为口腔感染(EENT-ORAL),但复发的疱疹病毒感染则不可判定为 HAI。

(五) 鼻窦炎(SINU-sinusitis)(CODE:EENT-SINU)判定标准

鼻窦炎至少须符合下列标准之一:

标准 1:基于临床诊断或治疗的目的(排除主动监测),经培养或其他非培养的微生物检验方法,从窦腔取得的液体或组织标本中检出微生物。

标准 2:至少具有发热(体温>38 ℃)、窦腔疼痛或压痛 *、头痛 *、脓性渗液 *、鼻塞 * 中任 1 项症状或征象,且影像学检查(如 X 光、CT)显示鼻窦炎。

注:* 表示没有其他已确认的原因。

(六) 上呼吸道感染、咽炎、喉炎、会厌炎(UR-upper respiratory tract infection, pharyngitis, laryngitis, epiglottitis)(CODE:EENT-UR)判定标准

上呼吸道感染至少应符合下列标准之一:

标准 1:至少具有下列任 2 项症状或征象:发热(体温>38 ℃)、咽部发红 *、喉咙痛 *、咳嗽 *、声音沙哑 *、喉部有脓液渗出物 *。且至少符合下列任 1 项条件:

a. 基于临床诊断或治疗的目的,经培养或其他非培养的微生物检验方法,从上呼吸道(如咽、喉、会厌等部位)标本中检出微生物。

b. 病原体特异性抗体(IgM)效价达诊断意义或 IgG 抗体效价升高达 4 倍。

c. 医生诊断为上呼吸道感染。

标准 2:经手术、组织病理学或影像学检查发现脓肿。

标准 3:≤1 岁的婴儿至少具有下列任 2 项症状或征象:发热(体温>38 ℃)、低体温(体温<36 ℃)、呼吸终止 *、心跳徐缓 *、鼻部有分泌物 *、喉部有脓液渗出物 *。且至少符合下列任 1 项条件:

a. 基于临床诊断或治疗的目的(排除主动监测),经培养或其他非培养的微生物检验方法,从上呼吸道(如咽、喉、会厌等部位)标本中检出微生物。

b. 病原体特异性抗体(IgM)效价达诊断意义或 IgG 抗体效价升高达 4 倍。

c. 医生诊断为上呼吸道感染。

注:* 表示没有其他已确认的原因。

二、监测案例分析

例 1　患者男,37 岁,于 6 月 7 日收住外科做肾结石术后拔管处理,加床住 64 床位,位于外科病房的走廊。6 月 10 日 12:00 出现眼结膜充血、疼痛、分泌物增多、畏光流泪、异物感,经该院医生诊断为急性出血性结膜炎,6 月 11 日带药出院治疗,6 月 14 日痊愈。

分析　判定为结膜炎,符合标准 2。首发病例入院至发病时间间隔为 2 天,急性出血性结膜炎的平均潜伏期亦为 1～2 天,根据判断标准,可诊断为医院感染。

例2　患者女,22 岁,因"牙龈出血 1 周"入院,确诊为急重型再生障碍性贫血。行强化免疫抑制治疗(IST)。患者行 IST 前 5 天血常规:白细胞计数 $1.03×10^9/L$,中性粒细胞计数 $0.88×10^9/L$。体检:口腔颊黏膜一溃疡灶,灰白色,大小约 5 mm×5 mm。行 IST 前 2 天患者出现低热,体温 37.6 ℃。此时患者血常规:白细胞计数 $0.29×10^9/L$,中性粒细胞计数 $0.20×10^9/L$。患者处于粒细胞缺乏期,予以哌拉西林-他唑巴坦及氟康唑抗感染治疗,治疗 7 天后患者体温恢复正常。但行 IST 后 11 天患者再次发热,体温 38.0 ℃,此时血常规:白细胞计数 $0.1×10^9/L$,中性粒细胞计数 $0.03×10^9/L$。体检:口腔黏膜溃疡面明显扩大,累及舌尖、下唇黏膜及咽后壁,约占整个口腔黏膜面积的 50%。停用氟康唑,改用伏立康唑抗真菌治疗。行 IST 后 17 天患者仍发热,体温 38.8 ℃,进行口腔分泌物培养及血培养(双侧双瓶)。此时停用原来的抗菌药物,改用亚胺培南西司他丁＋万古霉素＋伏立康唑经验性抗感染治疗,但患者每日仍发热,体温 38～39 ℃。行 IST 后 20 天口腔分泌物培养结果:嗜麦芽窄食单胞菌。

分析　诊断为口腔感染,符合标准 3。

例3　患者女,34 岁。因"胚胎移植术后 18 周零 4 天,阴道出血 1 个月"入院。入院后予完善常规检查,3 月 7 日血常规:血红蛋白 108 g/L。白细胞计数、中性粒细胞计数、CRP、炎症二项未见明显异常。入院后予保胎、速力菲口服纠正贫血治疗。3 月 22 日患者出现鼻塞、流涕、发热(最高体温达 38.9 ℃),流感咽拭子提示:甲型流感病毒核酸检测阳性。予达菲抗病毒治疗,后监测体温波动范围正常。3 月 28 日血常规、CRP、炎症二项及凝血四项未见明显异常,患者现无鼻塞、流涕,无明显腹痛,无阴道流血、流液,无畏寒、发热,无咳嗽咳痰,予出院休养。

分析　符合上呼吸道感染标准 1。上呼吸道感染是常见的呼吸道疾病,时有上呼吸道医院感染暴发事件的报道。近年流行的新冠病毒肺炎是我们重点关注的呼吸道传染性疾病,但不是唯一呼吸道传染病。在医院内大部分就诊人员所患的是普通的呼吸道传染病,早期识别各类呼吸道传染病是防止院内感染最重要的措施。提高监测能力,提高病毒检测速度,做好各项防控工作,才能把呼吸道传染病的传播扼杀在萌芽状态。如临床出现呼吸道症状的医护人员带病工作,应首先做好标准预防和飞沫隔离。此外,结合季节性呼吸道传染病,尽可能做病原学检测。医务人员作为流感的高危人群,更应优先接种流感疫苗。感控专职人员应做好监测、分析。

例4　患者女,59 岁。因"发现甲状腺右叶结节 1 月"入院。穿刺病理(12 月 29 日):考虑为甲状腺乳头状癌。入院后完善相关检查,于 1 月 17 日在全麻下行"单侧甲状腺切除伴甲状腺峡部切除术、根治性颈淋巴结清扫(右叶＋峡部＋右中央区)",手术顺利,术后予以镇痛、补液等常规对症处理。术后第 3 天,诉低热,最高体温 38.1 ℃,伴右耳疼痛不适,无咳嗽咳痰,无发热、畏寒,声音无嘶哑,无饮水呛咳,查体:体温 37.8 ℃,颈部切口无红肿、渗出,轻压痛,颈部伤口敷料外观干燥无渗液,颈部引流管在位、通畅,见淡血性液体引出。请耳鼻喉科会诊考虑中耳炎可能,予抗感染治疗。

分析 符合中耳炎诊断标准2。

例5 患者男,60岁,肾脏占位性病变,5月8日行机器人援助操作+腹腔镜下左侧肾切除术+脾脏切除术。术后无特殊不适。5月20日患者诉头晕、乏力,无发热、畏寒,诉右侧外耳道有黄色液体流出。查体见右侧外耳道脓性分泌物。5月20日行CT检查:双侧放射冠可疑陈旧性腔隙性脑梗死,两侧侧脑室旁慢性缺氧性改变;脑萎缩。右侧外耳道、中耳乳突及鼓室内软组织密度影,请结合临床专项检查。耳鼻喉科会诊意见:右外耳道脓性分泌物,鼓膜窥不全。建议氧氟沙星滴耳液滴耳,头孢抗感染治疗,如无缓解可门诊完善耳内镜下外耳道异物取出术清理耳道,勿进水,勿掏耳。予对症处理后好转。

分析 符合外耳炎诊断标准1。

第十一节 消化系统感染

胃肠道是与外界相通的腔道,有大量的细菌寄居。胃肠道具有防御能力,故胃肠道与细菌、细菌与细菌之间保持平衡状态,通常不发生肠道感染。胃肠道感染的发病机制取决于细菌的致病力和机体的防御功能两方面。胃肠道感染多数是由机会致病菌引起的,患者常有输血或血制品史、不洁食物史、肝炎接触史、手术史,或近期曾应用或正在应用抗菌药物。消化系统相关感染中,比较常见的包括胆道系统感染、胃肠道感染、外科手术后的腹膜炎、终末期肝病的自发性腹膜炎等,以革兰阴性菌感染为主,可能合并厌氧菌感染。

一、判定标准

(一)艰难梭菌感染(CDI-clostridiumdifficile Infection)(CODE:GI-CDI)判定标准

1. 艰难梭菌感染至少应符合下列标准之一:

标准1:未成形粪便标本中检测到产毒艰难梭菌。

标准2:经手术(包括内镜检查)或组织病理学检查发现有伪膜性结肠炎。

2. 注释

(1)标准1的感染日期(DOE)应该以标本采集时间为准,而非开始出现不成形粪便的时间。

(2)产毒性艰难梭菌检验阳性及未成形粪便2项条件并存,才符合标准1。

3. 判定注意事项

(1)如果患者同时检出其他的肠道病原体,则除了判定艰难梭菌感染(CDI)之外,应该依据患者所符合的判定标准,同时判定肠胃炎(GE)或胃肠道感染(GIT)。

(2)应依据本书第二章所揭示的重复感染期(RIT)原则,判定个案是否符合再次判定新的艰难梭菌感染事件的条件。

(二)胃肠炎(GE-gastroenteritis)(CODE:GI-GE)判定标准

1. 胃肠炎不包括艰难梭菌感染。

2. 胃肠炎至少应符合下列标准之一:

标准1:急性腹泻发作(水便超过12 h),且排除非感染性原因(如诊断性测试、非抗生素类治疗、慢性疾病的急性发作或心理应激反应)。

标准 2：至少有下列任 2 项临床症状：恶心*、呕吐*、腹痛*，发热（体温＞38.0 ℃）、头痛*。且至少有下列任 1 项条件：

a. 以临床诊断或治疗为目的，通过微生物培养或非培养方法，从粪便或直肠拭子中鉴定出肠道病原体。

b. 粪标本镜检发现肠道病原体。

c. 血液或粪便中肠道病原体抗原/抗体检验结果为阳性。

d. 粪标本组织培养的细胞病理变化判定系肠道病原体所致。

e. IgM 抗体效价达诊断水平或双份血清 IgG 增加 4 倍。

注：* 表示无其他明确原因可以解释。

3. 注释：肠道病原体不包括正常的肠道菌丛，通过培养或其他实验方法检测，包含但不限于沙门菌、志贺菌、耶尔森菌、弯曲杆菌、贾第虫。

若患者既有胃肠炎，又有胃肠道感染，报告胃肠道感染及其发病时间。

4. 通报注意事项：如果患者同时符合胃肠炎（GI-GE）和胃肠道感染（GI-GIT）判定标准，则通报为胃肠道感染（GI-GIT），并依肠胃道感染的时程判定感染日期（DOE）。

（三）胃肠道感染［GIT-gastrointestinal tract infection（CODE：GI-GIT）］判定标准

1. 胃肠道感染包括食道感染、胃感染、小肠感染、大肠感染和直肠感染，不包括肠胃炎、阑尾炎和艰难梭菌感染。

2. 胃肠道感染至少应符合下列标准之一：

标准 1：经手术或组织病理学检查有脓肿或其他胃肠道感染的证据。

标准 2：至少具备下列 2 项局部症状或体征，且与相应的组织或器官感染相符合，包括：发热（体温＞38.0 ℃）、恶心*、呕吐*，疼痛或压痛*，吞咽痛*或吞咽困难*。且至少符合下列任 1 项条件：

a. 以临床诊断或治疗为目的，通过微生物培养或非培养方法，从引流液或侵入性操作获得的活检组织或无菌放置引流管时引流出的液体中鉴定到病原体。

b. 革兰染色阳性；或真菌氢氧化钾染色阳性；或引流液，或侵入性操作获得的活检组织，或无菌放置引流管时引流出的液体镜检出多核巨细胞。

c. 以临床诊断或治疗为目的，通过微生物培养或非培养方法从血液中鉴定出病原体。

d. 有感染的影像学证据，若影像学证据不足，结合临床相关证据（即医生治疗胃肠道感染的抗菌药物使用记录）。

e. 经内镜检查有感染证据（如假丝酵母菌食管炎、直肠炎）。

注：* 表示无其他明确原因可以解释。

3. 通报注意事项：如果患者同时符合胃肠炎（GI-GE）和胃肠道感染（GI-GIT）判定标准，则通报为胃肠道感染（GI-GIT）。

（四）腹腔内感染（IAB-intra abdominal infection）（CODE：GI-IAB）判定标准

1. 腹腔内感染包括胆囊、胆管、肝（病毒性肝炎除外）、脾、胰、腹膜、横膈下腔、其他腹腔内非特定组织或部位的感染。

2. 腹腔内感染至少应符合下列标准之一：

标准1：以临床诊断或治疗为目的，通过微生物培养或非培养方法，从腹腔内脓肿或脓性物质中鉴定到病原体。

标准2：至少符合下列任1项条件。

a. 经手术或组织病理学检查发现脓肿或其他腹腔感染证据。

b. 经手术或组织病理学检查发现脓肿或其他腹腔感染迹象，且以临床诊断或治疗为目的，通过微生物培养或非培养方法，从血液中鉴定到病原体。同时血液中鉴定到的病原体至少含有以下病原体中的1种：拟杆菌属、假丝酵母菌属、肠球菌属、梭状芽孢杆菌属、消化链球菌属、普氏菌属、韦荣球菌属、肠杆菌属。

标准3：至少有下列任2项临床症状或征象：发热（体温＞38.0 ℃）、恶心*、呕吐*、腹痛*、黄疸。且至少符合下列任1项条件：

a. 以临床诊断或治疗为目的，通过微生物培养或非培养方法，从引流液、侵入性操作获得的活检组织或来自无菌放置引流管（如闭式引流、开放式引流、T管引流、CT引导下穿刺引流）时引流出的液体中鉴定到病原体，或以上样品细菌革兰染色阳性。

b. 以临床诊断或治疗为目的，通过微生物培养或非培养方法，从血液中鉴定出病原体。有感染的影像学证据，若影像学证据不足，结合临床相关证据（即医生治疗腹腔感染的抗菌药物使用记录）。血液中鉴定到的病原体至少含有以下病原体中的1种：拟杆菌属、假丝酵母菌属、肠球菌属、梭状芽孢杆菌属、消化链球菌属、普氏菌属、韦荣球菌属、肠杆菌属。

注：* 表示无其他明确原因可以解释。

3. 通报注意事项

（1）标准1所指的培养标本应取自腹腔内脓肿或脓性物质（如使用CT引导引流出的脓液）。

（2）通报由腹腔内但非由脓肿或脓液中检出的微生物，使用标准3a。

（3）非感染性胰腺炎（炎症表现为腹痛、恶心、高胰酶血症相关性呕吐）不用上报，除非能确诊为原发感染源。

（五）坏死性肠炎（NEC-necrotizing enterocolitis）（CODE：GI-NEC）判定标准

1. 坏死性肠炎判定标准仅适用于≤1岁的婴儿。

2. 婴儿坏死性肠炎应符合下列标准之一：

标准1：婴儿感染应至少符合下列1项临床症状。

a. 吸出胆汁（自鼻胃管吸出胆汁应予排除）。

b. 呕吐。

c. 腹胀。

　　d. 粪便潜血或血便(无直肠裂)。

　　且至少有下列1项放射线影像学检查结果;或影像学检查结果不明确,但有临床相关支持(如医嘱记载给予抗菌药物治疗坏死性肠炎):

　　a. 肠气囊肿。

　　b. 肝门静脉积气、肝内胆管积气。

　　c. 腹腔积气。

　　标准2:手术坏死性肠炎(surgical INEC)应至少有下列临床症状中的1项。

　　a. 手术证实广泛肠坏死(超过2 cm的肠道受影响)。

　　b. 手术证实肠气囊肿,伴或不伴有肠穿孔。

　　3. 通报注意事项:坏死性小肠结肠炎的确诊既不要求有部位特异的标本,也无特定的血清学检测标准,但有一个特例为继发于坏死性小肠结肠炎的血流感染。若患者符合下述坏死性小肠结肠炎诊断标准中的任一条,则该血流感染被认为继发于坏死性小肠结肠炎。① 采集于继发血流感染归因期内的血培养标本中的病原菌被实验室证实为血流感染病原菌。② 取自同一天或连续几天不同时机的血液培养出两种或以上的常驻菌。

二、监测案例分析

　　例1 患者男,83岁,因"大便不成形半年,加重2月余"入院。入院诊断:乙状结肠癌。入院后完善相关检查,于5月13日全麻下行"腹腔镜乙状结肠癌根治术",术中探查见肿瘤位于乙状结肠中段,大小约3 cm×3 cm,质地硬,肠腔中度狭窄,未侵犯浆膜。手术顺利。术后予镇痛、抗感染、补液治疗。术后第3天患者出现稀水样黄色大便10余次,量共约750 ml,伴有恶心、呕吐,呕吐物为白色黏液状胃内容物,量少。予急查大便细菌培养+药敏试验、大便菌群比+真菌涂片、大便常规及艰难梭菌毒素检测、血常规、肾功能+电解质。术后第4天上午,患者开始出现解暗红色血便2次,量约200 ml,立即插鼻胃管,万古霉素500 mg分4次管饲,扩容补液治疗。艰难梭菌毒素阳性。

　　分析 符合艰难梭菌感染判定条件。

知识点链接

　　艰难梭菌感染,英文为 *Clostridium difficile* infection,缩写为 CDI。艰难梭菌为革兰阳性、厌氧芽孢杆菌,是医疗机构内肠道感染的主要致病菌之一。艰难梭菌(CD)过度繁殖导致肠道菌群失调并释放毒素引起 CDI,主要临床症状为发热、腹痛、水样便腹泻,后期可出现脓血便,并可引发假膜性小肠造肠炎,粪便中有黏膜状物存在,且常伴有中毒性巨结肠、肠穿孔、感染性休克。CDI 是医院内胃肠疾病感染的主要原因。

　　制订医院整体感染控制计划有助于减少 CDI。早期进行 CDI 检测就可以早期治疗,尽早采取控制感染的措施。美国感染控制与流行病学专业协会(APICE)推荐几种监管措施:

（1）仔细鉴别高风险患者（最近使用过或经常使用抗菌药、接受抗肿瘤治疗、高龄、最近住院、曾经在护理中心居住、既往患过CDI的患者）。

（2）提倡使用快速、高敏感性、高特异性等最佳检测手段检测艰难梭菌。

（3）无腹泻的住院患者不推荐常规筛检艰难梭菌。无症状携带者无须治疗。患者和医院工作者是艰难梭菌无症状携带者，可引起医院内水平传播。一般不推荐对携带者行抗菌药物治疗。

（4）CDI患者可采取最小限度接触隔离措施，直到腹泻缓解。若CDI患者曾伴腹泻（即使过去的2周内没有出现腹泻），则患者皮肤表面仍沾有艰难梭菌，可能通过检查者的手进行传播。推荐在腹泻停止48 h后保持接触预防措施。

例2 患者女，75岁，因外伤股骨骨折于11月24日收入院。11月28日出现腹泻10余次，呕吐1次，无发热，轻微腹痛，血、便常规检查未见明显异常，便标本核酸检测阳性，确诊为诺如病毒胃肠炎。通过医院食堂订餐，病前进食过凉菜和包子（曾冰冻，加热食用），病前数日未进食过贝类等海产品。饮水来源于医院提供的病区小锅炉开水。患者入院后从未离开病区，发病当日同病房另一患者出现腹泻。

分析 该病例判定为诺如病毒胃肠炎。

知识点链接

院内发生胃肠炎，常常出现院感病例的聚集或者暴发。近年来诺如病毒胃肠炎的暴发流行在全球呈明显上升趋势。该病由诺如病毒引起，寒冷季节高发，潜伏期为24～48 h，临床表现以腹泻为主，多数患者出现稀水样便，每日数次到数十次不等，可伴头晕、乏力、恶心、呕吐等，发热和剧烈腹痛较为少见。诺如病毒引起人感染所需的病毒量较少，且传染性极强。除可经粪口途径传播外，经由人与人密切接触、直接或间接与污染物表面接触传播更加常见。

例3 患者男，54岁，反复乏力9年，腹胀3天入院。入院诊断：重叠综合征（AIH＋PBC）肝硬化失代偿期。入院后予以泼尼松10 mg 每日1次、熊去氧胆酸500 mg 每日2次治疗，并加强降酶保肝、血浆改善凝血、白蛋白支持、利尿等对症治疗，患者腹胀渐缓解，腹腔积液、胸腔积液消退，肝功能有所恢复。入院第14天，患者出现寒战、高热40 ℃，腹痛，血压80/55 mmHg，呃逆明显。予腹腔积液穿刺并送检腹腔积液、血培养，结果回报为大肠埃希菌。

分析 判定为腹腔感染。

知识点链接

腹腔感染(IAI)是导致 ICU 中感染发病率和死亡率升高的第二大常见原因,仅次于肺炎。腹腔感染多为严重的手术并发症,如消化道穿孔、空腔脏器破裂和术后肠吻合口漏;也可能是原发或继发性腹膜炎治疗不当所致,细菌侵入腹腔并造成感染的常见途径有:

(1) 血源性感染:以儿童及青少年为主,细菌多经呼吸道及泌尿系统入侵。

(2) 逆行感染:见于女性患者,细菌多经输卵管蔓延到腹腔。

(3) 肠道细菌透过肠壁黏膜屏障扩散到腹腔。

(4) 腹部手术和外伤也可引起腹部感染。

(5) 侵入性诊治手段增多也是造成消化道感染的原因之一。内镜、气管插管、吸入装置、监控仪器探头等侵入性诊治操作,不仅可把外界的微生物移植入体内,也损伤了消化道的防御屏障,使病原体容易侵入机体。

例4　患儿系 G1P1,胎龄 27 周零 2 天,出生体重 1.11 kg,因难免流产,2 月 21 日 20:21 自娩,早产。Apgar 评分:1 min,5 分(心率、呼吸、反应、肌张力、肤色各减 1 分);5 min,6 分(心率+2 分,呼吸、反应、肌张力、肤色各减 1 分);10 min,8 分(呼吸、肌张力各减1分)。体格检查:体温 36.0 ℃,脉搏 155 次/min,呼吸 65 次/min。辅助检查:微量血糖 7.3 mmol/l。初步诊断:极度不成熟儿、极低出生体重儿,新生儿呼吸窘迫综合征,轻度和中度出生窒息。入 NICU 后 NIPPV 模式辅助呼吸,脐静脉置管,头孢尼西钠抗感染,咖啡因兴奋呼吸。4 月 6 日,患儿开始出现发热,最高体温>39 ℃,查腹部 X 线见中下腹部积气肠管内隐约可见小泡样低密度影,肠淤积伴多发肠壁积气。胃管内引流液培养出阴沟肠杆菌,血培养 5 天无细菌生长。考虑患儿并发 NEC,予禁食、胃肠减压、肛管排气处理。4 月 6 日白细胞计数 22.91×10^9/L、PCT 0.96 mg/L,抗菌药物管理小组会诊后予美罗培南(4 月 6 日)、万古霉素(4 月 8 日)加强抗感染。

分析　患儿入院体温正常,第 44 天出现发热,腹胀加重,腹部肠管可见普遍积气,判定为坏死性小肠结肠炎。

知识点链接

坏死性小肠结肠炎(NEC)是新生儿期严重的肠道炎症性疾病。在早产儿中,其发病率为 5%~7%,在极低出生体质量儿中,其发病率为 7%~11%。腹部平片检查发现肠壁积气、门脉积气被视为确诊 NEC 的最有力依据。米兹拉希(Mizrahi)等于 1965 年首次描述 NEC,1978 年贝尔(Bell)等制定诊断标准,并由克林格曼(Kliegman)和沃尔什(Walsh)于 1987 年修订后,一直沿用至今。鉴于近年来认为 NEC 有多种表现形式,且食物蛋白过敏性小肠结肠炎、早产儿喂养不耐受与 NEC 有相似或相同的临床表现,对该标准再次进行了修订,主要为国际新生儿协会制定的适合早产儿的"三取二"标准(表 2-11-1)。

表 2-11-1　国际新生儿协会制定的早产儿 NEC"三取二"诊断标准

第一步:排除如下情况。
(1) 自发性肠穿孔或局灶性肠穿孔;
(2) 复杂先天性心脏病(如左心发育不全综合征);
(3) 肠道喂养量<80 ml/kg 时无喂养不耐受症状;
(4) 胎龄 36 周以上早产儿和足月儿。
第二步:早产儿 NEC 诊断标准。
有腹胀、肠梗阻和/或血便并至少满足如下 2 条:
(1) 腹部平片或 B 超发现肠壁积气和/或门静脉积气;
(2) 血小板计数降低(<150×10^9/L)持续 3 天或更长;
(3) 与自发性真菌腹膜炎(SFP)发病年龄(>72 周)相比,婴儿发病时的实际年龄与 NEC 更符合

例 5　患者男,16 岁,因"意识障碍 5 h"于 5 月 17 日 21:00 入院。患者 5 月 17 日 19:00 左右被同事发现意识障碍、呼之不应后送至医院,无大小便失禁及肢体抽搐。既往有 1 型糖尿病病史,未规律控制血糖。入急诊科时:血压 92/50 mmHg,心率 92 次/min,呼吸 28 次/min,体温 36 ℃,昏迷(GCS 评分 7 分,E1V2M4),双侧瞳孔直径 2.5 mm,对光反射存在、颈软、无抵抗,心肺听诊未见明显异常,腹平软,四肢肌张力正常,双侧病理征未引出,余查体无法配合。辅助检查:查随机血糖>33.3 mmol/L。血常规:白细胞计数 15.34×10^9/L,中性粒细胞百分比 70.8%,血红蛋白 176 g/L。血气分析:pH 6.79,BE −25 mmol/L,HCO_3^- 4.2 mmol/L,PCO_2 26 mmHg。D-二聚体 0.78 mg/mL,肾功能:血肌酐(Cr) 98 μmol/L。(导尿后)尿液分析:尿糖 5+,尿酮 3+。肝功能、心电图、头部 CT 均未见明显异常。初步诊断:糖尿病酮症酸中毒。

入院后经积极补液、降糖、血管活性药物控制血压、抗感染等对症治疗,患者意识状态逐渐改善,可应答,需大剂量血管活性药物维持血压,追问得知发病前有过量饮酒史,余无特殊不适。5 月 20 日 11:00,患者出现烦躁不安,查体全腹质韧、下腹部压痛、无明显反跳痛,肠鸣音减弱,急诊完善全腹部 CT:考虑小肠梗阻;考虑急性坏死性肠炎,伴肝内胆管积气、扩张,建议完善全主动脉 CTA;腹、盆腔积液。查 PCT 10.3 ng/ml。完善血培养基础上给予加强抗感染及维持酸碱水电解质平衡等对症支持治疗。全主动脉及肠系膜上下动脉 CTA 检查未见异常,初步排除血管性疾病可能。拟行腹腔诊断性穿刺,因床旁超声示肠管肿胀、肠壁菲薄,考虑穿刺风险高,未进一步检查。胃肠外科会诊考虑患者休克、多器官功能损害伴内环境紊乱,手术风险极高,建议继续保守治疗。5 月 21 日患者仍感腹胀、腹痛明显,查体:心率 140 次/min,平均动脉压 65 mmHg(去甲肾上腺素维持),脐周可见肠型,下腹部压痛,无反跳痛,肠鸣音未闻及。复查 PCT 15.247 ng/ml,D-二聚体 2.16 mg/ml。补充人血清白蛋白,加用多巴酚丁胺强心治疗。5 月 22 日患者腹胀缓解,查体:心率波动在 120~130 次/min,平均动脉压维持在 65 mmHg 以上[去甲肾上腺素 1.28 μg/(kg·min)],腹部查体较前无明显改善。5 月 23 日患者恢复肛门排气。5 月 24 日停用血管活性药物,患者解红色果酱状大便,大便常规检查未见异常。5 月 25 日复查胸腹盆腔 CT,对比前片:① 坏死性肠炎治疗后改变;② 前片所示肝内胆管积气,本次大致吸收。请胃肠外科会诊考虑患者治疗效果可,继续原方案治疗,暂不建议手术干预。经以上治疗,患者腹痛好转,肛门排气排便恢复,5 月 31 日转入胃肠外科病房。患者于胃肠外科继续药物治疗后症状缓解,复查影像学及炎症指标明显好转,6 月 15 日治愈出院。

分析 本例病例的特点：① 青少年患者因意识障碍就诊，入院初期考虑糖尿病酮症酸中毒，经大量补液、降糖等对症处理，休克未见明显好转，需大剂量血管活性药物维持血压；意识状态好转后渐起腹痛且呈进行性加重，完善腹部 CT 见明显肠管壁水肿、肠管扩张、肠壁积气等，符合典型急性坏死性肠炎的判定标准。目前大部分学者认为产气荚膜杆菌感染是急性坏死性肠炎发病的主要原因，产气荚膜杆菌产生的 α 毒素通过切割细胞膜表面的卵磷脂破坏细胞膜完整性，C 型产气荚膜杆菌产生的 β 毒素诱导细胞凋亡和裂解，导致细胞肿胀、坏死，进而导致透壁性肠坏死。早产、新生儿窒息、脓毒症、肠管切除等各种原因导致的肠道缺血缺氧都可能破坏肠黏膜屏障功能，使得肠管壁对细菌及其毒素的抵抗作用下降，继而加重肠管损伤。急性坏死性肠炎多见于儿童或青少年，起病前多有不洁饮食史或饮食结构改变。糖尿病、营养不良、蛋白质缺乏或者突然摄入高蛋白质饮食是发病的危险因素。急性坏死性肠炎主要以腹痛及血便为主要临床表现，严重者可有高热或体温低于正常。临床上急性坏死性肠炎可以分为 4 种类型：血便型、腹膜炎型、肠梗阻型及中毒休克型。某一种类型可以是主要的临床表现，也可以交替或重叠。急性坏死性肠炎的诊断主要依据病史、临床表现及实验室检查和影像学检查。腹部 X 线平片可以观察到扩张的肠袢以及气液平。腹部 CT 的典型表现是小肠节段性病变、肠壁水肿增厚、肠管扩张、肠壁积气、肝门静脉积气。肠壁积气是急性坏死性肠炎的典型表现，对诊断具有较高的特异性，肝门静脉积气多提示预后不良。急性坏死性肠炎的治疗主要为药物治疗和手术干预相结合。当积极治疗病情无明显好转、消化道穿孔、反复大量肠道出血、肠梗阻进行性加重时需要外科手术干预。

该例患者 16 岁，不符合坏死性肠炎的判定标准 1（<1 岁）。经积极抗感染、抑酸、纠正电解质紊乱、减轻肠道水肿等对症治疗后症状缓解，最终避免了外科手术，亦不符合手术坏死性肠炎的判定标准。

知识点链接

医院获得性腹腔感染包括术后吻合口漏继发腹腔感染、胰腺炎合并胰周感染、手术部位感染（器官/腔隙感染）等。此部分在临床上也特别容易引起争议。根据《外科常见腹腔感染多学科诊治专家共识》，下列情形应判定为院内感染。

（1）重症急性胰腺炎（severe acute pancreatitis，SAP）局部并发症

SAP 并发腹腔感染往往是导致 SAP 患者死亡的重要原因。感染性胰腺坏死（infected pancreatic necrosis，IPN）指胰腺或胰周坏死组织继发感染，包括急性坏死物积聚和包裹性坏死并发感染，病死率达 30%。IPN 常出现多器官功能衰竭等并发症，需建立由外科主导的包括重症、消化科、感染科、影像科、介入科、临床药学部等多部门共同参与的救治体系，即多学科团队协作诊疗模式。该模式应贯穿于 IPN 治疗的整个过程，包括围手术期管理、手术决策、并发症处理、术后康复等。

① IPN 患者的早期诊断：IPN 早期准确的诊断是后续治疗的重要依据。发热、腹痛等症状对 IPN 诊断有较强的提示作用。部分感染严重的患者可出现全身情况恶化，

如肾功能不全、呼吸衰竭、凝血功能异常,甚至循环不稳定等。动态监测白细胞计数、CRP、IL-6、PCT 等实验室指标有助于 IPN 的诊断及疗效判断。影像学检查对感染范围的判断、严重程度的评估及后续治疗措施的选择至关重要,其中"气泡征"是 CT 检查诊断 IPN 的直接证据。不推荐常规行细针穿刺抽吸活检明确是否感染。

专家共识:SAP 患者出现发热、腹痛等感染症状时应考虑 IPN。

② IPN 患者感染源的控制:控制感染源是 IPN 患者治疗的核心环节,主要方法包括腹腔及腹膜后感染性液体的充分引流及胰周坏死组织清除。自 2006 年荷兰急性胰腺炎研究组提出递升式的策略(step-up approach)后,IPN 的治疗方式逐渐由开腹手术过渡到以介入、内镜及视频辅助清创等微创技术为主的治疗方式。开腹手术目前仍是微创手术失败后的补救手段。

(2) 胰瘘并发腹腔感染

胰瘘并发腹腔感染的诊断:胰腺手术操作复杂、手术创伤大,术后胰瘘等并发症发生率高,易并发腹腔感染。有研究结果表明,胰瘘是胰十二指肠切除术后发生腹腔感染的独立危险因素。若胰瘘引流不畅,胰液在腹腔积聚,易继发腹腔感染。胰瘘并发腹腔感染的诊断主要依靠影像学检查及细菌学培养。腹腔感染早期常无明显腹痛、腹胀等症状,胰瘘患者出现发热、白细胞计数增高是提示其合并腹腔感染的重要线索。值得注意的是,除上述诊断标准外,应注意除外肺、泌尿系统等其他部位感染引起的发热及白细胞计数升高。

专家共识:胰腺术后≥3 天,引流液中淀粉酶浓度高于血清淀粉酶浓度正常上限 3 倍,同时伴有以下诊断标准中的任何一条即可诊断为胰瘘并发腹腔感染。① 患者术后出现发热、白细胞计数增多($>10 \times 10^9$/L),伴腹痛、腹胀、明显腹膜炎体征;② 超声、CT 等影像学检查提示腹腔存在感染性病灶;③ 腹腔引流液为脓性液体,且细菌学培养结果为阳性。

(3) 术后胆瘘合并感染

胆瘘是上腹部手术,尤其是肝胆胰手术的常见并发症之一。国际肝脏外科学组提出的胆瘘诊断标准为符合以下任意一种:① 手术后(≥72 h)引流液胆红素高于血清胆红素 3 倍以上;② 因胆汁聚积、胆汁性腹膜炎需行介入或手术干预。发生初期尚无瘘管形成时称为胆漏,而异常的胆汁流出通道被周围组织包裹局限而形成瘘管时称为胆瘘,国内常不做严格区分。经瘘管造影是诊断术后胆瘘最简单而有效的方法。若瘘管造影可见胆管显影,即可确诊,且有助于明确瘘口位置、胆汁流入和流出通道是否完整、有无胆管狭窄或梗阻、胆汁引流是否充分和腹腔是否存在脓腔等。造影需结合患者体位变化,在动态模式下进行。

(4) 消化道术后吻合口漏并发腹腔感染

消化道术后的吻合口漏,是由各种原因导致吻合部位的完整性中断、缺损,使腔内外间室连通。吻合口漏以食管-胃(小肠)吻合口、结肠-直肠吻合口多见,其所导致的感染、出血等近期症状及中远期肿瘤学效果均极大地影响肿瘤患者预后。胃肠吻合、肠肠吻合术后吻合口漏的发生率较低,主要原因是小肠血供丰富、张力较小。

① 消化道术后吻合口漏的诊断：消化道术后吻合口漏主要表现为化学性腹膜炎和/或细菌性腹膜炎，症状为突发剧烈腹痛、高热、呼吸频率和心率加快、腹膜炎表现、腹腔引流管内有气体或消化道内容物、血白细胞计数升高等全身炎症反应综合征。当出现上述征象时，表明吻合口漏已发展至严重阶段。早期发现、及时治疗可显著降低病死率。漏口早期溢出的消化道内容物首先刺激周围肠管，出现麻痹或炎性梗阻；漏出物刺激直肠周围神经，出现肠蠕动增强，早期也可表现为腹泻。因此，当术后早期出现炎性梗阻或腹泻等异常症状时，需首先怀疑吻合口漏可能。此外，血清 CRP 和 PCT 的升高也有助于早期发现吻合口漏。

疑似诊断为吻合口漏时，首选 CT 检查，必要时可选择消化道造影或内镜检查，以进一步明确漏口位置及大小，对治疗具有重要指导意义。CT 检查可见吻合口周围积液、积气，吻合钉不连续；相较于 CT 检查，消化道造影或内镜可以更清楚地观察漏口情况，明确漏口位置及大小，可根据患者病情谨慎选择。低位直肠吻合口漏可通过直肠指诊触及。

② 吻合口漏的治疗和预防：吻合口漏的治疗原则包括充分引流，抗感染治疗，减少消化道内容物外漏，促进漏口愈合等。首先应充分引流吻合口漏的内容物及感染物，避免大量感染物聚集引起全身炎症反应综合征；应尽早给予强有力的抗菌药物，抗菌谱需要覆盖革兰阴性杆菌和革兰阳性球菌，同时需行抗厌氧菌治疗。通过禁食和使用生长抑素或其类似物可减少消化液分泌，逐步改善漏口的局部情况；通过全身营养支持治疗改善患者的营养状况，促进漏口的愈合。治疗过程中需监测漏口的局部情况及患者全身炎症反应程度，必要时行手术干预，清除腹腔感染和漏出物。

消化道术后吻合口漏的危险因素包括患者因素、肿瘤因素、术中操作因素等。患者因素包括性别、体重指数、贫血、低蛋白血症、糖尿病等合并症，术前应积极纠正合并症，改善患者全身状态。肿瘤因素包括肿瘤大小、所在位置（高位、低位）、是否合并梗阻等，术前评估时应充分考虑并设计个体化治疗方案。术中操作因素包括吻合口的血供和张力，术中务必确保吻合口的血供和无张力状态。

值得特别注意的是，保护性回肠造口并不能预防和降低结直肠吻合口漏的发生率，但可降低吻合口漏所致并发症的严重程度。

（5）内镜检查和治疗后消化道穿孔、腹腔感染

医源性消化道穿孔是内镜检查和治疗的并发症之一，发生率较低，但致死率较高。近年来，随着内镜检查和治疗数量的增加，医源性消化道穿孔的绝对数量也呈增多趋势。

① 医源性消化道穿孔的诊断：大部分内镜检查和治疗后的穿孔可在术中内镜直视下发现，但仍有部分穿孔被漏诊。医源性消化道穿孔的早期表现包括腹痛、腹胀、胸痛或气短等症状，体检可以发现皮下气肿甚至腹膜刺激征；随着病情进展，穿孔晚期可表现为全身炎症反应综合征、脓毒症休克甚至意识障碍等严重症状。影像学检查对穿孔部位的判断、严重程度评估及后续治疗措施的选择至关重要，腹部 CT 检查比胸腹部 X 线片的准确性更高。使用十二指肠镜实施的 ERCP 术后发生的穿孔，与胃镜、肠镜穿孔的分型及临床表现、预后明显不同，应该引起特别注意。

专家共识：内镜检查和治疗术后出现腹痛、腹胀、皮下气肿等症状体征时，应考虑医源性消化道穿孔的可能性，及时行 CT 检查明确诊断。

②ERCP 后出现的腹痛，首先需鉴别是 ERCP 术后穿孔还是 ERCP 术后胰腺炎；其次，明确的 ERCP 术后穿孔需进行 Stapfer 分型，并根据 Stapfer 分型采取不同的治疗措施，必要时及早进行外科干预。

第十二节 肺炎以外下呼吸道感染

一、判断标准

1. 肺炎以外下呼吸道感染至少应符合下列标准之一：

标准1：基于临床诊断或治疗的目的（排除主动监测），经革兰染色或培养或其他非培养的微生物检验方法，从肺部组织或经胸腔穿刺术或放置胸管时取得的胸腔积液标本（不可为经留置胸管取得的胸腔积液）中检出微生物。

标准2：经大体解剖或组织病理学检查发现有肺脓疡或其他感染证据。

标准3：放射线影像学检查发现有脓疡或感染证据（排除影像学检查为肺炎者）；或影像学检查为疑似感染迹象，但有临床相关性支持（如医嘱记载给予抗菌药物治疗肺部感染）。

注：标准2中大体解剖指针对患者被摘取或切除的器官或部位进行解剖检验，并非指尸体解剖。

2. 通报注意事项：如果患者符合肺部（LUNG）及肺炎感染（PNEU），仅通报肺炎（PNEU）；若肺部是器官/腔隙手术部位感染发生的部位，则通报肺炎和器官/腔隙手术部位感染-肺部（SSI-LUNG）。

二、监测案例分析

案例 患者女,88岁。因"反复恶心腹痛4年余,加重恶心腹胀5天"入院。患者4年前无明显诱因出现恶心、腹痛,伴有胃纳下降,诊断为"肝硬化失代偿期",4年来上述症状反复发作,5天前患者再次出现腹胀、呕吐。既往有糖尿病,高血压、肝硬化及脑梗死病史。入院查体：嗜睡,气稍促,皮肤、巩膜无黄染,口唇无苍白,颈软,双肺呼吸音清,心率88次/min,律齐,各瓣膜听诊区未闻及明显病理性杂音,腹部膨隆,无肌紧张,肝、脾肋下未及；双下肢无水肿。相关检查：白细胞计数 5.28×10^9/L,中性粒细胞百分比77％,CRP 12.79 mg/L,SAA＜2.00 mg/L。D-二聚体7.910 mg/L。葡萄糖4.9 mmol/L,血氨77.0 μmol/L,白介素682.1 pg/ml, BNP 1 972 ng/L,PCT 0.495 ng/ml。尿液分析：尿葡萄糖阴性,尿酮体阴性,尿蛋白阴性。为进一步治疗,急诊以"肝硬化失代偿期"收治入院。患者入院后,积极行药物保守治疗,利尿消肿,护肝,抗感染,改善微循环。入院后第4天,患者出现发热,体温最高38.5℃,咳嗽、咳痰,胸痛,呼吸困难,查胸部CT显示两肺散在炎症,肺水肿可能,双侧胸腔积液及右侧叶间积液。对患者行胸腔穿刺置管引流术,抽取胸腔积液15 ml送培养。经质谱鉴定报告为奥斯陆莫拉菌,临床经验性使用头孢他啶抗感染治疗。经积极药物保守治疗后,患者病情平稳,无特殊不适,于入院12天后出院。

分析 该患者入院第 4 天出现发热、胸闷等症状，CT 提示胸腔积液，经胸腔穿刺术取得胸腔积液标本，培养出奥斯陆莫拉菌（属于机会致病菌，可造成人畜共患病，引起临床上原发性和继发性感染，常见于有基础疾病的患者，引起肺炎、结膜炎、脑膜炎、脑脓肿、心内膜炎、心包炎等，通常预后良好）。符合标准 1。判定为肺炎以外的下呼吸道感染-医院获得性胸膜腔感染。

胸膜腔感染是指发生于胸膜及胸膜腔内的感染性疾病，在世界范围内它的发病率和病死率都呈上升趋势。据统计，美国胸膜腔感染的发病率达到了 9 万人次/年，住院率从1996 年的 3.96/10 万升高到了 2008 年的 8.1/10 万，增加了近一倍。一年内的病死率可以达到 20% 以上，对于 65 岁以上的老年患者以及免疫功能抑制的患者，胸膜腔感染病死率可达 30% 以上。

胸膜腔是位于肺和胸壁之间的一个潜在的腔隙。正常情况下，脏层胸膜和壁层胸膜表面有一层很薄的液体（约 5～15 ml），在呼吸运动中起润滑作用。胸膜腔和其中的液体并非处于静止状态，正常人胸膜腔内每 24 h 约有 500～1 000 ml 液体滤出与再吸收，处于动态平衡。任何因素使胸膜腔内液体形成过快或吸收过缓，使胸膜腔内液体异常增多即产生胸腔积液。既往认为，感染性胸腔积液是肺实质的细菌突破至胸腔所致，然而研究发现，30% 的胸腔感染患者未发现明显肺实变。胸腔感染的病原菌分布与肺炎不同，提示两者可能存在不同的病因。

胸膜腔感染按照感染场所来分类，分为社区获得性胸膜腔感染和医院获得性胸膜腔感染两类。社区获得性胸膜腔感染是指在院外罹患的胸膜腔感染，包括有明确潜伏期的病原体感染在入院后于潜伏期内发病的胸膜腔感染。医院获得性胸膜腔感染是指住院 48 h 后发生胸膜腔感染，或由侵入性胸腔手术以及其他医源性原因而导致的胸膜腔感染。医院获得性胸膜腔感染的病死率远高于社区获得性胸膜腔感染，但发病率低于社区获得性胸膜腔感染。医院获得性胸膜腔感染通常继发于医院获得性肺炎、创伤或手术。目前大多数胸膜腔感染的研究多以社区获得性胸膜腔感染为研究对象。医院获得性胸膜腔感染的后果更严重，死亡率更高，临床需要进一步提高对它的重视程度。

致病菌进入胸膜腔的途径，包括下面几个方面：细菌经临近肺实质移位至胸膜腔、脏层胸膜损伤或胸膜瘘形成、血源性播散、壁层脏层胸膜贯通伤、经纵隔传播、经横膈蔓延。胸膜腔感染病原体的分布受多种因素的影响，包括致病菌侵入途径（肺实质、血源性、纵隔等）、感染环境（医院、社区）、年龄和免疫功能状态，口腔病原菌的构成（误吸因素）和患者所在的地域等。文献报道，2014—2019 年胸腔积液标本分离细菌中，革兰阳性菌以金黄色葡萄球菌为主，革兰阴性菌以大肠埃希菌和肺炎克雷伯菌为主。706 例医院获得性胸腔感染患者胸腔积液中共分离出 929 株病原体，常见病原体依次为凝固酶阴性葡萄球菌（24.76%）、鲍曼不动杆菌（8.61%）、屎肠球菌（7.86%）、肺炎克雷伯菌（6.99%）、铜绿假单胞菌（6.46%）、金黄色葡萄球菌（5.81%）、大肠埃希菌（4.74%）等。胸膜腔感染发病率和病死率呈上升趋势，治疗充满挑战，医院获得性胸膜腔感染治疗难度大、周期长，患者预后差。医院获得性与社区获得性胸膜腔感染在病原体分布和临床特征方面有诸多不同，了解其特点可以为抗感染治疗提供参考。开发医院获得性胸膜腔感染的临床风险评分系统并建立预测模型的临床意义很大，这将使临床医师能够根据风险为患者制订早期治疗策略。

第十三节　生殖道感染

生殖道感染是妇科常见病、多发病,成功治疗生殖道感染的前提是精确诊断。生殖道感染的检测技术存在局限性;另外,我们对一些致病性微生物的致病机制了解尚不充分,导致了生殖道感染疾病的漏诊、误诊。临床实践中大家应注重对生殖道感染症状和体征进行分析,除了实验室的辅助检查,更重要的是结合患者的病史、症状和体征进行综合判断。

一、判定标准

(一)子宫内膜炎(EMET-endometritis)(CODE:REPR-EMET)判定标准

1. 子宫内膜炎至少应符合下列标准之一:

标准1:基于临床诊断或治疗的目的(排除主动监测),经培养或其他非培养的微生物检验方法,从子宫内膜积液或组织(包括羊水)中检出微生物。

标准2:至少有发热(体温>38.0 ℃)、疼痛或压痛(子宫或腹部)*、子宫有脓性引流液中的任2项临床症状或征象。

注:*表示没有其他已确认的原因。

2. 通报注意事项

(1)不要将医疗保健相关的绒毛膜羊膜炎判定为子宫内膜炎(EMET)。

(2)若患者入院时有绒毛膜羊膜炎,则不要将阴道分娩后的产后子宫内膜炎判定为医疗保健相关感染。

(3)如果患者有绒毛膜羊膜炎,并在剖宫产后发展为子宫内膜炎,则应判定为器官/腔隙手术部位感染-子宫内膜炎(SSI-EMET)。

(二)会阴切开感染(EPIS-episiotomy infection)(CODE:REPR-EPIS)判定标准

会阴切开感染至少应符合下列标准其中之一:

标准1:阴道分娩患者会阴切开处有脓性引流。

标准2:阴道分娩患者会阴切开处有脓疡。

注:会阴切开术不属于列表中的手术。

（三）深层骨盆腔组织感染或其他男性或女性生殖道感染（OREP-deep pelvic tissue infection or other infection of the male or female reproductive tract）（CODE：REPR-OREP）判定标准

1. 深层骨盆腔组织感染或其他男性或女性生殖道感染包括附睾、睾丸、前列腺、阴道、卵巢、子宫感染及绒毛膜羊膜炎，不包括阴道炎、子宫内膜炎、阴道穹隆感染。

2. 深层骨盆腔组织感染或其他男性或女性生殖道感染至少应符合下列标准之一：

标准1：基于临床诊断或治疗的目的（排除主动监测），经培养或其他非培养的微生物检验方法，从受影响部位的组织或积液（排除尿液和阴道拭子）中检出微生物。

标准2：经手术或组织病理学检查发现有脓疡或其他感染的证据。

标准3：患者在第1条中所列的其中1个部位有疑似感染，且出现以下2项症状或征象：发热（体温＞38.0 ℃）、恶心*、呕吐*、疼痛或压痛*、排尿困难*。且至少符合下列任1项条件：

a. 基于临床诊断或治疗的目的（排除主动监测），经培养或其他非培养的微生物检验方法，从血液标本中检出微生物。

b. 医生在病情起始或症状恶化的2天内开始使用抗菌药物治疗。

注：* 表示没有其他已确认之原因。

3. 通报注意事项

（1）若为子宫内膜炎则判定为子宫内膜炎（EMET）。

（2）若为阴道穹隆感染则判定为阴道穹隆感染（VCUF）。

（3）如果有附睾炎、前列腺炎或睾丸炎，并符合深层骨盆腔组织感染或其他男性或女性生殖道感染（OREP）判定标准，并且符合尿路感染（UTI）标准，则仅判定为尿路感染（UTI）。除非深层骨盆腔组织感染或其他男性或女性生殖道感染（OREP）是器官/腔隙手术部位感染发生的部位，在这种情况下，只判定为深层骨盆腔组织感染或其他男性或女性生殖道感染（OREP）。

（四）阴道穹隆感染（VCUF-vaginal cuff infection）（CODE：REPR-VCUF）判定标准

1. 阴道穹隆感染至少应符合下列标准之一：

标准1：子宫切除术后发现阴道穹隆有脓性引流。

标准2：子宫切除术后发现阴道穹隆有脓疡或其他阴道感染证据。

标准3：基于临床诊断或治疗的目的（排除主动监测），经培养或其他非培养的微生物检验方法，从子宫切除术患者阴道穹隆取得的体液或组织中检出微生物。

2. 通报注意事项：阴道穹隆感染个案应判定为器官/腔隙手术部位感染-阴道穹隆感染（SSI-VCUF）。

二、监测案例分析

例1 患者女，34岁，孕2产1，因胎膜早破、臀位，行剖宫产术。术后第3天，出现发热,伴有寒战,体温 38～40 ℃,脉搏加快,全身无力,出汗,下腹疼痛甚剧、下坠,腰酸。恶露呈泥土色。查体见:下腹部压痛。检查(双合诊)发现子宫颈举痛。宫体因充血、水肿而胀大,柔软,压痛明显。窥器检查可见子宫口有大量污秽血性臭味分泌物外溢。血常规提示白细胞总数及中性粒细胞增多。

分析 判定符合子宫内膜炎的诊断。符合标准 2。

产后子宫感染主要包括子宫内膜炎及子宫肌炎,这两者常常伴发,并不少见。子宫内膜炎是子宫内膜受病原体微生物感染而发生的炎症,病原菌在子宫蜕膜层内大量繁殖,引起子宫内膜炎症表现。

例 2 患者女,35 岁,孕 3 产 2,因"剖宫产术后 8 个月,怀孕 7 周"入院行流产术。口服米非司酮配伍米索前列醇行药物流产术,口服药物后排出绒毛组织,出血量多,行清宫术,刮出少量蜕膜样组织,术程顺利,出血少。术后第 2 天开始出现发热,体温最高达 39.3 ℃,下腹隐痛,出血量少,妇科检查:阴道少量出血,鲜红色,无异味,宫体质软,有压痛。复查 B 超提示:子宫、附件未见明显异常。血常规提示:白细胞总数及中性粒细胞增多,CRP 增高。

分析 判定符合子宫内膜炎的诊断。符合标准 2。

知识点链接

子宫内膜炎主要由阴道内厌氧菌上行感染引发。术前预防性应用广谱抗菌药物可将感染并发症的发生率降低 60%～70%。1970 年就已证明术前或阴道分娩前使用聚维酮碘进行阴道清洁可降低术后感染率。之前有研究认为阴道清洁可减少 98% 的阴道细菌,尤其是肠球菌。通过术前阴道清洁可减少可能导致术后子宫内膜炎的阴道细菌数量,并且不论是用聚维酮碘还是氯己定,成本都极低。对于临产和胎膜早破的产妇而言,术前进行阴道清洁可显著减少术后患子宫内膜炎的风险,并且成本极低,操作简单。建议这些患者行术前阴道准备,使用海绵棒蘸取 10% 聚维酮碘,清洁阴道至少 30 s。对于待产和非胎膜早破的孕妇,是否有必要进行术前阴道清洁还需要更多的研究数据进行评估。

例 3 患者女,26 岁,孕 2 产 0,孕 39 周行会阴侧切经阴道分娩,产程顺利。产后持续诉会阴切口处疼痛,不能坐立。产后第 4 天,查体:会阴切口红肿,切口缝线处见白色脓液,予间断拆线引流脓液,取脓液培养:表皮葡萄球菌。

分析 判定符合会阴切开感染。符合标准 1。

会阴缝合是妇产科中最为常见的操作之一,尤其在分娩过程中能有效缩短第二产程、促进胎儿娩出、降低新生儿窒息发生率,但因会阴解剖部位特殊,极易受到阴道、肠道以及尿道微生态环境中分布的细菌感染。流行病学调查显示会阴缝合口感染率高达 10.00%～17.00%。因此加强产后会阴护理、加强患者健康宣教尤为重要。

例4 患者女，32岁，因"持续性枕后位"子宫口开大9 cm，先露S+1.5 cm，行剖宫产手术，手术顺利，出血300 ml。术后返回病房，给予抗炎、促宫缩治疗。术后第2天最高体温40.2 ℃，伴寒战、宫体压痛，恶露异味。血常规提示：白细胞计数$35×10^9$/L，中性粒细胞百分比94.2%，CRP 196 mg/L。行血培养、宫颈分泌物培养。静脉头孢曲松2 g滴注，3天后体温有下降趋势，最高体温39.2 ℃。B超提示子宫广泛蜂窝织炎近浆膜层，子宫切口连续，盆腔积液（4 cm×3 cm×3 cm），盆腔无包块。将抗菌药物改为静脉滴注泰能1 g，8 h/次，体温较前下降，最高体温38.5 ℃。6天后血培养+宫颈分泌物培养回报：金黄色葡萄球菌，万古霉素敏感。遂将抗生素改为万古霉素，患者体温明显下降，体温于36.8～37.5 ℃之间波动。停药后连续3天体温正常，体温于36.3～36.8 ℃之间波动，宫体、宫旁无压痛，恶露淡粉色、无异味。宫底耻上4指。白细胞计数$8.8×10^9$/L，中性粒细胞百分比78%，CRP 12 mg/L。术后16天复查B超子宫肌层局部回声欠均匀，切口连续，盆腔积液2 cm×1 cm，未见盆腔包块。术后18天出院。

分析 判定为深层骨盆腔组织感染。符合标准3。

例5 患者女，56岁，因"月经量多6年，发现子宫肌瘤4年"诊断为"子宫肌瘤、子宫内膜息肉样增生"行经腹全子宫+双附件切除术。术后第5天出现头痛、四肢酸痛乏力，测体温39.7 ℃，查体：下腹部无压痛。妇科检查：阴道残端充血，见少量渗血。予阴道分泌物培养：解脲+人型支原体。血常规提示：白细胞总数及中性粒细胞增多，CRP增高。

分析 判定符合阴道穹隆感染。符合标准3。

正常女性阴道内寄居大量微生物，包括需氧菌、厌氧菌、真菌、衣原体和支原体等，分为致病性微生物和非致病性微生物两类。手术操作、抗菌药物使用、阴道菌群失调等情况均会引起感染。术前完善相关检查，及时发现、治疗外阴、阴道炎症，术前术后加强外阴、阴道擦洗、护理，手术严格执行无菌操作，必要时使用抗菌药物等均可减少术后阴道穹隆感染。

例6 患者女，55岁。因"异常子宫出血1个月"入院。查体：阴道畅，分泌物少。宫颈：外观光滑。宫体：前位，常大，质地中等硬度，活动度可，无压痛。附件：双侧附件区未扪及包块。病理报告（7月25日）示宫腔见破碎腺体，有一定的异型性，符合腺上皮高级别上皮内瘤变，局灶癌变。于8月12日行腹腔镜下探查见：盆腹腔未见明显积液，子宫中位，表面尚光滑，部分肠系膜粘连至左侧附件区盆壁，双侧卵巢输卵管外观未见明显异常。上腹部未见明显异常。留取腹腔冲洗液200 ml。遂行腹腔镜经腹筋膜外子宫切除术+腹腔镜下盆腔淋巴结清扫术+腹腔镜双侧卵巢和输卵管切除术，术中直肠窝放置引流管一根。患者术后第3天发热，下腹部疼痛，小便自解畅，肛门已排气，体温38.0 ℃，腹部穿刺口敷料干燥，无渗血、渗液。24 h引流出淡红色液体约130 ml。急查血常规：白细胞计数$3.7×10^9$/L，中性粒细胞百分比78.5%，血红蛋白111 g/L，血小板计数$166×10^9$/L。CRP 41.42 mg/L。血培养结果示：革兰阴性杆菌（+），考虑有盆腔感染可能。使用抗菌药物加强抗感染，拔除盆腔引流管。患者术后第5天，无畏寒、发热，下床活动时自觉下腹部有轻微疼痛不适，腹部穿刺口敷料干燥,无渗血、渗液。血培养结果示:肺炎克雷柏菌炎亚种。升级抗感染治疗已达1周,患者现体温恢复正常。

分析 患者行腹腔镜经腹筋膜外子宫切除术+腹腔镜下盆腔淋巴结清扫术+腹腔镜双侧卵巢和输卵管切除术,术后3天高热、CRP检查结果升高且有下腹部疼痛不适,符合深层骨盆腔组织感染标准3,判定为手术部位感染-腔隙手术部位感染。

第十四节　皮肤及软组织感染

皮肤及软组织感染(skin and soft tissue infection,SSTI)是由病原体侵犯表皮、真皮和皮下组织引起的炎症性疾病。皮肤及软组织感染包含了具有广泛异质性的临床病症,通常使用SSTI这个缩写,表明其感染过程涉及皮肤、皮下组织、筋膜、肌肉。SSTI的范围从简单的浅表感染到严重的坏死性感染。在对SSTI患者进行分类时,应独立评估感染的坏死或非坏死特征、解剖范围、感染特征(化脓性或非化脓性)以及患者的临床状况。复杂性SSTI发生危及生命的感染的风险较高。对于复杂性SSTI的患者,早期最重要的是启动适当和充分的广谱经验性抗菌药物治疗,并考虑是否需进行外科手术干预以进行引流和/或清创。

一、判定标准

(一)乳房脓疡或乳腺炎(BRST-breast infection or mastitis)(CODE:SST-BRST)判定标准

1. 乳房脓疡(breast abscess)或乳腺炎(mastitis)至少应符合下列标准之一:

标准1:基于临床诊断或治疗的目的(排除主动监测),经培养或其他非培养的微生物检验方法,从经由侵入性操作取得的乳房组织或体液中检出微生物。

标准2:经手术或组织病理学检查发现有乳房脓疡或其他感染证据。

标准3:有发热(体温>38℃)及乳房局部发炎,且医生在病程发作或症状加剧的2天内开始使用抗菌药物治疗。

2. 通报注意事项

(1)乳房手术(BRST)后发生手术部位感染:如果感染影响范围仅包括皮下组织,通报为表浅手术切口感染;如感染影响范围扩及筋膜或肌肉层,应通报为深部手术切口感染。

(2)上述判定标准3不可用于手术部位感染个案判断。

(二)烧伤感染(BURN-burn infection)(CODE:SST-BURN)判定标准

烧伤感染判断应符合下列标准:

标准:烧伤伤口的外观或特性改变,如焦痂急速剥离、颜色变棕、变黑或急剧失色,且基于临床诊断或治疗的目的(排除主动监测),经培养或其他非培养的微生物检验方法,从血液标本中检出微生物。

（三）新生儿包皮环割感染（CIRC-newborn circumcision infection）（CODE：SST-CIRC）判定标准

1. 仅适用于出生后≤30天的新生儿。
2. 新生儿包皮环割感染至少应符合下列标准之一：

标准1：包皮环割处有脓性引流物。

标准2：包皮环割处至少有红*、肿*、压痛*中任1项症状或征象。且基于临床诊断或治疗的目的（排除主动监测），经培养或其他非培养的微生物检验方法，从包皮环切病灶处检出微生物。

标准3：包皮环割处至少有红*、肿*、压痛*中任1项症状或征象。且基于临床诊断或治疗的目的（排除主动监测），经培养或其他非培养的微生物检验方法，从包皮环切病灶处检出常见微生物。且医生在病情发生或症状加剧的2天内开始使用抗菌药物治疗。

注：*表示没有其他已确认的原因。

（四）压疮感染（DECU-decubitus ulcer infection）（CODE：SST-DECU）判定标准

1. 压疮感染包括表浅及深部感染。
2. 压疮感染应符合下列标准：患者压疮伤口边缘至少有红*、肿*、压痛*中任2项症状或征象。且基于临床诊断或治疗的目的（排除主动监测），经培养或其他非培养的微生物检验方法，从针头抽取的体液或溃疡边缘组织中检出微生物。

注：*表示没有其他已确认的原因。

（五）皮肤感染（SKIN-skin infection）（CODE：SST-SKIN）判定标准

1. 皮肤感染包括皮肤和皮下感染，不包括压疮和烧伤。
2. 皮肤感染应符合下列标准之一：

标准1：患者至少有脓性引流液、脓疱、水疱、疖（痤疮除外）中任1项症状或征象。

标准2：患者至少具有红*、肿*、热*、疼痛*或压痛*中任2项局部征象或症状。且至少符合下列任1项条件。

a. 基于临床诊断或治疗的目的（排除主动监测），经培养或其他非培养的微生物检验方法，从病灶部位的抽取物或引流液中检出微生物。如果检出微生物为常见微生物，则检验结果必须为仅有1种常见微生物，方可判定。常见微生物包括但不限于假白喉菌（棒状杆菌，不包括白喉杆菌）、芽孢杆菌（不包括炭疽芽孢杆菌）、痤疮丙酸杆菌、凝固酶阴性葡萄球菌（包括葡萄球菌）、草绿色链球菌、气球菌、微球菌和红球菌等。

b. 在显微镜下发现病灶组织有多核型巨细胞。

c. 病原体特异性抗体（IgM）效价达诊断意义或IgG抗体效价升高达4倍。

注：*表示没有其他已确认的原因。

3. 通报注意事项

（1）勿将痤疮通报为皮肤/软组织的医疗保健相关感染。

（2）以下情形应依特定部位判定标准通报，而非通报皮肤感染（SKIN）：

① 婴幼儿脐炎应通报为脐炎（UMB）。

② 新生儿包皮环割部位感染应通报为新生儿包皮环割感染（CIRC）。

③ 压疮溃疡应通报为压疮感染（DECU）。

④ 烧伤感染应通报为烧伤感染（BURN）。

⑤ 乳房脓肿或乳腺炎应通报为乳房脓肿或乳腺炎（BRST）。

⑥ 血管留置部位感染应通报为动脉或静脉感染（VASC）；若血液培养出微生物且符合检验证实血流感染（LCBI）判定标准，则通报为 LCBI。

（六）软组织感染（ST-soft tissue infection）（CODE：SST-ST）判定标准

1. 软组织感染包括肌肉和筋膜，例如坏死性筋膜炎、感染性坏疽、坏死性蜂窝织炎、感染性肌炎、淋巴腺炎、淋巴管炎或腮腺炎，不包括压疮溃疡和烧伤。

2. 软组织感染应符合下列标准之一：

标准1：基于临床诊断或治疗的目的（排除主动监测），经培养或其他非培养的微生物检验方法，从病灶部位组织或引流液中检出微生物。

标准2：病灶处具有脓性引流物。

标准3：经手术或组织病理学检查发现有脓疡或其他感染证据。

3. 通报注意事项

以下情形应依特定部位判定标准通报，而非通报软组织感染（ST）：

（1）压疮溃疡应判断为压疮感染（DECU）。

（2）烧伤感染应判断为烧伤感染（BURN）。

（3）深层骨盆腔组织感染应判断为深层骨盆腔组织感染或其他男性或女性生殖道感染（OREP）。

（4）血管留置部位感染应通报为动脉或静脉感染（VASC）；若血液培养出微生物且符合检验证实血流感染（LCBI）判定标准，则通报为 LCBI。

（七）脐炎（UMB-omphalitis）（CODE：SST-UMB）判定标准

1. 适用于出生后≤30 天的新生儿。

2. 新生儿脐炎至少应符合下列标准之一：

标准1：脐部发红或有引流液，且至少有下列任 1 项：

（1）基于临床诊断或治疗的目的（排除主动监测），经培养或其他非培养的微生物检验方法，从病灶部位的引流液或针头抽取物中检出微生物。

（2）基于临床诊断或治疗的目的（排除主动监测），经培养或其他非培养的微生物检验方法，从血液标本中检出微生物。

标准2：脐部发红且有化脓情形。

3. 通报注意事项

（1）如果因留置脐导管而造成脐动脉或脐静脉感染，且没有血液的微生物检验阳性报告，应通报为动脉或静脉感染（VASC）。

（2）若患者符合检验证实的血流感染（LCBI）判定标准，则通报为 LCBI。

二、监测案例分析

例1　患者女，30 岁。7 年前在外院行双侧注射式隆乳。剖宫产一子，产后第 3 天，突发双侧乳房胀痛，伴发热寒战，体温最高达 39.8 ℃。查体见双侧乳房肿胀、皮肤潮红、皮温高，左侧乳房外上象限原注射隆乳入针处见串珠样脓点密集，左侧腋下触及数个肿大淋巴结。B 超探及双侧乳腺体后方不规则液性暗区，内透声欠匀，乳腺组织内多处导管扩张，腺体内血流信号增多，见点状、条絮状血流信号。为减轻胀痛，在局麻下行注射器穿刺抽吸水凝胶清除术。共抽出 350 ml 脓性液。抽吸物经检验证实含有脓性物、乳汁及水凝胶等物质。1 周后再次行水凝胶抽吸，抽吸液脓性成分较多，改用切开引流清除水凝胶术。术后持续负压引流，清洗内腔，静脉用药的同时硫酸镁联合芒硝局部外敷消肿止痛，口服己烯雌酚及炒盘芽等综合治疗。术后患者病情明显改善，治疗 15 天后出院。

分析　判定为乳房脓疡或乳腺炎，符合标准 1。

急性乳腺炎是由细菌感染所引起的乳腺组织急性化脓性病变，多见于产后 3～4 周的哺乳期妇女，由致病菌金色葡萄球菌、化脓性链球菌、大肠杆菌等感染所致。如果乳房被硅胶或生理盐水植入物手术放大，乳房可能会比正常情况下更敏感。病起之初仅表现为乳房局部红、肿、热、痛，如不及时治疗或治疗不当则会形成脓肿，溃破形成脓疡或瘘管。常伴有皮肤灼热、畏寒、发热，患乳有硬结、触痛明显。为规范哺乳期乳腺炎的诊断和治疗，中国妇幼保健协会乳腺保健专业委员会及乳腺炎防治与促进母乳喂养学组专家对哺乳期乳腺炎的病因、诊断和治疗等进行了深入讨论和研究，形成了《中国哺乳期乳腺炎诊治指南》。如果从一开始就避免可能导致乳汁淤积的情况发生，哺乳期乳腺炎和乳腺脓肿是可以得到有效预防的。

例2　患者女，21 岁，未婚，采用乳房下皱襞切口行"假体置入隆胸"，术后放置引流管 2 天，拔管时仍见血性液体流出。术中缝合胸大肌层感张力非常大，使用 4 号丝线褥式缝合才勉强合拢，皮下减张缝合一层，皮肤间断缝合。术后加压包扎，抗感染治疗。术后第 2 天换药未见异常，晚间患者诉右侧胸内下方疼痛，翻身时自觉有气样感觉，发热、咳嗽，嘱服用感冒灵和止咳糖浆后诉发热和咳嗽症状好转。术后第 3 天换药见右侧伤口拔引流管处伤口未愈合，有黄白色脓性分泌物溢出，量多。给予处理：拆除患侧两针缝线，探查见胸大肌缝合处部分裂开，可见假体（未突出），皮下有空腔；甲硝唑加呋喃西林约 400 ml 冲洗术腔至引流液清晰，放置橡胶引流片，伤口覆盖优锁纱布，加压包扎。

分析　此案例为乳腺手术，术后描述感染影响范围扩及筋膜或肌肉层，应通报为深部手术切口感染。建议立刻行胸部 X 线片检查排除感染累及胸腔。行细菌培养，选用敏感抗生素，足量应用。必要时取出假体。

例3 患者男,35岁,入院1h前维修空调时发生爆炸,被火烧伤致全身多处疼痛,伴口渴,声音嘶哑,呼吸稍费力,现场未冲洗,未特殊处理。120送至医院。予伤口冲洗、补液等处理后拟"全身多处烧伤"收入院。入院查体:体温36.5℃,脉搏118次/min,呼吸26次/min,鼻导管内中流里吸氧,SPO₂95%,血压186/109 mmHg,神志清,对答切题,头面肿胀,头发、睫毛、眉毛、鼻毛见烧焦,鼻翼及口周皮肤潮红,鼻黏膜可见大量分泌物,咽喉部明显水肿,双眼睑水肿,结膜充血。全身见烧伤创面,面积共约97%,全身大部分表皮已脱落,头面颈部、双手、双臀、部分双足创面基底微湿,红白相间,痛觉迟钝,水肿明显,双上肢、双下肢、部分躯干创面干燥,基底苍白,可见皮革样改变,皮肤弹性差,无明显触痛,无脓性分泌物,未见明显血管栓塞,四肢活动可,肢端血运稍差。入ICU后气管切开机械通气,液体复苏,抗休克,抗感染,脏器保护,维持内环境稳定。入院第4日行"全身多处创面清创、扩创＋削痂＋头皮、腹部取皮＋微粒皮制备＋基底细胞悬液细胞移植＋微粒皮植皮术＋生物皮覆盖术"。术后继续予抗感染、补液、提高胶体渗透压、输血等处理。术后第1天,创面渗出明显。术后第2天,体温39℃,换药时发现烧伤部位颜色变黑,渗出明显,行血培养、分泌物培养,结果均提示鲍曼不动杆菌。予继续输注血浆、人血清白蛋白、肠内营养支持,抗感染,创面换药等治疗。

分析 判定为烧伤感染,烧伤伤口外观改变,血培养及分泌物培养均检出致病菌,符合判断标准。烧伤不仅破坏人体抵御微生物入侵的皮肤屏障,也严重破坏患者机体组织,将引起一系列连锁反应:体内储备严重损耗、烧伤后切痂、手术出血、创面渗出、感染等,进而造成败血症、脓毒血症,甚至导致脓毒症休克。烧伤感染是严重烧伤的主要致死原因,因此预防感染是经治医生最关注的问题。烧伤感染根据病程可分为早期感染和后期感染两类。早期感染于烧伤后2周内发生,这阶段是全身侵袭性感染的发病高峰期;后期感染于烧伤2周后发生,主要与创面处理不当和应用抗生素不合理有关。烧伤后并发脓毒症重在早期诊断和早期治疗,所以更应该关注早期感染。

例4 患者男,14岁,车祸,水箱沸水烫伤腹部及大腿。入院给予注射用头孢哌酮舒巴坦钠2g、每12h一次,治疗10天,分泌物培养结果为金黄色葡萄球菌(MRS＋),对万古霉素敏感。血常规:白细胞计数16.6×10⁹/L,中性粒细胞百分比83%,体温38.5℃。

分析 此例患者发热,分泌物培养为金黄色葡萄球菌,但病例中并未描述烧伤伤口的形状及情况,且缺少血培养的支持,因此不判定为烧伤感染。

烧伤感染是伤后常见而又十分严重的并发症,轻则延长愈合时间,重则导致全身感染甚至死亡,是重度烧伤患者的主要死亡原因。烧伤患者病原菌的入侵途径有多条,而开放的烧伤创面是病原菌入侵的主要途径。烧伤创面表层细菌与痂下细菌有时并不完全一致,除做创面表面细菌培养及药敏试验外,必要时应做痂下组织菌种鉴定、菌量计数及药敏试验。大面积烧伤早期应每天或每2~3天做创面培养1次,采样时全身各烧伤区如四肢、颈、躯干、会阴、肛周及上下肢等均应采集标本,以使其能反映创面菌种分布的全貌。痂下每克组织含菌量大于10⁵ CFU是发生侵袭性感染的信号。

例5 患者女,78岁,脑血管意外后遗症卧床10年,长期住院。1个月前,患者出现低热,查体:贫血貌,全身浮肿,重度营养不良,大小便失禁;左髋部有一约 17 cm×22 cm 溃烂坏死区,边缘不整齐、红肿,浅、深筋膜及肌肉坏死,处置无痛觉、不出血,呈灰白色,坏死肌肉间的脓腔深达骶骨,充满脓性分泌物,有臭味;骶尾部有一约 16 cm×18 cm 的溃烂坏死区,边缘隆起红肿,部分骶骨外露,呈灰白色,有恶臭味。实验室检查:血红蛋白 98 g/L,白细胞计数 29.6×10^9/L,中性粒细胞百分比 91%,淋巴细胞百分比 79%,嗜酸性粒细胞百分比 1%。血浆蛋白:血清总蛋白 33 g/L,白蛋白 17 g/L,球蛋白 15 g/L。生化:K$^+$ 120 mmol/L,Cl$^-$ 90 mmol/L。患者发热,体温 39 ℃,呼吸急促,呈病危状态。微生物培养结果分别为大肠埃希菌、鲍曼不动杆菌。

分析　患者两处皮肤损伤均判断为压疮感染。一处为浅部感染,一处为深部感染。

知识点链接

压疮患者大多是患全身慢性疾病(如糖尿病、脑卒中后遗症等)的老年人,且老年人免疫功能差及营养不良,皮肤再生能力差,这些因素增加了创面愈合的困难性。此外患者大多长期卧床,压疮部位由于长时间受压多血运差,这也是压疮不易愈合的原因之一。

例6　患儿女,20 天,脐带脱离 3 天,后出现脐部红肿,范围直径约 2 cm,无发热,无吵闹不安,无明显拒食,入院后静脉注射头孢哌酮/舒巴坦钠,局部用过氧化氢、络合碘每天消毒两次。治疗 5 天后,现脐部无明显红肿,但仍有分泌物。

分析　脐炎。

知识点链接

新生儿脐带一般在出生后 7～14 天脱落,个别可延长至出生后 1 个月,脱落后一般 3 天左右愈合。愈合不好的常见因素是脐部护理不当引起的脐炎。由于新生儿生理器官不成熟,机体免疫力低,防御疾病能力差,需要对家长护理进行科学指导,以正确方法对新生儿脐炎进行早期诊断和治疗、精心规范化的护理,愈后基本情况良好。新生儿脐部一旦出现感染易并发败血症、硬肿症、脑炎等疾病,故对早产儿、高危儿应加强护理,做到早发现、早治疗,减少并发症的发生,从而降低新生儿死亡率。

例7　患儿男,18 天。在门诊行包皮环切术。术后 6 天因包皮肿胀、切口红肿而就诊。查体神志清,全身浅表淋巴结未扪及肿大,心、肺、腹正常,包皮高度肿胀、切口红肿愈合差,有白色分泌物附在切口上。实验室检查:白细胞计数 16.7×10^9/L,中性粒细胞百分比 0.86%,给予拆除红肿明显部位的缝线,使渗液引流通畅,全身使用抗生素,经处理 7 天后痊愈。

分析　诊断包皮环切术后感染。

例8 患者女,29岁,因"胎儿窘迫"10月28日行会阴侧切术和胎头吸引术,但助产失败,急诊行剖宫产术,手术过程顺利。术后给予注射用头孢唑林预防感染。术后1天开始出现发热,体温38.5 ℃,伴气促、腹胀,并出现右侧腰痛。双肺呼吸音清,未闻及干湿啰音,心率明显增快,最快150次/min,律整,各瓣膜区未闻及杂音,腹软,压痛(十)。急查血常规:白细胞计数1.5×10⁹/L,中性粒细胞百分比67.3%,血红蛋白94 g/L,血小板计数116×10⁹/L。给予抗感染治疗,病情无明显好转。10月29日13:00腰腹部开始出现大片瘀斑,以右侧显著,查体:体温39.6 ℃,脉搏170次/min,呼吸44次/min,腹部明显膨隆,压痛及反跳痛(十),以右侧明显,腹部新鲜切口长12 cm,移动性浊音(±),肠鸣音弱。中下腹部及两侧腰部、左大腿上部大片紫红色瘀斑,双下肢轻度浮肿。神经系统病理反射未引出。血常规:白细胞计数1.39×10⁹/L,中性粒细胞百分比77%,红细胞计数3.48×10¹²/L,血红蛋白94 g/L,血小板计数108×10⁹/L。血生化结果:钙62 mmol/L,镁0.5 mmol/L,钾3.1 mmol/L,钠137 mmol/L,肌酐205 μmol/L,尿素9.7 μmol/L,丙氨酸氨基转移酶64 U/L,天门冬氨酸氨基转移酶248 U/L,乳酸脱氢酶294 U/L,白蛋白11.2 g/L,葡萄糖4.2 mmol/L。凝血功能结果:血浆D-二聚体定量测定2 880 μg/L,凝血酶原时间19.2 s,凝血酶时间12.9 s,活化部分凝血酶原时间51.4 s。血气分析结果:酸碱度7.378,PCO_2 3.07 kPa,PO_2 15.12 kPa,碱剩余10 mmol/L,实际HCO_3^- 13.3 mmol/L,乳酸5.52 mmol/L。尿常规:酮体(十),余正常。胸片双肺未见异常。立即给予补液、抗感染对症治疗,患者病情迅速恶化,17:00患者皮肤瘀斑表面出现散在细小水疱,并出现感染性休克,立即转外科ICU治疗。20:00患者体温39.6 ℃,脉搏182次/min,呼吸44次/min,血压124/57 mmHg,中心静脉压2 cmH_2O。瘀斑表面水疱明显增多增大,双下肢出现花斑。给予扩容、抗感染、抗凝等对症支持治疗。10月31日00:35患者突然意识丧失,呼吸较前更加急促,面罩吸氧5 L/min,血氧饱和度降至89%,急行气管内插管,呼吸机辅助呼吸。继续抗感染、抗休克、纠正凝血功能障碍及生命支持治疗。加强抗感染力度,患者病情逐渐平稳。11月2日患者中下腰腹部瘀斑较前明显扩大,呈黑紫色,瘀斑上反复出现水疱,大小不等,质软,可推动,抽出液体为淡红色。瘀斑边缘皮肤发白,质硬、皮温低,周围皮肤发红,皮温略高,可见散在出血点。双下肢散在瘀斑为淡红色,皮温正常。送检血培养及水疱液培养均提示大肠埃希菌,对现用抗菌药物敏感。CT检查结果:腹壁、盆壁及大腿软组织肿胀,腹壁皮下积气。普外科、骨科、血液科、皮肤科、妇产科、放射科医生会诊后诊断为急性坏死性筋膜炎。于当日20:00行坏死筋膜多处切开引流术,术中见皮下大量渗液,筋膜发黑坏死、恶臭味。分别于中下腹部、两侧腰部、双侧大腿根部切开皮肤、皮下、筋膜,共13个切口,长度在8～10 cm之间,过氧化氢溶液及甲硝唑洗液反复冲洗,清创后设4根橡皮引流管及16根盐水纱条引流。筋膜组织病理回报:急性坏死性筋膜炎。引流术后患者体温下降,皮肤瘀斑面积未再扩大,亦无新的水疱出现。

分析 此病例符合软组织感染-坏死性筋膜炎的判定标准。本例患者主要表现为发热、腹痛及腰腹部皮肤(包括手术切口处)瘀斑、血性水疱、皮下捻发音且送检的血培养及腰腹部水疱液培养均发现了大肠埃希菌。发病可能与急诊剖宫产手术中大肠埃希菌入侵了皮下浅深静脉引起的炎症反应有关。

知识点链接

急性坏死性筋膜炎(acute necrotizing fasciitis，ANF)是一种临床少见的严重外科感染性疾病，是皮肤、皮下组织和筋膜广泛性坏死同时伴有全身中毒症状的软组织感染，具有发病急、进展快、死亡率高的特点。公元前5世纪希波克拉底首次描述了该疾病，认为其是丹毒的并发症。1952年威尔逊(Wilson)首次提出"坏死性筋膜炎"，认为本病的发病机理为：当致病菌入侵后首先在皮下浅深静脉引起炎性反应，进而在血管和淋巴管内形成血栓，阻塞血运和淋巴回流，从而导致大面积皮肤和皮下浅深筋膜变黑、坏死，并有恶臭渗液，患者同时伴有全身中毒症状，如寒战、高热、白细胞升高、表情淡漠、烦躁等。根据致病菌的不同，AFN可分为3种类型：Ⅰ型为多种致病菌混合感染，致病菌包括厌氧菌和一种或一种以上的兼性厌氧菌，如非典型链球菌及肠杆菌属，致病部位主要为躯干、腹部、会阴和腹股沟以及手术切口。Ⅱ型为单一的致病菌感染，且致病菌大多数为A族链球菌，少数为其他链球菌及葡萄球菌。该类型多继发于健康人皮肤擦伤或肌肉损伤，常见于头颈部及四肢。Ⅲ型为海洋弧菌感染，此类患者的伤口曾接触过咸水，比如被鱼咬伤或贝壳类损伤，多为爆发性，如未能及时治疗，极易导致多器官功能衰竭。

例9　患者男，56岁。于2020年11月确诊肺癌。2020年11月27日、2020年12月1日、2021年1月15日、2021年2月4日、2021年2月22日分别经输液港行阿替丽珠单抗＋化疗。2020年2月22日输液港周围皮肤红肿疼痛，约4 cm×7 cm大小，皮温正常。体温正常。因使用免疫药，未使用抗菌药物治疗，予水胶体敷料外敷。2月24日，周围皮肤红肿疼痛未减退，皮温正常，触之有波动感。予以拔除输液港，组织液予以细菌培养。2月24日，培养结果未见异常，伤口愈合良好。

分析　《血管导管相关感染预防与控制指南(2021版)》中根据所进入血管的不同将血管导管分为动脉导管和静脉导管两类，静脉导管又根据导管尖端最终进入血管位置分为中心静脉导管和外周静脉导管两类。其中血管导管相关感染(vessel catheter associated infection，VCAI)是指留置血管导管期间及拔除血管导管后48 h内发生的原发性且与其他部位感染无关的感染，包括血管导管相关局部感染和血流感染。患者局部感染时出现红、肿、热、痛、渗出等炎症表现，血流感染除局部表现外还会出现发热(>38 ℃)、寒战或低血压等全身感染表现。血流感染实验室微生物学检查结果：外周静脉血培养细菌或真菌阳性，或者从导管尖端和外周血培养出相同种类、相同药敏结果的致病菌。本患者行输液港置入术后出现港周皮肤红肿疼痛，触之有波动感，符合VCAI局部感染判定标准。

例10　患者男，61岁。确诊鼻咽癌行同步放化疗。2020年9月15日再次入院后行对症治疗。10月14日患者输液治疗结束，足背部静脉输液后双下肢皮肤局部红肿疼痛，肤温升高，不发热。皮肤科会诊建议：局部勿静脉输液，25％硫酸镁稀释后局部冷湿敷，抬高患肢。

分析　药物静脉治疗是临床上常见且直接的治疗手段。据2019年公布的《中国医疗质量管理年度报告》，2018年全国医疗机构住院患者平均输液天数为4.6天，平均每日输液次数为2.5次；而据文献报道，静脉炎发生率在2.5%～45%之间，其统计数据由于受多种因素影响而有所差异。静脉炎是一种静脉的炎症反应和不良的临床结局，在静脉留置针留置期间及管路拔除后96 h内均可能发生。静脉炎是指血管内壁受到不同因素的刺激，使血管壁发炎，静脉局部疼痛、发红、发热、水肿，重者局部静脉呈条索状，甚至出现硬结的炎性改变。这里的因素包括物理、化学、生物等方面的因素，在临床工作中均有可能遇到。静脉炎的发生是由于刺激累及皮肤的不同层次。当患者在静脉输液治疗过程中出现静脉炎时，可能出现以下表现：穿刺部位血管发红、肿胀、灼热、疼痛；沿静脉走行方向疼痛、压痛；沿静脉走向出现红色条纹；滴速减慢；静脉呈条索状；严重时局部穿刺点可见脓性分泌物，可伴有畏寒、发热。

静脉炎是由不同因素对血管内壁形成刺激所致，临床上据此将静脉炎分为以下几种类型：化学性静脉炎、机械性静脉炎、细菌性（感染性）静脉炎、血栓性静脉炎。静脉炎以预防为主，针对不同类型的静脉炎有相应的预防方式，做好预防工作是减少静脉炎发生的有效方法。上述案例判定为静脉炎，根据表现查找原因以明确是否为感染性静脉炎。

第十五节　泌尿系统感染

泌尿系统感染是比较常见的泌尿生殖系统疾病,男性女性都有患病可能。泌尿系统感染是由非特异性致病菌侵入尿路所引起的感染性疾病,包括尿道炎、膀胱炎和肾盂肾炎。泌尿系统感染一旦发生,会给患者的身体健康带来非常大的危害。

一、判定标准

(一)泌尿系统感染(USI-urinary system infection)判定标准

1. 其他泌尿感染包括肾脏、输尿管、膀胱、尿道、后腹膜周围组织或肾周围组织感染。

2. 泌尿系统感染至少须符合下列标准之一:

标准1:基于临床诊断或治疗的目的(排除主动监测),经培养或其他非培养的微生物检验方法,从组织或积液(不包括尿液)中检出微生物。

标准2:经侵入性操作、组织病理学检查发现有脓疡或其他感染证据。

标准3:至少符合以下1项症状或征象:① 发热(>38.0 ℃);② 局部疼痛或压痛*。且至少符合下列任1项条件:

(1)病灶处有脓性引流物。

(2)基于临床诊断或治疗的目的(排除主动监测),经培养或其他非培养的微生物检验方法,从血液标本中检出微生物。

且放射线影像学检查(如超声、CT、核磁共振、放射线标志扫描)发现有脓疡或感染证据;或影像学检查为疑似感染迹象,但有临床相关性支持(如病程记录有给予抗生素治疗泌尿系统感染)。

标准4:≤1岁的婴儿至少具有下列任1项症状或征象:发热(>38 ℃)、低体温(<36 ℃)、呼吸中止*、心跳徐缓*、嗜睡*、呕吐*。且至少符合下列任1项条件:

(1)病灶处有脓性引流物。

(2)基于临床诊断或治疗的目的(排除主动监测),经培养或其他非培养的微生物检验方法,从血液标本中检出微生物。且放射线影像学检查(如超声、CT、核磁共振、放射线标志扫描)发现有脓疡或感染证据;或影像学检查为疑似感染迹象,但有临床相关性支持(如病程记录有给予抗生素治疗泌尿系统感染)。

注:*表示没有其他已确认的原因。

3. 通报注意事项

(1)新生儿包皮环割部位感染应通报为新生儿包皮环割感染(SST-CIRC)。

（2）如果患者符合其他泌尿系统感染（USI）与尿路感染（UTI）判定标准，通报为尿路感染（UTI），除非泌尿系统是器官/腔隙手术部位感染发生的部位，则仅通报泌尿系统感染（SSI-USI）。

（3）泌尿系统感染（USI）个案不能通报为导尿管相关尿路感染。

二、监测案例分析

例1 患儿女，10岁，因"先天性脊柱裂"入院，已行手术解决脊柱裂问题。现发热，无尿频、尿急、尿痛及肉眼血尿、脓尿。查体：体温39.5 ℃，右肾区轻微叩击痛。辅助检查：白细胞计数 $10.1 \times 10^9/L$，中性粒细胞百分比71%，PCT 13 ng/ml，CRP 230 ng/L。胸片提示右肾下叶含气不全，双侧胸腔少量积液。B超提示右肾低回声占位，肾积水较重。

分析 符合肾脏感染诊断。

肾感染（肾盂肾炎）是一种特殊类型的尿路感染（UTI），通常由尿道或膀胱感染上行所致。若治疗不当，可导致永久性肾损伤或败血症，危及生命。

例2 患者男，54岁，因"慢性肾功能衰竭尿毒症期"于8年前在医院行亲属同种异体肾移植术，手术顺利，肾功能恢复出院。5个月前因"移植肾功能衰竭尿毒症期"行血液透析治疗至今。在3月21日再次来我院就诊，拟行二次肾移植术。3月22日（入院第1天）行同种异体肾移植术，供者为颅脑损伤患者，入住ICU 5天，行气管插管，血培养（一）。术前及术后予以美罗培南＋米卡芬净＋更昔洛韦预防感染，环磷酰胺＋甲泼尼龙抑制免疫等治疗。4月4日（术后第13天）患者出现发热，最高体温39.2 ℃，伴寒战、大汗淋漓，给予退热处理后，体温逐渐恢复正常。查体：心肺未见阳性体征；移植肾区无压痛、肿胀，质地中等。伤口引流管生理盐水冲洗，冲洗液呈淡红色。辅助检查：白细胞计数 $22.79 \times 10^9/L$，中性粒细胞百分比91.5%，CRP 89 mg/L。PCT 13.98 ng/ml。红细胞沉降率 11 mm/h。尿常规未见明显异常。肝肾功能：ALB 48 g/L，eGFR 99 ml/min，CREA 79 μmol/L。他克莫司血药浓度：5.1 ng/ml。停用头孢哌酮舒巴坦。换用：亚胺培南西司他丁 1 g，8 h 一次，米卡芬净100 mg、每日一次。患者仍有间断发热，最高体温38.7 ℃。无明显咳嗽、咳痰、尿频、尿急。移植肾彩超（4月9日）：移植肾下方低回声区，血肿不除外，包裹性积液待排。换用：伏立康唑 200 mg 口服，12 h 一次（第1天加倍）；亚胺培南西司他丁钠进行 PK/PD 优化，延长滴注时间至 3 h。

4月20日（术后第29天），患者再次发热，最高体温38 ℃，肝肾功能：ALB 42 g/L，eGFR 79 ml/min/L、CREA 96 μmol/L。血培养（4月9—11日连续3次）、痰培养（4月12日）、痰抗酸染色（4月12日）、尿培养（4月14日）均为阴性。BK/JC/EB/CMV 核酸检测：阴性。胸部CT（4月28日）：左肺上叶前段病灶较前有所加重，其余变化不大。

5月10日（术后第49天），患者近3日未发热，移植肾区明显肿胀。移植肾彩超：移植肾肾周不均质低回声，考虑脓肿可能。切开伤口约2 cm，见大量红褐色脓液伴坏死组织溢出。抽取分泌物送检，切开引流后持续行伤口冲洗。

5月14日（术后第53天），患者再次发热，最高体温38.6 ℃，偶有寒战。伤口分泌物培养结果:耐碳青霉烯类肺炎克雷伯菌(CRKP)。对亚胺培南(MIC>8)、美罗培南(MIC>8)、庆大霉素(MIC>8)、阿米卡星(MIC>32)、氨曲南(MIC>16)等多种抗菌药物均耐药,仅对替加环素、米诺环素、四环素、氯霉素等敏感。

分析 判定为泌尿系统感染(肾脏)。5月10日发现肾周脓肿,立即行切开引流,培养结果提示为耐碳青霉烯类肺炎克雷伯菌(CRKP)。该标本为抽取的深部脓液,来源可靠。考虑CRKP为患者此次感染的主要致病菌的可能性非常大,因此应该针对CRKP进行治疗。

第三章
医院感染病例监测方法

　　医院感染病例监测指长期、系统、连续地收集、分析医院感染在一定人群中的发生、分布及其影响因素,并将监测结果报送和反馈给有关部门和科室,为医院感染的预防、控制和管理提供科学依据的过程。通过监测数据可以了解医院感染发生情况,并在此基础上发现医院感染暴发的苗头,分析医院感染发生的危险因素及相对危险程度。医疗机构应根据自身特点建立适合自身的医院感染病例监测系统。本章从全院综合性监测、现患率调查和目标性监测等方面逐一介绍医院感染病例监测的常用方法。

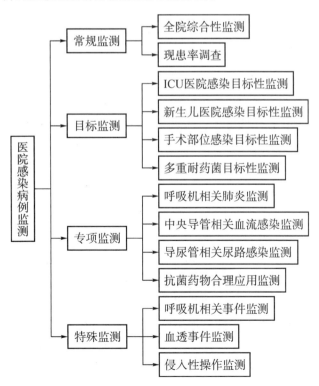

第一节 全院综合性监测

一、概述

医院(特别是新建医院)应开展全院综合性监测,监测时间不短于 2 年,以便取得医院及各部门的医院感染流行病学分布情况。待全面掌握本医院的医院感染基线后,再开展重点部门、重点部位目标性监测。

1. 监测目的:全院综合性监测是为了了解全院医院感染发病情况和医院感染相关信息,为医院的感染预防工作提供思路,评价预防控制效果,有效降低医院感染率。

通过医院感染病例监测,可以发现医院感染病例,分析感染原因,找到风险因素,制订措施,形成机制,预防感染再次发生。

2. 监测对象:全院综合性监测是对全院所有住院患者的医院感染及其相关因素进行综合性监测。监测对象包括全部住院患者(监测手术部位感染发病率时可包括出院后一段时间内的患者)和医务人员。

二、监测方法

1. 医院感染病例监测的管理

(1)临床科室医师和医院感染管理监控小组人员应及时报告医院感染病例。

(2)专职人员应以查阅病历和临床调查患者相结合的方式调查医院感染病例。

(3)强化临床医务人员医院感染病例判断标准,明确上报时限及上报责任。

(4)专职人员发现医院感染疑似或确诊病例,应去床旁与临床医生沟通,查找感染原因、危险因素,明确是否为医院感染,协助制订治疗方案,若病例需要隔离,要确定隔离措施并监督执行到位。

2. 采取主动监测方式,由病房的医护人员发现和报告医院感染病例及相关事件。发现医院感染病例的途径包括:

(1)临床医生上报。临床医生及时将诊断为医院感染的病例填写至"医院感染病例报告卡"(可信息化)上报医院感控部门,由感控专职人员进行核实确认。

(2)对在院患者的主动监测。大多数医疗机构已使用了实时监测系统,应基于监测目的、现有资源选择不同的预警策略。没有完美的系统,只有不断验证和改善的监测。监测系统只能提供工具,是一种手段,应基于不同医疗机构资源、信息化程度确定与目标相匹配的预警指标。预警指标是否灵敏取决于医疗机构内部的管理、信息系统运行模式、诊疗行为等综合因素。例如,检验指标(微生物、生物标记物)预警的影响因素取决于医疗机构的送检率、标本质量、治疗习惯、检测能力等等。应不断调整、验证系统的预警指标,当医疗流程或行为发生变化时,监测系统的灵敏度、特异性都会受到影响。应定期进行病例核查,校正真实的医院感染发病率。

对于未使用实时监测软件的医疗机构,可以根据以下条件搜索:体温异常的患者,突然使用或更换抗菌药物的患者,使用特殊级抗菌药物的患者,突然腹泻的患者,检测出耐药菌的患者,长时间保留尿管的患者,气管切开、气管插管、使用呼吸机的患者,深静脉置管的患者等来进一步了解是否有感染发生来进行前瞻性监测。不清楚的病例可以和临床医生进行沟通,必要时可进行科室讨论。

3. 感染部位的确定参照本书第二章的判定标准。

三、监测内容及方法

1. 设计并填写个案登记表,至少包括以下内容:

(1)基本情况:监测月份、住院号、科室、床号、姓名、性别、年龄、入院日期、出院日期、住院天数、住院费用、疾病诊断、疾病转归(治愈、好转、未愈、死亡、其他)、切口类型(清洁切口、清洁-污染切口、污染切口、感染切口)等。

(2)医院感染情况:感染日期、感染诊断、感染与原发疾病的关系(无影响、加重病情、直接死亡、间接死亡)、医院感染危险因素(中心静脉插管、泌尿道插管、使用呼吸机、气管插管、气管切开、使用肾上腺糖皮质激素、放射治疗、抗肿瘤化学治疗、使用免疫抑制剂)及相关性、医院感染培养标本名称、送检日期、病原体名称、药物敏感试验结果。

(3)监测月份患者出院情况:按科室记录出院人数,按疾病分类记录出院人数,按高危疾病记录出院人数,按科室和手术切口类型记录出院人数;或者同期住院患者住院日总数。

可参照表3-1-1。

表3-1-1　医院感染监测病例个案登记表

一、基本情况					
科室:	床号:	ID号:	姓名:	性别:	年龄:
入院日期:		入院诊断:			
出院日期:		转归:			
二、感染情况					
感染日期:		感染部位:			
感染危险因素:□中心静脉置管 □泌尿道插管 □使用呼吸机 □气管切开 □气管插管 □使用激素 □放疗 □化疗 □使用免疫抑制剂 □其他					
患者手术情况: □有　　　□无		切口类别:			
感染标本送检情况:□送　　　□未送					
标本名称:					

续表

病原菌1	耐药性：	□敏感菌	□耐药菌
病原菌2	耐药性：	□敏感菌	□耐药菌
感染与原发病关系：			
主治医师：	报卡医师：	报卡日期：	

四、监测数据统计与分析

1. 医院感染发病率

$$医院感染发病（例次）率 = \frac{医院感染新发病例（例次）数}{同期住院患者总数} \times 100\%$$

2. 日医院感染发病率

$$日医院感染（例次）发病率 = \frac{观察期内医院感染新发病例（例次）数}{同期住院患者住院日总数} \times 1\,000\permil$$

3. 数据的整理、分析、比较及反馈

（1）专人负责，每日填写，避免遗漏，及时整理完善数据。

（2）如发现数据缺失，及时查找和分析原因（人的因素、概念、流程、方法），并采取改善措施。

（3）反馈监测资料每月进行小结，每3个月对监测指标进行总结分析，提出监测中发现的问题，必要时报告医院感染管理委员会。

4. 将医院感染率与全国或省、市医院感染相关资料进行比较。若感染率过高，应查找引起感染的原因，采取相应的控制措施；若感染率过低，也应查找原因，如是否存在漏报等。

5. 不断提高监测数据收集的准确性，及时与临床医生沟通。督促医生能及时完成各项检查和检验申请，为医院感染病例的正确诊断提供根据。减少器械使用时间和器械相关感染。

6. 监督院感病例上报时间，尽可能做到发现即报，减少漏报。

知识点链接

症 状 监 测

实时症状监测（real-time syndrome surveillance，SyS）是公共卫生监测技术之一，通过对确诊前所释放的健康信号进行监测，采用统计分析技术发现潜在的公共卫生热点，从而及时探查到疾病发病率的上升或暴发。症状监测是对传染病早期"临床症状"和"社会症状"实现多渠道监测预警的主要途径。其优势也在应对曾经发生的公共卫生事件（SARS、H1N1流感和埃博拉疫情）的过程中得到了证实。

我国从 2005 年开始实施覆盖全国的流感监测,对哨点医院门急诊流感样病例进行报告,标本由流感网络实验室病毒进行检测和分离。这被认为是我国成立较早且初具症状监测理念的监测项目。COVID-19 疫情发生后,作为一种新发重大传染病,对我国传染病监测预警体系提出了新的挑战。

症状监测起初主要以早期发现生物恐怖为目标,之后逐渐扩展至公共卫生领域。从狭义上来讲,症状监测又称症候群监测,指持续、系统地收集患者临床确诊前出现的症候群信息,例如发热、腹泻等症状,并对这些信息进行分析。广义上症状监测还包括其他非特异信息,如非处方药销量、急诊室患者主诉、学校缺勤率、工厂缺勤率等,分析非特异信息与疾病之间的联系,探测疾病波动是否异常。由于症状监测采集的信息来自多种数据源,且通常早于临床明确的诊断信息,所以可能比传统的监测方法具有更高的时效性和敏感性,有助于快速预警公共卫生事件。因此,症状监测作为传统监测的有效补充,已在公共卫生界得到越来越多的关注。

近年来症状监测工作得到了迅速发展,发展后的症状监测应用信息技术实时探查评价疾病暴发,特别强调实时性和电子信息自动化,使监测工作更加灵敏、有效。症状监测并不注重临床诊断,重要的是在疾病暴发得到确诊前发现异常征兆,目的就是尽可能早地发现传染病暴发和新发传染病,及时采取有效措施减少其对人类健康的危害。但目前我们在医院内开展的监测工作都是独立进行的,各类监测间横向的联系不够,缺乏一个高效的操作体系来保证数据的准确、全面和监测工作的科学、快捷、有效。

已有文献报道了成功开发"感染性疾病医院智能监控系统"的案例,将计算机网络、大型数据库、数据挖掘技术与流行病学、传染病学知识相结合,解决医院传染病的报告、分析、监控、预警及临床症候群监测等实际问题,提高了医院感染性疾病的管理水平,为综合性医院应对突发公共卫生事件奠定了基础。

1. 症状监测的设计思路:利用预先设计好的方案监测流程,包括数据收集、数据分析、结果报告 3 步。

数据收集:通过医院信息系统获取患者就诊信息,将获取的就诊信息分为各类监测的症候群,并将数据导入监测系统。

数据分析:对临床监测的各类症状数据进行多水平的统计分析,如三间分布的描述,计算 OR 值等。使用回归模型、时间序列等统计技术,与基线自动进行比较,判断各项数据是否存在异常。

结果报告:整理数据分析的结果形成报告,并及时完整地提供给相关部门和人员,为科学的公共卫生决策提供依据。

2. 症状监测内容:监测内容包括临床症状监测、药品信息监测、患者流量监测等。

临床症状监测是指当医务人员发现符合症候群报告定义的病例时,不必急于考虑诊断为何种感染性疾病,也不必等待检验结果,即报告为监测病例,依据预定的处理方案处理患者。监测内容为事先设定的各类临床症候群,每种症候群有各自所监测的主要传染病和一些可能的传染病,症候群可以根据监测地区的传染病疾病谱设定。药品信息监测是指利用医院信息系统(HIS)中积累的数据,按照药物的类别分类统计出各类药物消耗量的基线。若某类药物用量大幅度上升,即提示以该类药物为首选药物的某种疾病可能存在发病的异常。患者流量监测是根据疾病的发病规律统计出各个系统、各类门诊的就诊患者流量,并建立数学模型。然后根据一段时间内门诊各科患者就诊量首先进行分析,如果无统计学差异,则利用这段时间内的患者数重新调整模型;反之则发出预警。

相对传统的传染病监测报告系统症状监测具有快速、有效的特点。首先,症状监测报告定义简单稳定,比按疾病名报告单纯,容易被医生接受;而且以临床实际现象来处理,具有可靠性;监测病例可立即报告、迅速反应及处理,无须等待检验结果。弥补了传统传染病监测的缺点。其次,症状监测具有更广的监视范围和思维空间,可进行更广泛的检验,进一步搜集资料,以发现可能的病因。再次,症状监测使公共卫生部门的视线延伸到疾病发生的早期,从而早期防治疫情,减轻公共卫生人力及物力负担,并能采取有效防疫措施。

目前医院感染性疾病症状监测缺乏政策支持且尚无统一的模式:各地、各医院之间监测手段不同;在同一医院内部,对各种症候群检测的方法也存在差别。制定统一的监测标准,对各类症候群进行统一定义,对数据处理方法进行规范,并在单一部门指导下进行工作是解决该问题的有效方法。

第二节 现患率调查

一、概述

现患率调查又称横断面调查,是利用普查或抽样调查的方法,收集一个特定时间内有关实际处于医院感染状态的病例资料,从而描述医院感染及其影响因素的关系。医院感染现患(例次)率调查是医院感染综合性监测的组成部分,根据《医院感染预防与控制评价规范》(WS/T 592—2018)基本监测要求,应根据需要开展现患率调查,调查方法规范。推荐每年至少开展 1 次全院性现患率调查,动员全员参与,将查阅病历与床旁调查相结合;调查前做好充分准备,认真总结分析调查结果,评价感染控制效果,为制订感控工作计划提供参考依据。

1. 调查目的:现患率调查能快速得到某一特定时点或时段内所有住院患者医院感染患病情况和相关因素分布,有助于监测医院感染发病趋势和评价感染控制效果,为医院感染的纵向深入研究提供线索和病原学假设,并可由此制订更有针对性的感染预防控制措施。通过现患率调查,可观察医院感染的发病情况,预防感染暴发,了解医院抗菌药物使用及重要病原体检出等情况,为制订医院感染防控措施提供参考依据。调查人员多来自临床一线科室,可通过参与现患率的调查提高医务人员的医院感染控制意识,使其进一步熟悉医院感染诊断标准,在提高医院感染诊断准确率的同时让更多临床一线人员参与感控工作。

2. 调查范围:特定时间内全院 0:00—24:00 所有住院患者(包括当日出院、转科、死亡的患者,但不包括当日新入院患者)。

3. 调查内容:患者基本资料、患者感染情况、手术相关信息及抗菌药物使用情况等,可根据医院实际情况增加调查内容。

4. 调查组织形式

(1)院感科组织开展,相关职能部门协助。

(2)各科室感控小组成员(感控医生＋感控护士)实施调查,各科室主任、护士长给予支持。

(3)也可以邀请外院感控专业人员共同参与。

二、调查方法

1. 调查前期的准备工作

(1)制订调查方案:根据全国医院感染现患率调查计划书制订详尽的适合本医院的调

查实施方案,方案应包含调查目的、调查时间、调查对象、参加调查人员及分组情况、调查方法等相关流程,方案中还应包含调查人员培训时间、医院感染诊断标准及"医院感染现患率调查个案登记表""医院感染横断面调查床旁登记表"等内容,并在调查前1周内进行全院公告,旨在全院宣传动员,引起各级医务人员的重视。

(2)确定调查日:调查日的选择没有固定要求,一般会选择在每年的第3季度,或根据本省或市院感质控中心规定的时间;为使得调查能体现医院的真实情况,应尽量避开节假日前后及年终。

(3)调查公告及宣传:应在调查前1周内进行全院公告,或在院级会议上告知;应让各临床科主任了解此项工作的重要性,同时各科室应有专人(常为感控医生和感控护士)配合,确保所有配合调查的人员在调查当日无其他科内工作安排(如会诊、门诊、体检、手术等)。

(4)教育培训:院感科负责对所有调查人员进行培训。培训在调查前1周内开始,可集中培训也可分层次、分侧重点培训。培训内容除了现患率调查方法及相关说明、人员安排,还可根据实际情况适当增加其他感控知识的学习。

(5)完善病例及相关检查:在公告及培训的环节,均应强调各科室完善住院患者的各项与感染性疾病诊断有关的检查及结果记录,包括患者的体温、抗菌药物使用情况、入院诊断、实验室报告(血、尿常规;微生物培养,尤其是病原学报告)、影像学检查(胸片等)结果、病理性检查结果等,着重强调各科室务必在调查日之前完善所有患者(尤其是具有感染症状的患者)的各项检查及病历书写。

(6)人员及分工:调查组成员由感控专职人员和感控医生、感控护士组成,3~4人为一组,每组至少有1名医生,原则上至少每组调查50份病例。每个调查组中选出1人(首选感控医生)负责床旁查体及填写床旁登记表,要求各科室感控医生学习并掌握医院感染诊断标准。其余人员按名单逐一查看所有住院病历。对每一调查对象均应进行调查并填写调查表。调查表由调查人员填写,注意追踪病原学检查结果。调查前1天,感控专职人员逐科室派发床旁调查表,由科室感控护士填写在院患者基本信息。如在院患者较多,可提前标出发热及使用抗生素的人员,便于调查日重点查看。

(7)调查表:调查表可以使用全国院感监控基地的调查表,也可以自行设计。调查内容应照《医院感染监测规范》中附录G(规范性附录)"医院感染患病率调查的要求"来设计。个案调查表每人1张,床旁调查表每个科或每个病区1张。

2. 调查程序与方法

(1)确定调查人数:调查日前1天感控专职人员应完成所有住院患者总数统计并派发调查表,由各病区感控护士将床旁调查表中的调查人数、姓名、住院号、床号等基本信息逐一填好,以便调查小组能迅速开展调查;调查人数包括调查日的出院患者,但不包括该日的新入院患者;应查人数=调查日在院总人数-该日新入院患者数+该日已出院患者数(实际计算时还应考虑到临床科室调查的当天的出入院人数)。

(2)床旁调查表

① 每组安排1人(感控医生)以床旁询问和查体的方式进行调查,每一患者至少调查

3 min,主要询问常见感染症状,如畏寒、发热、咳嗽、咽痛、咳痰、腹痛、腹泻、尿频、尿急、尿痛、局部红肿、伤(切)口流脓等,以及必要的检查。注意询问方法及技巧,着重关注住院时间长、病情严重、免疫力下降和接受侵入性操作的患者。如有疑问(尤其是抗生素使用目的)可咨询管床医生。

② 调查时最好有科室内的 1 名护士陪同,以便减少患者的疑问,同时该名护士可协助记录,加快调查速度。

③ 转出患者由转入科室负责床旁调查后,电话告知转出科室调查人员,人数汇总到转出科室。其余人员按名单逐一查看病历,以判断是否发生医院感染,并详细填写表格。

(3) 个案调查表填写:每一住院患者无论是否发生感染,均应进行调查并填写个案调查表(当日新入院患者除外)。调查表由调查人员填写。实际调查率应≥96%,诊断标准应全院统一。推荐采用美国 NNIS 系统新版定义,也可参照原卫生部 2001 年颁布的《医院感染诊断标准(试行)》,亦可根据其他主流感染诊断标准制订本医院的诊断标准,但关键在于全院标准应统一、具有可对比性。对各种原因(出院、死亡、外检等)导致未调查的对象,也应进行补充调查,须追踪的病原学检查结果由专职人员负责补充。

(4) 床旁调查结果应与病历调查结果相结合,按医院感染诊断标准确定是否为医院感染,如有疑问可小组讨论。

(5) 查阅病例时应注意体温记录、抗菌药物使用原因、入院诊断、实验室报告[尤其是病原学报告(需追踪)、血常规、尿常规、便常规等]、病理学检查结果、影像学(尤其是胸片)结果。

(6) 保证调查工作在调查当日完成。调查结束后,各小组专人负责核对有无缺漏项,调查表经小组成员签字后交至院感科,由感控专职人员检查每一份调查表是否填写完整,填写有问题的表格返回填写者,要求其予以完善。

3. 调查登记方法

(1) 个案调查表

① 一般情况

a. 基本情况:科室、床号、住院号、姓名、性别、年龄及入院诊断等基础信息可由调查组成员查阅病历获得。

b. 手术是指患者在本次入院过程中在手术室接受外科医师至少在其皮肤或黏膜上做 1 个切口(包括腹腔镜),并在患者离开手术室前缝合切口。

c. 切口分类:

Ⅰ类切口:即清洁切口。手术未进入感染炎症区,未进入呼吸道、消化道、泌尿生殖道及口咽部位。

Ⅱ类切口:即清洁-污染切口。手术进入呼吸道、消化道、泌尿生殖道及口咽部位,但不伴有明显污染。

Ⅲ类切口:即污染切口。手术进入急性炎症但未化脓区域,或开放性创伤手术,或胃肠道、尿路、胆道内容物及体液有大量溢出污染,或术中有明显污染(如开胸心脏按压)。

Ⅳ类切口:即感染切口。有失活组织的陈旧创伤手术,或已有临床感染或脏器穿孔的手术。

② 感染情况

a. 感染包括医院感染与社区感染：

医院感染（HA）：医院感染又称医院内获得性感染，即指患者在入院时既不存在、亦不处于潜伏期，而在医院内发生的感染，包括在医院获得而于出院后发病的感染。

社区感染（CA）：患者入院时已经存在或处于潜伏期的感染。

b. "存在"包括：调查时新发生的感染，或过去发生的感染但在调查日该患者或部位感染仍未痊愈。

"不存在"包括：过去发生的感染，或在调查日已经痊愈的患者或部位，或没有感染的患者。

c. 感染部位都按下列分类标准填写：

上呼吸道感染、下呼吸道感染、尿路感染、胃肠道感染（包括：感染性腹泻，食道、胃、大小肠、直肠感染，抗生素相关性腹泻）、腹腔内组织感染（包括：腹膜炎、腹腔积液感染）、表浅切口感染、深部切口感染、器官/腔隙感染、血管相关感染、血液感染（菌血症、败血症）、皮肤软组织感染（包括：皮肤感染、软组织感染、压疮感染、乳腺脓肿或乳腺感染、脐炎、新生儿脓疱病、烧伤部位感染）、其他胸膜腔感染、病毒性肝炎（仅指医院感染）、细菌性脑膜炎、输血相关感染、非手术后颅内脓肿、无脑膜炎的椎管内感染、心血管系统感染、骨感染、关节感染、生殖道感染、口腔感染以及以上未包括的感染。

d. 病原体填写：主要指感染部位的病原体。一般感染部位为1种病原体，若出现混合感染可有多个病原体。在感染部位的病原体中应特别注意金黄色葡萄球菌、凝固酶阴性葡萄球菌、粪肠球菌、屎肠球菌、肺炎链球菌、大肠埃希菌、肺炎克雷伯菌、铜绿假单胞菌、鲍曼不动杆菌等细菌。

③ 医院感染危险因素

a. 此项无论有无医院感染均应填写。

b. 入院后进行过以下操作即为"有"，否则为"否"：泌尿道插管、动静脉插管、气管切开、使用呼吸机、血液透析。

c. 如果有尿路感染，且在尿路感染前48 h内进行过泌尿道插管操作，"尿路感染前48 h内进行过泌尿道插管"即为"是"，否则为"否"。

d. 如果有血流感染，且在血流感染前48 h内进行过动静脉插管操作，"血流感染前48 h内进行过动静脉插管"即为"是"，否则为"否"。

e. 如果有肺部感染，且在肺部感染前48 h内进行过气管切开操作，"肺部感染前48 h内气管切开"即为"是"，否则为"否"。

f. 如果有肺部感染，且在肺部感染前48 h内使用过呼吸机，"肺部感染前48 h内使用过呼吸机"即为"是"，否则为"否"。

④ 抗菌药物使用情况

a. 抗生素使用统计范围：指调查当日的抗菌药物的使用情况，调查日之前的不计。

● 不包括抗结核治疗药物。

● 不包括抗菌药物的雾化吸入。

● 不包括抗病毒药物(如利巴韦林等)。

● 不包括眼科(抗菌药物滴眼)、耳鼻喉科(耳、鼻滴药)、烧伤科(烧伤部位抗菌药物覆盖)等局部用药。

● 不包括抗真菌药物。

b. 抗生素使用目的:

● 治疗用药、预防用药、预防＋治疗用药:患者确诊为感染之后所用的抗菌药物,单纯用于治疗者归为治疗用药;单纯用于预防者归为预防用药;若两者兼有,则归入预防＋治疗用药;不能确定者,可询问病房主管医生。

● 联用:调查日使用不同抗菌药物的数目(单用:二联、三联、四联及以上)。

● 细菌培养:凡治疗用药者(包括预防＋治疗用药者)均必须注明是否送细菌培养。

(2) 床旁调查表:调查人数、姓名、住院号、床号等基础信息已由感控护士在调查前1日填写完成,感染部位及类型的诊断可依据医院选择的统一标准。应查人数指调查前1日该病区的住院人数,包括当日出院、转科、死亡人数,不包括当日新入院人数;实查人数指实际调查到的人数。

4. 汇总与反馈

(1) 汇总

① 调查结束后,院感科将调查的数据进行汇总分析。

② 现患率及实查率计算方法:

现患率:

$$医院感染现患率 = \frac{同期存在的新旧医院感染病例(例次)数}{观察期间危险人群人数} \times 100\%$$

实查率:

$$实查率 = \frac{某病房实际调查患者数}{某病房住院患者数} \times 100\%$$

③ 数据分析

a. 医院根据各自的规模及相应科室,找到体系中相应数据栏进行比较。可将监测结果与本医院历年现患率调查相比较,也可将本院监测结果与全国监测结果或本省监测结果比较。

b. 主要对比项目包含医院感染率、医院抗菌药物使用率、手术部位感染率、抗菌药物微生物送检率等。

c. 现患率数据小于参照体系的 P_{25}(尤其是 P_{10}),则数据偏小,首先考虑监测数据是否可靠,只有在确保监测数据可靠的前提下,才能说明控制效果较好;如数据大于参照体系的 P_{75}(尤其是 P_{90}),则数据偏大,先评价数据可靠性。数据可靠时,说明控制效果欠佳,应考虑是否有特别的危险因素、控制措施是否落实、是否还有影响控制效果的其他因素存在。

d. 对本次调查的相关数据及调查中存在的相关问题进行分析,提出针对性的防控措施,并由院感科以书面的形式进行总结及反馈。

e. 现患率调查实查率应大于96%。

表 3-2-1　××年医院感染现患率调查个案登记表

一、一般情况					
科室		床号		住院号	
姓名		性别	□男　□女	年龄	
入院诊断					
手术	□是　□否	切口类型	□Ⅰ类　□Ⅱ类　□Ⅲ类　□Ⅳ类		

二、感染情况(包括医院感染和社区感染)				
感染	□存在　□不存在		感染分类	□医院感染　□社区感染
医院感染部位	病原体			
(1)	(1)		(2)	(3)
(2)	(1)		(2)	(3)
(3)	(1)		(2)	(3)
医院感染危险因素(无论有无医院感染均应填写)				
泌尿道插管	□有　□无	尿路感染前48 h内进行过泌尿道插管		□是　□否
动静脉插管	□有　□无	血流感染前48 h内进行过动静脉插管		□是　□否
气管切开	□有　□无			
使用有创呼吸机	□有　□无	肺部感染前48 h内使用过呼吸机		□是　□否
血液透析/滤过	□有　□无			
社区感染部位	病原体			
(1)	(1)		(2)	(3)
(2)	(1)		(2)	(3)
(3)	(1)		(2)	(3)

三、抗菌药物使用情况(仅指调查当日,如抗菌药物的使用情况)				
抗菌药物使用	□是　□否	目的	□治疗用药　□预防用药　□治疗+预防	
联用	□单用　□二联　□三联　□四联及以上			
治疗用药已送细菌培养	□是　□否			
治疗用药已送PCT或IL-6检测	□是　□否			

表 3－2－2 ××年医院感染现患率调查床旁调查表

床号	患者姓名	感染部位	感染类型	床号	患者姓名	感染部位	感染类型
			□HA □CA				□HA □CA
			□HA □CA				□HA □CA
			□HA □CA				□HA □CA
			□HA □CA				□HA □CA
			□HA □CA				□HA □CA
			□HA □CA				□HA □CA
			□HA □CA				□HA □CA
			□HA □CA				□HA □CA
			□HA □CA				□HA □CA
			□HA □CA				□HA □CA
			□HA □CA				□HA □CA
			□HA □CA				□HA □CA
			□HA □CA				□HA □CA
			□HA □CA				□HA □CA
			□HA □CA				□HA □CA
			□HA □CA				□HA □CA
			□HA □CA				□HA □CA

注：

① 应查人数是指调查前一日该病区的住院人数,包括当日出院、转科、死亡人数,不包括当日新入院人数;实查人数是指实际调查到的人数。

② HA:医院感染。CA:社区感染。

表 3－2－3　××年医院感染现患率调查个案登记表

一、一般情况

科室：_____　　　　床号：_____　　　　病历号：_____　　　　入院日期：_____

姓名：_____　　　　性别：□男　□女　　　　年龄：_____（□岁　□月　□天）

诊断：_____

手术：□是　□否　　　　切口类型：□Ⅰ类　□Ⅱ类　□Ⅲ类　□Ⅳ类

二、感染情况（包括医院感染与社区感染）

感染：□存在　□不存在　　　　　　　　　感染分类：□医院感染　□社区感染

医院感染部位：　病原体：　　　　　　　首次医院感染日期：_____

(1) _____　　(1) _____、_____、_____

(2) _____　　(2) _____、_____、_____

(3) _____　　(3) _____、_____、_____

手术后肺炎：□存在　□不存在（仅指调查时段内）

社区感染部位：　　　　　　　　　病原体：

(1) _____（外院发生、社区发生）　(1) _____、_____、_____

(2) _____（外院发生、社区发生）　(2) _____、_____、_____

(3) _____（外院发生、社区发生）　(3) _____、_____、_____

三、细菌耐药情况

金黄色葡萄球菌：　　　感染状态(感染)(定植)；
　　苯唑西林(耐药)(敏感)(未做)　头孢西丁(耐药)(敏感)(未做)

凝固酶阴性葡萄球菌：　感染状态(感染)(定植)；
　　苯唑西林(耐药)(敏感)(未做)　头孢西丁(耐药)(敏感)(未做)

粪肠球菌：　　　　　　感染状态(感染)(定植)；
　　氨苄西林(耐药)(敏感)(未做)；万古霉素(耐药)(敏感)(未做)

屎肠球菌：　　　　　　感染状态(感染)(定植)；
　　氨苄西林(耐药)(敏感)(未做)；万古霉素(耐药)(敏感)(未做)

肺炎链球菌：　　　　　感染状态(感染)(定植)；
　　青霉素(耐药)(敏感)(未做)

大肠埃希菌：　　　　　感染状态(感染)(定植)；
　　头孢他啶(耐药)(敏感)(未做)；亚胺/美罗培南(耐药)(敏感)(未做)；左氧氟沙星(耐药)(敏感)(未做)

肺炎克雷伯菌：　　　　感染状态(感染)(定植)；
　　头孢他啶(耐药)(敏感)(未做)；亚胺/美罗培南(耐药)(敏感)(未做)；左氧氟沙星(耐药)(敏感)(未做)

铜绿假单胞菌：　　　　感染状态(感染)(定植)；
　　环丙沙星(耐药)(敏感)(未做)；哌拉西林/他唑巴坦(耐药)(敏感)(未做)；亚胺培南/美罗培南(耐药)(敏感)(未做)；头孢他啶(耐药)(敏感)(未做)；头孢吡肟(耐药)(敏感)(未做)；阿米卡星(耐药)(敏感)(未做)

鲍曼不动杆菌：　　　　感染状态(感染)(定植)；
　　亚胺培南/美罗培南(耐药)(敏感)(未做)；头孢哌酮/舒巴坦(药)(敏感)(未做)

四、抗菌药物使用情况（仅指调查日抗菌药物的使用情况）

抗菌药物使用：□是 □否

目的：□治疗用药 □预防用药 □治疗＋预防用药

联用：□一联 □二联 □三联 □四联及以上

治疗用药是否已送细菌培养？□是 □否

其中送培养时机是否为抗菌药物使用前？□是 □否

患者自入院至调查日是否存在抗菌药物使用升级和/或抗菌药物等级升级？

□A. 否

□B. 抗菌药物使用升级（例如一联用药升级至二联用药）

□C. 抗菌药物等级升级（例如非限制级升级为限制级）

□D. 抗菌药物使用升级且等级升级（例如一联非限制级用药升级为二联限制级用药）

最近一次抗菌药物使用升级和（或）等级升级的原因：

□A. 预防用药

□B. 患者原有社区感染加重

□C. 患者原有医院感染加重

□D. 患者新发医院感染

□E. 其他原因（请具体说明）_____

其他病原学检测

标本革兰染色：□是 □否   标本抗酸染色：□是 □否

标本墨汁染色：□是 □否   标本基因测序：□是 □否

调查者：_____ 调查日期：_____年_____月_____日

表 3-2-4 医院感染现患率调查床旁调查表

病室：_____   应查患者数：_____   实查患者数：_____

患者姓名	感染分类	感染部位	患者姓名	感染分类	感染部位

续表

患者姓名	感染分类	感染部位	患者姓名	感染分类	感染部位

注:应查人数是指调查日该病房的住院人数,包括当日出院/出科人数,不包括当日入院人数;实查人数是指实际调查到的人数。感染分类是指医院感染或社区感染。

表 3-2-5 调查方法执行登记表

1. 开始调查日期:_____

2. 完成个案调查天数:_____天

3. 参与调查人员总数:_____人,其中感控专职人员数:_____人

4. 调查人员分组数:_____组

5. 调查前通知各临床科室:□是 □否

6. 调查方法:□临床医生报告或填表 □调查组人员调查填表

7. 床旁调查:□有 □无

8. 调查前培训:□有 □无

9. 培训时间:_____天

10. 个案表审核:□是 □否

11. 个案表录入人员:□感控专职人员 □非专职人员 □专职人员+非专职人员

12. 个案调查表录入后审核人员:□单位管理员 □专职人员 □非专职人员

13. 调查人员电子联系方式(列 3 名调查员,专职人员优先)

调查人员 1:_____

调查人员 2:_____

调查人员 3:_____

第三节　ICU医院感染目标性监测

一、概述

ICU作为医疗机构内的重点科室,常收治病情重、免疫力差的患者,同时又存在较多侵入性操作,是多重耐药菌及医院感染的高发科室。高质量完成ICU目标性监测是感控工作的重中之重。

1. 监测目的:监测ICU医院感染率及器械相关使用率及感染率;建立ICU监测数据的比较体系;发现医院感染流行和暴发;减少导管留置和器械相关感染的发生;利用监测资料提醒医务人员遵守感染控制规范;评价控制效果,有效降低器械相关感染。

2. 监测对象:各级各类医院ICU(包括综合ICU和专科ICU)。由于各医院ICU患者收治标准及诊疗水平不同,医院感染率不同;同一医院的不同ICU医院感染率也有很大差别。各医院可以选择一个或多个ICU作为监测对象。应选择感染风险高的ICU开展监测,如神经外科ICU、老年ICU、内科ICU、外科ICU等。由于ICU患者侵袭性操作多,器械相关感染也增多,因此应重点加强器械相关感染的监测,包括呼吸机相关肺炎(VAP)、中央导管相关血流感染(CLABSI)、导尿管相关尿路感染(CA-UTI)的监测。信息系统完善的医院可以同时在所有ICU开展监测。

二、监测内容及方法

监测内容主要由两个部分组成,一是ICU医院感染发病率监测,其中包括器械相关感染(呼吸机相关肺炎、中央导管相关血流感染、导尿管相关尿路感染)发病率监测,二是器械相关感染预防组合措施依从性监测。在监测过程中,应充分发挥医院信息系统的作用,但一部分数据是无法通过信息系统获得的,如手卫生依从率等需要实地观察计量。

1. 发病率监测

患者在ICU内获得的感染包括进入ICU超过48 h后出现的感染,以及从ICU转出到其他病房后48 h内出现的感染。

监测内容包括感染率(%)、感染例次率(%)、患者日感染率(‰)、调整日感染人次率(‰)、例次日感染率(‰)、调整日感染例次率(‰)。通过填写表格后计算获得这些数据。

(1)日常监测数据采集

① ICU监测日志:每日由专人(通常为监控护士)在9:00或0:00统计前一日新入病房人数、24:00患者总数、带中央导管人数,填写表格(详见表3-3-1)。每月第1天填写完

上月最后1天上述内容后,汇总上月第1天至最后1天新入病房人数、24:00患者总数、带中央导管人数。有信息系统支持的可直接获取上述数据。

表 3-3-1　ICU 监测日志

本月第1天患者数(a):＿＿＿＿＿　　　下月第1天患者数(b):＿＿＿＿＿　　　＿＿＿＿年＿＿＿＿月

日期	新住进患者数(c)	住在患者数(d)	留置导尿管患者数(e)	动静脉插管患者数(f)	使用呼吸机患者数(g)
1					
2					
3					
4					
…					
31					
合计	(cc)	(dd)	(ee)	(ff)	(gg)

注:

新住进患者数:指当日新住进ICU的患者数。

住在患者数:指当日住在ICU的患者数,包括新住进和已住进ICU的患者数。

留置导尿管、动静脉插管和使用呼吸机的患者数:指当日ICU中应用该器械的患者数。

月终进行总结。

根据ICU患者日志形成"ICU月总结",其可提供处在某种危险因素(即ICU)的人群资料,在计算各种率时使用。包括:

本月1日ICU患者数:指监测月份的第1天已住在ICU的患者数,即上月未转出ICU的患者数。

本月新住进患者数:指在本月新住进ICU的患者数。

本月处在危险中的患者数:指本月在ICU中住过的患者数。

本月ICU患者天数:指本月住在ICU的患者住在ICU总天数。

②急性生理学及慢性健康状况评分(acute physiology and chronic health evaluation,APACHE Ⅱ):急性生理学及慢性健康状况评分系统(APACHE Ⅱ评分系统)是目前临床上重症监护病房应用最广泛、最具权威的危重病病情评价系统。根据其对入ICU患者的病情评定和病死率的预测可以客观地制订和修正医疗护理计划,为提高医疗质量、合理利用医疗资源以及确定最佳出院时机或选择治疗的时间提供客观、科学的依据。它既可用于单病种患者的比较,也可用于混合病种。APACHE Ⅱ评分系统自问世以来,便以简便和可靠的特点备受医学界的认可。目前已成为世界范围内ICU普遍使用的评分系统。我国也将其作为ICU入住患者的主要评估标准。

APACHE Ⅱ评分系统由急性生理学评分(APS)、年龄评分、慢性健康状况评分3部分组成,最后得分为三者之和。理论最高分为71分,分值越高病情越重。入ICU 24 h内的APS见表3-3-2,记录表见3-3-3。

表 3－3－2 危重患者 APACHE Ⅱ评分表

姓名：_____ 科室：_____ 住院号：_____ 诊断：_____ R 值：_____

A. 年龄	≤44 岁 □0分；45～54 岁 □2分；55～64 岁 □3分；65～74 岁 □≥5 分				**A 记分**	
B. 有严重器官系统功能不全或免疫损害	非手术或择期手术后 □2分；不能手术或急诊手术后 □5分；无上述情况 □0分				**B 记分**	

GCS 评分	6 分	5 分	4 分	3 分	2 分	1 分
1. 睁眼反应			□自动睁眼	□呼唤睁眼	□刺疼睁眼	□不能睁眼
2. 语言反应		□回答切题	□回答不切题	□答非所问	□只能发音	□不能言语
3. 运动反应	□按吩咐动作	□刺疼能定位	□刺疼能躲避	□刺疼肢体屈曲	□刺疼肢体伸展	□不能活动
GCS 积分＝1＋2＋3				**C. 积分＝15－GCS**		

D. 生理指标		分值									**D 记分**
		+4分	+3分	+2分	+1分	0分	+1分	+2分	+3分	+4分	
1. 体温（腋下）/℃		≥41	39～40.9		38.5～38.9	36～38.4	34～35.9	32～33.9	30～31.9	≤29.9	
2. 平均血压/mmHg		≥160	130～159	110～129		70～109		50～69		≤49	
3. 心率/（次/min）		≥180	140～179	110～139		70～109		55～69	40～54	≤39	
4. 呼吸频率/（次/min）		≥50	35～49		25～34	12～24	10～11	6～9		≤5	
5. 二选一	PaO$_2$/mmHg（FiO$_2$<50%）					>70	61～70		55～60	<55	
	A-aDO$_2$（FiO$_2$>50%）	≥500	350～499	200～349		<200					
6. 二选一	动脉血 pH	≥7.7	7.6～7.69		7.5～7.59	7.33～7.49		7.25～7.32	7.15～7.24	<7.15	
	血清 HCO$_3$/（mmol/L）（无血气时用）	≥52	41～51.9		32～40.9	23～31.9		18～21.9	15～17.9	<15	
7. 血清 Na/（mmol/L）		≥180	160～179	155～159	150～154	130～149		120～129	111～119	≤110	
8. 血清 K/（mmol/L）		≥7	6～6.9		5.5～5.9	3.5～5.4	3～3.4	2.5～2.9		<2.5	
9. 血清肌酐/（mg/dl）		≥3.5	2～3.4	1.5～1.9		0.6～1.4	<0.6				

续表

10. 红细胞压积/%	≥60		50～59.9	46～49.9	30～45.9		20～29.9		<20	
11. 白细胞计数/（×1 000）	≥40		20～39.9	15～19.9	3～14.9		1～2.9		<1	
D 积分										
APACHE Ⅱ 总积分＝A＋B＋C＋D										

注:

1. 数据应采集患者入 ICU 或抢救开始后 24 h 内最差值。

2. B 项中"不能手术"应理解为由于患者病情危重而不能接受手术治疗。

3. 严重器官功能不全指以下 4 个方面。① 心:心功能Ⅳ级。② 肺:慢性缺氧、阻塞性或限制性通气障碍、运动耐力差。③ 肾:慢性透析者。④ 肝:肝硬化、门静脉高压、有上消化道出血史、肝昏迷、肝功能衰竭史。

4. 免疫损害:如接受放疗、化疗、长期或大量激素治疗,有白血病、淋巴瘤、艾滋病等。

5. D 项中的血压值应为平均动脉压＝(收缩压＋2×舒张压)/3,若有直接动脉压监测则记直接动脉压。

6. 呼吸频率应记录患者的自主呼吸频率。

7. 如果患者急性肾衰竭,则血清肌酐一项分值应在原基础上加倍(×2)。

8. 血清肌酐的单位是 μmol/L 时,与 mg/dl 的对应值如下:

mg/dl	3.5	2～3.4	1.5～1.9	0.6～1.4	0.6
μmol/L	305	172～304	128～171	53～127	53

表 3-3-3 ICU 患者 APACHE Ⅱ 评分记录表

监测年月	APACHE Ⅱ 评分分级患者数						
	0～5	6～10	11～15	16～20	21～25	26～30	≥31

③ ICU 监测患者临床病情分级标准及分值:ICU 应固定由 1 位医生(常为监控医生)每周固定 1 天(例如周一或周三,当该月份有 5 个周一时,只评估记录前 4 个)对当时在 ICU 住院的患者按病情分级标准评分(详见表 3-3-4)进行评定并填写表 3-3-5。需要特别强调的是:评估的是患者当天病情,非入 ICU 后病情最重时刻或一周平均水平。

表 3-3-4 ICU 监测患者临床病情分级标准及分值

病情分级	分值	分级标准
a	1	只需常规观察,不需要加强护理或治疗(包括术后只需术后观察的患者)。这类患者常在 48 h 内转出 ICU

续表

病情分级	分值	分级标准
b	2	病情稳定,不需要加强护理或治疗,但需预防性观察,如患者因需排除心肌梗死或因需服药而在 ICU 留住
c	3	病情稳定,但需加强护理或治疗,如患者出现昏迷或慢性肾衰
d	4	病情不稳定,需加强护理和治疗,并需经常对治疗方案进行调整,如患者出现心律失常、糖尿病酮体酸中毒等(但还未出现昏迷、休克和弥漫性血管内凝血)
e	5	病情不稳定,而且出现昏迷或休克(如血压已连续 3 h≤12.0 kPa,或需用血管活性药物),或需进行心肺复苏术,或需加强护理与治疗,并需不断评价治疗效果

表 3-3-5 ICU 患者病情评定记录表

时间:_____年_____月

临床病情分级	计分	各等级患者数				
		第一周	第二周	第三周	第四周	合计
A	1					
B	2					
C	3					
D	4					
E	5					

④ 医院感染病例登记表:由 ICU 管床医生或监控医生根据诊断标准对所管床位患者出现的医院感染做出诊断,并填写表 3-3-6。

表 3-3-6 ICU 医院感染病例登记表

病历号:_____ 患者姓名:_____ 性别:□男 □女 年龄:_____

入 ICU 日期:____年____月____日 出 ICU 日期:____年____月____日

入 ICU 诊断诊断:1. _____ 2. _____

感染日期:____年_____月____日

感染部位:□下呼吸道 □手术切口(□浅表切口 □深层切口 □器官或腔隙) □泌尿道
□消化道 □血液 □皮肤与软组织 □上呼吸道 □其他(注明部位_____)

侵袭性操作相关感染

侵袭性操作相关感染	感染日期	导管类型	插管日期	拔管日期/停止观察日期	插管操作者	插管地点
呼吸机相关肺炎	年 月 日	□经鼻插管 □经口插管 □气管切开	年 月 日	年 月 日	□麻醉师 □ICU医生 外科医生 □内科医生 急诊医生 □其他	□手术室 □ICU □病房 □急诊室 □其他
导管相关血流感染	年 月 日	□非抗感染 □抗感染	年 月 日	年 月 日		
导尿管相关尿路感染	年 月 日	□抗反流 □普通	年 月 日	年 月 日		

病原学检查:□是　□否　　　　　送检日期:_____年_____月_____日

标本名称:_____　　　病原体名称:1._____　　2._____　　3._____

培养方法:□镜检　□培养　　　　血清学检查结果:□阳性　□阴性

药名	病原体			药名	病原体		
	1	2	3		1	2	3
青霉素				克林霉素			
氨苄西林				复方新诺明			
苯唑西林				莫西沙星			
哌拉西林				环丙沙星			
氨苄西林/舒巴坦				氧氟沙星			
替卡西林/克拉维酸钾				左旋氧氟沙星			
哌拉西林/他唑巴坦				头孢唑啉			
万古霉素				头孢西丁			
利奈唑胺				头孢呋辛			
替考拉宁				头孢曲松			
高浓度庆大霉素				头孢哌酮/舒巴坦			
阿米卡星(丁胺卡那)				头孢他啶			
四环素				头孢噻肟			
替加环素				头孢吡肟			
米诺环素				氨曲南			
红霉素				亚胺培南/西司他丁			
阿奇霉素							

（2）监测数据计算

① $$医院感染（例次）发病率 = \frac{医院感染患者数（例次数）}{同期住\,ICU\,患者总数} \times 100\%$$

同期住 ICU 患者总数为表 3-3-1 中 a+cc 的和,例如:监测月份的第 1 天已住在 ICU 患者数(即上月未转出 ICU 的患者数)a 为 3 人,cc 为本月新住进 ICU 的患者数,为 17 人,则本月在 ICU 中住过的患者数为 3+17=20 人。如本月共发生医院感染 8 例,发病率计算如下:

$$医院感染发病率 = \frac{8}{20} \times 100\% = 40\%$$

② $$患者日医院感染(例次)发病率 = \frac{医院感染患者数(例次数)}{同期住 ICU 患者日数} \times 1\,000‰$$

同期住 ICU 患者日数为表 3-3-1 中 dd,即本月住在 ICU 的患者数 d 的和。例如和为 98,则日发病率计算如下:

$$患者日医院感染发病率 = \frac{8}{98} \times 1\,000‰ = 81.6‰$$

③ 感染率的比较:为了比较各种 ICU 的感染率,必须考虑住在 ICU 的患者的病情。只有根据病情严重程度进行适当调整,才能具备相同的基础进行比较。每周按照 ICU 监测患者临床病情分级标准及分值(表 3-3-4)对患者进行评定,评定结果记入 ICU 患者病情评定记录表(表 3-3-5)中,然后计算 ICU 患者的病情平均严重程度。或者根据不同的 APACHE Ⅱ 评分分级进行比较。

$$平均病情严重程度(分) = \frac{每周根据临床病情分级标准评定的患者总分值}{每周参加评定的 ICU 患者总数}$$

例如:

临床病情等级	分值	第 1 周	第 2 周	第 3 周	第 4 周	合计
A	1	0	1	1	1	3
B	2	1	3	0	0	4
C	3	1	1	1	2	5
D	4	2	0	3	1	6
E	5	0	1	2	1	4

注:3 个患者为 A 类=1 分×3=3 分;   4 个患者为 B 类=2 分×4=8 分;
  5 个患者为 C 类=3 分×5=15 分;   6 个患者为 D 类=4 分×6=24 分;
  4 个患者为 E 类=5 分×4=20 分。

平均病情严重程度(分值)的计算:

$$(3+8+15+24+20)/(3+4+5+6+4) = 3.18$$

$$调整感染发病率 = \frac{患者(例次)感染率}{平均病情严重程度}$$

如：

$$调整患者日感染发病率 = \frac{81.6}{3.18} \times 1\,000\permil = 25.66\permil$$

另例：入 ICU 24 h 后 APACHE Ⅱ 不同评分的感染率比较。

评分	人数	感染例数	感染率/%
≤5	7	0	0.00
6～10	70	1	1.43
11～15	166	3	1.81
16～20	84	7	8.33
21～25	44	9	20.45
26～30	25	3	12.00
≥30	23	0	0.00

评分为 21～25 的患者感染率最高。

2. 器械相关感染预防组合措施依从性监测

（1）日常监测数据采集：由专人（常为医院感染专职人员或监控护士）对各项器械相关感染预防组合措施依从性进行监测，每天填写表 3-3-7，每次观察到置管时填写表 3-3-8。

表 3-3-7　床头抬高观察表

床号	住院号	姓名	床头抬高角度	有无禁忌证	床号	住院号	姓名	床头抬高角度	有无禁忌证

表 3-3-8　中央导管感染防控措施执行依从性监测

病历号：＿＿＿＿＿＿＿＿　　　　姓名：＿＿＿＿＿＿　　　　性别：□男　□女

插管日期：＿＿＿＿年＿＿＿＿月＿＿＿＿日

插管者：＿＿＿＿＿＿＿＿

进行插管者进行了手卫生：□是　□否

最大无菌屏障预防：口罩　□是　□否　　　无菌手术衣　□是　□否　　帽子　□是　□否

无菌手套　□是　□否　　最大无菌巾　□是　□否

记录人员：＿＿＿＿＿＿＿

注明：该表为每周实际观察记录表，观察次数为分母，"是"的数量为分子。

（2）监测数据计算

① VAP 预防率

$$VAP 预防率 = \frac{使用呼吸机时床头抬高 \geq 30° 的日数（每日 2 次）}{患者使用呼吸机的总日数} \times 1\,000\permil$$

② 中央导管实践感染防控措施执行依从率

$$中央导管实践感染防控措施执行依从率 = \frac{观察到执行干预组合的次数}{观察到的中央导管插管次数} \times 1\,000‰$$

3. 数据录入及上报:每季度第 1 个月的 15 日之前将上一季度数据汇总分析。

4. 数据的整理、分析、比较及反馈:每 3 个月对监测数据进行小结(通常由感控专职人员负责),首先明确感染率,并将其与以往感染率进行比较,及时发现暴发或流行趋势;若感染率明显偏高则应加以分析,找出导致感染率明显增高的原因,并在此基础上提出改进建议。感染防控措施执行依从性的结果也是重点反馈内容。同时,监测结果及分析应与临床科室及时沟通。若监测数据一直处于较高状态而始终无下降趋势,应继续对监测方法进行稽核。

应将本医院相关感染率与全省或全国监控网资料进行比较。在监测数据真实、结果可信的前提下,若感染率过高,应查找引起感染的原因,采取相应的控制措施;若感染率过低,也应查找原因,排除存在漏报等原因的影响。

附 ICU 监测过程 SOP

1. 监测开始前制订具体监测计划,包括监测对象与内容、监测起止时间、人员分工等。监测方案的制订应结合被监测 ICU 负责人的意见,取得其支持和配合,确保监测顺利开展。

2. 培训:对参与项目监测的 ICU 医护人员进行培训及沟通,确保其掌握相关感染的定义标准,严格掌握使用器械(含呼吸机、中央导管及导尿管)的适应证、器械相关感染预防与控制措施等。可以使用海报、手册和卡片等宣传手段,让医护人员多方位了解监测目的及方法,争取大家的理解与配合,做到准确收集数据。

3. 监测工作分工及人员职责

(1) ICU 医生:ICU 管床医生应每日进行患者病情评估,对于需要使用或停止使用导管(包括呼吸机、中央导管、导尿管)的患者应及时开立医嘱,以便管床护士正确执行。同时,感控专职人员可以通过医嘱系统获取患者使用相关导管的信息。

应按照医院确定的感染诊断标准做出诊断并上报。若怀疑患者感染,则按照要求采集微生物标本以明确感染源。并及时登记记录。

应严格执行相关感染的预防与控制措施。

(2) ICU 管床护士:应每日根据 ICU 医生开立的医嘱执行相关护理常规。每日观察患者病情,对感染征象(如带中央导管患者的导管入口部位有红、肿、热、痛、渗出等)及时记录并汇报医生。

(3) ICU 医院感染监控护士:应每天定时记录 ICU 日志,每天对各项器械相关感染预防组合措施依从性进行监测并记录。

(4) 医院感染管理专职人员:每日根据 ICU 医生开立的医嘱,通过信息系统(HIS、医院感染管理软件等)或到病区巡视,查询或搜索前一日 ICU 插拔管患者记录,并记录前一日带中央导管人数。在 ICU 病房与 ICU 医院感染监测护士核对新入病房人数、24:00 患者总数、各种带导管人数。检查置管患者的日常记录,核查被诊断为感染病例的信息,与 ICU 医生沟通以核实诊断。

每周评价各种感染预防控制措施的执行情况,填写评价表格。输入医院感染监测数据,每月小结,观察与感染相关的因素,提出临床干预措施。将监测数据反馈给监测科室,不断提升监测质量。

第四节 新生儿医院感染目标性监测

新生儿医院感染指发生在新生儿病房或新生儿重症监护室(NICU)的感染。新生儿医院感染监测对象包括在新生儿病房或 NICU 中进行观察、诊断和治疗的新生儿。新生儿室是医院感染高危科室,也是医院感染管理的重点科室。新生儿室医院感染预防措施落实情况直接关系到新生儿室的医疗安全。在既往通报的一系列院感暴发事件中,新生儿院感暴发事件占比较高。新生儿出现院感暴发事件跟自身因素、医务人员行为不规范等都有关系。一旦出现新生儿院感暴发事件,最严重的情况下会导致患儿死亡,社会影响比较大。NICU 医院感染的高危因素包括两个方面:内在易感因素,包括免疫功能、生物屏障、胎龄、出生体重、基础疾病;外在易感因素,包括静脉内置管、全胃肠外营养、机械通气、药物、NICU 环境等。开展新生儿医院感染监测是感控工作的重要方面。

一、监测内容

1. 基本资料:住院号、姓名、性别、年龄、诊断、出入院日期、疾病转归、出生体重(BW,可分为≤1 000 g、1 001~1 500 g、1 501~2 500 g、>2 500 g 4 组)。

2. 医院感染情况:感染日期、感染诊断、感染与侵入性操作相关性(脐或中心静脉插管、使用呼吸机)、医院感染培养标本名称、送检日期、检出病原体名称、药物敏感试验结果。

3. 新生儿日志:按新生儿出生体重分组,每日记录新住进新生儿数、住在新生儿数、脐或中心静脉插管新生儿数及使用呼吸机新生儿数。

二、监测方法

1. 宜采用主动监测

专职人员监测与临床医务人员报告相结合。指定新生儿病区专人(常为感控护士)负责填写新生儿病房或 NICU 日志(表 3-4-1)和月报表(表 3-4-2),医生在新生儿发生感染时填写医院感染病例登记表(表 3-4-3)。

表 3-4-1　新生儿病房或 NICU 日志

监测月份：　　年　　月

日期	BW≤1 000 g				BW=1 001~1 500 g				BW=1 501~2 500 g				BW>2 500 g			
	新住进新生儿数（a）	住在新生儿数（b）	脐或中心静脉插管新生儿数（c）	使用呼吸机新生儿数（d）	新住进新生儿数（a）	住在新生儿数（b）	脐或中心静脉插管新生儿数（c）	使用呼吸机新生儿数（d）	新住进新生儿数（a）	住在新生儿数（b）	脐或中心静脉插管新生儿数（c）	使用呼吸机新生儿数（d）	新住进新生儿数（a）	住在新生儿数（b）	脐或中心静脉插管新生儿数（c）	使用呼吸机新生儿数（d）
1																
2																
...																
30																
31																
合计																

注：

a：指当日新住进新生儿病房或 NICU 的新生儿数。

b：指当日住在新生儿病房或 NICU 的新生儿数，包括新住进和已住进新生儿病房或 NICU 的新生儿数。

c：指当日应用该器械的新生儿数。若患者既置脐导管又置中心静脉导管，只计数一次。

d：指当日应用该器械的新生儿数。

表 3-4-2　新生儿病房或 NICU 月报表

监测时间：　　年　　月

使用呼吸机日数	新住进新生儿数	住在新生儿数	使用脐或中心静脉导管日数
≤1 000			
1 001~1 500			
1 501~2 500			
>2 500			

表 3-4-3　医院感染监测病例个案登记表

一、基本情况					
科室：	床号：	ID 号：	姓名：	性别：	年龄：
入院日期：		入院诊断：			
出院日期：		转归：			

续表

二、感染情况		
感染日期:		感染部位:
感染危险因素:□中心静脉置管 □泌尿道插管 □使用呼吸机 □气管切开 □气管插管 □使用激素 □放疗 □化疗 □使用免疫抑制剂 □其他		
患者手术情况:□有 □无		切口类别:
感染标本送检情况:□送 □未送		
标本名称:		
病原菌1:		耐药性:□敏感菌 □耐药菌
病原菌2:		耐药性:□敏感菌 □耐药菌
感染与原发病的关系:		
主治医师:	报卡医师:	报卡日期:

2. 资料分析

(1) 日感染发病率

$$不同出生体重组新生儿日感染发病率=\frac{不同出生体重组感染新生儿数}{不同出生体重组新生儿总住院日数}\times1\,000‰$$

(2) 器械使用率及其相关感染发病率

① 器械使用率

$$不同体重组新生儿血管导管使用率=\frac{不同体重组新生儿脐或中心静脉导管使用日数}{不同出生体重组新生儿总住院日数}\times100\%$$

$$不同体重组新生儿呼吸机使用率=\frac{不同体重组新生儿呼吸机使用日数}{不同出生体重组新生儿总住院日数}\times100\%$$

$$不同体重组新生儿总器械使用率=\frac{不同体重组新生儿器械(血管导管+呼吸机)使用日数}{不同出生体重组新生儿总住院日数}\times100\%$$

② 器械相关感染发病率

$$不同出生体重组新生儿血管导管相关血流感染发生率=\frac{不同出生体重组脐或中心静脉插管血流感染新生儿数}{不同出生体重组新生儿脐或中心静脉插管日数}\times1\,000‰$$

$$不同出生体重组新生儿呼吸机相关肺炎发生率=\frac{不同出生体重组呼吸机相关肺炎感染新生儿数}{不同出生体重组新生儿呼吸机使用日数}\times1\,000‰$$

3. 总结和反馈

结合历史同期资料进行总结分析,提出监测中发现的问题,报告医院感染管理委员会,并向临床科室反馈监测结果和建议。

第五节　手术部位感染目标性监测

手术部位感染(surgical site infection,SSI)是指发生在手术切口、深部器官和腔隙的感染,是中低收入国家最多见、最高发的卫生保健相关感染(health care-associated infection,HAI),总体发生率达 11.8%(1.2%～23.6%);而在高收入国家,SSI 发生率在 1.2%～5.2%之间。虽然 SSI 的发生率在高收入国家明显降低,但其依然是第二常见的 HAI。有研究证明,主动监测可降低 SSI 发生率,其可能的原因有:主动监测后的反馈会促进有效的防控措施的开展和推进。且在已知被监测的情况下,被观察对象趋向于更加遵循规范和准则的要求。我们假设这种现象为"监测效应",类似安慰剂效应。

目前国内医院感染监测存在主动监测方法未实现同质化和标准化以及出院后监测系统不完善等情况,这在 SSI 的监测中体现得尤为突出,其中回访系统的不健全和医疗信息联网共享系统不完善对 SSI 的监测有较大影响。随着手术技术的发展,患者住院时间逐步缩短,部分手术已归入日间手术范畴。对于没有出院后回访监测系统的医疗机构,SSI 发生率很可能被低估。此外,受我国医疗信息联网的局限,每家医疗机构仅监测并上报本机构 SSI,如患者出院后发生 SSI 且未回到实施手术的机构处理,即使监测到也无法追溯至上一家医疗机构,从而导致数据准确性欠佳。

WHO 数据显示,不同地区、同一地区不同级别或类型的医疗机构的 SSI 发生率存在差异。这种差异除与经济和卫生水平差异以及收治患者的疾病的种类和严重程度差异有关外,与监测水平和方法也存在很大的关联。使用同质化、标准化的 SSI 定义及监测方法可以促进 SSI 数据的标准化,以便于对不同地区或医疗机构之间 SSI 进行比较,从而有利于找出差异,进行持续改进。

一、SSI 监测的目的

采用标准化的 SSI 定义、监测系统及数据收集及处理方法,对 SSI 发生率进行有效的监测及比较;争取领导层面的政策支持,保证项目顺利进行,以发现 SSI 的危险因素,逐步推进有效的干预措施,降低 SSI 率。

二、SSI 的监测标准

SSI 监测中比较困难的部分即感染的及时识别。SSI 往往会被临床称为并发症,随着对外科治疗技术要求逐步提高,并发症作为衡量手术安全性的重要指标越来越受到国内外临床医生的重视。在监测过程中,可参照相关专科的并发症判定规范,以求一致性。例如《中国胃肠肿瘤外科术后并发症诊断登记规范专家共识(2018版)》《神经外科中枢神经系统感染诊治中国专家共识(2021版)》《外科常见腹腔感染多学科诊治专家共识》等。另外有文献报道,采用了简化的且不依赖实验室结果的SSI病例监测定义同样可以有效判定SSI病例: ① 患者在术后30天内,手术部位切口出现化脓性分泌物或切口周围出现红、肿、热、痛,并有发热症状(此项基于临床症状判断);② 患者在术后30天内,手术切口有化脓性分泌物或有目的地重新打开手术伤口(此项基于手术操作判断)。许多SSI是可以预防的,能够开展持续性的SSI监测很重要,并且不需要依赖实验室病原微生物结果。合理地简化手术部位感染监测定义更有利于开展持续性的SSI监测,使监测更便于执行。

(一) 表浅切口手术部位感染(superficial incisional SSI)

表浅切口手术部位感染应符合下列条件:

1. 患者接受任1项手术(第1天＝手术当日),且感染发生在手术后30天内。

2. 感染范围仅包括切口的皮肤和皮下组织。

3. 患者至少符合以下任1项:

(1) 表浅切口处有脓性引流物。

(2) 基于临床诊断或治疗的目的(排除主动监测),以无菌技术由表浅切口或皮下组织取得的标本,经培养或其他非培养的微生物检验方法检出微生物。

(3) 表浅切口经手术医师、主治医师或指定人员蓄意打开,并且未进行培养或其他非培养方式的微生物检验,且患者至少有下列任1项感染症状或症候:疼痛或压痛、局部肿胀、红或热。

(4) 由手术医师、主治医师或指定人员诊断为表浅切口手术部位感染。

(二) 深部切口手术部位感染(deep incisional SSI)

深部切口手术部位感染必须符合下列条件:

1. 患者接受任1项手术(第1天＝手术当日),且没有植入物者感染发生在手术后30天内或有植入物者感染发生在手术后90天内。

2. 感染范围包括切口深部软组织(如肌膜、肌肉层)。

3. 患者至少符合以下任1项:

(1) 深部切口有脓性引流物。

(2) 深部切口自行裂开或经外科医师、主治医师或指定人员蓄意打开或进行抽吸,并且基于临床诊断或治疗的目的(排除主动监测),以无菌技术取得的标本,经培养或其他非培养的微生物检验方法检出微生物。或未进行培养及其他非培养方式的微生物检验,且患者至少有下列任1项感染症状或症候:发热(体温＞38 ℃)、局部疼痛或压痛。若切口取得的标本培养为阴性,则不符合这项标准。

(3) 经由大体解剖、病理组织检查或者影像学检查,发现深部切口有脓肿或其他感染证据。

特别说明:美国监测系统调查显示有植入物的手术包括心脏手术、颅脑手术、脊柱手术、胸腔手术、血管手术等。监测 1 个月,可发现 86％的 SSI;监测 3 个月,可以发现 93％的 SSI;监测 6 个月,可以发现 97％的 SSI;监测 9 个月,可以发现 99％的 SSI;监测12 个月,可以发现 100％的 SSI。从监测的效益评估,深部切口手术部位感染和器官/腔隙手术部位感染的监测周期调整为 30 天和 90 天(有植入物)。

(三)器官/腔隙手术部位感染(organ/space SSI)

必须符合下列条件:

1. 患者接受任 1 项手术(第 1 天＝手术当日),且没有植入物者感染发生在手术后30 天内或有植入物者感染发生在手术后 90 天内。

2. 感染范围包括经由手术切开或处理的身体部位中任何比筋膜/肌肉层更深层的位置。

3. 患者至少符合以下任 1 项:

(1) 经由器官/腔隙引流(如:密闭式抽吸引流系统、开放式引流、T 管引流、计算机断层扫描引流等)出脓性引流物者。

(2) 基于临床诊断或治疗的目的,以无菌技术由器官/腔隙取得的体液或组织,经培养或其他非培养的微生物检验方法检出微生物。

(3) 经由大体解剖、病理组织检查或者影像学检查,发现该器官/腔隙有脓肿或其他感染证据。

4. 至少符合"器官/腔隙手术部位感染特定部位"的 1 项标准。

关于手术部位感染定义的说明:

(1) 术后仅在引流处发生而未累及深部及器官/腔隙的感染应归入浅表手术切口感染。

(2) 某些情况下,从切口处对器官/腔隙手术部位感染引流。这些情况下通常无须再次手术,认为是切口并发症,因此归入深部切口手术部位感染;如果两者都存在,请参考特定部位器官/腔隙手术部位感染的定义以确定是否为器官/腔隙手术部位感染。

(3) 若浅表切口手术部位感染、深部切口手术部位感染同时存在,则归入深部切口手术部位感染。

(4) 临床医生诊断:定义为 SSI 之前应仔细评估。仅凭抗生素处方,而未确认 SSI 为治疗原因,不足以作为临床医生诊断为 SSI 的依据。

(5) 培养出微生物:还需要有脓细胞存在。以防培养出的细菌为正常菌群,而不是伤口感染的病原菌。

(6) SSI 感染日期的确定:即第一次发现手术部位感染的体征或症状的日期。

① 如果本信息无法获得或者不清楚,应将取微生物标本对手术部位感染进行确诊的日期,而不是获得阳性报告的日期,作为手术部位感染日期。

② 如果手术部位感染是在出院后检查出来的,而发生感染的日期不明,则应记录发现患者感染的日期,即患者再次入院的日期或健康护理专家第一次看到该患者的日期。

③ 如果手术部位标本在患者出院或死亡前取得,而微生物检查阳性结果在患者出院后报告,必须复核医生和护士的记录以确定该患者是否发生了符合标准的手术部位感染。如果发生了就必须填写手术收集表当中关于感染的数据。

（7）注意与脂肪液化鉴别

以下为脂肪液化的特征：

① 脂肪液化多发生于术后 3～7 天，大部分患者诉切口有较多渗液，无其他自觉症状。

② 部分患者于常规检查切口时发现敷料上有黄色渗液，按压切口皮下有较多渗液。

③ 切口边缘无红、肿、热、痛及皮下组织坏死征象。

④ 切口愈合不良，皮下组织游离，渗液中可见漂浮的脂肪滴。

⑤ 渗出液涂片镜检可见大量脂肪滴，连续 3 次培养无细菌生长。

三、监测内容与方法

1. SSI 目标监测种类

（1）选择监测的手术类型：从手术列表里选择一类或几类进行监测，也可根据本院情况增加监测手术类型，如开展乳癌手术、关节置换手术监测等。信息化程度高的医院、可以通过信息化手段自动抓取手术麻醉系统等各种数据的医院，可以对全院所有种类手术进行监测。同时可以开展手术医生 SSI 专率调查。

（2）监测对象：所选手术类型的所有急诊和择期患者。

（3）不包括以下手术：

① 内窥镜或腹腔镜手术：SSI 风险与一般手术不同，住院时间很短。

② 手术室内未完全关闭切口的手术，如扩创术、血肿引流等。

③ 诊断性手术，如活组织检查、支气管镜检查、吸引术、注射或导管插入术等。

2. 监测方法：感控专职人员采用主动性及预防性监测，对手术患者切口感染进行前瞻性调查，包括查看患者病程记录单、各种感染相关检查结果，与临床医生及兼职感控护士协调合作，完成 SSI 监测、明确感染诊断。监测期间，医护人员填写手术感染部位监测登记表（表 3-5-1）。说明：表 3-5-1 可以通过信息化手段在线搜集或者采用 Word 版。

表 3-5-1　手术部位感染监测登记表

姓名： 入院日期： 手术类型：□急诊　□择期		科室： 手术日期：	住院号： 出院日期： 植入物：□是　□否
性别：	身高/cm：		体重/kg：
手术类别：	**ASA 评分：** □1 级　□2 级　□3 级　□4 级　□5 级		**手术名称（ICD 编码）：** ＿＿＿＿＿＿＿＿（　　） ＿＿＿＿＿＿＿＿（　　） 一个切口多项手术：□是　□否
切口类型： □Ⅰ类切口 □Ⅱ类切口 □Ⅲ类切口	**手术持续时间：** 切开时间： 闭合时间：		主刀医生级别： 主刀医生代码： 第一助手代码：

手术部位感染：□是　□否
1. 感染日期：　　年　　月　　日
2. SSI 类型：□浅表　□深部　□器官/腔隙器官/腔隙　　　SSI 具体感染部位：_____
3. SSI 诊断标准(选出所有符合条件的诊断)：
　　□脓肿或通过组织病理学/放射学检查发现的其他感染证据
　　□手术部位疼痛或压痛
　　□手术部位分泌物或拭子经涂片、培养，发现微生物和脓细胞
　　□手术部位肿胀　　　　　　　　□由手术医生或主治医生诊断的 SSI
　　□脓性引流液　　　　　　　　　□发热(体温＞38 ℃)
　　□手术部位发红　　　　　　　　□由手术医生有意敞开的切口
　　□其他
4. SSI 致病性微生物：(1)_____　(2)_____
标本送检日期：
检查方法：□镜检　□培养　□血清学
是否进行药敏试验：□是　□否
耐药机制：□苯唑西林耐药　□亚胺培南/美罗培南耐药　□万古霉素耐药

出院后监测(仅针对出院后监测患者)
1. 无植入物患者术后 30 天电话随访：□是　□否
　　有植入物患者术后 3 个月电话随访：□是　□否
　　患者手术情况：□良好　□怀疑感染　□由其他医院确诊感染　　　确诊医院名称：_____
2. 监测中止：□是　□否　　　　中止原因：_____

3. 随访是监测不可或缺的一部分

(1) 出院时告知患者，伤口有红、肿、痛或有分泌物(原无分泌物)或分泌物增多、有异味(原来就有分泌物者)应及时来医院就诊。有条件的医院可于术后 30 天内查阅门诊就诊患者列表，观察术后者门诊就诊情况。

(2) 无植入物手术患者术后 30 天追踪一次即可，有植入物手术患者术后 3 个月追踪一次。

四、监测指标

(1) SSI 累计发生率：某种手术中发生 SSI 的数量，考虑了同一患者在同一项手术中发生多个 SSI 的情况。

$$SSI \text{ 累计发生率} = \frac{\text{观察期间某种手术患者的 SSI 数}}{\text{观察期间某种手术患者数}} \times 100\%$$

(2) 各类手术切口感染专率：观察期间各类手术患者中手术切口感染发生的频率。

$$\text{某类手术切口感染专率} = \frac{\text{观察期间某类手术切口感染患者数}}{\text{观察期间某类手术患者总数}} \times 100\%$$

(3) 外科医生 SSI 专率：监测期间某医生实施的手术中发生 SSI 的频率。

$$\text{外科医生 SSI 专率} = \frac{\text{观察期间某医生手术中发生的 SSI 数}}{\text{观察期间该医生实施的手术总数}} \times 100\%$$

（4）不同风险指数的外科医生感染发病专率：

$$某医生某风险指数感染发病专率 = \frac{该医生某风险指数患者的手术部位感染例数}{该医生某风险指数等级患者手术例数} \times 100\%$$

（5）平均手术风险等级：

$$平均手术风险等级 = \frac{\sum(手术风险等级 \times 手术例数)}{手术例数总和}$$

（6）医生调整 SSI 专率：

$$医生调整 SSI 专率 = \frac{某医生 SSI 专率}{某医生的平均手术风险等级} \times 100\%$$

表 3-5-2　手术风险分级标准（NNIS）

项目	危险因素	评分标准
手术时间/h	$\leqslant P_{75}$（T 值）	0
	$> P_{75}$（T 值）	1
手术切口清洁度	Ⅰ 类切口、Ⅱ 类切口	0
	Ⅲ 类切口	1
ASA 评分	1、2	0
	3、4、5、6	1

T 值是手术时间的第 75 百分位数（P_{75}），根据手术类别而定。

每个危险因素在手术风险分级标准中占 1 分，因此手术风险分为 0、1、2、3，共 4 个等级。

知识链接1

SSI 监测分工

1. 感控部门

（1）制定相关制度：包括抗菌药物合理使用制度、手术室的院感管理制度、手术器械的消毒灭菌制度、手卫生制度等。

（2）教育培训：开展相关科室的教育培训，对所有医护人员、保洁人员分别进行培训和宣教，提高他们对手术部位感染的认识，使他们严格执行工作中涉及的 SSI 防控措施。培训内容包括 SSI 现状、危害、相关制度和操作规程。

（3）获取上级行政支持，提高领导对 SSI 防控的重视，增加对 SSI 防控的人力、物力投入。

（4）与临床科室合作，保证 SSI 顺利进行，及时获取 SSI 监测的反馈数据。

（5）与各临床科室进行沟通，确定各科室有效的干预措施，并对干预措施的依从性进行观察和记录。

（6）定期向监测科室反馈 SSI 监测情况及干预措施执行情况，提出改进建议。

（7）项目结束后对 SSI 的防控措施进行评价，可进行成本效益分析。

2. 临床科室

（1）必选的干预措施

① 术前沐浴：教育或协助患者在术前一晚淋浴或沐浴。

② 去除毛发：教育临床科室尽量减少不必要的去毛，如确实需要，尽量缩短备皮时间并选用剪毛的方式，有条件的医院可采用安全剪毛设备。

③ 手术部位消毒：推荐使用含氯己定的消毒剂进行皮肤消毒。

④ 手卫生：科室手卫生设施配备齐全，加强培训和检查，提高全体人员（包括医护人员、保洁人员、陪护人员等）的手卫生依从性。

⑤ 合理预防使用抗菌药物：切皮前 30 min～2 h 使用（根据不同药物代谢特点），静脉制剂快速给药，保证在切皮时皮下组织中药物浓度达到有效抗菌浓度，并维持到术后 4 h；若患者术中失血量>1 500 ml 或手术时间>3 h 则术中追加使用一次抗菌药物。各科室应根据各专科情况选择合适的抗菌药物种类。

⑥ SSI 监测及反馈：密切观察患者切口情况，怀疑感染时及时采集样本送检，明确诊断，并填写相关信息。有条件的医院可建立患者出院后追踪档案，患者出院时告知其切口一旦出现异常，应及时与临床科室联系。监测所得的信息进行分析汇总后应及时反馈给各临床医生。

（2）可选措施

① 手术切口贴膜：有条件的医院推荐使用含碘手术贴膜。

② 供氧：手术过程中及复苏期间血氧饱和度应维持在 95% 以上。

③ 术中保温：尽可能及早为围手术期患者采用保温或加热措施，有条件的医院推荐采用更为安全的保温设备和措施，如加热冲洗液、强力空气加热毯等。

④ 环境：规范手术室的环境清洁管理，注意对现有层流设备进行规范的维护。

⑤ 手套：术中有破损高度危险性及污染会造成严重后果时，应考虑戴 2 副手套。

知识链接2

（1）ASA 评分

表 3-5-3　ASA 身体状况评分系统

ASA 分值	标准
1	正常健康状态
2	患者有轻微系统性疾病
3	患者有严重系统性疾病且难以治疗
4	患者有难以治疗的严重系统性疾病，并随时可危及生命

续表

ASA 分值	标准
5	患者在 24 h 内随时有生命危险,无论是否进行手术
6	患者被证实脑死亡,器官将用于器官移植

(2)切口类型:切口分类方法详见第二章第五节。

(3)手术时间:手术时间是伤口暴露于潜在污染源的时间长短的衡量指标,指皮肤从切开到关闭的时间,要尽量准确,单位为 min。

表 3-5-4　NNIS 规定的各类手术时间的 T 值

手术分类	T 值/h	手术分类	T 值/h
腹式子宫切除术	2*	大肠手术	3
股骨颈修复手术	2*	血管手术	3

注:* 表示该 T 值来源于 NINSS 数据。

记录手术时间注意事项:

① 当患者在同一台手术中,通过一个切口进行不止一种手术时,不管这些手术是否属于不同类别,记录手术的总时间。

② 当患者在同一台手术中,通过不同切口进行几项手术时,记录通过每个切口进行手术的时间。不过,对于既有胸部切口又有大腿切口的冠状动脉搭桥术,只要在一张数据收集表上记录通过两个切口进行的手术的总时间。

③ 如果患者在第一次手术后 72 h 内由于早期并发症(例如出血)而再次手术,将两次手术的时间相加作为手术时间。

④ NNIS 手术风险等级:要在医院之间、医生之间和不同时间进行比较,必须对患者的危险程度进行分层,目前 NNIS 手术风险等级是根据危险程度区分手术部位感染率的最佳方法。NNIS 手术风险等级是根据每项手术有无表 3-5-2 所列的危险因素进行评分划分的等级。

知识链接3

胃肠外科术后并发症诊断要点

表 3-5-5　胃肠外科术后并发症诊断要点

并发症分类	并发症名称	诊断要点
胃肠道相关并发症	吻合口漏	术后相关影像学变化(无论是否有临床干预);考虑与吻合口相关的腹痛及腹膜炎征象伴实验室指标改变并采取相应干预手段;吻合口周围引流液混浊、气味改变或其他提示性改变;二次手术中确认;吻合口周围脓肿也应当被认为是吻合口漏的一种表现形式

并发症分类	并发症名称	诊断要点
胃肠道相关并发症	腹盆腔感染	包含吻合口漏和除外吻合口漏的其他腹盆腔感染；后者是指经影像学或二次手术诊断的远离吻合口并考虑与吻合口无关的腹盆腔感染脓肿腹膜炎等，除外吻合口漏后明确为腹腔感染或盆腔感染
	乳糜漏	术后引流为乳糜液，伴或不伴腹胀等表现
	腹盆腔积液	腹盆腔引流液量较多而导致拔管延迟或其他干预，须排除腹盆腔感染、乳糜漏、晚期肿瘤腹腔积液等明确原因的腹盆腔积液；如能明确原因须进一步详细描述
	胰瘘	术后第3天或之后引流液淀粉酶超过血清淀粉酶正常值上限3倍；须注意与术后胰腺炎进行鉴别
	其他消化道瘘	除上述瘘之外，其他的非自然窦道形成（包括直肠阴道瘘、直肠膀胱瘘、肠内瘘等，引流管窦道除外）
	出血	包括腹腔、消化道及腹壁等出血；呕血、黑便、引流变化、血红蛋白改变等直接或间接证据提示出血可能，并采取相应措施
	机械性肠梗阻	通过影像学或二次手术获得诊断（粘连、疝等）
	麻痹性肠梗阻	术后肠道蠕动恢复减慢，以恶心、腹胀、术后恢复排气排便时间延长、无法耐受经口进食为主要表现；须鉴别排除机械性梗阻；无法与胃排空延迟鉴别时可诊断为术后胃肠道功能恢复障碍
	胃排空延迟	恶心呕吐等上消化道临床表现；胃肠减压量较大；须鉴别排除术后吻合口狭窄；肠道功能基本正常（须排除麻痹性肠梗阻，例如胃排空延迟常伴有正常的肠鸣音及排气、排便）；与麻痹性肠梗阻无法鉴别时可暂诊为术后胃肠道功能恢复障碍
	吻合口狭窄	具有梗阻表现并有影像学或内镜检查支持；须与胃肠道功能恢复障碍及机械性梗阻鉴别
	腹泻	排便量>2 000 ml/天
切口相关并发症	切口愈合延迟	切口脂肪液化、感染、裂开等情况
	引流部位感染	引流管部位感染导致拔管后愈合延迟或需其他干预措施
呼吸系统并发症		常见的呼吸系统并发症包括术后肺不张、肺炎、胸腔积液、脓胸等；诊断要点应结合临床症状及相关实验室检查结果；对于感染性并发症，例如脓胸等，须注意鉴别吻合口漏等特殊情况
心脑血管并发症		术后出现心脑血管异常并需要干预，包括心律失常、心力衰竭、心肌梗死等
栓塞类并发症	血栓形成/栓塞	包括下肢静脉血栓形成及肺栓塞、脑卒中在内的各类需要干预的栓塞类并发症
泌尿系统并发症		包括术后尿潴留、膀胱阴道瘘、输尿管损伤等需要干预的泌尿系统并发症

续表

并发症分类	并发症名称	诊断要点
感染并发症	明确原因的感染	包括上述吻合口漏、腹腔感染、呼吸、泌尿系统感染等,须明确感染部位或系统
	不明原因感染	是指具体原因不明的体温升高,伴实验室指标改变,考虑感染并使用抗生素或其他抗感染治疗;如能够明确须进一步判断系腹腔、泌尿或呼吸系统或部位感染
其他		其他未在《中国胃肠肿瘤外科术后并发症诊断登记规范专家共识(2018 版)》中罗列的并发症,根据相应临床表现、实验室检查结果进行判断

知识链接4

专 项 监 测

我国《肿瘤专业医疗质量控制指标(2023 年版)》提出了一系列专业的肿瘤相关指标,其中有 2 个涉及手术部位感染相关指标。

1. 甲状腺癌术后切口感染率(CA-TC-10)

定义:甲状腺癌术后切口感染患者数占甲状腺癌手术患者总数的比例。

计算公式:

$$甲状腺癌术后切口感染率 = \frac{甲状腺癌术后切口感染患者数}{同期甲状腺癌手术患者总数} \times 100\%$$

意义:反映甲状腺癌手术治疗质量安全情况。

甲状腺疾病是内科最常见的内分泌代谢异常疾病,甲状腺结节在临床上十分常见,甲状腺癌发病率近年来呈快速上升趋势,甲状腺手术例数也逐年攀升。颈部开放手术目前仍是甲状腺癌最主要的治疗方式。近年来,经口腔入路、免充气腋窝入路、胸乳/全乳晕入路的腔镜甲状腺手术方式越来越受到年轻女性患者的青睐。

胸前入路全腔镜甲状腺手术(TET)和开放手术(OT)一样,均为Ⅰ类切口手术,不主张常规预防性使用抗生素;但其手术时间相对较长,感染风险高于开放手术。因此,对于手术时间>3 h 者,可以术中追加使用抗生素。经口入路 TET,由Ⅰ类切口改为Ⅱ类切口,感染发生率及危险程度明显增加,这也是经口入路备受争议的焦点之一。预防切口感染的措施包括:推荐术前使用浓替硝唑漱口液(1:50 稀释)漱口 2～3 天,围手术期常规使用抗生素(头孢类＋奥硝唑),最关键的是要通畅引流。国内前期开展经口 TET 不放置引流,报道感染的发生率比较高。颈部间隙软组织的感染如处理不当,甚至可能危及生命。尤其是继发纵隔感染,一旦确诊,须严格按照纵隔感染的流程处理。

甲状腺手术多为Ⅰ类切口手术,少部分涉及喉、气管、食管的为Ⅱ类切口手术。甲状腺术后切口感染的发生率为 1%～2%。切口感染的危险因素包括癌症、糖尿病、免疫功能低下等。切口感染的表现包括发热、引流液混浊、切口红肿渗液、皮温升高、局部疼痛伴压痛等。怀疑切口感染，应及时给予抗菌药物治疗，有脓肿、积液的应开放切口换药。浅表切口感染较易发现；深部切口感染常不易早期发现，可结合超声判断切口深部的积液。极少数患者可因感染引起颈部大血管破裂出血，危及生命。

经腋窝入路腔镜甲状腺手术应特别注意腋窝处皮肤创伤（包括皮肤红肿、瘀斑、皮下感染积液、脂肪液化等）并发症。经口腔入路腔镜甲状腺手术术后应加强口腔内伤口的观察，注意是否存在肿胀、出血、感染等情况。因此，可开展甲状腺癌手术部位感染目标性监测。

2. 乳腺癌Ⅰ类切口手术部位感染率（CA-BC-12）

定义：发生Ⅰ类切口手术部位感染的乳腺癌患者数占乳腺癌Ⅰ类切口手术患者总数的比例。

计算公式：

$$乳腺癌Ⅰ类切口手术部位感染率=\frac{发生Ⅰ类切口手术部位感染的乳腺癌患者数}{同期乳腺癌Ⅰ类切口手术患者总数}\times100\%$$

意义：反映医院感染管理和防控情况。

乳腺癌目前是威胁全球女性健康的"头号杀手"。晚期乳腺癌是一种慢性病，而慢性病是指病程长，通过积极治疗可控制病情发展、延长生存时间的疾病。它可能导致患者人群丧失基本生活自理能力和人格尊严，从而会有比以往更多的对系统或局部治疗的需求。因此，乳腺外科医师也将面临新的挑战。

大多数乳腺疾病手术为Ⅰ类切口手术，探讨乳腺Ⅰ类切口术后感染的相关因素对提高乳腺切口甲级愈合率有重要意义。随着医疗技术的发展和患者对术后生活质量要求的提高，乳腺癌术前放疗后或根治性手术后的乳房再造术逐步被接受和应用，成为乳腺癌治疗计划的重要组成部分。假体乳房再造术是乳腺癌术后乳房再造的最常用的手术方式，但多项研究表明，乳房再造术由于过程复杂、周期长和有植入物等，手术感染率相对较高。

乳腺癌术后感染会影响伤口愈合，延长其恢复时间。因此，做完手术后需保持伤口部位清洁和干燥，若发现伤口渗血和渗液过多，体温突然升高且伤口有明显的疼痛感，极大可能伤口已经发生感染，需及时处理治疗。

假体乳房再造术的感染及分级：

（1）假体周围感染的发生率为2.5%～24.0%，大多数发生在术后4个月内，大部分由革兰阳性菌引起。轻度感染只需要短期的抗生素治疗，但严重的感染会导致假体再造失败。

（2）目前建议根据浅表感染、深部感染和器官感染对乳房再造后的感染进行分级。浅表感染通常指乳房的蜂窝织炎，包括Ⅰ和Ⅱ级乳房再造手术部位感染，可用口服或静脉注射抗生素治疗；深部感染为Ⅲ级，可向下延伸至筋膜，需要切口进行引流；器官感染为Ⅳ级，包括假体周围的感染，可导致假体再造失败。这种分级方法有助于整形外科医生对预后进行标准化评估。

《国际伤口感染协会2022国际共识更新：临床实践中的伤口感染》要点之标本采集

1. 仅在出现伤口感染的临床症状和体征的情况下采集伤口样本。

● 评估是否存在骨髓炎或深部感染。

● 识别任何潜在的并发症。

● 识别致病性微生物。

● 选择抗生素治疗或确保经验性抗生素治疗适用于耐药微生物。

● 指导管理方法。

对伤口样本（伤口培养物）进行微生物分析，以识别致病性微生物，并在临床诊断伤口感染后帮助医生选择治疗用抗感染药物。由于所有伤口都会被微生物污染或定植，因此只能在特定的临床情况下对伤口样本进行培养。伤口样本培养的适应证见下列方框。

> 伤口微生物样本采集的指征：
>
> ● 急慢性伴扩散或全身*感染症状。
>
> ● 感染伤口对抗生素干预无反应，或抗生素治疗有效但伤口继续恶化。
>
> ● 符合本地的耐药微生物监测方案。
>
> ● 如果伤口中存在某些菌种将取消手术[例如植皮前伤口中存在乙型（β）溶血性链球菌]。
>
> **注：** * 出现脓毒血症症状的个体还需要做血培养，其他类似感染部位也应视为潜在感染源，其他相关样本（如尿液、痰液或中心静脉导管尖端拭子样本）也应进行微生物采样分析。
>
> 对于免疫功能低下的患者（例如，服用免疫抑制剂或皮质类固醇的患者、糖尿病或外周动脉疾病的患者），考虑采集有局部伤口感染和/或延迟愈合的慢性伤口样本。

2. 伤口标本类型

可使用以下方法从伤口收集样本以进行微生物分析：

● 组织活检或刮取（组织活检是首选的取样方法，它可提供定量和定性信息。组织活检能够识别伤口中存在的致病菌种类和毒性。然而，组织活检成本高昂，可能导致进一步的组织损伤，而且需要操作人员具备熟练的技能；因此，在大多数临床环境中，它并不是常规操作。

● 伤口液体抽吸（即脓液收集）。如果有脓液，可以使用无菌注射器和针头抽吸脓液，并将其转移到适当的样本收集器中。

● 通过外科器械清创从溃疡底部获得活组织。

● 伤口拭子。在大多数临床环境中,伤口拭子培养是最常用的方法。这种样本采集方法简单、无创且相对便宜。在采集伤口样本之前,应使用惰性伤口清洁剂对伤口进行清创(如果需要),避免出现假阳性结果。虽然目前没有关于最佳采样方法的明确研究,但却有多项研究表明 Levine 技术优于 Z-swab 技术。建议使用 Levine 技术采样,如图 3-5-2 所示。使用惰性(化学活性)伤口清洗剂清洗伤口后,采集 2 个伤口拭子样本。在实验室中,第 1 个样本用于革兰染色,以确定细菌是革兰阳性菌(如金黄色葡萄球菌和链球菌)还是革兰阴性菌(如大肠埃希菌和铜绿假单胞菌),通常在几个小时内便可得到结果。第 2 个伤口拭子应放置在培养基中,用于鉴定细菌种类。伤口拭子采集流程见图 3-5-1。

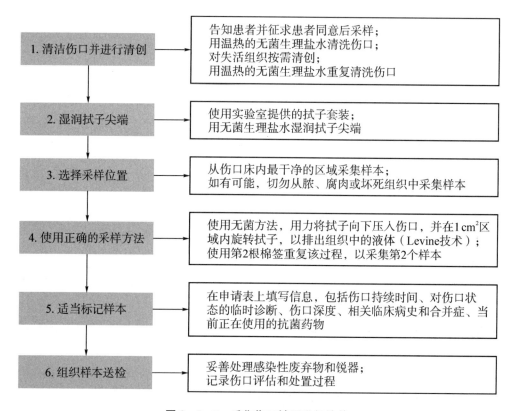

图 3-5-1　采集伤口拭子进行培养

识别和评估伤口感染:当微生物增殖到一定程度时,就会引起宿主局部播散和/或系统性反应,从而侵入伤口,导致伤口感染。微生物在伤口内繁殖,会产生一系列毒性因子,突破宿主防御系统,导致局部组织损伤并阻碍伤口愈合。宿主防御系统通常会破坏微生物,除非宿主的免疫系统受损或通过一系列措施被微生物规避。伤口感染的症状为过度且持久的炎症反应、胶原合成和上皮形成延迟以及组织损伤。因此,可能需要进行干预,以协助宿主防御系统清除或摧毁入侵微生物。伤口感染不同时期的相关症状和体征见表 3-5-6。

表 3‑5‑6 伤口感染序贯性分期相关症状和体征

污染	定植	局部伤口感染		播散性感染	全身性感染
		隐性（不易识别的）症状	显性（典型）症状		
• 伤口内存在微生物，但未增殖 • 未诱发明显的宿主反应 • 临床上未观察到愈合延迟现象	• 存在微生物，并在进行有限增殖 • 未诱发明显的宿主反应 • 临床上未观察到伤口愈合延迟现象	• 肉芽组织过度增生 • 出血、肉芽组织脆弱 • 肉芽组织中存在上皮桥连和囊袋 • 渗出液增多 • 伤口愈合延迟超出预期	• 红斑 • 局部发热 • 肿胀 • 脓性分泌物 • 伤口破裂扩大 • 新发疼痛或者疼痛加剧 • 异味加剧	• 扩展性硬结 • 蔓延性红斑 • 淋巴管炎 • 捻发音 • 伤口破裂/裂开，伴或者不伴卫星灶 • 发炎、肿胀或者淋巴结肿大	• 不适 • 嗜睡或者非特异性全身恶化 • 食欲缺乏 • 发热 • 重度脓毒症 • 感染性休克 • 器官衰竭 • 死亡

第六节　多重耐药菌目标性监测

多重耐药菌(multi-drug resistant organisms，MDROs)的出现是细菌变异及过度使用抗菌药物的结果。MDROs 可通过污染的手、物品等方式进行接触传播，易造成医院感染，从而延长患者住院日、增加医疗成本。推进 MDROs 医院感染防控意义重大，其中 MDROs 监测是不可或缺的一环。

一、概述

MDROs 的定义尚未统一，普遍定义为对一类或更多类抗菌药物耐药的细菌。但 MDROs 通常对除一类或两类市场上可购买到的抗菌药物之外的所有抗菌药物都耐药，如 MRSA、VRE、产 ESBL 革兰阴性杆菌等。而在我国相关规范中，MDROs 定义为对临床使用的三类或以上抗菌药物同时呈现耐药的细菌。参照 WHO 对多重耐药结核菌的定义，可将耐药菌定义为对现行治疗指南的药物均产生耐药性的细菌。

目前全球公认的最具权威的两大耐药性判定标准评审机构分别是美国临床和实验室标准协会(Clinical and Laboratory Standards Institute，CLSI)和欧盟药敏试验标准委员会(European Committee on Antimicrobial Susceptibility Testing，EUCAST)。CLSI 是一个综合性的非营利性国际标准方法开发和教育组织，它的许多临床试验标准和实践被认为是黄金标准。EUCAST 主要致力于协调欧洲药敏试验方法和耐药性判定标准的开发过程，使其能够规范地适用于尽可能多的国家。近年来，我国在耐药判定标准的制定方面不断努力，成立了耐药监测机构，制定了许多适用于我国抗菌药物的耐药判定标准，为临床合理使用抗菌药物、指导规范用药提供了依据。此外，2017 年，欧洲临床微生物学和感染病学会(European Society for Clinical Microbiology and Infectious Diseases，ESCMID)、EUCAST 在我国设立了华人抗菌药物敏感性试验委员会(Chinese Committee on Antimicrobial Susceptibility Testing，ChiCAST)，这将有利于我国临床微生物学研究所和临床细菌学家更好地了解和遵守药物敏感性测试的国际标准。

MDROs 的药敏结果依据美国临床实验室标准委员会(CLSI)的最新标准进行判断：

1. 目标监测菌的判定标准

(1) 耐甲氧西林金黄色葡萄球菌(MRSA)：对苯唑西林或头孢西丁耐药的金黄色葡萄球菌。

(2) 耐万古霉素肠球菌(VRE)：对万古霉素耐药的肠球菌，包括屎肠球菌及粪肠球菌。

(3) 耐碳青霉烯类肠杆菌科细菌(CRE)：对碳青霉烯类抗菌药物耐药的肠杆菌科细菌。

（4）耐碳青霉烯类鲍曼不动杆菌（CR-AB）：对碳青霉烯类抗菌药物耐药的鲍曼不动杆菌。

（5）耐碳青霉烯类铜绿假单胞菌（CR-PA）：对碳青霉烯类抗菌药物耐药的铜绿假单胞菌。

（6）难治性耐药（DTR-P）铜绿假单胞菌：指对哌拉西林-他唑巴坦、头孢他啶、头孢吡肟、氨曲南、美罗培南、亚胺培南-西司他丁、环丙沙星和左氧氟沙星均不敏感的铜绿假单胞菌。

（7）耐碳青霉烯类肺炎克雷伯菌（CR-KP）：对碳青霉烯类抗菌药物耐药的肺炎克雷伯菌。

注：对碳青霉烯类耐药指的是对亚胺培南、美罗培南、厄他培南或多利培南任一种碳青霉烯类药物耐药。

2. MDROs 类型判定

（1）MDROs 医院感染（HOI，以下简称"医院感染"）：患者入院后 48 h 后发生的感染，包括各个系统（如呼吸系统、泌尿系统、血液系统、手术部位、皮肤和软组织等）的感染，相应部位细菌培养结果为 MDROs，并符合该部位感染的临床诊断。

（2）MDROs 社区感染（COI，以下简称"社区感染"）：患者在入院前或入院 48 h 内发生的 MDROs 感染。

（3）MDROs 定植：从患者送检标本中培养出 MDROs，但无相关感染的临床表现，在排除污染的情况下，判定为定植。痰中常见的定植菌或污染菌包括念珠菌（如果没有其他部位培养阳性）、嗜麦芽窄食单胞菌、洋葱伯克霍尔德菌、凝固酶阴性葡萄球菌、弗劳地柠檬酸菌（枸橼酸菌）、阴沟肠杆菌、肠球菌、木糖氧化产碱杆菌。如果分离到多种菌，依据微生物知识初步判断可能的致病菌。如：痰培养中同时分离到肺炎克雷伯菌和鲍曼不动杆菌，则大体上克雷伯菌是致病菌的可能性大；患者处于严重受抑状态，如患 AIDS、使用大剂量皮质激素或免疫抑制剂或移植术后等，致病可能性大；使用药敏试验中耐药的抗菌药物但取得了很好临床疗效，定植的可能性大。

（4）MDROs 污染：① 痰液标本。痰液涂片镜检鳞状上皮细胞＞10 个/LPF 和白细胞＜25 个/ LPF，或鳞状上皮细胞数：白细胞数≥1：2.5；免疫抑制和粒细胞缺乏患者除外。② 分泌物。涂片白细胞数量少。③ 尿液标本。非导尿或穿刺尿液标本细菌培养结果为两种或以上细菌生长；近 1 周内未留置尿的管患者，男性尿检白细胞＜5 个/HPF，女性尿检白细胞＜10 个/HPF。④ 无菌组织部位。包括血液、脑脊液，若无临床感染征象，判为污染。

二、监测方法

1. MDROs：目标监测的种类：MRSA、VRE、CR-EC、CR-KP、CR-AB、CR-PA、DTR-P。

2. 需监测的对象：全院住院患者。

3. 监测方法：感控专职人员主动监测，每天获取实验室信息系统细菌培养及抗菌药物敏感试验结果。对细菌培养阳性的住院患者进行前瞻性调查，包括查看患者的病历、各种感染相关检查结果。对疑难病例则直接查看患者和/或与临床管床医师讨论，以明确感染诊断。调查时根据诊断标准判定所分离的细菌导致的感染为医院感染、社区感染、定植或污染。对诊断为感染及定植的患者,通知临床科室采取干预措施。在此期间做好登记。

4. 监测分工

(1) 感控部门

① 制定制度,督查各科室执行,包括抗菌药物合理应用管理、MDROs 预防和控制等制度。

② 教育培训:对所有医生、护士、医技人员、保洁人员、物业人员分层次分别进行培训和宣教,提高工作人员对 MDROs 的重视程度,严格执行工作过程中涉及的 MDROs 防控措施。培训内容大致包括 MDROs 的流行现状、MDROs 感染的危害、防控措施、手卫生、合理使用抗菌药物、标准预防、遵守无菌操作规程等。

③ 与微生物室合作,建立获取细菌培养结果的途径。规范标本送检。

④ 获取上级行政支持,提高医院领导层面对 MDROs 防控工作的重视程度。配备合格、充足的隔离用品,如:手卫生设施,包括洗手池、皂液、干手纸巾、速干手消毒剂、隔离标识等。

⑤ 每日进行 MDROs 监测。

⑥ 干预措施依从性的观察及记录:发现 MDROs 感染或定植后,通知科室采取干预措施,并于 48 h 内(节假日顺延)到病房观察工作人员执行干预措施的情况,并填写干预措施观察表(详见表 3-6-1)。

⑦ 反馈:每季度向全院及重点科室反馈 MDROs 相关的率及干预措施执行情况,提出改进建议。每季度公布医院感染菌株药敏试验结果及耐药性。

⑧ 评估:对全院 MDROs 防控措施及效果进行评价。可做成本效益分析。

表 3-6-1 耐药菌干预措施观察表

科室名称:＿＿＿＿＿		患者病例号:＿＿＿＿＿		
针对何种多重耐药菌:□MRSA □CR-AB □VRE □CR-EC □CR-PA □DTR-P □CR-KP				
采取的防控措施		是否实施该措施	开始实施时间	其他需要说明的问题
是否由系统识别 MDROs 定植/感染患者,或由微生物部门或感控部门反馈给患者的临床科室		□是 □否	报告日期:	
隔离	单间隔离	□是 □否		
	同种病原体患者集中隔离	□是 □否		
	床旁隔离	□是 □否		
	悬挂接触隔离标识	□是 □否		

续表

手卫生	床旁配备速干手消毒剂	□是　□否		
	现场观察接触 MDROs 定植/感染患者时的手卫生依从性（至少观察 5 个时机，记录执行人次数/时机数）	_____/_____		
	可能接触血液、体液、分泌物和黏膜时戴手套（至少观察 5 个时机，记录执行人次数/时机数）	_____/_____		
	搬运患者、开放吸痰或大面积换药时使用接触屏障——隔离衣（至少观察 3 个时机，记录执行人次数/时机数）	_____/_____		
环境措施	听诊器等诊疗物品单独使用	□是　□否		
	患者出院/转科后终末消毒，并有记录	□是　□否		
	患者转科时是否告知转入科室采取消毒隔离措施，有记录或机制保障	□是　□否		
	医生是否知晓患者感染或定植情况（随机询问 1 位）	□是　□否		
	护士是否知晓患者感染或定植情况（随机询问 1 位）	□是　□否		
	保洁员是否知晓患者感染或定植情况（随机询问 1 位）	□是　□否		

注：

1. 系统识别 MDROs 定植/感染患者：是指通过可快速查询当日微生物报告的 LIS 系统或 HIS 系统进行自动识别，或者专职人员能通过该系统快速查询判断某患者是否为 MDROs 定植/感染患者。

2. 手卫生：手卫生的依从性观察遵从 WHO 手卫生指南的要求，由感控专职人员或志愿者使用 WHO 相关表格进行现场观察。

$$手卫生依从率 = \frac{实际手卫生（包括洗手和酒精擦手）人次数}{应进行的手卫生人次数（手卫生时机数）} \times 100\%$$

3. 听诊器等诊疗物品：包括听诊器、血压计、温度计、压脉带和心电监护仪。

（2）病房

① 通知传达：一旦监测到 MDROs 感染（包括医院感染及社区感染）及定植菌株，立即通知管床医生开具隔离医嘱，护士执行隔离措施。护士还应负责通知保洁员。

② 实施预防措施。

（3）微生物实验室

① 对于送检标本应进行检验前质控，不合格标本应退回。

② 鉴定出 MDROs 应及时通知院感科及临床科室。

③ 应定期分析 MDROs 检出情况。

5. 监测与干预效果的统计分析

（1）监测指标

① MDROs 检出率＝（MDROs 菌株数/该病原体菌株数）×100％

注：该指标反映的是某细菌中耐药菌的比例。应分别统计各菌种的检出率，具体如下：

MRSA 检出率：

$$MRSA\ 检出率 = \frac{MRSA\ 菌株数}{金黄色葡萄球菌株数} \times 100\%$$

VRE 检出率：

$$VRE\ 检出率 = \frac{VRE\ 菌株数}{耐万古霉素类肠球菌株数（或尿肠球菌株数）} \times 100\%$$

CR-EC 检出率：

$$CR\text{-}EC\ 检出率 = \frac{耐碳青霉烯类大肠埃希菌株数}{大肠埃希菌株数} \times 100\%$$

CR-KP 检出率：

$$CR\text{-}KP\ 检出率 = \frac{耐碳青霉烯肺炎克雷伯菌株数}{肺炎克雷伯菌株数} \times 100\%$$

CR-AB 检出率：

$$CR\text{-}AB\ 检出率 = \frac{耐碳青霉烯鲍曼不动杆菌株数}{鲍曼不动杆菌株数} \times 100\%$$

CR-PA 检出率：

$$CR\text{-}PA\ 检出率 = \frac{耐碳青霉烯铜绿假单胞菌株数}{铜绿假单胞菌株数} \times 100\%$$

② MDROs 社区感染发生率＝（MDROs 社区感染例次数/住院人数）×100％

注：该指标反映的是发生社区耐药菌感染与住院人数的比例；应分别统计各菌种社区感染发生率，具体如下：

MRSA 社区感染发生率：

$$MRSA\ 社区感染发生率 = \frac{MRSA\ 社区感染例次数}{同期住院患者总数} \times 100\%$$

VRE 社区感染发生率：

$$VRE\ 社区感染发生率 = \frac{VRE\ 社区感染例次数}{同期住院患者总数} \times 100\%$$

CR-EC 社区感染发生率：

$$CR\text{-}EC\ 社区感染发生率 = \frac{CR\text{-}EC\ 社区感染例次数}{同期住院患者总数} \times 100\%$$

CR-KP 社区感染发生率：

$$CR\text{-}KP\text{ 社区感染发生率}=\frac{CR\text{-}KP\text{ 社区感染例次数}}{\text{同期住院患者总数}}\times100\%$$

CR-AB 社区感染发生率：

$$CR\text{-}AB\text{ 社区感染发生率}=\frac{CR\text{-}AB\text{ 社区感染例次数}}{\text{同期住院患者总数}}\times100\%$$

CR-PA 社区感染发生率：

$$CR\text{-}PA\text{ 社区感染发生率}=\frac{CR\text{-}AB\text{ 社区感染例次数}}{\text{同期住院患者总数}}\times100\%$$

DTR-P 社区感染发生率：

$$DTR\text{-}P\text{ 社区感染发生率}=\frac{DTR\text{-}P\text{ 社区感染例次数}}{\text{同期住院患者总数}}\times100\%$$

③ MDROs 医院感染千住院日感染率
＝（MDROs 医院感染例次数/总住院日数）×1 000‰

注：该指标是住院患者中发生 MDROs 医院感染的比例，是整个 MDROs 监测的重中之重。应分别统计各菌种医院千住院日感染率，具体如下：

MRSA 医院感染千住院日感染率：

$$MRSA\text{ 医院感染千住院日感染率}=\frac{MRSA\text{ 医院感染例次数}}{\text{总住院日数}}\times1\,000‰$$

VRE 医院感染千住院日感染率：

$$VRE\text{ 医院感染千住院日感染率}=\frac{VRE\text{ 医院感染例次数}}{\text{总住院日数}}\times1\,000‰$$

CR-EC 医院感染千住院日感染率：

$$CR\text{-}EC\text{ 医院感染千住院日感染率}=\frac{CR\text{-}EC\text{ 医院感染例次数}}{\text{总住院日数}}\times1\,000‰$$

CR-KP 医院感染千住院日感染率：

$$CR\text{-}KP\text{ 医院感染千住院日感染率}=\frac{CR\text{-}KP\text{ 医院感染例次数}}{\text{总住院日数}}\times1\,000‰$$

CR-AB 医院感染千住院日感染率：

$$CR\text{-}AB\text{ 医院感染千住院日感染率}=\frac{CR\text{-}AB\text{ 医院感染例次数}}{\text{总住院日数}}\times1\,000‰$$

CR-PA 医院感染千住院日感染率：

$$CR\text{-}PA\ 医院感染千住院日感染率 = \frac{CR\text{-}PA\ 医院感染例次数}{总住院日数} \times 1\,000‰$$

DTR-P 医院感染千住院日感染率：

$$DTR\text{-}P\ 医院感染千住院日感染率 = \frac{DTR\text{-}P\ 医院感染例次数}{总住院日数} \times 1\,000‰$$

④ MDROs 定植率＝（MDROs 定植例次数/住院人数）×100％

注：该指标反映的是住院患者中有耐药菌定植的比例；应分别统计各菌种定植率，具体如下：

MRSA 定植率：

$$MRSA\ 定植率 = \frac{MRSA\ 定植例次数}{同期住院患者总数} \times 100％$$

VRE 定植率：

$$VRE\ 定植率 = \frac{VRE\ 定植例次数}{同期住院患者总数} \times 100％$$

CR-EC 定植率：

$$CR\text{-}EC\ 定植率 = \frac{CR\text{-}EC\ 定植例次数}{同期住院患者总数} \times 100％$$

CR-KP 定植率：

$$CR\text{-}KP\ 定植率 = \frac{CR\text{-}KP\ 定植例次数}{同期住院患者总数} \times 100％$$

CR-AB 定植率：

$$CR\text{-}AB\ 定植率 = \frac{CR\text{-}AB\ 定植例次数}{同期住院患者总数} \times 100％$$

CR-PA 定植率：

$$CR\text{-}PA\ 定植率 = \frac{CR\text{-}PA\ 定植例次数}{同期住院患者总数} \times 100％$$

DTR-P 定植率：

$$DTR\text{-}P\ 定植率 = \frac{DTR\text{-}P\ 定植例次数}{同期住院患者总数} \times 100％$$

（2）干预措施依从性指标

① 手卫生依从率：

$$手卫生依从率＝\frac{实际手卫生人次数}{应进行的手卫生人次数}×100\%$$

② 隔离依从率：

$$隔离依从率＝\frac{采取隔离的患者例数}{全部 MDROs 感染或定植患者例数}×100\%$$

③ 单间隔离率：

$$单间隔离率＝\frac{单间隔离的患者例数}{全部 MDROs 感染或定植患者例数}×100\%$$

④ 同种病原体集中隔离依从率：

$$同种病原体集中隔离依从率＝\frac{同种病原体集中隔离的患者例数}{全部 MDROs 感染或定植患者例数}×100\%$$

⑤ 床旁隔离依从率：

$$床旁隔离依从率＝\frac{床旁隔离的患者例数}{全部 MDROs 感染或定植患者例数}×100\%$$

⑥ 隔离标识依从率：

$$隔离标识依从率＝\frac{悬挂隔离标识的患者例数}{全部 MDROs 感染或定植患者例数}×100\%$$

⑦ 物品专人专用依从率：

$$物品专人专用依从率＝\frac{物品专人专用的患者例数}{全部 MDROs 感染或定植患者例数}×100\%$$

⑧ 医务人员穿隔离衣依从率：

$$医务人员穿隔离衣依从率＝\frac{实际穿隔离衣人次数}{应穿隔离衣人次数}×100\%$$

⑨ 医务人员对患者感染或定植情况知晓率：

$$医务人员对患者感染或定植情况知晓率＝\frac{知晓患者感染或定植情况的医务人员人次数}{询问医务人员人次数}×100\%$$

（3）抗菌药物使用情况指标

① 抗菌药物使用强度：

$$抗菌药物使用强度＝\frac{抗菌药物消耗量（累计 DDD 值）}{同期收治患者人天数}×100\%$$

② 病原学送检率：

$$病原学送检率 = \frac{治疗使用抗菌药物患者病原学送检例数}{治疗使用抗菌药物患者例数} \times 100\%$$

（4）微生物标本构成

① 耐药菌检出标本的构成比；

② 痰标本的合格率。

注：MDROs 监测指标繁多，医院可以根据实际情况选择监测及报告项目，但检出率、MDROs 医院感染发生率为必须监测的项目。

附 常见耐药菌的主要耐药机制及传播方式

表 3-6-2 常见耐药菌的主要耐药机制及传播方式

耐药菌	我国分离检出率	主要耐药机制	传播方式
MRSA	约 30%	*mecA* 或 *mecC*	垂直传播
VRE	<3.5%	*tanA*、*tanB*、*tanM*	水平或垂直传播
CRE	大肠埃希菌：约 2%。 肺炎克雷伯菌：约 10%～25%	A、B 或 D 类碳青霉烯酶	水平或垂直传播
CR-AB	约 75%	OXA-23 或 OXA-51 等	水平或垂直传播
CR-PA	约 20%～25%	膜孔蛋白、外排泵或碳青霉烯酶	水平或垂直传播

附 常见耐药菌的防控措施

表 3-6-3 常见耐药菌的防控措施

耐药菌	手卫生	接触预防	单间隔离	主动监测	环境监测	环境消毒	去定植	抗菌药物管理	多学科协作
MRSA	++	++	++	++	±	++	+	+	++
VRE	++	++	++	++	±	++	±	++	++
CRE	++	++	++	++	±	++		++	++
CR-AB	++	++	++	+	+	++	+	+	++
CR-PA	++	++	++	+	+	++	±	+	++

注：

＋＋：一线措施，强烈推荐。＋：二线措施，当一线措施无效时推荐。±：常规不推荐。

1. 如果推荐措施均不起效，必要时关闭病房进行彻底消毒。MDR 菌株感染或定植的患者在转科/转院时应提醒接收科室/医院。

2. 单向资源有限时，优先隔离耐碳青霉烯类革兰阴性菌，特别是 CRE；其次隔离 CR-AB 和 CR-PA。

3. MRSA 去定植主要包括鼻腔去定植和皮肤去定植。CR-AB 去定植主要为皮肤去定植。

4. 病区内分离出首个多重耐药耳念珠菌时，主动监测和环境监测升级为＋＋。

知识点链接

MDROs 控制措施

1. 针对所有患者遵循标准预防原则：根据标准预防原则，当执行有飞溅物产生的操作(如,伤口冲洗、口腔吸痰、插管)时,护理气管切开的患者和有分泌物喷溅的患者时,以及在有证据支持感染或定植源(如烧伤创面)引发传播的环境中工作时,都应戴口罩。

2. 接触隔离措施：对病情相对较轻的患者(例如生活自理的患者)采取标准预防措施。接触多重耐药菌感染患者或定植患者的伤口、溃烂面、黏膜、血液、体液、引流液、分泌物、排泄物时应当戴手套,必要时穿隔离衣。完成诊疗护理操作后,要及时脱去手套和隔离衣,并进行手卫生。对病情较重(如生活不能自理)的患者以及感染分泌物或感染引流液不能密闭储存的患者,在标准预防的基础上采取接触隔离控制措施。对没有引流伤口、腹泻或不能控制分泌物的患者,确定允许他们行走和进行社会活动的范围,并根据他们对其他患者的威胁及他们处理分泌物和排泄物时进行适当手卫生和采取其他预防措施的能力,确定其使用的公共区域。

3. 有单间病房时,优先安排已知或疑似 MDROs 定植或感染的患者住。容易造成感染传播(例如分泌物或排泄物未密闭储存)的患者应最先安排;没有单间病房时,让相同病原体感染的患者集中在同一房间或护理区域;当不能集中相同 MDROs 感染的患者时,把 MDROs 感染患者与获得 MDROs 危险性低、感染后引起不良后果危险性低以及住院时间短的患者安置在一起。

4. 隔离房间门口悬挂隔离标识,床旁隔离的标识悬挂于病床周围醒目处。

5. 与患者直接接触的相关医疗用品如听诊器、血压计、体温表、输液架等要专人专用,并及时消毒处理。轮椅、担架、床旁心电图机等不能专人专用的医疗器械、器具及物品要在每次使用后擦拭消毒。

6. 医务人员对患者实施诊疗护理操作时,将 MDROs 感染或定植患者安排在最后进行。

7. 加强(物体表面与地面)清洁和消毒：清洁和消毒可能被病原体污染的环境表面和设备,包括密切接近患者的物体(如床栏杆、床头桌)表面、患者诊疗环境中经常接触的表面(如门把手、病房中厕所的表面和周围);优先清洁实行接触隔离措施的房间,并重点清洁消毒经常接触的表面(如床栏杆、床头桌、病房浴室的设备、门把手)和直接临近患者的设备。

8. 提醒主管医生针对药敏谱合理使用抗菌药物。

9. 患者隔离期间要定期监测 MDROs 感染情况,从无菌组织如血标本、脑脊液、胸腹水等分离出 MDROs 的患者应隔离至临床治愈,从其他部位分离出 MDROs 的患者应隔离至出院。

10. MDROs 感染或定植患者转诊之前通知接诊的科室,采取相应隔离措施。

第七节 呼吸机相关肺炎监测

一、概述

呼吸机相关肺炎（ventilator-associated pneumonia，VAP）是机械通气患者最常见的医院获得性感染，最常见的致病菌是革兰阴性杆菌。在不同的研究中，VAP 的发病率、病死率等差异较大，原因包括缺乏统一的 VAP 诊断标准、研究人群以及研究方法等不同。VAP 也可以成为 HAI 暴发的一种形式。患者发生 VAP 后，其机械通气时间和 ICU 入住时间均被延长，相应的医疗费用随之增加。监测不但是预防 VAP 的基础和方式，也是评价预防措施实施过程和效果的手段，应该受到重视。

1. 诊断标准：为了使 VAP 发病率与其他国家、地区和医疗机构以及不同场所和部门的监测数据具有可比性，此处仅介绍美国疾病控制中心（Centers for Disease Control，CDC）/美国国立医疗保健安全协作网（National Healthcare Safety Network，NHSN）发布的《急性诊疗机构医院感染监测定义和特定感染类型的标准》中有关肺炎的诊断标准。

标准 1：必须同时符合下列放射学检查表现，以及症状或体征。

（1）放射学检查：至少 2 次胸部放射影像有下列变化之一。

① 新的或进展且持续的浸润。

② 肺实变。

③ 空洞形成。

注：如果患者没有潜在的心肺基础疾病，仅有 1 次确定的胸部 X 线改变也可以接受。

（2）症状或体征：至少有①中的一项及②中的两项。

① 无其他原因的发热（体温＞38 ℃），白细胞减少（＜4×10^9/L）或白细胞增加（≥12×10^9/L），≥70 岁的老人无其他原因突然神志改变。

② 新出现脓痰、痰性状改变、呼吸道分泌物增加或需吸痰次数增加，新出现咳嗽、咳嗽进展、呼吸困难或呼吸急促，湿啰音或支气管呼吸音，气体交换障碍[如氧饱和度下降（如 $PaO_2/FiO_2 \leqslant 240$）、需氧量增加或机械通气量需求增加]。

标准 2：年龄≤1 岁的婴儿，必须同时符合下列放射学检查表现，以及症状或体征。

（1）放射学检查：至少 2 次胸部放射影像有下列变化之一。

① 新的或进展且持续的浸润。

② 肺实变。

③ 空洞形成。

④ 肺泡扩大。

注：如果患者没有潜在的心肺基础疾病，仅有 1 次确定的胸部 X 线改变也可以接受。

（2）症状或体征：有气体交换障碍[如氧饱和度下降（氧饱和度＜94％）、需氧量增加或机械通气需求增加]且至少有以下任 3 项。

① 无其他原因的体温不稳定。

② 白细胞减少（＜4×10⁹/L）或白细胞增多（≥15×10⁹/L）并核左移（≥10％核聚集/核融合）。

③ 新出现脓痰、痰性状改变、呼吸道分泌物增加或需吸痰次数增加。

④ 呼吸暂停、呼吸急促、鼻翼扇动并肋间凹陷征或呼吸有鼾声。

⑤ 喘鸣，湿啰音或水泡音。

⑥ 咳嗽。

⑦ 心动过缓（＜100 次/min）或心动过速（＞170 次/min）。

标准 3：＞1 岁、≤12 岁患儿，必须同时符合下列放射学检查表现，以及症状或体征。

（1）放射学检查：至少 2 次胸部放射影像有下列变化之一。

① 新的或进展且持续的浸润。

② 肺实变。

③ 空洞形成。

注：如果患者没有潜在的心肺基础疾病，仅有 1 次确定的胸部 X 线改变也可以接受。

（2）症状或体征：至少符合下列任 3 项：

① 发热（体温＞38.4 ℃）或低体温（体温＜36.5 ℃）无其他原因解释。

② 白细胞减少（＜4×10⁹/L）或白细胞增多（≥15×10⁹/L）。

③ 新出现脓痰、痰性状改变、呼吸道分泌物增加或需吸痰次数增加。

④ 新出现咳嗽、咳嗽加剧、呼吸困难或呼吸急促。

⑤ 湿啰音或支气管呼吸音。

⑥ 气体交换障碍[如氧饱和度下降（如血氧饱和度＜94％）、需氧量增加或机械通气量需求增加]。

2. 监测对象：选择 VAP 的高危人群开展监测，主要在以下 4 种场所开展监测：重症监护病房、特殊诊疗区域（包括血液/肿瘤病房、骨髓移植病房、器官移植病房、血液透析室等）、新生儿重症监护病房、其他可以收集分母数据（使用呼吸机日数）的住院场所（如康复病房）。

3. 监测时间：可以是 1 个月、1 个季度、半年、1 年以及其他时间段。主要根据监测目的、发病率、呼吸机使用人数等决定。

二、监测方法

由感控专职人员或经过培训的临床医务人员前瞻性主动收集监测数据，但 VAP 病例的确认应由专职人员做出最终判断。

1. 收集分母数据：每天同一时间在开展监测的场所收集住院和使用呼吸机的患者人数，填写 VAP 监测患者日志表（详见表 3-7-1）。

2. 收集分子数据：在开展监测的场所，按照监测定义确定 VAP 病例，填写 VAP 病例登记表（详见表 3-7-2）。

表 3-7-1　VAP 监测患者日志表

病区：_____　　　　　　　　　　　　　　　　　　　_____年_____月

日期	住在患者人数	使用呼吸机患者人数
1		
2		
3		
4		
…		
总计		

表 3-7-2　VAP 病例登记表

病区：	病历号：
姓名：	性别：□男　□女
出生日期：	入院日期：
感染类型：	感染日期：
多重耐药菌感染：□是　□否	
危险因素：	
使用呼吸机：□是　□否　　　　　　日期： 气管插管□　　　　　　　　　　　日期： 气管切开□　　　　　　　　　　　日期：	
感染符合的标准 影像学： □新增或渐进性且持续的浸润　□形成空洞　□肺实变　□肺泡扩大	
体征或症状 A： □发热或低体温 □白细胞减少或增多 □神志改变	
体征或症状 B： □新产生浓痰、痰的性状改变或呼吸道分泌物增多 □新发作咳嗽、咳嗽加剧、呼吸困难或呼吸急促 □气体交换障碍（氧饱和度下降）、需氧量增加或机械通气量需求增加 □湿啰音或支气管呼吸音 □喘鸣、湿啰音或水泡音 □心动过缓 □咯血 □胸膜炎的胸痛	**实验室检查：** □阳性血培养 □阳性胸腔积液培养 □痰标本阳性定量培养 □特殊抗原/抗体阳性
继发血流感染：□是　□否	转归：
出院日期：	

3. 进行 VAP 预防与控制措施依从性监测,填写表 3 - 7 - 3。

4. 监测反馈:评价呼吸机使用率和 VAP 发病率在国际国内监测数据中所处百分位数,分析是否存在异常值,及时向监测科室反馈并采取针对性措施。

表 3 - 7 - 3 VAP 预防措施执行监测

床号	住院号	姓名	诊断	床头抬高			
				A	MV	EN	禁忌证

注:A 表示床头抬高高度,填写实际抬高度数;MV 表示机械通气,填写"是"或"否";EN 表示肠内营养,填写"是"或"否";禁忌证填写具体原因。

三、干预措施

1. 拟采取的干预措施(根据监测结果及相关指南逐步调整)

(1) 应开展 VAP 的目标性监测,监测项目包括发病率、危险因素和常见病原体等,定期对监测资料进行分析、总结和反馈。

(2) 应定期开展 VAP 预防与控制措施的依从性监测、分析和反馈,并做出对干预效果的评价及提出持续质量改进措施。

(3) 应严格执行医务人员手卫生规范。

(4) 若无禁忌证,采取半卧位。"头":床头抬高 30°～45°,表现为床垫头部上缘至少和床头床栏的上缘平齐。每天不少于 12 h。

(5) "眼":睁眼意识反应,相关措施涉及实施每日唤醒计划。

(6) "鼻":尽可能经口进行气管插管,防止鼻窦炎发生,减少 VAP 的危险因素。

(7) "口":口腔内的气管插管涉及气囊的管理、声门下吸引、口腔护理及与气管插管连接的呼吸管路叠加呼吸机的管理。气囊压力维持在 25～30 cmH$_2$O;间断进行声门下吸引;采用冲洗＋刷牙的口腔护理方式,每 6～8 h 一次;呼吸机管路漏水杯底部处于整个回路的最低点,应及时倾倒冷凝水,防止倒流误吸;每日评估,尽可能早日脱呼吸机,拔除气管插管。

(8) "胸":实施胸部物理治疗,帮助患者排痰。

(9) "腹":采用胃黏膜保护剂预防胃溃疡发生,尽可能采用幽门后肠内营养,预防误吸。

(10) "脚":早期活动,让双腿动起来,预防下肢静脉栓塞。

（11）其他指南推进的相关防控措施。

2. 干预措施依从性监测

（1）手卫生依从性监测。

a. WHO 的手卫生依从性监测表。

b. 耗量监测：每月皂液和快速手消毒液用量、当月床日数。

（2）口腔卫生措施的依从性：通过医嘱进行依从性监测。

（3）所有无禁忌证的患者采用半卧位措施的依从性。

a. 进行直接观察，评估所有正在进行机械通气的患者目前床头的位置，定期进行评估。

b. 半卧位措施的依从率测量：分子为观察时点接受机械通气的患者中采取半卧位（抬高床头 $30°\sim45°$）的患者数，分母是接受机械通气且没有半卧位禁忌的患者数；分子除以分母乘以 100% 即为依从率。

c. 观察时间：每天 2 次（上午＋下午或者白天＋晚上）。

依从率的计算：分单项计算。

四、监测与干预效果的统计分析

1. 呼吸机使用率

$$呼吸机使用率=\frac{使用呼吸机总日数}{患者总住院日数}\times100\%$$

2. VAP 发病率

$$VAP\ 发病率=\frac{呼吸机相关肺炎病例数}{使用呼吸机总日数}\times1\,000\text{‰}$$

3. 干预效果

$$干预效果=\frac{干预前发病率-干预后发病率}{干预前发病率}\times100\%$$

五、期望通过监测改进的目标（有具体的数字，如感染率或依从率）

希望通过监测，使呼吸机相关肺炎发病率降低 20% 以上。几项重要的干预措施（例如取半卧位等）依从率应达到 85% 以上。

痰标本采集、送检及结果应用

目前临床普遍存在痰标本占微生物标本比例过半、晨痰标本占比极高、合格标本较少、唾液标本多、标本 2 h 内处理率低、非无菌标本重复送检率高等问题。部分微生物实验室也存在痰标本初筛率低、对不合格痰标本基本不拒收、不能实现分级报告、非工作时间不接收处理标本、不能对检验结果做解读等问题。这些问题直接导致检验结果可靠性差，临床医生很难区分感染菌和污染菌，最终出现检验结果与治疗反应有很大差距的现象。

1. 痰标本留取指征。痰培养仅适用于下呼吸道感染，可以用于辅助诊断肺部感染，不是诊断肺部感染的主要依据，培养结果阳性有可能是由呼吸道的定植细菌而非感染的致病菌所导致的。痰培养结果常用于经验治疗效果的辅助判断，如：考虑阳性菌感染的肺炎，经验用药前留取痰培养标本，痰培养结果显示为阳性菌，而治疗有效，则继续采用原治疗方案；若痰培养结果为阴性菌，但治疗有效，则仍用原治疗方案；若治疗无效，则按照痰培养药敏试验结果改变原治疗方案。血液培养、肺泡灌洗液或经气管吸取物的培养结果更加准确。痰液标本采集前，要判断患者是否有能力配合完成深部咳痰。要向患者充分说明口腔清洁、深咳、避免口咽部菌群污染的意义，指导患者正确留取痰标本。

临床采集痰液标本的指征：咳嗽、脓性痰，伴有发热，影像学检查出现新的或扩大的浸润影；气道开放患者出现脓痰或血性痰。考虑下呼吸道感染患者采集痰液标本的同时宜送血培养标本。需要注意的是，痰液标本不能进行厌氧菌的培养。

2. 采集时机。临床传统观念是留取晨痰，往往由患者自己留取痰标本，很难做到在医护人员直视下留取，且无法及时送检标本。查阅各种规范或者指南，并无特别强调"晨痰"，因此建议遵循"有痰必检"的原则，并尽量选择在首剂抗菌药物使用前采集痰标本。当患者出现感染或治疗需要调整抗菌药物时，应在更换抗菌药物前采集痰标本。但 24 h 内不必重复采集痰标本。

3. 采集方法需正确。留取痰标本的时机很重要，采集方法也同样重要。痰标本不是随随便便"吐一口"。根据患者的情况，采集方式主要分为两种：自然咳痰标本采集和经气管导管吸痰标本采集。

自然咳痰标本采集：对意识清醒的患者选择此方法，指导患者做好采集前准备工作，用清水漱口 2～3 次，有假牙者应将假牙取出后漱口。然后指导患者用力咳出深部痰液，直接用有盖的无菌容器收集。建议在医护人员直视下留取合格的痰标本，且必须为深部咳痰，禁止留取唾液和鼻咽腔分泌物。咳嗽是会产生气溶胶的危险动作，建议有条件的医疗机构可以在病区设置专用的取痰间，可设置微负压，工作人员做好防护。

经气管导管吸痰标本采集：因气管在插管 24 h 后即有定植菌，若未有肺部感染指征时送检气管导管吸出物，可导致结果与疾病不符。因此只有当气管插管的患者出现症状时，才可采集气管导管吸出的标本。采集前首先要做好人员和物品的准备工作：医务人员实施手卫生，佩戴医用外科口罩、护目镜或防护面屏、手套等，MDROs 感染或定植患者应穿戴一次性隔离衣；准备一次性吸痰管、无菌容器。一切就绪后，给患者吸氧至少 30 s，调节吸引器至适宜负压，连接吸痰管、吸引器，自人工气道深部吸取痰液，用无菌容器收集。

4. 标本运送。室温下应在 2 h 内将痰标本送至微生物室，如不能及时送检，可将标本放置于 2~8 ℃环境保存 2~24 h；延迟送检将导致非苛养的口咽部定植菌过度生长，有临床意义的病原菌数量相对减少，且低温保存会使肺炎链球菌等苛养菌的分离机会和数量减少。故若标本延迟送检，应在报告中说明并指出可能对培养结果产生的影响。

如果医疗机构检验科无法提供 24 h 全时间段随时接收标本服务，临床医生下达医嘱时应斟酌，护理人员留取痰标本后要及时告知标本运送人员，及时将标本送达微生物实验室。

5. 标本拒收。微生物实验室工作人员应及时做好统计，定期分析，对反复出现不合格标本的科室进行专项培训，提升标本采集规范率。当接收以下标本时，应纳入拒收范畴：

(1) 显微镜下细胞学检查发现标本受口咽部菌群污染，合格痰标本鳞状上皮细胞 <10 个/LPF。

(2) 送检标本为唾液、口咽分泌物或鼻咽部窦内引流物等。

(3) 痰液中含有食物残渣。

(4) 无标签或标签贴错；标识信息不明，未提供采集时间及送检目的等。

(5) 送检时间超过 2 h 且标本未正确保存。

(6) 收集容器有渗漏或容器存在其他不合格情况。

第八节 中央导管相关血流感染监测

一、概述

中央导管(central line,CL)指末端位于或接近于心脏或下列大血管之一的,用于输液、输血、采血、血流动力学监测的血管导管。这些大血管包括主动脉、肺动脉、上腔静脉、下腔静脉、头臂静脉、颈内静脉、锁骨下静脉、髂外静脉、股静脉。

中心静脉导管(central venous catheter,CVC)经大静脉(上腔静脉)插入上腔静脉的下1/3 位置(最佳)或不超过右心房的上 1/3 位置(最深处)的导管。常指经锁骨下静脉、颈内静脉、股静脉置管,尖端位于上腔静脉或下腔静脉的导管。

经外周静脉置入中心静脉导管(peripherally inserted central catheter,PICC),经上肢贵要静脉、肘正中静脉、头静脉、肱静脉、颈外静脉(新生儿还可通过下肢大隐静脉、头部颞静脉、耳后静脉等)穿刺置管,尖端位于上腔静脉或下腔静脉的导管。

输液港(implantable venous access port,PORT)指完全置入人体内的闭合输液装置,包括尖端位于上腔静脉的导管部分及埋植于皮下的注射座。

外周静脉导管(peripheral venous catheter,PVC)包括一次性静脉输液钢针穿刺和外周静脉留置针穿刺的导管。

中央导管已成为现代临床实践的重要主体,常见类型有 CVC、PICC,主要用于患者中长期输液治疗、肾替代治疗及持续血流动力学监测等。我国国家护理质量数据平台显示,2014—2020 年 CLABSI 发生率中位数为 0.070‰～0.404‰。因此,中央导管相关血流感染作为医院感染防控的重点内容之一,成为医护人员及感控人员的关注焦点。国家护理质量数据平台将其作为护理质量的敏感指标,对 CVC 和 PICC 相关血流感染发生率两个指标进行监测。2021 年国家卫生健康委员会将降低血管内导管相关血流感染发生率纳入 10 大医疗质量安全改进目标,并强调应重点防控 CVC 和 PICC 相关血流感染。不同类型导管常见感染类型见表 3-8-1。

导管相关性血流感染有两种表达方式:其一为中央血管导管相关血流感染(CLABSI),指住院患者在留置中央血管导管期间或拔出中央血管导管 48 h 内发生的原发性,且与其他部位存在的感染无关的血流感染;其二为导管相关血流感染(CRBSI),指带有血管内导管或者拔出血管内导管 48 h 内的住院患者出现菌血症或真菌血症,并伴有发热(体温＞38 ℃)、寒战或低血压等感染表现,除血管导管外没有其他明确的感染源。实验室微生物学检查显示外周静脉血培养细菌或真菌阳性,或者从导管端和外周血培养出相同种类、相同药敏结果的病原体。

表 3‑8‑1　不同类型的导管及常见感染类型

导管类型	穿刺部位	常见感染发生情况
外周静脉导管	通常在前臂和手部静脉	长期留置可引起静脉炎,很少引起血流感染
外周动脉导管	通常做桡动脉穿刺,也可穿刺股静脉、腋静脉、肱静脉、胫后动脉	发生感染危险小,很少引起血流感染
非隧道式中心静脉导管	经皮穿刺进入中心静脉(锁骨下静脉、颈内静脉、股静脉)	大多数 CLABSI 与此类导管相关
隧道式中心静脉导管	置入锁骨下静脉、颈内静脉、股静脉	导管的袖套可阻止细菌移行。与非隧道式中心静脉导管相比,感染发生率低
经外周中心静脉导管	经贵要静脉、头静脉、肱静脉插入,导管进入上腔静脉	在非隧道式中心静脉导管中,感染发生率较低
肺动脉导管	Teflon 导丝引导经中心静脉(锁骨下静脉、颈内静脉、股静脉)插入	通常使用肝素封管,血流感染发生率与中心静脉导管相似,经锁骨下静脉插入时感染发生率低
完全植入式导管	皮下埋植,使用时用针穿刺,置入锁骨下静脉、颈内静脉	CLABSI 发生率最低
脐带血管导管	插入脐动脉或者脐静脉	动静脉插管感染率相似

CRBSI 为临床定义,强调导管与血流感染的相关性。在做出 CRBSI 的临床诊断之前需要排除导管以外感染源所致的血流感染,如切口感染、尿路感染也可以导致血流感染;并且要求具体的实验室检测结果,如导管尖端或导管血与血培养的病原体相同。采用这个定义,从判断与导管相关的血流感染的角度来说数据更为准确,但可操作性不强。CLABSI 作为监测定义使用,强调的是存在血管导管时的原发性血流感染。因此,当很难排除导管以外的感染源时,采用这个定义可操作性会更好。由于没有实验室检测的确切证据,主要依靠监测人员主观判断感染与导管的相关性。

进行目标性监测时,建议使用 CLABSI 的定义及标准。

1. CLABSI 判定标准:中央导管呈留置状态,或当天拔除中央导管,或前一日已拔除中央导管的患者,首次满足以下标准之一时诊断为 CLABSI。

标准 1:1 套或以上血培养中分离出公认的病原菌,且与其他部位的感染无关。

标准 2:以下条件必须均满足。

① 不同时段抽取的 2 套或多套血培养,所分离出的微生物为常见共生菌。

② 患者至少有以下 1 种症状或体征:发热(体温>38 ℃)、寒战、低血压。

③ 症状和体征及阳性实验室结果与其他部位的感染无关。

标准 3:以下条件必须均满足。

① ≤1 岁的婴儿不同时段抽取的 2 套或多套血培养,所分离出的微生物为常见皮肤共生菌。

② 至少具有下列症状或体征之一：发热（肛温＞38 ℃）、低体温（肛温＜36 ℃）、呼吸暂停、心动过缓。

③ 症状和体征及阳性实验室结果与其他部位的感染无关。

注意事项：

① 导管尖端培养不能用来确定患者是否存在 CLABSI。

② 化脓性静脉炎导管尖端细菌半定量培养阳性，但血液培养阴性或者未做血液培养，应报告为心血管系统感染-静脉感染，而不是血流感染，也不是皮肤软组织感染-皮肤感染，或软组织感染。

③ 血培养阳性且导管穿刺部位存在局部感染的临床症状或体征，但没有发现其他部位感染，可以报告 CLABSI。

④ 常见皮肤共生菌包括类白喉杆菌（棒状杆菌属，白喉杆菌除外）、芽孢杆菌属（炭疽杆菌除外）、丙酸杆菌属、凝固酶阴性葡萄球菌（包括表皮葡萄球菌）、草绿色链球菌、气球菌属、微球菌属。

公认的病原菌如金黄色葡萄球菌、肠球菌属、大肠埃希菌、假单胞菌属、克雷伯菌属、假丝酵母菌属等。

2. 监测对象与方法：监测部门与对象包括重症监护病房、留置 CVC 的患者（成人或儿童）。

监测导管类型：CVC（锁骨下静脉、颈内静脉、股静脉）、输液港、PICC 等，可单列。

监测内容：

① 中央导管使用率和中央导管血流感染发病率。

② 中央导管相关血流感染预防组合措施依从性。

二、监测方法

1. 中央导管相关血流感染发病率监测

（1）重症监护病房指定专人（常为感控护士）于每日同一时间（如 8：00 或 24：00）登记监测科室患者日志（见表 3-8-2）；每天观察患者局部置管部位及全身反应（例如：置管部位有无红肿、液体渗出，置管部位有无疼痛或硬结，置管肢体有无红肿、疼痛，体温有无变化，液体输入情况，导管是否滑入体内及脱出，敷料情况），如有异常及时通知医生。

（2）临床医生当发现出现以下情况时，须警惕 CLABSI，应采集血培养：

① 发热（体温＞38 ℃）、寒战和/或低血压。

② ≤1 岁的患儿肛温＜36 ℃，呼吸暂停，心动过缓。

③ 静脉穿刺部位有脓液/渗出物。

④ 沿导管的皮下走向部位出现疼痛性红斑（排除理化因素）。

（3）感控专职人员负责检查 ICU 专人填写的患者日志（详见表 3-8-2，必须每日填写，可借助信息化手段以避免遗漏），并持续追踪中央导管置管患者全身和置管部位情况，查看医生病程记录、护理记录、体温单、微生物学检测结果等，向医师、护士了解情况，根据患者临床症状体征、相关检查（微生物学检测）结果判断是否为 CLABSI。如确定是，填写 CLABSI 登记表，详见表 3-8-3。

表 3-8-2　患者日志

_____年_____月

日期	住在 ICU 患者人数	留置中央导管患者人数
1		
2		
3		
4		
…		
总计		

注:如果患者留置 1 个以上中央导管,只记录一次。

表 3-8-3　CLABSI 登记表

住院号:_____　　姓名:_____　　性别:_____　　年龄:_____

入院日期:_____年_____月_____日　　出院日期:_____年_____月_____日

疾病转归:□治愈　□好转　□无变化　□恶化　□死亡

中央导管相关血流感染与死亡的关系:□直接　□间接　□无关

置管日期:	拔管日期:	感染日期:

导管类型

置管部位:□锁骨下静脉　□颈内静脉　□股静脉　□其他

判定标准(请在符合的标准的方框中打钩):

□标准 1	□标准 2	□标准 3
1 套或以上血培养中分离出公认的病原菌,且与其他部位的感染无关	以下条件必须均满足: ① 不同时段抽取的 2 套或多套血培养,所分离出的微生物为常见共生菌。 ② 患者至少有以下 1 种症状或体征:发热(体温>38 ℃)、寒战、低血压。 ③ 症状和体征及阳性实验室结果与其他部位的感染无关	以下条件必须均满足: ① ≤1 岁的婴儿不同时段抽取的 2 套或多套血培养,所分离出的微生物为常见共生菌。 ② 至少具有下列症状或体征之一:发热(肛温>38 ℃)、低体温(肛温<36 ℃)、呼吸暂停,心动过缓。 ③ 症状和体征及阳性实验室结果与其他部位的感染无关

有确认的病原体:□是　□否

送检日期	病原体

2. 中央导管相关血流感染预防组合措施依从性监测

（1）由经过培训的插管者或在场的观察者（如协助插管的护士）在插管时或插管后填写 CLABSI 预防措施依从性监测表，详见表3-8-4。

（2）医院感染监控专职人员负责抽查医护人员预防措施的依从性，每周至少抽查2例。

表3-8-4 CLABSI预防措施依从性监测

科室：_____ 患者编号：_____ 病历号：_____ 姓名：_____

性别：_____ 年龄：_____ 插管日期：_____

插管者：_____ 记录者：_____

插管者的职称：□研究生 □进修医师 □本院医师

置管地点：□ICU □非ICU

置管部位：□锁骨下静脉 □颈内静脉 □股静脉

此操作是：□非急诊操作 □急诊操作

a. 皮肤准备 □氯己定乙醇 □聚维酮碘 □乙醇 □其他_____

b. 使用无菌大单覆盖患者： □是 □否

c. 置管者洗手或手消毒： □是 □否

d. 置管者戴口罩、圆帽、无菌手套，穿无菌隔离衣： □是 □否

e. 接触/置入注射端口前使用合适的消毒剂消毒（摩擦注射端口至少15 s）： □是 □否

表3-8-5 CVC维护核查表

维护环节　检查项目	是	否
每天评估中心静脉导管留置必要性	□	□
按规定评估穿刺部位及中心静脉导管功能是否正常	□	□
每次接触导管、输液系统或附加装置前进行手卫生	□	□
按规定定期更换敷料及输液接头	□	□
使用一次性预充液或单剂量药液进行冲、封管	□	□
科室制订中央导管维护标准流程并严格执行	□	□
进行葡萄糖氯己定乙醇擦浴	□	□
紧急状态下的置管，是否在48 h内拔除或更换管路？	□	□

注：每天评估或每周固定评估几次。

3. 监测数据统计

（1）中央导管使用率

$$中央导管使用率 = \frac{中央导管插管总日数}{患者总住院日数} \times 100\%$$

（2）中央导管相关血流感染发生率

$$中央导管相关血流感染发生率 = \frac{中央导管相关血流感染病例数}{中央导管插管总日数} \times 1\,000‰$$

（3）单个预防措施依从率

$$单个预防措施依从率 = \frac{中央导管插管患者中某预防措施的依从人数}{中央导管插管的患者人数} \times 100\%$$

（4）干预组合依从率

$$干预组合依从率 = \frac{中央导管插管患者中干预组合的依从人数}{中央导管插管的患者人数} \times 100\%$$

4. 监测结果反馈：每月将中央导管血流感染发病率数据与我国监测网或本地区监测网数据进行比较。若感染率过高，应查找引起感染的原因，采取相应的控制措施；若感染率过低，也应查找原因，排除存在漏报等原因的影响。

将中央导管血流感染发病率、单个实践项目和干预组合的依从性数据反馈给监测科室，并根据观察与感染相关的因素，提出临床干预措施，持续改进。

三、干预流程与方法

1. 制订 CLABSI 监测及干预方案：明确规定 ICU 医务人员、微生物室工作人员以及医院感染监控专职人员的职责与任务。

2. 医务人员的教育和培训：对监测科室所有医护人员进行中央导管置管适应证、置管操作流程、导管维护、中央导管相关感染预防与控制以及导管相关感染的判定标准的教育，发放 CLABSI 标准操作流程海报、预防与控制手册等进行广泛宣传教育，配备速干手消毒剂，提高全科医护人员医院感染控制意识。

3. 干预措施

（1）置管者和配合者按照《医务人员手卫生规范》认真洗手和进行手消毒。

（2）置管者戴口罩、圆帽、无菌手套，穿无菌手术衣。

（3）置管时应遵守最大无菌屏障原则的要求，铺大无菌单（巾），覆盖除穿刺部位以外的全身。

（4）中央导管置管时，皮肤消毒剂首选≥0.5%氯己定醇溶液，也可用≥0.5%有效碘液、碘酊、70%乙醇；皮肤消毒范围的直径应在 15 cm 以上（成人）。消毒方法应以穿刺点为中心，螺旋状旋转用力擦拭，消毒至少 2~3 遍，待消毒剂自然干后方可穿刺。

（5）保持中央导管连接端口清洁，注射药物前应用合适的消毒剂（首选氯己定乙醇、聚维酮碘、70%乙醇）用力擦拭消毒至少 15 s，如有血迹等污染应当立即更换。

血培养标本采集

1. 血培养的相关术语

（1）套：从一个穿刺部位抽取血液分别注入一个或多个血培养瓶（通常包括需氧瓶和厌氧瓶）。

（2）污染菌：从血培养中分离到的可能是标本采集或转运过程中进入培养瓶的非致病性微生物。常见污染菌包括痤疮丙酸杆菌（痤疮皮肤杆菌）、微球菌属、芽孢杆菌属（不包括炭疽芽孢杆菌）、凝固酶阴性葡萄球菌（不包括路邓葡萄球菌）、气球菌属、棒杆菌属（不包括杰氏棒杆菌）等。

（3）污染率：单位时间内（如每月、每季度、每年）血培养污染套数与血培养总套数的比值。

2. 血培养的标本采集：血培养标本由护士或医师采集，建议有条件的医院组建专职采血小组。应制订标准化操作规程和步骤清单，并对采集人员进行培训。微生物学实验室工作人员应定期或不定期对血培养送检合格率进行评价，并及时反馈。

血培养送检合格率评价包括：标本标识，送检血培养瓶的种类、数量、有无破损、采血量、送检时间及污染率等。应控制污染率≤3%。一旦污染率超过标准，应及时从手卫生、采血过程等多方面综合查找原因，并及时与临床医护人员进行沟通，必要时进行再培训。一旦怀疑患者为血流感染，应在使用抗微生物药物之前立即采集血培养标本；对已使用抗微生物药物的患者，建议在下一次应用抗微生物药物之前采集标本。

采血量是影响血培养阳性率最重要的因素，保证足够血量可以采用双侧穿刺，每侧2瓶（需氧瓶＋厌氧瓶），每瓶8～10 ml。有研究表明，单点一次抽血采集足够血液总量同时接种所要求的血培养瓶，与多点采血的性能和灵敏度相当，但没有被后续共识或指南采纳。

对留置导管患者，如果疑似CRBSI，在准备拔除导管的情况下，建议在拔出导管的同时送检2套外周静脉血培养和导管尖端5 cm进行半定量培养。在不拔出导管的情况下建议至少同时采集2套血培养，一套从外周静脉采血，另一套从导管采血；对于多腔静脉导管，样本应取自所有管腔（每个管腔取相同体积），分别进行血培养。单独送检经导管抽取的血液或单独送检导管而不配套采集经皮穿刺血培养不能判断CRBSI。

建议采集者在采集前进行手卫生消毒，并且佩戴适当大小的一次性手套或无菌手套。去除血培养瓶上的塑料帽，用75%酒精消毒血培养瓶顶部塑胶塞，自然干燥60 s；再对拟采血部位进行皮肤消毒，可根据患者的年龄、过敏史等选用碘伏、70%氯己定-乙醇溶液、70%～80%乙醇溶液、70%异丙醇等消毒剂。消毒擦拭方法、时间和等待干燥的时间应严格遵循产品的使用说明，建议成人皮肤消毒面积直径为6～7 cm。皮肤消毒后血管穿刺前不能再次触摸皮肤（如有必要，应戴无菌手套）。

3. 监测血培养送检：送检标本的质量直接决定最终报告的质量。在开展监测的同时，也可以分别统计住院发热患者（以体温≥38.5 ℃为目标值）24 h内血培养送检指标占比、住院患者中连续两天发热（体温≥38.5 ℃）并送检血培养的患者占比。

四、导管日计算方法

如果拔除并重新置入中央导管,中央导管拔除后,患者经过至少一个完整 24 h,中央导管日数将重新开始。相反,如果一个新的中央导管是插入一个完整的 24 h,导管日数将继续,如表 3-8-6 所示。

表 3-8-6　中央导管日计算方法

患者编号	3月31日（住院第3天）	4月1日	4月2日	4月3日	4月4日	4月5日	4月6日
患者A	使用中央导管（第3天）	使用中央导管（第4天）	拔除中央导管（第5天）	重新置入中央导管（第6天）	使用中央导管（第7天）	拔除中央导管（第8天）	无中央导管
患者B	使用中央导管（第3天）	使用中央导管（第4天）	拔除中央导管（第5天）	无中央导管	重新置入中央导管（第1天）	使用中央导管（第2天）	使用中央导管（第3天）

五、判断病原体的同一性

1. 如果有 2 套血液培养出皮肤常见共生菌,其中 1 套结果鉴定到菌种,但另一套培养结果只有粗略的分类描述(如只鉴定到属名),可以认为分离出相同病原体。检验结果报告病原体种名,举例见表 3-8-7。

表 3-8-7　以病原体分类结果区分是否属相同菌株

第 1 套血液培养结果	第 2 套血液培养结果	结果报告
表皮葡萄球菌	凝固酶阴性葡萄球菌	表皮葡萄球菌
芽孢杆菌(非炭疽芽孢杆菌)	蜡杆芽孢杆菌	蜡杆芽孢杆菌
唾液链球菌	草绿色链球菌	唾液链球菌

2. 如果血液培养出皮肤常见共生菌,但 2 个菌株都没有进行耐药性测试,或只有 1 个菌株进行了测试,仍可视为病原体相同。

3. 如果血液培养出皮肤常见共生菌≥2 种,抗生素耐药性不同时,则判定为病原体不相同。以菌株的抗生素耐药性区分是否属相同菌株,举例见表 3-8-8。

表 3-8-8　以菌株的抗生素耐药性区分是否属相同菌株

菌株名称	A 分离菌株耐药情况		B 分离菌株耐药情况		解释
表皮葡萄球菌	所有药物	敏感	所有药物	敏感	相同
	甲氧西林	耐药	甲氧西林	敏感	不同
	头孢唑林	耐药	头孢唑林	敏感	

续表

菌株名称	A 分离菌株耐药情况		B 分离菌株耐药情况		解释
棒状杆菌	青霉素	耐药	青霉素	敏感	不同
	环丙沙星	敏感	环丙沙星	耐药	
草绿色链球菌	所有药物	敏感	红霉素	耐药	相同
			其他所有药物	敏感	

4. 抗生素耐药性测试结果为中度耐药(I)者,不应作为区分两种病原体是否相同的依据。

六、评判和统计血培养污染率

血培养污染率＝培养出"污染菌"的套数/接收血培养的总套数×100％。只有皮肤上和环境中常见菌群和现有知识认为不致病或致病性较弱的条件致病菌,才考虑可能为污染菌。根据文献报道和上述原则,我们对下面的细菌进行污染可能性判断:CoNS(凝固酶阴性葡萄球菌)、棒状杆菌属、细球菌、除炭疽芽孢杆菌外的芽孢杆菌、痤疮丙酸杆菌、草绿色链球菌。

(1)几乎完全可以确定为真阳性的细菌有:金黄色葡萄球菌、肺炎链球菌、大肠埃希菌和其他肠杆菌、铜绿假单胞菌和念珠菌。

(2)几乎可以确定为真阳性的细菌有:化脓性链球菌、无乳链球菌、李斯特菌、脑膜炎和淋病奈瑟球菌、流感杆菌、脆弱拟杆菌组、念珠菌属和新生隐球菌。

(3)常为污染或假阳性、也可为真阳性的细菌有:凝固酶阴性葡萄球菌(CoNS)、微球菌、草绿色链球菌、肠球菌和产气荚膜杆菌。

(4)常为污染或假阳性、极少为真阳性的细菌有:棒状杆菌属、除炭疽芽孢杆菌外的芽孢杆菌、痤疮丙酸杆菌。

对于可能是污染菌或者也可能是病原菌的菌种,通过如下方式进行污染排查:

(1)培养阳性套数:潜在的污染菌往往是从 1 套血培养中的 1 瓶或 2 瓶分离到的,如果不进行第 2 次第 2 瓶血培养作为比较,实际上不太可能对可疑的污染菌株进行区分。

根据送检多套中阳性的套数进行结果判读:

一套包括需氧和厌氧各 1 瓶,同时或相继采集≥2 套,在至少 2 套培养中仅 1 套生长者常为污染菌。79％的实验室认同该指征。

CoNS 阳性提示值(positive predictive value, PPV):1/1(1 套 1 瓶报阳)套阳性的 PPV 为 55％,1/2(2 套 1 瓶报阳)套阳性的 PPV 为 20％,1/3(3 套 1 瓶报阳)套阳性的 PPV 为 5％。

同套或不同套培养出相同细菌的 PPV:2/2(2 套 2 瓶报阳)套的 PPV 为 98.0％,2/3(3 套 2 瓶报阳)套的 PPV 为 90.9％,3/3(3 套 3 瓶报阳)套的 PPV 为 100％。

(2)过去和现在是否还有其他血培养或其他部位标本的培养结果:当只有这一次血培养,没有其他血培养和其他部位标本培养时,不能确定结果,需要同临床医生一起协商来确定结果,决定是否进行药敏试验。

两次以上分离细菌的菌种为同一种类时,进行药敏试验;菌种不符时,认为是污染菌,不进行药敏试验;当其他部位标本培养出同样细菌时,确定为病原菌,进行药敏试验。

（3）报阳时间

理论基础:菌血症者血中的细菌量(1～10 CFU/ml)应明显多于污染源的菌量。

众多研究表明,接种后3～5天阳性者多为污染菌;在儿科,15 h内出现阳性的PPV为84%。就平均生长时间而言,真阳性明显短于假阳性,但具体情况存在大量重叠,仅根据培养时间不能做出可靠判断。

（4）与临床符合情况

参考临床资料,支持医生做出真阳性判断的临床指标:体温过高(体温>40 ℃)或过低(体温<36 ℃),白细胞计数过高(>20×10⁹/L)或过低(<×10⁹/L),低血压等。

综合各方信息的临床高危因素有助于假阳性的判断,如PCT、超敏CRP、G试验可确定传染源的存在。对相关患者的病历进行回顾性调查,依据患者的病史、临床症状、白细胞计数、体温、其他部位的细菌培养的结果、放射影像学结果、病理学结果、抗生素治疗后的疗效情况、患者的疾病的发展变化情况,综合进行血培养的临床意义的确定。同时存在前两项指标,或前两项指标之一加后面其他指标中的两项时,确定有临床意义。

需要指出的是国内血培养送检率远低于国外平均水平。参考国际指南每1 000床位血瓶送检量指标评估方法,按床位占用率为80%、送检率为100/1 000计(推荐),每千床位血瓶月送检量＝1 000×80%×30×100/1 000×2＝4 800瓶,而国内三甲医院的水平在500～1 500瓶之间,可以看出提升的空间还比较大。

第九节　导尿管相关尿路感染监测

一、概述

导管相关尿路感染监测的基本形式即依据循证医学的相关研究,设计收集导尿管相关尿路感染(CA-UTI)危险因素信息的尿路感染相关监测表格(电子化或纸质表),用于收集个案病例及某一时间段(通常是 1 个月)内感染发生情况,一般包括患者基本信息、留置尿管的相关信息、相关危险因素等,附加信息则可包括 CA-UTI 的诊断标准、患者是否有血流相关感染、是否死亡以及病原菌分离培养情况。定期(如每月)通过计算患者总住院日数、患者留置导尿管总日数,计算留置导尿管使用率及导尿管相关尿路感染发病率。推进医院感染管理信息化建设,逐步实现医院感染危险因素如导管相关尿路感染危险因素相关信息主动收集、自动分析与预警,有效提高医院感染监测效率和效果,有助于科学推进循证感控措施有效落实。

1. 判定标准

美国 CDC/NHSN 导管相关尿路感染诊断标准将 CA-UTI 分为两类:有症状性尿路感染和无症状菌血尿路感染。

(1) 有症状性尿路感染(symptomatic urinary tract infection,SUTI)的监测标准:

① 尿管保持留置状态:患者留置导尿>2 天,留置尿管当天为第 1 天,导管保持留置状态时,以下标准要素同时首次呈现:

a. 患者至少有以下 1 项症状或体征:发热(体温>38 ℃),耻骨上压痛*,肋脊角疼痛或压痛*。

b. 一次阳性尿培养微生物种类不多于 2 种,且菌落数≥10^5 CFU/ml,若菌落数≥10^3 且<10^5 CFU/ml,还需同时至少具备以下 1 项结果:

• 白细胞酯酶和/或亚硝酸盐试纸检测阳性;

• 脓尿(非离心尿标本 WBC≥$10/mm^3$ 或离心尿标本 WBC>5 个/HP);

• 非离心尿革兰染色可见微生物。

② 已拔除尿管:患者留置导尿>2 天,同时首次出现以下标准要素之日或之前 1 日已拔除尿管。

a. 患者至少有以下 1 项症状或体征:发热(体温>38 ℃)、尿急*、尿频*、排尿困难*、耻骨上压痛*、肋脊角疼痛或压痛*。

b. 一次阳性尿培养微生物种类不多于 2 种,且菌落数≥10⁵ CFU/ml,若菌落数≥10³ 且<10⁵ CFU/ml,还需同时至少具备以下 1 项结果:

- 白细胞酯酶和/或亚硝酸盐试纸检测阳性;
- 脓尿(非离心尿标本 WBC≥10/mm³ 或离心尿标本 WBC>5 个/HP);
- 非离心尿革兰染色可见微生物。

③ <1 岁患儿留置导尿>2 天,留置尿管当天为第 1 天,导管保持留置状态时,以下标准要素同时首次呈现:

a. 至少有以下 1 种症状或体征:发热(核心体温>38 ℃)、低体温(核心体温<36 ℃)、呼吸暂停*、心动过缓*、尿痛*、嗜睡*、呕吐*。

b. 一次阳性尿培养微生物种类不多于 2 种,且菌落数≥10⁵ CFU/ml,若菌落数≥10³ 且<10⁵ CFU/ml,还需同时至少具备以下 1 项结果:

- 白细胞酯酶和/或亚硝酸盐试纸检测阳性;
- 脓尿(非离心尿标本 WBC≥10/mm³ 或离心尿标本 WBC>5 个/HP);
- 非离心尿革兰氏染色可见微生物。

注:* 表示无其他原因可解释。标准要素应该在不超过 1 天的时间间隔内出现。

(2)无症状菌血尿路感染(asymptomatic bacteremia urinary tract infection,ABUTI)须同时符合以下 3 条监测标准:

a. 患者留置导尿>2 天(留置尿管当天为第 1 天)未出现上述临床症状或体征。

b. 一次阳性尿培养菌落数≥10⁵ CFU/ml 且微生物种类不多于 2 种。

c. 一次阳性血培养至少有一次与尿培养泌尿系统致病性微生物相匹配;或者当匹配的泌尿系统病原微生物为皮肤常见共生菌时,至少有 2 次来自不同部位的血培养结果匹配。

泌尿系统病原微生物包括革兰阴性杆菌、葡萄球菌、酵母菌、溶血性链球菌、肠球菌、阴道加德纳菌、脲气球菌、棒状杆菌(脲酶阳性)。棒状杆菌(脲酶阳性)可非特指棒状杆菌种,也可特指解脲棒状杆菌。

二、目标性监测方案

1. 监测范围:留置导尿持续 2 天以上的重症监护病房、康复病房、卒中病房等住院患者,留置导尿管当天为第 1 天。

2. 监测方法:采用前瞻性监测方法,主动收集信息,感控专职人员主动监测与医务人员报告相结合的方式。

3. 监测项目准备

(1)制订本单位监测方案:明确监测数据收集流程与各部门职责等。

(2)培训:诊断标准以及与诊断相关的病情观察、微生物培养标本采集时机与方法等。

注意:培训目的是准确获得监测数据,而不是落实 CA-UTI 预防控制措施。

(3)按照监测方案,及时、准确填报监测数据。资料包括器械使用率(器械使用天数、器械使用率）、导尿管相关尿路感染率（当月留置导尿 2 天以上患者数、采集微生物培养尿标本送检人数与送检率、发生尿管相关尿路感染数）。

注意：尿标本微生物培养统计的送检人数，当 1 名患者多次送检尿标本进行培养时，只统计为 1 例。

具体需要填报的信息见表 3-9-1 与表 3-9-2。

表 3-9-1 CA-UTI 监测日志

日期	留置导尿管患者数	住院患者数	日期	留置导尿管患者数	住院患者数
1			17		
2			18		
...			...		
15			31		
16					

表 3-9-2 CA-UTI 调查表（可嵌入信息系统）

患者姓名：	床号：	住院号：	ICU 类型：
性别：□男 □女		年龄： 岁	
入院日期： 年 月 日		出院日期： 年 月 日	
疾病诊断：1. _____ 2. _____ 3. _____ 4. _____ 5. _____			
CA-UTI 诊断时插管状态：□插管中 □拔管后 48 h 内			

请选择留置导尿管指征

□患者有急性尿潴留或膀胱出口梗阻
□危重症患者尿量精确测量
□接受泌尿系手术或其他泌尿生殖道毗邻结构手术的患者
□手术过程需进行尿量监测
□预期手术时间长（需在麻醉复苏室拔出导尿管）
□患者手术过程中预计进行大容量灌注或用利尿剂
□有开放性骶骨或会阴伤口的尿失禁患者的辅助治疗
□患者需长期固定卧床（如：患者有潜在的不稳定胸椎、腰椎、骨盆骨折等多重外伤）
□临终关怀患者或需要提高患者生活质量者
□其他

插管人员：□麻醉师 □ICU 医生 □外科医生 □内科医生 □急诊医生 □护士 □其他

插管地点：□手术室 □ICU □病房 □急诊室 □其他

引流袋类型	插管日期	拔管日期	CA-UTI 诊断类型	感染日期
□抗返流 □普通	年 月 日	年 月 日	□SUTI □ABUTI □否	年 月 日

临床表现与实验室检查培养

≥1 岁患者临床表现	<1 岁患儿临床表现

		□发热(核心体温>38 ℃) □低体温(核心体温<36 ℃) □呼吸暂停　□心动过缓　□尿痛　□嗜睡 □呕吐
□发热(体温>38 ℃)　□耻骨上压痛　□肋脊角疼痛或压痛　□尿急　□尿频　□排尿困难		

检查与培养	尿标本微生物送检日期:(1)　　年　　月　　日;(2)　　年　　月　　日;(3)　　年　　月　　日		
	血标本微生物送检日期:(1)　　年　　月　　日;(2)　　年　　月　　日;(3)　　年　　月　　日		
	□一次阳性尿培养微生物种类不多于2种,且菌落数≥10^5 CFU/ml		
	□一次阳性尿培养微生物种类不多于2种,菌落数≥10^3 且<10^5 CFU/ml	□白细胞酯酶和/或亚硝酸盐试纸检测阳性	
		□脓尿(非离心尿标本白细胞计数≥$10/mm^3$ 或离心尿标本白细胞计数>5 个/HPF)	
		□非离心尿检革兰染色可见微生物	
	□一次阳性血培养至少有一次与尿培养泌尿系统致病性微生物相匹配;或者,当匹配的泌尿系统病原微生物为皮肤常见共生菌时,至少有2次来自不同部位的血培养结果匹配。		

死亡:□是　□否	CA-UTI 导致死亡:□是　□否
病原体检测阳性:□是　□否	如果是,标本来源:□尿培养　□血培养
病原菌名称	送检日期:　　年　　月　　日
是否为多重耐药菌:□是　□否	如果是,请选择:□MRSA　□VRE　□DTR-P　□CRE □CR-AB　□其他

填表说明:

1. 只有当尿急、尿频、排尿困难、耻骨上压痛、肋脊角疼痛或压痛、呼吸暂停、心动过缓、尿痛、嗜睡、呕吐等症状与体征不能用其他原因解释且呈现的时间间隔不超过1天时,才认为与 CA-UTI 诊断相关,在对应的选项上画钩;尽可能将表格填写完整。

2. 医务人员应及时查看患者尿常规检查,若白细胞酯酶和/或亚硝酸盐试纸检测阳性,应留尿标本培养。依据检测结果,无临床表现的患者应综合分析血培养情况,依据 CA-UTI 标准及时诊断报告。

(4) CA-UTI 干预措施评价:依据建立的 CA-UTI 干预措施评价表进行培训,建议临床医务人员、医院感染管理者可参考干预措施评价表对预防与控制措施落实情况自评、他评、感染风险分析与评价。

4. 监测流程与要求

(1) 医务人员应及时观察患者病情变化并及时记录。

(2) 指定专人负责(通常为科室兼职感控护士),每日填写 CA-UTI 监测日志(详见表3-9-1),准确填写住院患者数、留置导尿管患者数(可通过信息系统获取)。应每天在相对固定的观察时间内准确填写,如24:00填写,每月5日前汇总报告。

(3) 留置导尿2天以上的患者,由管床医生填写 CA-UTI 调查表(详见表3-9-2),1名患者对应1份调查表,拔管2天后填写完整,由感控护士协助收集、汇总,报医院感染管理专职人员。

(4) 感控专职人员每周至少2次到病房核查监测数据填写情况,督促医生对出现感染表现的患者及时、正确采集尿标本进行培养;对于留置导尿 2 天以上的无临床表现患者,应及时查看患者尿常规检查,若白细胞酯酶和/或亚硝酸盐试纸检测阳性,应留尿标本培养。依据检测结果,判定是否需要进一步采集血培养送检。依据 CA-UTI 诊断标准及时诊断报告。

(5)感控专职人员应及时与管床医生、兼职感控护士沟通,一旦发现监测数据填报等问题及时与科室沟通;并通过监测电子病志系统、LIS 等信息系统及入科室调查发现监测目标病例,如有漏报、信息填写不规范等情况,及时补报并修正;核实置管地点、置管人员、抗菌药物使用及诊断依据等信息。

(6)对符合 CA-UTI 监测标准的患者,管床医生应及时诊断报告。

(7)感控专职人员每月统计留置导尿管使用率、留置导尿管相关尿路感染发病率、尿标本微生物培养送检率,并结合 CA-UTI 调查表,采用主动分析方法,分析发生 CA-UTI 的危险因素。根据情况,每月或每季度反馈包括手卫生依从性在内的监测数据,评价感控措施落实情况,提出改进建议,并持续观察改进情况。

5. 计算公式

$$留置导尿管使用率 = \frac{留置导尿管患者日数}{患者总住院日数} \times 100\%$$

$$留置导尿管相关尿路感染发病率 = \frac{留置导尿管患者中尿路感染人数}{患者留置导尿管总日数} \times 1\,000‰$$

6. CA-UTI 干预措施评估

因留置导尿管的隐私问题,有些干预措施可能难于由执行者之外的人进行观察评估,在可能的情况下,置管者或感控专职人员可参照 CA-UTI 干预措施评估表(表 3-9-3)对诊疗行为进行自评、他评及危险因素评价。

表 3-9-3 CA-UTI 干预措施评估表

采取的防控措施	是否实施	其他需要说明的情况
有留置导尿管适应证	□是 □否	
是否必须保持插管状态	□是 □否	
因预期手术时间长而使用留置导尿管在麻醉复苏室拔出	□是 □否	
检查无菌导尿包灭菌日期及包装完整性等,确保使用安全	□是 □否	
导尿管型号等是否与患者年龄、性别、尿道情况等相匹配	□是 □否	
严格执行无菌操作,正确铺无菌巾,导尿过程无可判定的外源性污染,插管时动作轻柔	□是 □否	
留置导尿采用密闭式引流装置,引流装置通畅	□是 □否	
患者知晓置管后正确维护方法	□是 □否	

采取的防控措施	是否实施	其他需要说明的情况
导尿管插入深度适宜,插入后,向水囊注入 10～15 ml 无菌水,轻拉尿管以确认尿管固定稳妥	□是　□否	
集尿袋高度低于膀胱水平,避免接触地面	□是　□否	
活动或搬运患者时夹闭引流管,防尿液逆流	□是　□否	
留置尿管维护过程手卫生规范要求	□是　□否	
使用个人专用的收集容器及时清空集尿袋中尿液	□是　□否	
清空集尿袋中尿液时遵循无菌操作原则,集尿袋出口未触碰收集容器	□是　□否	
微生物培养留取尿标本方法正确。小量尿标本:消毒导尿管后,用无菌注射器抽取。大量尿标本:可使用无菌集尿袋	□是　□否	
微生物培养标本常温保存,2 h 内送检	□是　□否	
留置导尿期间每日清洁或冲洗尿道口,大便失禁者清洁后消毒	□是　□否	
患者沐浴或擦身时导管浸入水中	□是　□否	
导尿管阻塞或不慎脱出、留置导尿装置无菌性和密闭性被破坏时,立即更换导尿管	□是　□否	
患者出现尿路感染时,及时更换导尿管,并留取尿液进行微生物病原学检测	□是　□否	
每天评估留置导尿管的必要性,尽早拔管	□是　□否	
其他:		

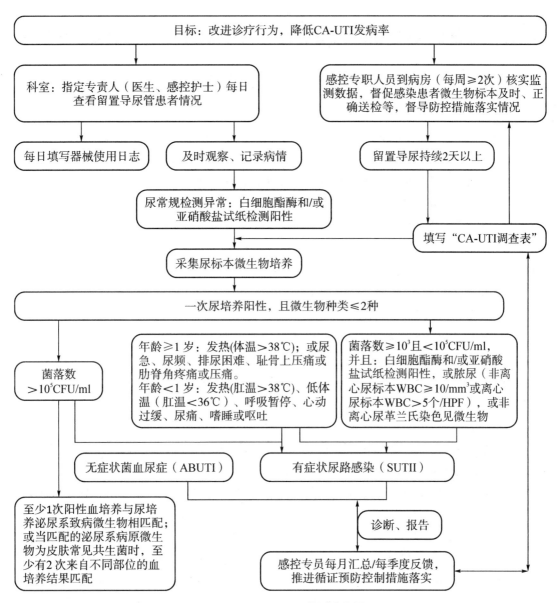

图 3-9-1 CA-UTI 监测流程图

尿培养标本采集与运送

尿液的细菌学检查对于尿路感染的诊断具有重要价值。正常人体内的尿液是无菌的,而外尿道有正常菌群寄居。尿液经尿道排出时受到尿道中细菌的污染而混有细菌,但细菌数不超过 10^3 CFU/ml。患有泌尿系统感染时,尿中细菌数高于 10^3 CFU/ml,结合临床表现或其他检验结果作为诊断泌尿系统感染的依据。

(1)尿培养标本采集指征:有下列体征之一者,应进行尿培养:

① 有典型尿路感染症状与体征;

② 肉眼脓尿或血尿;

③ 尿常规检查表现为白细胞酯酶或亚硝酸盐阳性;

④ 不明原因的发热,无其他局部症状;

⑤ 留置导尿管的患者出现发热;

⑥ 膀胱排空功能受损;

⑦ 泌尿系统疾病手术前。

(2)采集方法:标本采集应力争在未使用抗生素之前或停用抗生素 5 天后留取尿液,注意避免消毒剂污染标本。采集方法有:

① 清洁中段尿法:最常用。推荐留取早晨清洁中段尿标本。

患者准备:睡前少饮水,清晨起床后用肥皂水清洗会阴部,女性应用手分开大阴唇,男性应将包皮上翻,仔细清洗,再用清水冲洗尿道口周围。

采样:开始排尿,将前段尿排去,中段尿约 5～10 ml 直接排入专用的无菌试管中,不少于 1 ml,立即送检。

婴儿:消毒其会阴部后,将无菌小瓶直接对准尿道口用橡皮膏贴于皮肤上,待排尿后立即送检。该方法留取的标本易受会阴部细菌污染,应注意正确采集。

② 耻骨上膀胱穿刺法:使用无菌注射器直接从耻骨上经皮肤消毒穿入膀胱吸取尿液,是评估膀胱内细菌感染的金标准方法,尤其做厌氧菌检查时必须采用膀胱穿刺法。但一般患者难以接受该方法。穿刺时膀胱应充盈,皮肤严格消毒后用装有 19 或 20 号针头的注射器在耻骨联合距脐 1/3 处穿刺。主要用于厌氧菌培养或留取标本困难的婴儿尿标本采集。

③ 留置导尿管收集尿液:彻底消毒导尿管外部,按无菌操作方法用注射器穿刺导尿管吸取 5～10 ml 尿液,置于无菌试管中送检。操作时应防止混入消毒剂。

注意不能从尿液收集袋中采集尿液,导尿管末端的尿液也不能用于培养。

特别说明:对于长期留置导尿的患者,获取尿液样本进行培养的首选方法是更换导尿管,并从新留置的导尿管中收集样本。

④ 直接导尿：会阴局部消毒后，用导尿管直接经尿道插入膀胱，获取膀胱尿液，一般插入导管后先让尿流 15 ml 再留取培养标本。

该法极易将下尿道细菌引入膀胱，导致继发感染，一般不提倡使用。

禁止把导尿管与尿袋拔开后收集尿液。

⑤ 小儿收集包：对于无自控能力的小儿可应用收集包收集尿液。由于使用这种装置很难避免会阴部菌群污染产生假阳性，所以只有在检验结果为阴性时才有意义。如果检验结果为阳性，应结合临床进行分析，必要时可使用耻骨上膀胱穿刺或导尿法留取尿液进行复检。

怀疑结核分枝杆菌感染时，可用一清洁容器留 24 h 尿液取其沉渣 10～15 ml 送检。

（3）标本运送和验收：标本采集后立即送检，如 30 min 内不能及时培养，因室温有利于病原菌和污染菌生长繁殖，因此尿液必须 4 ℃冷藏，最长不能超过 24 h 送检。多次收集或 24 h 尿不能用于培养。

（4）标本验收

① 标本标识与申请单相符。

② 标本容器无溢漏、渗出，加盖密封。

③ 送检时间未超过规定的标本保存时间。

④ 申请单上必须注明患者症状是否明显，这对于定量培养分析非常重要，尤其只有少量尿液标本时。

⑤ 标本离心镜检，有较多鳞状上皮的标本，脓细胞较少而细菌较多的标本或有大量尿结晶析出的标本均为不合格标本。

第十节 抗菌药物合理应用监测

一、概述

2010 年原国家卫计委建立了全国抗菌药物临床应用监测网,开始对全国各级各类医院抗菌药物的使用情况进行监控,在推动全国抗菌药物合理应用方面发挥了重要作用。目前,抗菌药物合理使用的相关指标被纳入公立医院绩效考核,正确认识成人限定日剂量(defined daily dose, DDD)及使用强度的意义,科学运用监测数据包括合理运用强度等指标,指导抗菌药物科学管理。新形势下药品带量采购、集采和新医保付费等相关政策措施的出台和实施对做好抗菌药物应用的科学管理,尤其是合理应用,带来新的压力和挑战。抗菌药物合理使用是医院感染管理的重点,也是难点。

1. 监测目的:为调查分析抗菌药物使用情况,对不合理用药提出纠正与改进指导,提高抗菌药物临床使用水平,预防耐药菌产生。

2. 监测对象:住院(出院)病历、门诊处方。

3. 监测人员:宜由医院感染管理专职人员与临床医师和临床药师共同组成。

4. 监测内容

(1) 住院(出院)患者抗菌药物使用率、使用强度和特殊级抗菌药物使用率、使用强度。

(2) Ⅰ类切口手术抗菌药物预防使用率、品种选择、给药时机和使用疗程合理率。

(3) 门诊抗菌药物处方比例、急诊抗菌药物处方比例。

(4) 抗菌药物联合应用情况。

(5) 感染患者微生物标本送检率。

(6) 抗菌药物品种、剂型、规格、使用量、使用金额,以及抗菌药物费用占药品总费用的比例。

(7) 分级管理制度的执行情况。

(8) 临床医师抗菌药物使用合理性评价。

二、监测方法

可采用普查和抽样调查的方法,调查某日或某时间段住院(出院)抗菌药物使用情况,也可由医院自行决定。如针对碳青霉烯类、替加环素临床使用情况(参考表 3-10-1、表 3-10-2 临床应用评价细则),重症监护病房、血液科、新生儿室、神经科、呼吸科等重点环节开展专项监测,开展感染病例多专业、多学科会诊等。

表 3‑10‑1 碳青霉烯类抗菌药物临床应用评价细则

评价细则		评价结果	备注
第一部分:适应证	① 多重耐药但对该类药物敏感的需氧革兰阴性杆菌所致严重感染,包括血流感染、肺炎、上尿路感染、中枢神经系统感染、腹腔感染等。 ② 脆弱拟杆菌等厌氧菌与需氧菌混合感染的重症患者。 ③ 粒缺伴发热等病原菌尚未查明的免疫缺陷患者中重症感染的经验治疗。 ④ 耐碳青霉烯类肠杆菌科细菌(CRE)感染[1]		
第二部分:品种选择评价	① 中枢神经系统感染应选用美罗培南和帕尼培南,如考虑耐药革兰阴性杆菌所致应选用美罗培南;不宜选用亚胺培南、比阿培南和厄他培南。 ② CRE 感染及重症感染应选用推荐剂量较大的亚胺培南和美罗培南。 ③ 铜绿假单胞菌、不动杆菌属等非发酵菌的感染不应选用厄他培南。 ④ 妊娠患者不推荐选用亚胺培南、帕尼培南和比阿培南。 ⑤ 儿童不推荐选用比阿培南		
第三部分:用法、用量及配伍	① 用法错误。 ② 用量错误[2]。 ③ 肾功能不全患者,给药方案根据肾功能进行调整[2]。 ④ 宜单瓶输注,不与任何药物配伍。 ⑤ 厄他培南不得使用含葡萄糖的液体作为溶媒。 ⑥ 本类药物均应避免与丙戊酸联合使用。 ⑦ 亚胺培南应避免与更昔洛韦联合使用		
第四部分:病原学及疗效评估	① 使用抗菌药物前有相应病原学送检,指细菌培养(含院外有效病原学证据)。 ② 治疗中应做评估疗效的动态实验室检查,如血常规、PCT 及细菌培养等		
第五部分:特殊使用级抗菌药物处方与会诊[3]	① 处方由具有高级职称的医生开具,须有信息化支持。 ② 及时请院内或院外特殊使用级抗菌药物会诊专家进行会诊,并有会诊记录。 ③ 越级使用仅限 24 h 内,并有相应病程记录		
建议:			

注释:

1. 适用于 MIC≤8 μg/ml 的 CRE 感染(如与多黏菌素联用则 CRE 的 MIC 可为 16～32 μg/ml),使用时应加大剂量,延长输注时间并联合其他抗菌药物。

2. 推荐剂量(附后)。

3. 部分地区厄他培南在抗菌药物分级管理目录中属于限制使用级,遇此情况无须进行第五部分评价。

表 3‐10‐2　替加环素临床应用评价细则

评价细则		评价结果	备注
第一部分：适应证	① 复杂性腹腔感染、复杂性皮肤和软组织感染、社区获得性肺炎的重症患者。 ② 多重耐药鲍曼不动杆菌感染（不包括中枢神经系统和尿路感染）。 ③ 碳青霉烯类耐药肠杆菌科细菌感染（不包括中枢神经系统和尿路感染）		
第二部分：给药方案	① 治疗广泛耐药革兰阴性菌感染不宜单药治疗； ② 首剂负荷量 100 mg，维持量每 12 h 50 mg。≥8 岁儿童及青少年：8～11 岁，每 12 h 1.2 mg/kg，最大剂量为每 12 h 输注 50 mg；12～17 岁，每 12 h 50 mg。 ③ 肝功能不全：轻中度肝功能不全（Child Pugh 分级 A 和 B 级）患者无须调整剂量；重度肝功能损害（Child Pugh 分级 C 级）患者剂量应调整为首剂 100 mg，然后每 12 h 25 mg。 ④ 治疗 HAP 或 VAP 时，可增加剂量，维持剂量可达每 12 h 100 mg；治疗考虑是 CRE、耐碳青霉烯类鲍曼不动杆菌（CR-AB）引起的重症感染，可考虑剂量加倍		
第三部分：病原学及疗效评估	① 使用抗菌药物前有相应病原学送检，指细菌培养（含院外有效病原学证据）。 ② 治疗中应做评估疗效的动态实验室检查，如血常规、PCT 及细菌培养等		
第四部分：特殊使用级抗菌药物处方与会诊	① 处方由具有高级职称的医生开具，须有信息化支持。 ② 及时请院内或院外特殊使用级抗菌药物会诊专家进行会诊，并有会诊记录。 ③ 越级使用仅限 24 h 内，并有相应病程记录		
建议：			

医疗机构应加快抗菌药物合理应用监测信息平台的建设，逐步实施实时动态化监控，提高管理效率与管理成效。为便于与其他医院进行比较，可参照《抗菌药物临床应用监测技术方案》开展相关监测，方法如下：

1. 抽查与分析住院患者的抗菌药物使用情况

（1）每年度分别从不同月份指定时间段（如 6 月、12 月第 2 周）全院出院患者的病历中随机抽取一定份数（如 30 份），填写住院患者抗菌药物使用情况调查表（详见表 3‐10‐3），并统计住院患者使用抗菌药物的百分率。

（2）每年度分别从不同月份指定时间段（如 6 月、12 月第 2 周）全院手术科室出院患者的病历中随机抽取一定份数（如 30 份），填写围手术期患者抗菌药物使用情况调查表（详见表 3‐10‐4），并统计外科预防使用抗菌药物的百分率。

表 3-10-3 住院患者抗菌药物使用情况调查表(首页)

调查日期: 年 月 日 填表人:

____年____月____日至____年____月____日 总出院人数(周):_____

病历号:_____ 序号:_____

1	基本情况	性别:□男 □女 年龄:_____岁 入院时间: 出院时间:
2	诊断	1._____ 2._____ 3._____ 4._____ 5._____ 6._____
3	过敏史	□青 □头孢 □β-酰胺酶抑制剂 □氨 □四 □大 □喹 □磺胺 □其他
4	科别	□内 □外 □妇 □儿 □中医 □眼科 □口腔 □耳鼻喉 □ICU □其他
5	用药目的	□治疗 □预防 □未用药 感染:□有(诊断_____) □无
6	围手术期 用药时间	手术名称: 切口类别:□Ⅰ □Ⅱ □Ⅲ 术前用药时间:□≤2 h □>2 h □未用 术中追加(□有/□无) 手术持续时间: 术后停药时间:□≤24 h □>24 h □≤48 h □>48 h □3~7 天 □>7 天

7	用药情况 (治疗选"□" 预防选"△")	用药目的	通用名	用法用量	用药频率	总用量	起止时间(年、月、日)
		□ △					
		□ △					
		□ △					
		□ △					
		□ △					
		□ △					
		□ △					
		累计使用抗菌药_____种 _____天					

8	费用/元	住院总费用: 住院药品总费用: 住院抗菌药物总费用:
9	治疗用药前	体温: ℃ 白细胞计数: ALT: AST: BUN: Cr: 病原学检测:□做(□检出/□未检出) □未做 药敏试验:□做(□相符/□不相符) 未做
10	治疗用药后	体温: ℃ 白细胞计数: ALT: AST: BUN: Cr: 病原学检测:□做(□检出/□未检出) □未做 药敏试验:□做(□相符/□不相符) □未做
11	抗感染 治疗结果	□治愈 □好转 □无效 □死亡 继发(医院)感染(□有/□无)

续表

12	用药合理性评价(单位意见)(合理选"○",不合理选"◇")	○ ◇适应证　　　　○ ◇病原学检测　　　　○ ◇药敏试验　　　　○ ◇药物选择 ○ ◇用法用量　　　　○ ◇用药途径　　　　○ ◇治疗用药疗程 ○ ◇联合用药(□品种多/□有拮抗/□无指征/□增加毒性/□理论上无协同) 围手术期用药时间(○ ◇ 术前/○ ◇术中/○ ◇术后) ○ ◇发生 ADR 处置　　　　○ ◇频繁换药　　　　○ ◇禁忌证
13	用药合理性评价(专家意见)(合理选"○",不合理选"◇")	○ ◇适应证　　　　○ ◇病原学检测　　　　○ ◇药敏试验　　　　○ ◇药物选择 ○ ◇用法用量　　　　○ ◇用药途径　　　　○ ◇治疗用药疗程 ○ ◇联合用药(□品种多/□有拮抗/□无指征/□增加毒性/□理论上无协同) 围手术期用药时间(○ ◇ 术前/ ○ ◇术中/ ○ ◇术后) ○ ◇发生 ADR 处置　　　　○ ◇频繁换药　　　　○ ◇禁忌证
14	备注	

填写说明:每年度分别从 6 月、12 月第 2 周全院出院患者的病历中随机抽取 30 份,填写本表。如病历数不够可顺延 1 周,需在本表 1 首页"(　　周)"中注明。

表头:"　年　月　日至　年　月　日"指抽取病历的时间。

总出院人数(周、月、年):指所抽取的本(周、月、年)出院病历总人数。

1. 基本情况:在性别项方框中打钩,年龄填实足年龄,入院时间及出院时间填具体年、月、日。

2. 诊断:填写本次住院的最后诊断。

3. 过敏史:既往对某一抗菌药曾发生过敏反应,即在该药方框中打钩。

4. 科别:指该患者所属科室。"外"涵盖除妇、儿、中医、五官、ICU 外的手术科室,如普外、胸外、骨科、烧伤等。

5. 用药目的:指本次使用抗菌药物的目的,在治疗与预防项选一项打钩,并在感染有与无选一项打钩,同时写明感染诊断。

预防:针对有或无潜在感染的危险因素而使用抗菌药物,以防止感染发生。包括无感染指征但有污染的伤口、伴有免疫缺陷疾病或严重合并症、手术操作可能污染(如:手术时间长、手术部位受损严重、各种介入性操作等)以及老年人、营养不良、长期使用激素或抗生素及长期进行放疗、化疗的人。

治疗:指使用抗菌药物医治细菌性感染。即病原学检查证实有细菌感染,实验室检查证实有细菌感染,有明确的感染部位、性质和诊断(如外科伤口感染的局部表现红、肿、热、痛等以及感染的伤口存在)。

6. 围手术期用药

手术名称:本次住院所做手术名称。

切口类别:

Ⅰ. 指清洁切口,为非感染性手术切口,手术中未发现炎症,也未进入呼吸道、消化道、生殖道或未感染的泌尿道(清洁切口手术主要为选择性手术)。

Ⅱ. 指清洁-污染切口,是在控制条件下侵入呼吸道、消化道、生殖道或泌尿道的手术切口,且未发生意外的污染。

Ⅲ. 指污染切口,此类切口包括开放性新鲜伤口或肠道有渗出物,在炎症部位附近开刀,原有创伤、坏死组织,内脏穿孔,附近有感染组织。

术前用药时间:手术开始之前用药时间,三项中选一项打钩。

术中追加:手术过程中是否使用抗菌药物,二项中选一项打钩。

术后停药时间:手术结束后继续使用抗菌药物的停药时间,在三组中选一组中的一项打钩。

手术持续时间:从手术开始到手术结束所用时间。

7. 用药情况:填写所用药物的通用名称,勿填写商品名;以及药品用法、用量、用药频数、总用量、用药起止时间(开始用药时间与停药时间均应填写年、月、日)、累计使用抗菌药物种数及天数。

8. 费用:

住院总费用:指该次住院的全部费用。

住院药品总费用:指该次住院所用中西药品的全部费用。

住院抗菌药物总费用:指该次住院所用抗菌药物的全部费用。

9. 治疗用药前:指"治疗"使用抗菌药物前的一些检查项目。

10. 治疗用药后:指"治疗"使用抗菌药物后的一些检查项目。

    *体温应填基本正常较平稳后的那一天的体温。

11. 抗感染治疗结果:用抗菌药物"治疗"的患者应在下列疗效结果中选一项打钩。

治愈:指感染的临床症状、体征改善,各项实验室指标恢复或接近正常,病原菌经反复检测后转阴。

好转:指感染症状基本改善,各项实验室指标、病原菌检测经反复检查后大多数好转或转阴。

无效:指感染症状未被改善或反而加重,各项实验室指标、病原菌检测经反复检查后未改善或转阴,需改换抗生素治疗或在原有感染基础上诱发新的感染等。

死亡:指患者最终因感染治疗无效而死亡。

继发(医院)感染:指本次住院期间发生新的感染。

    *手术患者选择"预防"用药者仅在继发(医院)感染"有"/"无"中选一项打钩,前4种结果不必打钩。

12. 用药合理性评价:根据前几项填写情况,参考合理性评价标准,并结合患者病情进行评价,评价结果逐项打钩,各项○/◇只能选一个。若联合用药选择"不合理"(◇),则需在括弧内的相应项目打钩。

13. 由专家组进行评价后填写。

14. 备注:该病历需要向专家组说明的问题,可写在备注栏内。

15. 其他说明:患者住院期间若前后分住两个以上科室,或分别在不同时间段做两个以上手术,应分别填写2张以上表格,并分别进行合理性评价。

16. 用药合理性评价标准:请按《抗菌药物临床应用指导原则(2015版)》评价,个别具体情况由本院药事管理委员会组织有关专家判断。

17. 抗菌药物分类参考《抗菌药物临床应用指导原则(2015版)》。

表3-10-4 围手术期患者抗菌药物使用情况调查表(首页)

调查日期: 年 月 日　　　　　　　　　　填表人:

____年____月____日 至 ____年____月____日　手术科室总出院人数(周):_____

病历号:_____　　　　　　　　　　　　序号:_____

1	基本情况	性别:□男 □女　年龄:_____岁　　入院时间:　　　出院时间:						
2	诊 断	1. _____　　　　2. _____　　　3. _____						
3	过敏史	□青 □头孢 □β-酰胺酶抑制剂 □氨 □四 □大 □喹 □磺胺 □其他						
4	科别							
5	有无感染	□有(诊断:_____) 　　　　　　　□无						

6	手术情况	手术名称：　　　　　　　　　　　　　　　　　　　　　　手术日期： 切口类别：□Ⅰ　　□Ⅱ　　□Ⅲ　　　　　　　　　　手术持续时间：					
7	用药时间	术前用药时间：□≤2 h　□＞2 h　□未用　术中追加（□有/□无） 术后停药时间：□≤24 h　□＞24 h　□≤48 h　□＞48 h　□3～7 天　□＞7 天					
8	用药情况 （治疗选"□"， 预防选"△"）	用药目的	通用名	用法用量	用药频数	总用量	起止时间（年、月、日）
		□ △					
		□ △					
		□ △					
		□ △					
		□ △					
		□ △					
		□ △					
		累计使用抗菌药＿＿＿＿＿＿　种＿＿＿＿＿＿＿天（次）					
9	费用/元	住院总费用：　　　　　住院药品总费用：　　　　　住院抗菌药物总费用：					
10	预防用药 效果	继发感染：□有（诊断：＿＿＿＿＿＿＿）　　　　　　　□无					
11	用药合理 性评价 （单位意见） （合理选"○"， 不合理选"◇"）	○ ◇适应证　　　　○ ◇药物选择　　　　○ ◇用法用量　　　　○ ◇用药途径 围手术期用药时间（○ ◇ 术前/ ○ ◇术中/ ○ ◇术后） ○ ◇联合用药（□品种多/□有拮抗/□无指征/□增加毒性/□理论上无协同作用） ○ ◇发生 ADR 处置　　　　○ ◇频繁换药　　　　○ ◇禁忌证					
12	用药合理性 评价 （专家意见） （合理选"○"， 不合理选"◇"）	○ ◇适应证　　　　○ ◇药物选择　　　　○ ◇用法用量　　　　○ ◇用药途径 围手术期用药时间（○ ◇ 术前/ ○ ◇术中/ ○ ◇术后） ○ ◇联合用药（□品种多/□有拮抗/□无指征/□增加毒性/□理论上无协同作用） ○ ◇发生 ADR 处置　　　　○ ◇频繁换药　　　　○ ◇禁忌证					
13	备注						

填写说明：

1. 每年度分别从不同月份指定时间段（如 6 月、12 月第 2 周）的手术科室出院患者的病历中随机抽取30 份，填写本表。如病历数不够可顺延一周，需在本表首页"（　　周）"中注明。妇科不包括产科与计划生育。

2. 填写本表时请参考表 3 - 10 - 3 的相应项目。

3. 用药合理性评价标准：请按《抗菌药物临床应用指导原则（2015 版）》评价，个别具体情况由本院药事管理委员会组织有关专家判断。围手术期患者抗菌药物使用合理性评价标准可参考表 3 - 10 - 5，针对不同患者应结合具体情况酌情评定。

表 3‑10‑5 围手术期患者抗菌药物使用合理性评价标准

项目		合理	不合理
适应证		有	无
术前给药时间		术前 2 h 内	术前＞2 h 或术后
术中追加		手术时间≥3 h 即追加	手术时间＞4 h 未追加
术后用药	Ⅰ类切口	不用或 24 h 内停药	用药时间＞24 h
	Ⅱ类切口	用药 48 h 内停药	用药时间＞48 h
	Ⅲ类切口	用药 3～7 天	用药时间＞7 天
联合用药		有指征,两种有协同作用	无指征或使用不正确
药物选择		正确	不正确
用药途经		正确	不正确
用法用量		正确	不正确
发生药物不良反应(ADR)		正确处置	处治不当,患者病情加重

2. 抽查与分析门诊抗菌药物的使用情况:每年度分别从不同月份指定时间段(如 6 月、12 月第 3 周周四,除外节假日)门诊成人普通(除急诊、传染、儿科、中药)处方,随机抽样 100 张处方;设定为每病例一张处方,填写门诊处方用药情况调查表(详见表 3‑10‑6),并统计每次就诊平均用药品种数、每张门诊处方平均用药金额、就诊使用抗菌药物的百分率、就诊使用针剂的百分率、每张抗菌药物处方平均用药金额。

表 3‑10‑6 门诊处方用药情况调查表

日期: 年 月 日 当日门诊成人普通处方总量: 张 抽样方式*: 填表人:

序号	年龄	诊断	药品品种数	针剂品种数**	抗菌药使用情况***						处方金额/元
					通用名	规格	包装	数量	用法/用量	用药途径****	
1											
2											
...											
99											
100											

100 张处方统计分析: A(处方用药总品种数)＝   B(平均用药品种数 A/100)＝

C(使用抗菌药物的处方数)＝   D(就诊使用抗菌药物的百分率 C/100)＝ %

E(使用针剂的处方数)＝   F(就诊使用针剂的百分率 E/100)＝ %

G(处方总金额)＝   H(处方平均金额 G/100)＝

I(使用抗菌药物的处方总金额)＝   J(每张抗菌药物处方平均金额 I/C)＝

注:

*:每年度分别在不同月份指定时间段(如 6 月、12 月第 3 周周四)(除节假日)门诊成人普通(除急诊、高干、传染、儿科、中药)处方中随机抽样 100 张处方,设定为每病例 1 张处方,填写表 3‑9‑6。

＊＊：疫苗,溶媒,局麻药,封闭、结膜下、球后注射药等药品不列入使用针剂的统计范围。

＊＊＊：本项统计的抗菌药物包括抗生素类和合成抗菌药物类,不含植物成分的抗菌药(见医保目录分类);抗结核病药、抗麻风病药、抗真菌药、抗病毒药、抗寄生虫药在此表中不列为抗菌药;抗皮肤感染药、抗眼科感染药及含庆大霉素、喹诺酮类或其他复方的止泻药,列为抗菌药。

＊＊＊＊：1.口服;2.肌注;3.静注;4.外用;5.其他。

3. 每年度(或分段)填写抗菌药物使用情况调查表(详见表3-10-7)。

表3-10-7 年度住院患者抗菌药物使用情况调查表

医院全年收治患者人天数：

类别	药品通用名	剂型	规格	单位	数量
青霉素类：					
	(例)青霉素G钠	注射剂	800 000 IU	支	40
头霉素类：					
一代头孢菌素：					
二代头孢菌素：					
三代头孢菌素：					
四代头孢菌素：					
β-酰胺酶抑制剂：					
青霉素类＋酶抑制剂：					
头孢菌素＋酶抑制剂：					
碳青霉烯类：					
氨基糖苷类：					

续表

四环素类:	

大环内酯类:	

糖肽类:	

磺胺类:	

喹诺酮类:	

其他抗菌药:	

说明:1. 抗菌药物名称必须填写通用名。

2. 抗菌药物分类请参照附件,附件中未包含的药物请根据药物说明书分类。

3. 请用 Excel 软件填写本表的电子表格,并打印一份签名同时上报。

4. 表格填写参照表第 1 行的示例。

5. 医院本年度(出院)收治患者人天数=医院全年收治患者总人数×平均住院天数。

4. 资料分析(管理要求:住院患者抗菌药物使用率≤60%,门诊患者抗菌药物处方比例≤20%,抗菌药物使用强度≤40 DDD;Ⅰ类切口手术患者预防使用抗菌药物比例≤30%;住院患者外科手术预防使用抗菌药物时间控制在术前 30 min 至 2 h,Ⅰ类切口手术患者预防使用抗菌药物时间≤24 h;接受抗菌药物治疗住院患者微生物检验样本送检率≥30%)。

(1)住院(出院)患者抗菌药物使用率

$$住院(出院)患者抗菌药物使用率=\frac{住院(出院)患者中使用抗菌药物(全身给药)人数}{同期住院(出院)患者总数}\times100\%$$

(2)每千住院日某抗菌药物的 DDD 频数

$$每千住院日某抗菌药物的 DDD 频数=\frac{抗菌药物的 DDD 频数}{累计住院日数}\times1\,000‰$$

(3)抗菌药物治疗使用率

$$抗菌药物治疗使用率=\frac{治疗性使用抗菌药物患者数}{使用抗菌药物患者总数}\times100\%$$

(4)抗菌药物预防使用率

$$抗菌药物预防使用率=\frac{预防性使用抗菌药物患者数}{使用抗菌药物患者总数}\times100\%$$

（5）围术期抗菌药物预防使用情况

① Ⅰ类切口手术抗菌药物预防使用率：

$$Ⅰ类切口手术抗菌药物预防使用率 = \frac{Ⅰ类切口手术预防使用抗菌药物的患者数}{同期Ⅰ类切口手术患者总数} \times 100\%$$

② 术前 0.5～2 h 给药率：

$$术前 0.5～2 h 给药率 = \frac{术前 0.5～2 h 内给药例数}{术前预防用药例数} \times 100\%$$

③ 术后 24/48 h 内停药率：

$$术后 24/48 h 内停药率 = \frac{术后 24/48 h 内停药例数}{术后给药例数} \times 100\%$$

（6）抗菌药物治疗（前）病原学送检率

$$抗菌药物治疗（前）病原学送检率 = \frac{使用抗菌药物（前）病原学检验标本送检病例数}{同期使用抗菌药物治疗病例总数} \times 100\%$$

（7）住院（出院）患者用药品种数和天数统计

① 人均用药天数：

$$人均用药天数 = \frac{用药总天数}{抗菌药物使用人数} \times 100\%$$

② 人均用药品种数：

$$人均品种数 = \frac{累计品种数}{抗菌药物使用人数} \times 100\%$$

（8）门诊处方抗菌药物使用率

$$门诊处方抗菌药物使用率 = \frac{使用抗菌药物处方数}{调查处方数} \times 100\%$$

（9）特殊抗菌药物临床应用合理性监测：适应证、品种选择与给药方案、病原学及疗效评估、处方与会诊记录等。

（10）细菌感染病例抗菌药物治疗讨论与点评：经验性用药依据、病原学送检及检查结果分析、患者病情与疗效评估、抗菌药物调整依据等。

附 碳青霉烯类抗菌药物推荐给药剂量

1. 亚胺培南（剂量以亚胺培南计算）

一般为静脉滴注给药,亦可肌内注射给药,严禁静脉注射给药。

（1）静脉滴注给药

① 成人。肾功能正常患者给药剂量根据感染严重程度、细菌敏感性以及患者体重而定,每日 2～3 g,每 6～8 h 给药 1 次;每日最大剂量不得超过 50 mg/kg 或 4 g,且无资料显示剂量超过 4 g 可提高疗效。

② 肾功能减退成人。肾功能减退患者需调整剂量,内生肌酐清除率 50～90 ml/min 者每次 0.25～0.5 g,每 6～8 h 给药 1 次;内生肌酐清除率 10～50 ml/min 者每次 0.25 g,每 6～12 h 给药 1 次;内生肌酐清除率 6～9 ml/min 者每次 0.125～0.25 g,每 12 h 给药 1 次。血液透析患者应在透析后给药,连续性非卧床腹膜透析（CAPD）患者剂量与内生肌酐清除率＜10 ml/min 者同,连续肾脏替代疗法（CRRT）每次 0.5～1 g,每日 2 次。内生肌酐清除率＜20 ml/min 者超过推荐剂量时癫痫发生率上升。

③ 新生儿。＜7 天新生儿,一次 20 mg/kg,每 12 h 1 次;7～21 天新生儿,一次 20 mg/kg,每 8 h 1 次;21～28 天新生儿,一次 20 mg/kg,每 6 h 1 次。

④ 儿童及青少年。1～3 个月婴儿,一次 20 mg/kg,每 6 h 1 次;3 个月～18 岁或者体重＜40 kg 儿童及青少年,一次 15 mg/kg（最大剂量为 500 mg）,每 6 h 1 次;体重≥40 kg 儿童及青少年,一次 250～500 mg,每 6 h 1 次。

⑤ 对于肾功能损害（血清肌酐＞2 mg/dl）的儿童,尚无足够的临床资料作为推荐依据。

（2）肌内注射给药

剂量为每次 0.5～0.75 g,每 12 h 给药 1 次。本品 0.5 g 和 0.75 g 应分别溶解于 1% 利多卡因溶液 2 ml 和 3 ml 中供肌内注射。

2. 美罗培南

① 成人。肾功能正常患者用药剂量根据感染严重程度、细菌敏感性以及患者体重等而定,常用量为每次 0.5～1 g,每 8～12 h 给药 1 次;细菌性脑膜炎患者可增至每次 2 g,每 8 h 给药 1 次;每日最大剂量不得超过 6 g。

② 肾功能减退成人。肾功能减退患者需调整剂量,内生肌酐清除率＞50～90 ml/min 者每次 1 g,每 8 h 给药 1 次;内生肌酐清除率＞25～50 ml/min 者每次 1 g,每 12 h 给药 1 次;内生肌酐清除率 10～25 ml/min 者每次 0.5 g,每 12 h 给药 1 次;内生肌酐清除率＜10 ml/min 者每次 0.5 g,每 24 h 给药 1 次。血液透析患者剂量为每次 0.5 g,每 24 h 给药 1 次,每次透析结束后应补充 0.5 g。CAPD 患者剂量同内生肌酐清除率＜10 ml/min 者。

③ 老年人。内生肌酐清除率＞50 ml/min 者不需调整剂量,＜50 ml/min 者按肾功能调整剂量。

④ 新生儿。＜7 天新生儿,每次 20 mg/kg,每 12 h 1 次;7～28 天新生儿,每次 20 mg/kg,每 8 h 1 次。治疗脑膜炎时:＜7 天新生儿,每次 40 mg/kg,每 12 h 1 次;7～28 天新生儿,每次 40 mg/kg,每 8 h 1 次。

⑤ 儿童及青少年。1个月～12岁或者体重＜50 kg儿童及青少年，每次10 mg/kg，每8 h 1次；12～18岁青少年或者体重≥50 kg儿童及青少年，每次500 mg，每8 h 1次。治疗院内感染肺炎、腹膜炎、血流感染以及中性粒细胞缺乏的感染时，剂量可加倍。治疗脑膜炎时：1个月～12岁或者体重＜50 kg儿童及青少年，每次40 mg/kg，每8 h 1次；12～18岁青少年或者体重≥50 kg儿童或青少年，每次2 g，每8 h 1次。

⑥ 对肾功能损害患者，如果肌酐清除率为25～50 ml/(1.73 m² · min)，正常剂量每12 h 1次；如果肌酐清除率为10～25 ml/(1.73 m² · min)，正常半量每12 h 1次；如果肌酐清除率为＜10 ml/(1.73 m² · min)，正常半量每24 h 1次。

3. 帕尼培南

① 成人每日1～2 g，每8～12 h给药1次。

② 儿童每日30～60 mg/kg，每8 h给药1次。

③ 重症或难治感染可增加至每日100 mg/kg，每6～8 h给药1次，每日最大剂量不超过2 g。

4. 比阿培南

成人每次300 mg，每12 h 1次静脉滴注。重症患者可适当增加剂量，每日最大剂量1.2 g。

5. 厄他培南

① 肾功能正常成人和13岁以上儿童每日1次，每次1 g；3个月～12岁儿童每日2次，每次15 mg/kg，每日剂量不超过1 g。

② 内生肌酐清除率＞30 ml/min者无须调整剂量，内生肌酐清除率≤30 ml/min者剂量调整为每日1次，每次0.5 g。

③ 血透患者如在血液透析前6 h内给药，透析后需补充给药0.15 g；如在血透时间前6 h以上给药，则透析后不需要补充给药。

第十一节　呼吸机相关事件监测

呼吸机相关肺炎（VAP）的发生率一直作为医疗保健相关性感染事件中器械相关性感染的一个重要监控指标，但 VAP 诊断标准主观性大，诊断方法特异性低，临床诊断差异性大。为了更加客观地监测机械通气患者感染等并发症的发生，美国疾病预防控制中心（CDC）提出了一个新的监控方法——呼吸机相关事件（ventilator-associated events，VAE）监测，该方法是一种可监控更大范围的呼吸机相关人群或并发症的新的监控方法。

呼吸机相关性事件或其监测标准采用分级方法定义：呼吸机相关性状态（VAC）、感染相关呼吸机相关性并发症（IVAC）、疑诊或拟诊呼吸机相关性肺炎（possible and probable VAP）。

一、定义

按照美国 CDC 的定义标准，VAE 是指有目的地识别留置机械通气患者所发生的显著的、和机械通气有关的事件和相关并发症。其被认为能够涵盖所有可能导致氧合恶化的状态，包括感染性因素（如气管炎、支气管炎、肺炎等）和非感染性因素（如肺不张、肺栓塞、肺水肿等）。VAE 的监测可分为 3 种类型：

1. 呼吸机相关性状态（ventilator-associated condition，VAC）

VAC 指患者在经历至少连续 2 天的稳定或持续降低的每日最低呼气末正压通气（positive end-expiratory pressure，PEEP）或吸氧浓度（fraction of inspiration O_2，FiO_2）后，出现连续 2 天及以上的 PEEP 或 FiO_2 升高，即每日最低 PEEP 需较前升高 $\geqslant 3$ cmH_2O 或每日最低 FiO_2 需较前升高 $\geqslant 20\%$。

2. 感染相关呼吸机相关性并发症（infection-related ventilator-associated complication，IVAC）

IVAC 指在行机械通气的第 3 日及以后，且在氧合出现恶化的前后 2 日之内，患者同时满足以下两个条件：① 体温 >38 ℃或 <36 ℃，或白细胞计数 $\geqslant 12 \times 10^9/L$ 或 $\leqslant 4 \times 10^9/L$；② 开始使用新的抗菌药物，且连续使用至少 4 天。

3. 疑诊 VAP（possible VAP，PVAP）

PVAP 指在行机械通气的第 3 日及以后，且在氧合出现恶化的前后 2 日之内出现的情况。满足下列条件之一：① 以下一个或多个样本的培养结果阳性（不需要有呼吸道脓性分泌物）。气道吸出物培养阳性，$\geqslant 10^5$ CFU/ml 或相应的半定量结果；支气管肺泡灌洗培养阳性,≥10^4 CFU/ml 或相应的半定量结果;肺组织培养阳性,≥10^4 CFU/ml 或相应的半定量结果;保护性毛刷培养阳性,≥10^3 CFU/ml 或相应的半定量结果。② 来自肺、支气管或气管的呼吸道脓性分泌物中性粒细胞≥25 个/LPF(100×)且鳞状上皮细胞≤10 个/LPF(100×),同时痰、气道吸出物、支气管肺泡灌洗、肺组织或保护性毛刷的培养为阳性。③ 符合以下任1条:胸腔积液培养(通过胸穿或者初次留置胸腔引流管时取样,而非从留置的胸腔引流管采样)阳性;肺组织病理学阳性;军团菌诊断实验阳性;呼吸道分泌物检测流感病毒、呼吸道合胞病毒、腺病毒、副流感病毒、鼻病毒或冠状病毒阳性。

二、VAE 监测方法

1. VAC 的判断

主要有两个指标:PEEP(呼气末正压)和 FiO_2(吸氧浓度)。在日常的病程记录里很容易获得。PEEP 或者 FiO_2 连续 2 天逐渐下降,然后又出现连续 2 天的恶化(恶化是指每日最低 PEEP 较之前 2 天内的升高≥3 cmH_2O,每日最低 FiO_2 较之前 2 天升高≥20%),可以判断为 VAC。

举例:机械通气第 1 天 PEEP 为 8 cmH_2O,FiO_2 为 100%;第 2 天 PEEP 为 6 cmH_2O,PiO_2 为 50%,在好转;第 3 天和第 4 天都是 PEEP 为 5 cmH_2O,FiO_2 为 40%,维持稳定;第 5 天 PEEP 从 5 cmH_2O 升到 6 cmH_2O,FiO_2 从 40% 提高到 70%,这个时候并不能判断 VAC,因为要求恶化要持续 2 天;第 6 天的 PEEP 为 6 cmH_2O,FiO_2 为 70%,满足了"连续 2 天恶化"的条件,就能判断为 VAC,VAC 发生的时间就是第 5 天。

2. IVAC 的判断

判断为 VAC 的基础上,满足感染相关的 2 个条件:

(1) 体温>38 ℃、体温<36 ℃或者白细胞计数≥12 000/mm^2,3 个条件中具备 1 个。

(2) 开始使用新的抗菌药物,而且连续使用时间要≥4 天;两个标准必须同时满足。

新的抗菌药物是指患者正在使用抗菌药物,但原来没用 A 药(如:阿米卡星),后来加上了 A 药,并且持续的时间是 4 天。如果时间太短了,就认为可能是当时判断错误,但是这 4 天在临床实际操作中可能也存在一些问题,因为抗菌药物换药非常频繁。

3. PVAP 的判断

在首先满足 VAC、其次满足 IVAC 的前提条件下,判断感染是不是来源于肺部。

主要看呼吸道分泌物培养或者是胸腔积液培养和肺组织穿刺阳性,可以作为诊断的依据。判断的理念是氧合突然变低,说明患者出现问题,属于 VAC;如果患者出现了体温的改变或者白细胞的改变,加上换了抗菌药物,说明临床医生怀疑有感染的问题,就叫感染相关的 VAC。感染相关的 VAC 是不是肺炎,就通过呼吸道标本的检测聚焦到肺,所以 VAC、IVAC、PVAP 是 3 个层层递进的概念。

4. 儿童患者的 VAE

儿童患者 VAE 相对比较复杂。儿童的机械通气方式多样,PEEP 通常难以衡量。所以美国 CDC 给出建议：儿童可以监测儿科呼吸机相关事件(PedVAE)也可以用儿科呼吸机相关肺炎(PedVAP)，两者选一；新生儿推荐使用 PedVAE。儿科的 VAE 和成人 VAE 的主要区别在于不看 PEEP，而看每日的平均气道压。

在监测过程中，可以将数据输入 CDC 在线 VAE 计算器辅助识别病例[成人 VAE：http://www.cdc.gov/nhsn/VAE-calculator/index.html；儿科 VAE(PedVAE)：https://www.cdc.gov/nhsn/pedvaecalculator/index.html]。

三、VAE 监测的优点

相为简便：所需指标易从患者病历中提取，监测可操作性强。

比较客观：不依赖于医生对症状体征主观的描述和 X 线/CT 的影像结果。

四、对 VAE 监测的质疑与解释

肺炎有几百年的历史，然而 VAE 引入不到 10 年，是一个比较新的事物，很多人对它存在疑虑。回顾从 PubMed 中检索的文献，2012 年美国颁布 VAE 标准后，关于 VAE 的研究发表非常少，发表的仍然还是大量的关于 VAP 的研究，提示 VAP 还是目前的主流。

临床医生和感控人员提出的针对 VAE 的质疑点：

VAE 与经典的 VAP 不匹配；多数的 VAE 都不是肺炎，VAE 监测会漏掉很多肺炎。多数 VAE 并非肺炎，在设计 VAE 监测的目标时，就是要将监测扩大到感染之外的可预防的负性事件，因为导致患者氧合变差、呼吸功能恶化的不仅仅是肺炎，临床医师得面对患者很多不同的情况，包括液体负荷过重、咯血、ARDS 等等，这些又恰好没有相关的防控指南，所以把它们纳入进来，其实是一个更好的一个防控理念。把 VAE 和 VAP 归纳一下，导致 VAE 的原因很多，而 VAP 当然就只针对肺炎，两者的集合就是临床疑诊的 VAP(PVAP)，而且是需要增高呼吸支持的 VAP。VAE 监测漏掉了多数肺炎，主要是临床诊断和这个监测之间的固有的分歧。

临床诊断强调敏感性、针对个体、不漏掉重要的疾病，但可能带来过度诊断和过度治疗。经典的 VAP 也并不可靠，通过测试发现不同的医师对同一个病人的 VAP 进行判断，结果有的医生判断为 VAP，有的医生不判断为 VAP，符合度并不高，反而 VAE 的符合度要高一些。所以从监测的客观性而言，VAE 监测要比 VAP 监测要好一些。美国使用 VAE，这个理念在一定程度上可以供我们借鉴，但是会存在一定的沟通困难，不同人的判断可能存在很大的区别。

VAE 监测更客观，更有临床价值，那它到底有没有感染预防作用？集束化的措施包括：减少镇静的时间和深度，每日唤醒和自主呼吸实验，早期锻炼和活动，低潮气量通气，保守的液体管理，保守的输血指征等等。虽然目前确实没有一个大规模的随机对照试验(RCT)来证明它的集束化的效果，但也有很多其他研究，其中有 4 项研究通过干预，将 VAE 发病率降低了 28%～52%，最终超过一半 VAE 的被预防，和 VAE 原因中肺炎所占比例为 25%～40% 很匹配。所以原来预防 VAP 的干预措施中也忽略了很多能够预防的情况。

五、VAE 监测的短板

1. 大多数机械通气的患者被排除在 VAE 监测范围之外。因为 VAE 有一个很严格的标准,就是 PEEP 式 FiO_2 要稳定 2 天再恶化 2 天,至少要 4 天。根据统计和文献报道,70% 的机械通气的患者行机械通气的时间都不到 4 天,会漏掉绝大多数的人。

2. 监测仍然存在很多的复杂性。真正要做 VAE 监测,需要厘清每日最低的 PEEP 或 FiO_2、VAE 窗口期、新抗菌药物、符合要求的抗菌药物使用天数、脓性呼吸道分泌物等概念。

3. VAE 监测的敏感性可受人为操纵。监测中发现,很多的机械通气方式一开始就给很高的 PEEP,给纯氧,然后逐渐降低,人为造成改善的假象,不太有利于 VAE 监测。还有很多医生不按要求送检标本,没办法判断为 PVAP,这里面需要临床医生的配合,标准化程度仍然还不够。

六、我们需要开展 VAE 监测吗?

VAE 在美国出台有两个原因。一个原因是要求公开报告感染率,逼各家医院改善医院感染防控,但起到了反作用:很多医疗机构虚报低的感染率,现场稽查的时候发现完全不是那么一回事。另一个原因是在美国发生导管相关血流感染和导管相关尿路感染,医保拒付,患者也不付,由医院承担。两个导管相关感染再加上呼吸机,就变成了"三管",是否可以把呼吸机也纳入监测?如果要纳入,那必须出台个标准客观、不具有太多的人为可操作性的监测方案,这就是提出 VAE 监测的时代背景。

VAE 监测的主要优点就是客观性相对比较好(但仍可人为操控数据),可以用于医疗机构之间的比较。我国也开展了医院之间的比较,如公立医院绩效考核,但主要还停留在院内改进的阶段,数据同质性相对比较差。我们的国情和时代背景与美国不一样,没有必要盲目照搬美国的 VAE 监测。

目前我国应对 ICU 患者,重点监控多重耐药菌和抗菌药物使用,这是目前全国和全世界比较关注的问题。VAE 监测虽然不完全符合我国国情,但至少在特定的大型教学医院可以开展。目前也体会到了开展 VAE 监测的好处,它能够帮助我们比较客观的看待问题。

感染是众多不良事件中的一种,把感染归入安全事件中进行系统监测和防控,更有利于从整体上看待医学,看待患者。

新的 VAP 监测定义承认目前的 VAP 定义存在局限性。新的监测方法目的性明显、可靠,而且是对机械通气患者重要条件和并发症更普遍的监测。VAE 监测在 2013 年 1 月由 CDC/NHSN 实施,然而仍有很多工作需要去做。我们相信这种创新的监测手段作为监测 ICU 保健措施和患者安全措施的实用工具,具有很大潜力。

七、VAE 监测判定流程

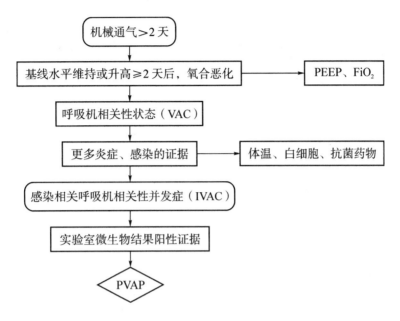

图 3-11-1 VAE 监测判定流程

八、结果评价

1. VAE 发生密度表述为每 1 000 呼吸机使用日 VAE 发生例数。

$$VAE\ 发生密度 = \frac{VAC\ 总数(包括\ IVAC, 疑诊\ VAP)}{呼吸机使用总天数} \times 1\ 000‰$$

注：总的 VAE 率等同于总 VAC 率。

2. IVAC 发生密度表述为每 1 000 呼吸机使用日 IVAC 发生例数。

$$IVAC\ 发生密度 = \frac{IVAC\ 总数(包括疑诊\ VAP)}{呼吸机使用总天数} \times 1\ 000‰$$

3. PVAP 发生密度表述为每 1 000 呼吸机使用日 VAP 总发生率。

$$PVAP\ 发生密度 = \frac{所有疑诊\ VAP\ 例数}{呼吸机使用总天数} \times 1\ 000‰$$

表 3‑11‑1　VAE 日常监测表

日期	最小 PEEP	最低 FiO₂	体温 (最高)	白细胞计数 (最高)	气道 (插管/切开)	GCS 评分	抗菌药物	细菌学			其他	判断
								血	痰	其他		

注：

收集、汇总所有使用呼吸机≥4 天者的数据（每日最小 PEEP 和每日最低 FIO₂）。

当患者符合 VAC 的监测定义时，则需要收集其体温、白细胞计数和抗菌药物使用情况等数据，来确定是否符合 IVAC 的监测定义。当患者符合 IVAC 的监测定义时，则需要根据其肺部标本革兰染色结果和微生物检验结果来判断是否符合 VAP 的监测定义。

第十二节 血透事件监测

每年我国有大量患者接受肾脏替代疗法（血液透析和腹膜透析等）。血透患者由于常处于免疫功能受损状态并需要经常在血管通路进行穿刺或长期留置导管，是感染的高危人群。血透通路主要包括内瘘、人工血管、cuff 导管和非 cuff 导管等，其中感染危险度最高的是导管，其次是人工血管，最低的是内瘘。

血透患者发生血流感染的危险因素主要有以下几个方面：① 留置中心静脉导管（最重要的危险因素）；② 鼻腔内金黄色葡萄球菌定植，使感染金黄色葡萄球菌的概率升高，其导致的血流感染占 70%～90%；③ 手卫生差、其他部位有感染、高龄、铁超负荷状态、糖尿病等。此外，血透患者是感染乙型肝炎病毒（HBV）和丙型肝炎病毒（HCV）感染的高危人群，主要原因有静脉药物污染、感染控制不充分、输血和患者免疫力下降等。血透患者 HBV/HCV 感染会导致较高的发病率和死亡率。

因此，如何降低血透患者的感染率尤为重要。通过对血透患者进行监测、追踪感染，不仅能明确哪些是血流感染的高风险人群以及哪些设施需要改进，同时也可以了解血流感染的流行趋势，有利于采取有效的防控措施。

借鉴美国 NHSN 的监测方式并结合我国实际，系统完善地开展血透监测势在必行。从而获取真实有效的血透事件相关数据，并采取有效的预防控制措施，最终减少血透事件的发生。

一、血透事件监测

血透事件监测（dialysis event surveillance）是指监测每月头两个工作日内所有维持血透的门诊患者所发生的血透事件（包括住院、全身使用抗菌药物、血培养阳性、血管通路部位出现感染表现及其他部位的感染）。

1. 血透事件的定义

血透事件包括以下几种情况：全身使用抗菌药物、血培养阳性、血管通路部位出现感染表现及其他部位的感染。

（1）全身使用抗菌药物（antimicrobial start）：是指在门诊透析期间所使用抗菌药物的情况，无论治疗目的是什么，给药途径包括口服、肌注、静脉。抗菌药物包括所有抗细菌药物和抗真菌药物，但不包括抗病毒药物和抗结核药物。

应注意遵循 21 天原则，即第 1 种抗菌药物使用时间≥21 天后更换第 2 种抗菌药物时，才能认为是两个不同事件;抗菌药物使用时间<21天,停用后又重新使用,应该考虑为一次事件;如果患者现在所用抗菌药物是从住院期间连续使用的,应把住院期间开始使用的抗菌药物的日期作为门诊血透的抗菌药物首次使用日期。

(2)血培养阳性(positive blood culture):包括门诊期间及住院后1天内(即住院当天和住院的第2天)任何血培养阳性(包括怀疑为污染)的报告。血培养结果的日期应为血培养收集的日期。应注意即使两次血培养结果不同,只要两次报告间隔<21天,仍然认为是一次事件。

污染:血培养结果分离出的微生物可能为污染,需临床医师或医院感染防控专职人员依据临床表现和微生物学特点进行判断。目前尚无统一可靠标准用于判断血培养结果是否为污染,但如果微生物为常见的共生菌,且仅由一套血培养中分离出来,则污染的可能性更大。常见的共生菌包括类白喉棒状杆菌属(不包括白喉杆菌)、芽孢杆菌属(不包括炭疽芽孢杆菌)、丙酸杆菌属、凝固酶阴性葡萄球菌(包括表皮葡萄球菌)、草绿色链球菌、气球菌属及微球菌属等。

(3)血管通路部位出现感染表现:出现脓、超过预期的发红或超过预期的肿胀。仍然遵循21天原则。

基于以上4种血透事件可推断出以下几种血透事件:

(4)血管通路感染(vascular access infection):指血管穿刺部位感染(local access site infection)或血管通路相关的血流感染(access-related bloodstream infection),包括以下的(5)和(7)。

(5)血管穿刺部位感染(local access site infection):指血管穿刺部位出现脓、超过预期的发红或超过预期的肿胀,但未发生血流感染(bloodstream infection)。

(6)血流感染(bloodstream infection):任何一次血培养阳性,排除污染。

(7)血管通路相关性血流感染(access-related bloodstream infection):血流感染,且与血管通路部位有关或来源不明。

(8)其他部位的感染(infections at other sites):任何除血流感染或血管穿刺部位感染之外的感染,常见的有伤口感染、肺炎和尿路感染。

2. 监测方法

血透中心具体实施监测工作,血透中心指定专人(通常为科室兼职感控护士)和管床护士共同协作,负责观察、监测、追踪患者感染情况,并填写相关监测表格。感控专职感控人员每月对监测资料进行汇总统计、分析和反馈。

$$血透事件发生率=血透事件总数/调查病人总数\times100\%$$

监测流程如图3-12-1所示。

兼职感控护士从电子病历系统中查询每月头两个工作日内门诊血透患者，将其基本信息（包括姓名、性别、年龄、住院号及联系电话）填写在表3-12-1和表3-12-2中，并进行编号，填写完毕后将表3-12-2置于患者病历夹中。

每班管床护士负责观察和监测患者感染情况，患者每次透析时均逐一填写表3-12-2中相关感染情况。

兼职感控护士根据门诊血透患者列表（表3-12-1）随时追踪被监测的患者，并查看表3-12-2。对于临时透析或固定透析但下次该来却没有来的患者进行电话随访。患者发生血透事件时，及时填写表3-12-3。内容包括：血透事件如抗菌药物使用情况、血培养阳性结果（病原菌种类及药敏情况，直接复印检查报告单附在表3-12-3上；每月从实验室获得当月血培养阳性名单，或通过LIS系统查询）、血管穿刺部位情况以及感染相关的问题（如体温≥37.3℃、寒战、血压下降、伤口红肿、肺炎或呼吸道感染等）、血透事件的转归如出院或死亡

兼职感控护士统计每月头两个工作日所有维持血透的门诊患者总数（同一个患者只统计一次）。

兼职感控护士填写表3-12-4：分别统计以上患者中各种血管通路类型[包括]内瘘（其中扣眼穿刺人数单独统计）、人工血管、隧道式中心导管、非隧道式中心导管、其他通道]的总数。注意：如果患者的血管通路超过一种，只统计感染危险度最高的通路。各通路按危险度从低至高排列，依次为内瘘、人工血管、其他通道（如hybrid）、隧道式中心导管、非隧道式中心导管

兼职感控护士填写表3-12-1：以上患者中所有发生血透事件的，在列表中记录

感控专职人员用Excel录入表3-12-3、表3-12-4，完成血透事件发生率的统计分析并反馈

图3-12-1 血透事件监测流程图

表 3‒12‒1　门诊血透患者列表

年　　　月

编号	姓名	性别	年龄	住院号	联系电话	血管通道类型	是否发生血透事件	
							否（打钩）	是（发生日期）

表 3–12–2 血透事件监测表

编号： 住院号： 姓名： 性别：□男 □女 年龄： 岁 联系电话：

血管通道类型：□内瘘 □扣眼穿刺 □人工血管 □隧道式中心静脉导管 □非隧道式中心静脉导管
□其他：_____

血透事件发生日期： 年 月 日

透析日期	血透事件相关情况［"是"填"＋"，"否"填"－"；"最高体温"填具体数值（℃），如 39.5］																	
	具体血透事件								具体问题							具体结果	
	全身使用抗生素			血培养阳性	血管通路部位有脓/红肿				其他部位的感染				蜂窝织炎	体温≥37.3℃	当日最高体温	血压下降	其他（具体）	住院	死亡
	口服	肌注	静脉		穿刺点	穿刺点周围皮肤	隧道口	穿刺点的皮下组织	伤口感染（非血管通路）	肺炎	尿路感染	其他							

表 3 - 12 - 3 血透事件表

编号:	住院号:
姓名:	联系电话:
性别:□男　□女	血透事件类型:
年龄:	血透事件发生日期:

危险因素

血管通道类型：　　　　　建立血管通道日期：　　年　　月
□内瘘＿＿＿＿/＿＿＿＿　　　　　　　□不清楚
□扣眼穿刺？　□是　□否
□人工血管＿＿＿＿/＿＿＿＿　　　　　□不清楚
□隧道式中心静脉导管＿＿＿＿/＿＿＿＿　　□不清楚
□非隧道式中心静脉导管＿＿＿＿/＿＿＿＿　□不清楚
□其他通道（如输液港）＿＿＿＿/＿＿＿＿　□不清楚

患者其他信息

短期患者？　　□是　□否
短期患者是指因假期、急诊、短期转床等原因收入的，维持血透＜30 天或＜13 次的患者。

血透事件相关情况

□**使用抗菌药物**
用药途径:□口服　□肌注　□静脉
药物名称:＿＿＿＿＿＿＿＿＿＿＿＿＿＿＿＿＿＿＿＿＿
使用原因:＿＿＿＿＿＿＿＿＿＿＿＿＿＿＿＿＿＿＿＿＿
□**血培养阳性**（具体的病原菌和药敏情况请附实验室报告）可疑来源（选择 1 项）:
□血管通道　□非血管通道　□污染　□不确定
□**血管通道部位出现脓、红或肿胀加重**
□穿刺点　□穿刺点周围皮肤　□隧道　□血管通路
其他情况
□肺炎或其他呼吸道感染,病名:＿＿＿＿＿＿＿＿＿＿＿＿＿＿＿＿＿
□尿路感染，病名:＿＿＿＿＿＿＿＿＿＿＿＿＿＿＿＿＿＿＿＿＿
□其他部位感染,病名:＿＿＿＿＿＿＿＿＿＿＿＿＿＿＿＿＿＿＿
□体温 ≥37.3 ℃,最高体温:＿＿＿＿℃
□高热或寒战
□血压下降
□伤口（与血管通道无关）出现脓或红肿加重
□蜂窝织炎（皮肤红、热,或非开放性伤口疼痛）
□其他问题（具体）:＿＿＿＿＿＿＿＿＿＿＿＿＿＿＿＿＿＿＿
转归:
住院:□是　□否　□不清楚
死亡:□是　□否　□不清楚

填写说明：

1. 血透事件类型：填写该血透患者发生的血透事件类型，如全身使用抗菌药物、血培养阳性等。如果有多种血透事件同时发生，均需要填写（即可以多选）。

2. 血透事件发生日期：填写该血透患者发生的血透事件日期。**如果有多种血透事件同时发生，填写最先发生的血透事件的发生日期。**

3. 血管通道类型：选择患者发生血透事件时所带的所有的血管通道（可以多选）。包括所有的中心血管通道，而不是仅用于血透的血管通道。其他通道是指输液港或其他不符合内瘘、人工血管、隧道式中心静脉导管、非隧道式中心静脉导管定义的其他类型的通道。

4. 建立血管通道日期：如果患者使用不止一个同种类型的通道（如两个内瘘），**填写血透事件发生时正在使用的血管通道或最常使用的血管通道的建立日期。**

5. 使用抗菌药物：无论治疗时间和用药的目的如何（即无论使用抗菌药物是否与血透有关），都要报告患者门诊透析期间使用的所有抗细菌/真菌药物（不包括抗病毒药物）情况。给药途径包括口服、肌注和静脉。

同时，**应注意遵循 21 天原则**，即第 1 种抗菌药物使用时间≥21 天后更换第 2 种抗菌药物时，才能认为是两个不同事件；抗菌药物使用时间<21 天，停用后又重新使用，应该考虑为一次事件；如果患者现在所用的抗菌药物是从住院期间开始连续使用的，则抗菌药物开始使用日期应为收入门诊进行血透的第 1 天。

如果在透析期间使用了 2 种或 2 种以上的抗菌药物，则在药物名称中列出所有抗菌药物，药物名称间以"＋"连接，如"头孢噻肟＋庆大霉素＋甲硝唑"。如果使用途径不止一种，在用药途径"口服、肌注和静脉"中可以多选。

6. 血培养阳性：包括门诊期间及住院后 1 天内（即住院当天和住院的第 2 天）任何血培养阳性（包括怀疑为污染）的报告。血培养结果的日期应为血培养收集的日期。应注意即使两次血培养结果不同，只要两次报告间隔<21 天，仍然认为是一次事件，但是如果培养出不同的病原菌，应把不同的病原菌结果添加到第 1 份血透事件表格报告中。**具体的病原菌和药敏情况应附检验报告。**

血培养可疑来源：

（1）血管通道：有明显证据且考虑血培养中生长的病原菌来源于血管通道感染。

（2）非血管通道（以下任一情况）：

a. 其他部位（如腿部感染的伤口）标本培养出与血培养相同的病原菌，考虑血培养阳性来源于其他部位感染。

b. 其他部位没有做培养，但有明显的感染证据，考虑血培养中生长的病原菌来源于其他部位感染。

污染：血培养结果分离出的微生物可能为污染，需临床医师或感控专职人员依据临床表现和微生物学特点进行判断。目前尚无统一可靠标准用于判断血培养结果是否为污染，但如果微生物为常见的共生菌，且仅由一套血培养中分离出来，则是污染的可能性更大。常见的共生菌包括类白喉棒状杆菌属（不包括白喉杆菌）、芽孢杆菌属（不包括炭疽芽孢杆菌）、丙酸杆菌属、凝固酶阴性葡萄球菌（包括表皮葡萄球菌）、草绿色链球菌、气球菌属及微球菌属等。

（3）不确定：仅适用于没有充分证据满足以上 3 种情况时。

7. 血管通路部位出现感染表现：患者出现 1 种或 1 种以上症状，包括脓、超过预期的发红、超过预期的肿胀。**仍然遵循 21 天原则。**

8. 其他问题：指与使用抗菌药物、血培养阳性、血管通路部位出现感染表现有关的其他问题，应详细写明。

肺炎或呼吸道感染需注明病名，如急性气管支气管炎、上呼吸道感染、肺炎等。

尿路感染需注明病名,如肾盂肾炎、膀胱炎、尿道炎等。

其他部位感染也需要注明病名,如腹膜炎、胸膜炎等。

9. 住院/死亡:患者住院/死亡的原因与血透事件或表格中的具体问题相关。"不清楚"是指患者失访而无法了解其是否住院/死亡。不应轻易填写"不清楚",应尽可能尝试随访。

表 3-12-4　门诊血透患者监测分母统计表

年　　　月		
血管通道类型	血透患者数	
内瘘		
人工血管		
隧道式中心静脉置管		⇒ 扣眼穿刺的内瘘患者数
非隧道式中心静脉置管		
其他		
患者总数		

注意事项:

1. 统计每月头两个工作日的门诊血透患者数,每个患者只统计 1 次。每月完成 1 次。

2. 如果患者血管通道超过 1 种,应记录感染危险度最高的通道。

危险度从低到高依次为:内瘘、人工血管、其他通路(如 hybrid)、隧道式血管通路、非隧道式血管通路。

二、血源性病原体监测

主要是对血透患者进行经血传播病原体(HBV、HCV、HIV)感染的筛查及复查,统计每年经血传播病原体感染率。HBV 和 HCV 每 6 个月筛查 1 次,HIV 每年筛查 1 次(具体见下)。

1. 诊断标准

HBV 感染:患者首次入血透中心时已被诊断为 HBV 感染,或 HBsAg(+),或 HBV-DNA 检测阳性。

新发 HBV 感染:患者首次入血透中心时 HBsAg(-),透析期间转为 HBsAg(+);或首次入血透中心时 HBV-DNA 检测阴性,透析期间转为阳性。

HCV 感染:患者首次入血透中心时已被诊断为 HCV 感染,或 HCV-Ab(+),或 HCV-RNA 检测阳性。

新发 HCV 感染:患者首次入血透中心时 HCV-Ab(-),透析期间转为 HCV-Ab(+);或首次入血透中心时 HCV-RNA 检测阴性,透析期间转为阳性。

HIV 感染:患者首次入血透中心时已被诊断为 HIV 感染或 HIV(+)

新发 HIV 感染:患者首次入血透中心时 HIV(-),透析期间转为 HIV(+)。

2. 监测方法

（1）经血传播疾病（HBV、HCV、HIV）的筛查及复查：第一次开始透析的患者或由其他中心转入的患者必须在治疗前进行 HBV、HCV 和 HIV 检查。HBV 表面抗原（HBsAg）阳性患者应进一步检测 HBV-DNA 及肝功能指标，HCV 抗体阳性的患者应进一步检测 HCV-RNA 及肝功能指标。

长期透析的患者每 6 个月检测 HBsAg 和 HCV 抗体。暴露于 HBV 或 HCV 且有感染可能的患者，在 1～3 个月后重复检测病毒标志物，如 HBsAg 和 HCV 抗体。HIV 初筛试验阳性者，应进行确证试验。

（2）负责监测的人员（如病房感控兼职护士）填写血透患者经血传播病原体感染监测表（表 3-12-5），统计每年透析患者数、新发感染患者数、患病人数，并计算经血传播病原体感染率。

经血传播病原体感染率：

$$HBV = \frac{每年\ HBsAg（+）患者数}{每年透析患者数} \times 100\%$$

$$HCV = \frac{每年\ HCV\text{-}Ab（+）患者数}{每年透析患者数} \times 100\%$$

$$HIV = \frac{每年\ HIV\text{-}Ab（+）患者数}{每年透析患者数} \times 100\%$$

经血传播疾病感染率：

$$HBV = \frac{每年新发\ HBsAg（+）患者数}{每年透析患者数} \times 100\%$$

$$HCV = \frac{每年新发\ HCV\text{-}Ab（+）患者数}{每年透析患者数} \times 100\%$$

$$HIV = \frac{每年新发\ HIV\text{-}Ab（+）患者数}{每年透析患者数} \times 100\%$$

表 3‑12‑5　血透患者经血传播病原体感染监测表

编号： 姓名： 性别：□男　□女 年龄：	住院号： 联系电话： 血管通道类型：
基础疾病： □慢性肾小球肾炎 □糖尿病性肾病 □高血压肾病 □多囊性肾病	□痛风性肾病 □阻塞性肾病 □肾移植后移植物缺失 □其他：_____
危险因素： □文身 □静脉切开术	□婚外性行为 □注射毒品 □输血
透析期间是否在外院透析？　□是，透析地点：_____　□否	
首次透析开始时间：　　年　　月　　日	

血源性病原体筛查：
首次透析前筛查：
检查日期：　年　月　日　结果：
HBsAg：　□+　□-　□未查　　　　　　HBV-DNA：　□+　□-　□未查
HCV-Ab：　□+　□-　□未查　　　　　　HCV-RNA：　□+　□-　□未查
HIV 初筛：　□+　□-　□未查　　　　　　HIV 确诊：　□+　□-　□未查
透析期间复查：
检查日期：　年　月　日　结果：
HBsAg：　□+　□-　□未查　　　　　　HBV-DNA：　□+　□-　□未查
HCV-Ab：　□+　□-　□未查　　　　　　HCV-RNA：　□+　□-　□未查
HIV 初筛：　□+　□-　□未查　　　　　　HIV 确诊：　□+　□-　□未查
检查日期：　年　月　日　结果：
HBsAg：　□+　□-　□未查　　　　　　HBV-DNA：　□+　□-　□未查
HCV-Ab：　□+　□-　□未查　　　　　　HCV-RNA：　□+　□-　□未查
HIV 初筛：　□+　□-　□未查　　　　　　HIV 确诊：　□+　□-　□未查
检查日期：　年　月　日　结果：
HBsAg：　□+　□-　□未查　　　　　　HBV-DNA：　□+　□-　□未查
HCV-Ab：　□+　□-　□未查　　　　　　HCV-RNA：　□+　□-　□未查
HIV 初筛：　□+　□-　□未查　　　　　　HIV 确诊：　□+　□-　□未查
检查日期：　年　月　日　结果：
HBsAg：　□+　□-　□未查　　　　　　HBV-DNA：　□+　□-　□未查
HCV-Ab：　□+　□-　□未查　　　　　　HCV-RNA：　□+　□-　□未查
HIV 初筛：　□+　□-　□未查　　　　　　HIV 确诊：　□+　□-　□未查
检查日期：　年　月　日　结果：
HBsAg：　□+　□-　□未查　　　　　　HBV-DNA：　□+　□-　□未查
HCV-Ab：　□+　□-　□未查　　　　　　HCV-RNA：　□+　□-　□未查
HIV 初筛：　□+　□-　□未查　　　　　　HIV 确诊：　□+　□-　□未查
检查日期：　年　月　日　结果：
HBsAg：　□+　□-　□未查　　　　　　HBV-DNA：　□+　□-　□未查
HCV-Ab：　□+　□-　□未查　　　　　　HCV-RNA：　□+　□-　□未查
HIV 初筛：　□+　□-　□未查　　　　　　HIV 确诊：　□+　□-　□未查
透析期间是否发生血源性病原体感染？□无　□HBV　□HCV　□HIV

备注：

3. 干预措施及干预效果统计分析

(1) 监测并反馈：每月进行血透事件监测，计算血透事件发生率并分析危险因素。分别统计不同类型血管通路(如内瘘、人工血管、长期中心静脉导管、临时中心静脉置管等)血透事件发生率、住院率、抗菌药物使用率、血流感染发生率、穿刺部位感染率、血管通路相关性血流感染发生率、血管通路感染发生率等(统计表格见表3-12-6)。监测的结果、意见和建议，应主动向相关一线临床医务人员和血透病房的管理者(如主任、护士长，必要时院长或主管副院长)进行书面反馈，并与采用相同定义和流程进行监测的其他医疗机构的血透事件发生率进行比较。

$$事件发生率=\frac{事件总数}{每月调查患者总数}\times100\%$$

表3-12-6 血透事件统计表

血透事件类型	血管通路类型									
	内瘘		人工血管		隧道式中心静脉置管		非隧道式中心静脉置管		其他	
	例次	率	例次	率	例次	率	例次	率	例次	率
住院										
死亡										
全身使用抗菌药物										
血培养阳性										
血流感染										
血管穿刺部位感染										
血管通路相关性血流感染										
血管通路感染										
伤口感染										
肺炎										
尿路感染										
其他部位感染										

说明：表3-12-1至表3-12-6均可信息化。

(2) 强化手卫生：应在世界卫生组织(WHO)推荐的进行手卫生的5个时机(接触患者前、无菌操作前、接触患者后、接触患者周围环境后和接触血液、体液、分泌物后)洗手或使用含酒精的手消毒剂擦手。并应开展手卫生监测，按照WHO制定的手卫生监测表格，每月定期监测手卫生执行情况,如每月观察 2 次,每次至少监测 25 个手卫生时机,医生或护士至少各监测 10 个手卫生时机,统计依从性和正确性,每季度及时反馈给临床医务人员。

(3)导管护理/血管通道观察:每季度对血管通道护理和置管过程进行督导,如连接和分离导管以及更换敷料时遵循无菌技术操作规范,制订血管通路置管及护理的检查清单(参照 CLABSI 监测方案),每次置管或护理时由另外一名护士进行监督,并完整填写检查清单,以确保遵循制订的推荐步骤,将结果录入分析后反馈给临床医务人员。

(4)患者健康教育/鼓励:为所有患者提供规范化的以预防感染为主题的健康教育,包括血管通路的护理、手卫生、导管使用相关风险、识别感染征象,以及离开血透机构后血管通路的自我管理。可设计预防血透事件相关的调查问卷,调查患者的院感知识知晓率及正确率,每月统计并反馈给临床医务人员。

(5)员工教育和技能评估:医疗机构应为员工提供常规的感染控制相关培训,包括导管护理和无菌技术培训。同时开展操作技术的能力评估,包括导管的护理和血管穿刺术能力评估,这种评估至少每 6~12 个月一次,在岗时也可以进行。感染控制相关培训结束后,现场考试评估培训效果,统计试卷分数并反馈给临床医务人员。

(6)尽可能减少导管的使用:通过一体化的努力(如通过患者的健康教育、员工教育等)减少导管的使用,每日评估置管的必要性,并通过鉴别是否需要行血管造瘘和移除导管来实现。每月统计临时和长期中心静脉导管置管数,并与中心静脉导管所致的血流感染事件相关比较,反馈给临床医务人员。

4. 期望通过监测改进的目标

(1)减少导管使用达到 NKF-KDOQI 的目标,即>65％患者使用 AVF、<10％的患者使用 CVC 进行血透。

(2)提高手卫生依从性和正确性。特别是无菌操作前和接触患者血液体液后的手卫生依从性。

(3)减少感染。

知识点链接

血透病原感染防控措施

1. 国外推荐的防控措施概述

美国 CDC 制定了一系列预防和控制血流感染的核心措施,包括两个层面:一方面针对医疗机构,另一方面针对临床医务人员。医疗机构可以做到以下几点:① 监测并通过 NHSN 反馈;② 进行手卫生监测;③ 进行导管护理/血管通道观察;④ 进行患者健康教育;⑤ 进行员工教育和技能评估;⑥ 减少导管使用。临床医务人员可以做到以下几点:① 用氯己定消毒皮肤;② 清洁导管接头;③ 用抗菌药膏或氯己定浸渍海绵敷料。

(1) HBV 的防控措施。美国感染控制工作者协会（American for Professionals in Infection Control and Epidemiology，APIC）2016 年血透感染控制指南中指出：对 HBV 阳性的血透患者，除了标准预防，需要进行（单间）隔离，且要使用单独的血透机；使用后的透析器归属生物医学类废物；透析器不能复用；每次进入房间前必须戴手套和穿隔离衣；置管和拔管时戴护目镜和面罩；护理 HBV 感染患者的同时不能护理可疑 HBV 感染患者；护理 HBV 感染患者的医务人员需要进行 HBV 免疫；表面抗原阳性时需要隔离而表面抗原未检测到时不需要隔离。血透患者需要每年检查乙肝表面抗原、抗体来评估是否需要注射乙肝疫苗加强剂，如果乙肝表面抗体水平降至低于 10 mIU/mL，需要注射乙肝疫苗加强剂。在未发生 HBV 暴露前常规预防 HBV，仅需要分别于第 0、1、6 个月时注射乙肝疫苗；对于 HBV 暴露后的预防接种，2018 年指南更新阻断慢性 HBV 感染者传播推荐意见：长期血透患者应在接种最后一针乙肝疫苗后 1~2 个月检测疫苗应答情况，建议每年进行随访检测。

(2) HCV 的防控措施。2019 年中华医学会肝病分会和感染病学分会建议所有合并 HCV 感染的血透患者均应立即接受抗病治疗。

(3) HIV 的防控。2016 年 APIC 血透感染控制指南中指出，由于通过非锐器相关的暴露所致的 HIV 感染概率小，且复用透析器的过程不会对医务人员造成较高的感染风险，HIV 感染的患者不需要隔离或者单独使用血透机，同一个感染者可以复用透析器。

2. 我国要求的防控措施概述

尽管国外指南建议 HCV/HIV 感染的血透患者不一定需要常规隔离或者单独使用血透机，同一个感染者可以复用透析器，但按我国《血液净化标准操作规程》的要求：乙型和丙型肝炎患者必须分区分机进行隔离透析，并配备专门的透析操作用品车，护理人员相对固定。新入血液透析患者要进行 HBV、HCV、HIV 和梅毒的相关检查。对于 HBsAg、HBsAb 及 HBcAb 均阴性的患者建议给予乙肝疫苗接种。

3. 具体干预措施

(1) 感染预防控制

① 手卫生：医务人员在透析操作中做到以下几点。医务人员在接触患者前后应洗手或用快速手消毒剂擦手。医务人员在接触患者或透析单元内可能被污染的物体表面时应戴手套，离开透析单元时应脱下手套并洗手或用快速手消毒剂擦手。

医务人员在进行以下操作前后应洗手或用快速手消毒剂擦手且操作时应戴口罩和手套：深静脉插管，静脉穿刺，注射药物，抽血，处理血标本，处理插管及通路部位，处理伤口，处理或清洗透析机。在接触不同患者、进入不同治疗单元、清洗不同机器时应洗手或用快速手消毒剂擦手并更换手套。

以下情况应洗手或用快速手消毒剂擦手：脱去个人保护装备后，开始操作前或结束操作后，从同一患者污染部位移动到清洁部位时，接触患者黏膜、破损皮肤及伤口前后，接触患者血液、体液、分泌物、排泄物、伤口敷料后，触摸被污染的物品后。

②治疗物品转运：护士按治疗需要在治疗室（透析准备间）准备治疗物品，并将所需物品放入治疗车，带入治疗单元的物品必须符合清洁或消毒要求。治疗车不能在传染病区和非传染病区交叉使用。不能将传染病区患者的物品带入非传染病区。不能用同一注射器向不同的患者注射肝素或对深静脉置管进行肝素封管。

③清洁和消毒：每次透析结束后，如没有肉眼可见的污染，应对透析机外部进行初步的消毒，采用 500 mg/L 的含氯消毒剂擦拭消毒。如果血液污染了透析机，应立即用带有 1 500 mg/L 含氯消毒剂的一次性布擦拭去掉血迹，再用 500 mg/L 的含氯消毒剂擦拭消毒机器外部。为防止交叉感染，每次透析结束后应更换床单，对透析单元内所有的物品表面（如透析机外部、小桌板等）及地面进行擦洗消毒。物品表面细菌数应 < 10 CFU/cm²。明显被污染的表面应使用浓度不低于 500 mg/L 的含氯消毒剂（如 5% 的家庭漂白剂按 1∶100 稀释）消毒。

④HBV/HCV/HIV 感染者的管理：HBV 和 HCV 感染者必须分区分机进行隔离透析，感染病区的机器不能用于非感染病患者的治疗，应配备感染患者专门的透析操作用品车。HBV、HCV、HIV 及梅毒感染患者不得复用透析器。护理人员应相对固定，照顾 HBV 或 HCV 感染者的护理人员不能同时照顾 HBV 或 HCV 阴性的患者。HBV、HCV、HIV 感染者使用的设备和物品如病历、血压计、听诊器、治疗车、机器等应有标识。HIV 感染者建议到指定的医院进行透析或转腹膜透析。

（2）培训。新进人员入科前进行培训并记录，其他人员至少每年培训一次。培训内容主要包括正确执行手卫生、正确使用个人防护装置、血源性病原体传播途径、血透感染防控措施、正确分发和传递药物、合理隔离 HBV/HCV/HIV 患者、消毒等。

（3）数据报告。定期统计报告 HBV/HCV/HIV 感染患者数及新增感染患者数。

（4）常规督导。医院感染管理部门定期对血透中心进行督导，如消毒、隔离等，并给予医院感染相关的指导。

4. 监测与干预效果的统计分析

（1）经血传播疾病感染率和新发经血传播疾病感染率：根据监测表格统计每年血透患者总数、HBV/HCV/HIV 患者总数和新发 HBV/HCV/HIV 患者总数，分别计算经血传播疾病感染率和新发经血传播疾病感染率。

（2）每季度将手卫生监测结果反馈给临床医务人员。

5. 期望通过监测改进防控措施而达成目标

通过不断改进，逐步降低感染率，以"零感染"为目标。

第十三节 侵入性操作监测

随着医院现代化的发展,各种内镜、插管、呼吸机、血液透析等穿透身体自然屏障,使之与外界相通的操作侵入性操作技术广泛应用于临床。国内外已有大量文献报道侵入性操作对患者的医源性损害,因此可将其归入"有创诊疗操作"范围。介入诊疗是在医学影像设备的引导下,用特制的导管、导丝等侵入人体,对体内病灶进行诊断和局部治疗,与侵入性诊疗略有区别,但因其对患者造成医源性损害和术后出现并发症的可能性较大,也应归入"有创诊疗"范围。《病历书写基本规范》将有创操作诊疗修订为"侵入性、介入性和穿刺诊疗"并明确其范围包括内镜、血液透析、介入、穿刺检查等,同时规定此类操作记录可随同其检查报告一同完成。开展该类操作的监测也势在必行。

一、监测目标

侵入性操作包括侵入性器械进行的各类手术、介入诊疗操作、内镜诊疗操作、CT/超声等引导下穿刺诊疗等。根据各级各类医院开展的介入手术、内镜诊疗操作、CT/超声等引导下穿刺诊疗,可以收集相关手术名录,具体可以到介入科、内镜中心、影像中心等部门获取。

介入医学是依靠医学影像设备的引导,利用穿刺和导管技术对疾病进行诊断和治疗,并以治疗为主的一门科学。介入治疗因具有微创、定位准确、疗效高、见效快、可重复性强、并发症发生率低等独特的优势在临床广泛开展。现今介入治疗已发展成为与内科、外科治疗学并驾齐驱的三大治疗学科。根据治疗的疾病和部位,介入治疗分为5类:神经血管介入、心脏介入、肿瘤介入、周围血管介入、非血管介入。

二、感染判定

介入手术一般可分为血管介入手术及非血管介入手术两大类。

血管介入手术包括血管造影、血管成形、溶栓术(CDT)、动脉闭合器植入术、下肢浅静脉血管功能不全相关手术(如栓塞术、化疗栓塞术、子宫动脉栓塞术)。这类手术易引起血流感染、导管相关感染、植入物留置相关感染。

非血管介入手术包括经皮穿刺活检术、经皮穿刺囊肿硬化术、泌尿系统介入手术(如经皮肾造瘘置管、支架置入术)、肿瘤射频消融术、脓肿引流术、经皮椎体成形术、椎间盘介入手术、经皮胃肠造瘘术、肝内门体分流术(TIPS)等,这类手术易引起目标手术部位感染。

介入手术相关感染目前国内外没有明确的定义。可参考《介入放射学抗菌药物使用指南》及外科手术部位感染的内容,定义为:一般介入诊断与治疗术后30天发生在穿刺部位、手术目标区器官或腔隙的感染,异物植入手术后 90 天内发生手术目标区器官或腔隙的感染。需排除介入手术后不同时期与介入操作无直接相关的感染,如肺炎、尿路感染等。例如文献报道:肿瘤射频消融术-经皮消融术治疗肝脏肿瘤后,胆管炎和/或肝脓肿的发生率为 1.5%;射频凝固术治疗肝肿瘤后的并发症——腹部感染发生率为 1.1%。子宫动脉栓塞术后感染发生率为 1.2%。

目前医院等级评审等均要求对侵入性操作导致的感染开展相关监测,鉴于目前尚无统一标准,建议参照《介入放射学抗菌药物使用指南》《急性胆道系统感染的诊断和治疗指南》等各专科标准建立病例定义,开展监测工作。

具体监测方法可参照手术部位感染监测方法。

三、监测案例分析

例 1 患者男,69 岁,因过度饮食后出现右上腹痛,急诊就诊。查体发现患者右上腹压痛明显,墨菲征阴性;血常规检查白细胞计数正常,肝功能酶学改变。经过抗炎及对症治疗后,症状体征明显好转出院。患者出院 2 周后因再发腹痛症状,行超声内镜检查,发现胆囊结石,胆汁淤积,同时发现胆总管轻度扩张,两处充盈缺损,遂行 ERCP 治疗,术中切开十二指肠乳头,网篮取出胆总管结石,术后 24 h 患者出现寒战发热症状,肝功能异常明显(AST 224 U/L,ALT 121 U/L,ALP 160 U/L,GGT 570 U/L),经验性使用头孢和甲硝唑治疗,但寒战发热症状并未好转,白细胞计数持续升高,术后第 3 天行全腹 CT 检查,发现肝脏Ⅶ段可见一低密度病灶。术后第 8 天,血培养结果回报肺炎克雷伯菌及肠球菌感染,将抗生素升级为亚胺培南,但患者仍有腹痛症状,无腹膜炎体征,CRP 160 mg/L,白细胞计数 $13×10^9/L$,中性粒细胞百分比 83%,再次复查全腹 CT,考虑化脓性肝脓肿。后续继续抗感染治疗 6 周,引流通畅,复查腹部 CT 肝脓肿消失。

分析 ERCP 在所有消化内镜技术中最具挑战性。因技术复杂,操作难度大,失败率高,即使由专家级别的内镜医师操作,ERCP 仍有其固有风险,总体并发症(包括胰腺炎、出血、穿孔、胆管炎、胆囊炎等)发生率为 5%~10%,死亡率约为 0.33%。正常胆道系统内无菌且具有防御机制,能有效防止胆管炎发生,而疾病因素或 ERCP 操作时间延长可使细菌侵入胆道系统,并在其中生长繁殖,细菌和内毒素通过胆血屏障入血,引起胆管炎。轻度胆管炎在临床上可仅表现为发热(体温>38 ℃);中度胆管炎表现为发热或脓毒血症,需入院治疗,如病程超过 3 天,则需行内镜或经皮介入治疗;重度胆管炎可发生出血、感染性休克,可能需转外科手术治疗。

该患者 ERCP 术后发热,血培养阳性,最终发展为肝脓肿,是否需要判断为医院感染一直有争议。个人认为,可根据《ERCP 围手术期用药专家共识意见》(2018 年)关于 ERP 常见并发症胆系感染的识别及防控。主要从十二指肠镜自身特点和清洗消毒质量、ERCP 操作技术相关因素和非技术相关因素方面进行分析和干预。

知识点链接

非血管介入手术

1. 内镜中心相关侵入性操作

(1) 内镜检查包括上消化道检查(胃镜检查)和下消化道检查(肠镜检查)。常见感染为菌血症。胃镜(取或未取活检)菌血症发生率为 0～8%,平均为 4.4%,通常持续时间短(不到 30 min),不会发生任何感染并发症;乙状结肠镜菌血症发生率也很低,为0～1%;结肠镜相关的菌血症发生率为 0～25%,平均为 4.4%。分离出的最常见的微生物是肠球菌、肠杆菌科和拟杆菌属。内镜检查常门诊完成,监测困难。

(2) 经内镜食道静脉曲张硬化治疗是治疗肝硬化合并食道静脉曲张破裂出血的重要措施,但可能会增加患一过性菌血症的机会,菌血症的发生率约为 11%～16%,有导致心内膜炎、细菌性腹膜炎、脑脓肿、败血症等并发症的风险。

(3) 经内镜逆行胰胆管造影(ERCP):有文献报道,ERCP 术后胆道感染率或急性胆管炎发生率为 1%～5%。术后胆道感染发生的最主要因素是操作时间长、操作难度高、反复出入胆管、乳头水肿、器械消毒不严及胆管高位梗阻。治疗性 ERCP 及诊断性ERCP 的菌血症发生率分别是 15% 和 27%。

(4) 内镜黏膜下剥离术(ESD):多项前瞻性研究结果显示,胃 ESD 治疗后出现菌血症的风险低,而且是一过性的,因此不推荐胃 ESD 围手术期常规预防性使用抗菌药物。

(5) 胃肠道息肉内镜切除的菌血症风险较低。

(6) 经皮内镜胃造瘘置管(PEG):PEG 并不是无菌操作,而且接受 PEG 的患者往往因为各种原因容易受到感染,包括高龄、营养摄入不良、免疫抑制和原发病(如恶性肿瘤和糖尿病等)。在行 PEG 时,牵拉管路经过鼻咽部和上消化道,其中的定植菌可能会引起瘘口周围感染,在无抗菌药物预防时此并发症的发生率可高达 32%。置管期间口咽菌群污染伤口增加了感染的风险,更严重的并发症包括坏死性筋膜炎、腹腔脓肿、腹膜炎和败血病。最常见的感染微生物是金黄色葡萄球菌,革兰阴性细菌(克雷伯菌、肠杆菌和铜绿假单胞菌)、肠球菌和白色念珠菌。

(7) 超声内镜检查(EUS)及 EUS 引导下穿刺术:普通 EUS 不需要常规应用抗菌药物预防感染,但 EUS 引导下穿刺进行诊断或治疗时,如果穿刺的部位有可能感染(如囊肿或胰腺附近的囊性病变),在经内腔镜施行 EUS 引导下细针吸引有可能感染的囊肿或胰腺附近的囊性病变,或胰腺假性囊肿行内镜经胃或肠引流术时,应给予抗菌药物预防感染。

数据表明,尽管每年都要进行大量的内镜检查,但内镜下医源性感染较少。真正的感染率可能因为监管技术受限或根本没有监管、低频率或根本没有临床症状等而被忽略。导致内镜感染的主要原因是消毒程序不足和设备故障。导致感染的主要原因包括内镜清洁和消毒不当、人工清洗不充分、缺乏干燥程序、水路污染、未测漏、消毒剂浸泡时间不足、注射器械或麻醉药瓶受污染、AERs设计缺陷（造成生物膜形成）、活检钳未灭菌、活检孔盖松动等。

ERCP术后感染的预防策略：

（1）尽量做到通畅引流：既然胆道感染发生的根本原因是胆道梗阻，那么做到完全解除梗阻也就成了手术的最大目标，因此术者在操作过程中要充分做到合理、通畅引流。

（2）严格的无菌操作：尽管ERCP不是严格意义上的无菌操作，但操作过程中还是要尽量避免医源性感染。

① 操作医生和护士必须穿隔离衣，戴无菌手套，且操作过程中尽量避免污染。

② 必须要有器械巡回护士，以避免操作护士接触带菌器械、物品等。

③ 每次更换器械，应先用生理盐水冲洗内镜孔道，减少带入肠道细菌。

（3）造影剂的选择和注入：造影剂的注入是预防ERCP术后胆管炎最关键环节，往往也是最易被忽略的环节。

① 如术前辅助检查已提示胆管肿瘤，在配制造影剂的过程中可加入适量针对革兰阴性菌或厌氧菌的抗生素，这样不仅能够在一定程度上杀死溶剂中的微生物，同时还可以消除胆道中的微生物。

② 由于胆道梗阻的患者存在胆管内高压，因此在任何部位注入造影剂之前都必须先回抽胆汁减压，以减少逆行感染。

③ 梗阻段以上显影，应先选择插入导丝，再沿导丝跟进造影导管，然后缓慢少量注入造影剂，边观察边间断注入造影剂，如不是目标胆管，尽量将注入的造影剂回抽干净，以避免造影剂在死腔内潴留而引发感染。

④ 尽量避免在梗阻段以下注入造影剂对梗阻段以上部分胆管进行显影，在任何部位均应避免加压注射显影。

（4）怀疑胆管癌的患者应常规行MRCP检查，明确详细的胆管树解剖学结构。因此在超选导丝时可以有目的地去操作，缩短手术操作时间和避免盲目操作。

（5）胆管癌患者如果乳头正常，应尽量不做切开，如需切开，亦建议行小切开，以减少十二指肠液逆流感染。

（6）抗生素的应用：胆管癌伴梗阻性黄疸患者ERCP术前应预防性使用抗菌药物，同时加强术后抗感染治疗。

（7）高龄患者一般情况较差，应在解除梗阻的同时积极加强肠内外营养，同时兼顾其他器官伴发症。

例2 患者男，59岁，确诊胆管癌1月余，发热1天。于6月23日以胆管癌收入院。患者1月余前因"目黄、尿黄"就诊，完善腹部MRI检查，考虑胆管癌，家属要求姑息治疗，于4月28日和5月4日行超声引导下经皮经肝胆管引流术（PTCD），病情好转后患者带管出院。1 天前患者无明显诱因出现发热,自测体温 40.0 ℃,无寒战,无腹痛、腹胀,无恶心、呕吐,无胃灼热、反酸,无腰背酸痛,无陶土样大便。6 月 23 日,患者最高体温 39.6 ℃,留取血培养(双侧双瓶)、引流液培养,抗感染治疗。6 月 24 日,患者最高体温 38.6 ℃,血培养左侧需氧瓶 13.7 h 报阳性,涂片见革兰阴性杆菌。血常规:白细胞计数 $14.14×10^9/L$,中性粒细胞计数 $12.40×10^9/L$,淋巴细胞计数 $0.79×10^9/L$,中性粒细胞百分比 87.6%。CRP 25.89 mg/L。结合血培养阳性结果提示考虑存在菌血症,加用哌拉西林加强抗感染治疗。6 月 26 日,患者最高体温 38.5 ℃。血培养+药敏(双侧双瓶):非 O1 群和非 O139 群霍乱弧菌。报阳时长:13.7 h。引流液培养+药敏:菌落计数++,非 O1 群和非 O139 群霍乱弧菌。改用阿奇霉素抗感染治疗。患者仍反复发热。请肝胆外科会诊,考虑胆系感染。建议:引流管冲洗,继续抗感染治疗。而后患者体温逐渐降至正常并稳定。复查血常规,感染已基本控制,好转后出院。

分析 患者是由于 PTCD 术后并发胆管感染引起的发热,结合临床表现考虑为胆管感染;PTCD 术后的胆管感染发热发生率为 14%~47%,是一种常见的并发症,主要表现为寒战、高热、胆汁引流量减少等。

知识点链接

经皮肝穿刺胆道引流术(percutaneous transhepatic cholangial drainage, PTCD)是指在 X 线或 B 超引导下,用穿刺针经皮穿入肝内胆管,再将造影剂直接注入胆道而使肝内外胆管迅速显影,同时通过造影管行胆道引流的一种手术。对很多胆道疾病来说,PTCD 是首选的治疗方案,也可以作为姑息性的治疗方法。PTCD 相关并发症(包括出血、感染、胆瘘、引流管堵塞或脱位,甚至死亡等)发生率为 3%~30%。文献中并发症的发生率不同可能是因为样本选取存在差异或对并发症的定义不同,此外并发症的发生率也和 PTCD 操作技术水平相关。一项涵盖 10 年间病例的回顾性分析发现并发症发生率为 517/2 277(23%)。在其中一个纳入 387 个病例的研究中心,引流管堵塞(7.6%)、脱位(5.7%)、胆管炎(3.7%)是最常见的 PTCD 相关并发症。了解 PTCD 相关并发症并对其进行研究有助于完善其治疗策略,减少不良事件发生。

例 3 患者女,29 岁,G1P0。主诉:停经 4 月余,不规则阴道流血 1 月余,发现宫腔占位 20 余天。月经不规则,月经周期 30~180 天。入院后查超声见子宫增大,宫腔内不均匀强回声(内膜?)。CDFI:见条状血流信号。临床诊断:宫腔占位(子宫内膜病变?)。入院后分段诊刮,质韧,未刮出组织、出血多,行子宫动脉栓塞术。栓塞后第 3 天,患者发热,体温 38.5 ℃,查体见阴道分泌物有异味。血培养:粪肠球菌。血常规:白细胞计数 $14.94×10^9/L$,中性粒细胞百分比 89.89%。CRP 110.72 mg/L。栓塞后第 6 天行超声引导下清宫术:脓血样气泡液体 60 ml,坏死组织 50 g,过程中恶臭明显。坏死组织细菌培养:大肠埃希菌、粪肠球菌。病理诊断:(宫腔病灶)符合平滑肌瘤伴玻璃样变。(宫腔内容物)大量纤维素渗出物及炎性坏死物,见少量子宫内膜腺体。

分析　子宫动脉栓塞术发热＋实验室检查，判断为子宫感染。

知识点链接

子宫动脉栓塞术（uterine artery embolization，UAE）属于血管介入性手术，是采用血管造影系统（DSA）、大型 C 型臂 X 射线机等现代医学影像设备导向的技术。UAE 即在局部麻醉下进行股动脉穿刺，再置入导管，在 X 线数字减影血管造影下通过同轴导丝的引导，超选择性插管至子宫动脉并注入栓塞剂进行治疗，对病变所在器官和组织进行定向手术，以达到诊断和治疗的目的。UAE 是妇产科血管介入治疗的核心技术，最初主要用于妇产科急症出血，如宫颈妊娠、子宫瘢痕妊娠、胎盘异常的栓塞止血治疗，在明显降低大出血风险和缩短住院时间的前提下保留子宫，保留生育功能，具有简便、微创、出血少、恢复快的优点。

目前该治疗方法已成为综合治疗不可缺少的一部分。由于其具有微创、定位准确、安全有效及并发症少等优点，近 20 年发展迅速。UAE 术后子宫内感染率估计为 0.9%～2.5%。UAE 后的子宫内感染可能由进入部位的血液传播或阴道菌群沿宫颈管上升而引发。尽管证据基础尚不成熟，但应在术前评估感染的风险因素，包括既往盆腔感染、输卵管积水、宫颈内膜功能不全、糖尿病、吸烟、肥胖、呼吸系统疾病和免疫抑制，以制订减少感染的计划。

例 4　患者女，22 岁，G3P0，人工流产术 2 次，因"停经 35 周，阵发性腹痛 3 天，加重 3 小时"入院。既往月经规律，定期产检无异常。查体：体温 37.5 ℃，腹膨隆如孕周，扪及规律宫缩，25″/3～4′，左肾区叩痛。产检：宫底高度 24 cm，腹围 85 cm。消毒阴道检查：见单足先露于阴道口外，胎膜已破，宫口开全，闻及恶臭。既往外院 B 超提示左肾结石。入院诊断：① 早产临产；② G3P0，孕 35 周，LSA（单足先露）；③ 左肾结石。入院后平产分娩一活婴，胎盘胎膜不能自娩，行人工剥离胎盘术时因胎盘粘连过紧仅剥离少许胎膜组织。产后复查 B 超示：右侧宫腔探及一个中高回声光团，大小约 12 cm×8.4 cm×9.6 cm，边界清楚，回声不均质，子宫右侧壁及宫底肌层菲薄，仅见浆膜层，光团与子宫肌层之间可见丰富血流信号，考虑胎盘残留并植入。入院查 CRP：185.73 mg/L。血常规：白细胞计数 17.97×10^9/L，血红蛋白 108.0 g/L，血小板计数 381.0×10^9/L，中性粒细胞百分比 90.7%。D-二聚体 5.37 μg/ml。分娩时已剥离的部分胎盘组织送病理检结果示：（胎盘胎膜组织）羊膜、绒毛膜及蜕膜组织，见较多急慢性炎细胞浸润，部分蜕膜间见出血、坏死，脐带未见特殊。血培养及恶露培养结果回示：大肠埃希菌。分析考虑"胎盘残留并植入"，遂行经皮双侧子宫动脉灌注化疗栓塞术，术中给予氨甲蝶呤（MTX）100 mg 动脉灌注化疗，术后继续予抗感染治疗，同时加用米非司酮口服促进宫腔内组织排出及促宫缩治疗。UACE 术后 3 天血培养示大肠埃希菌。UACE 术后 7 天复查血常规：白细胞计数 14.78×10^9/L，中性粒细胞百分比 73.3%。UACE 术后 9 天下腹 CT 回示：子宫体积增大，子宫壁增厚，子宫腔内斑片状密度增高影伴积气，并周围渗出性病变。左肾轻度积液及输尿管上段轻度扩张。升结肠壁

水肿、增厚。腹膜后、肠系膜走行区多发小淋巴结显影。UACE术后10天复查血常规:白细胞计数8.88×10⁹/L,血小板计数1 042.0×10⁹/L,中性粒细胞百分比73.3%。患者UACE术后第11天因产后反复发热,最高体温达40.2℃,考虑宫腔感染,行第二次钳夹清宫术(钳夹出胎盘组织约200 g),病检结果回示:①(宫腔)坏死组织内间见少许子宫内膜呈增生期改变,局灶见中性粒细胞浸润。② 妊娠晚期胎盘梗死。钳夹清宫术后4天复查B超示:产后子宫增大,右侧宫角液性暗区,范围13.5 cm×7.6 cm,透声不清,可见不规则弱回声;宫腔探及散在强回声,后方衰弱明显。钳夹清宫术后9天查凝血功能示:凝血酶原时间13.2 s,血纤维蛋白原量4.57 g/L,纤维蛋白降解产物27.1 μg/ml,D-二聚体8.18 μg/ml。血常规:白细胞计数18.15×10⁹/L,血红蛋白96.0 g/L,血小板计数992.0×10⁹/L,中性粒细胞百分比74.9%。患者术后持续发热,白细胞计数升高,查体下腹压痛明显,考虑感染重,治疗效果不佳,结合其病史、体征及B超检查,考虑"子宫感染坏死?",于UACE术后第17天在全麻下行"经腹子宫次全切除术+盆腔粘连分离术",术中见:部分大网膜与前腹壁粘连,腹腔内有少许清亮腹腔积液,量约50 ml;子宫增大如孕5个月大小,大网膜、肠管与子宫底部包裹粘连,宫底部色泽较灰白,子宫中下段表面色泽红润、光滑、质中,稍水肿,与周围组织无粘连;双侧附件稍水肿,外观未见明显异常。术中取脓液培养结果回示:发现细菌(变形杆菌、肠球菌、大肠埃希菌)混合生长。患者术后予输血、纠正凝血功能、抗感染、抗凝等对症支持治疗9天,病情平稳后出院。

分析 该例患者术后出现反复发热及腹痛症状明显,考虑感染加重及与行子宫动脉介入栓塞术+氨甲蝶呤化疗有关。回顾患者病历资料发现:分娩时羊水有恶臭味。血常规:白细胞计数17.97×10⁹/L,中性粒细胞百分比90.7%。CRP 185.73 mg/L。分娩时胎盘组织送病理检结果示:(胎盘胎膜组织)羊膜、绒毛膜及蜕膜组织间见较多急慢性炎细胞浸润,部分蜕膜间见出血、坏死。血培养及恶露培养结果回示大肠埃希菌。证实患者宫腔存在感染。在这种感染没有得到控制的情况下进行UACE治疗后,双侧子宫动脉均已经栓塞,无血液流通,静脉给予的抗菌药物无法到达感染部位,导致静脉抗感染疗效不佳,感染反而进一步加重。因此,在行UACE时首先还应排除子宫、附件、盆腔感染可能,不建议在感染的同时进行UACE。这也可能是本例患者UACE后感染加重,经抗感染无效最终选择切除子宫的原因。这是值得吸取的经验教训。

例5 患者女,67岁,以"肝病史20年,肝硬化病史5年,肝癌病史2个月"为主诉于10月8日收入院。8月11日诊断为"原发性肝癌(硬化型),脾大,脾功能亢进",行肝癌肝动脉介入治疗,于8月28日再次行肝动脉介入治疗,同时行部分脾栓塞术治疗。2天前患者出现双下肢轻度水肿,为进一步治疗收入院。入院查体:体温36℃,神志清,面色晦暗,面部可见多处毛细血管扩张,肝掌、蜘蛛痣阳性。皮肤、巩膜无明显黄染。眼睑无浮肿,结膜无苍白,腹部丰满,压痛,反跳痛(-),肝肋下未触及,脾肋下约2 cm,质韧,移动性浊音可疑阳性,腹水少量。双下肢轻度凹陷性水肿,扑翼样震颤阴性。入院血常规:白细胞计数2.4×10⁹/L,血小板计数53×10⁹/L。凝血酶原活动度(PTA)67.675%。彩超印象:肝内实质性占位性病变(肝癌可能性大);肝硬化;脾大;脾栓塞术后;脾静脉增宽;胆囊切除术后;少量腹水。诊断:原发性肝癌(硬化型);肝动脉导管介入治疗术后;脾大,脾功能亢进;脾栓塞术后。

10月13日行DSA下超选择肝段动脉导管介入治疗,部分脾栓塞术,术后静脉应用左氧氟沙星0.2 g/d预防感染。患者从10月14日后开始出现发热,发热前无畏寒等明显不适,体温多于下午升至38.5~38.7 ℃,发热时感倦怠,食欲差,均给予对症处理后体温降至正常,体温正常后无明显不适。

脾栓塞治疗后第30天,患者仍发热。其间曾应用地塞米松3天,并将抗生素改为塞吗灵4.0 g/日应用已2周。血常规:白细胞计数8.9×10⁹/L,中性粒细胞百分比81.4%,血小板计数62×10⁹/L。血涂片:中性杆状核粒细胞占4%,中性分叶核粒细胞占86%,淋巴细胞占10%,未见中毒颗粒。复查腹部彩超(11月9日):肝脏包膜波纹状,回声粗糙,分布不均匀,右肝斜径130 mm,肝门静脉内径13 mm,肝右叶可见15 mm×15 mm强回声结节,边界欠清。脾厚66 mm,肋下30 mm,长径181 mm,脾静脉内径10 mm;脾实质回声不均,其内可见片状低回声区。彩超印象:肝硬化;门、脾静脉增宽,脾大,脾栓塞术后;脾不均质改变,脾包膜下积液;少量腹腔积液。腹部CT示(11月17日):脾脏内可见片状及不规则碘油聚集灶,脾脏前上极可见低密度灶,大小约116 mm×29 mm,CT值约23 Hu。印象:① 肝癌介入术后改变,未见明显残余病灶。② 脾脏改变,符合脾栓塞术后表现,脾脏内低密度灶,包膜下积液可能性大。胸片未见异常。

结合血常规和影像学等改变,高度怀疑患者脾栓塞后感染存在,遂请介入科于11月18日在CT定位下行脾包膜下积液穿刺抽吸术,抽出棕红色坏死组织液约400 ml。5天后抽吸液培养结果回示:屎肠球菌生长。

应用万古霉素约4天后,患者体温开始下降,当应用到20天时,患者体温已降至正常范围。复查CT(12月13日):脾实质内可见不规则形碘油沉积,于脾脏前缘包膜下可见包裹性积液,大小约116 mm×38 mm,与11月18日CT引导下穿刺抽吸前范围、形态、密度无显著变化。肝周及脾周未见腹水影。血常规:白细胞计数6.61×10⁹/L,中性粒细胞百分比59.6%。即患者虽然脾包膜下积液仍未明显吸收,但感染已得到控制,白细胞计数较发热时明显下降。

分析　脾脏不仅是造血器官,而且是免疫器官。脾切除术凶险感染及脓毒血症的发病率为0.58%~0.86%,为正常人脓毒血症发病率的50~80倍,故脾切除术已不再被认为是无关紧要的事。

知识点链接

脾功能亢进是由多种疾病引起的、可导致一种或多种血细胞减少,产生严重后果的一种并发症,最常见的是白细胞和血小板数量减少,有的同时还伴有红细胞数量减少和血红蛋白降低。传统的治疗方法是外科脾切除术。但由于脾切除术往往伴有机体免疫功能下降,易并发感染和出血,因此该方法的应用受到一定的限制。随着介入放射学的发展,现多采用部分脾动脉栓塞术(partial splenic embolization,PSE)作为代替疗法。

脾动脉栓塞术(PSE)治疗后常见的并发症：

(1)栓塞后综合征：部分脾栓塞后几乎所有患者皆有一过性发热、左上腹疼痛和食欲缺乏。体温一般在38℃左右，少数可达39℃以上，持续1～3周，中度腹痛，对症处理即可。

(2)支气管肺炎和胸腔积液：多见于左侧，与脾栓塞后疼痛限制左侧呼吸运动及反应性胸膜炎有关。经抗生素和对症治疗可以恢复。

(3)脾脓肿：为细菌感染所致。该患者肠球菌感染致脾脓肿诊断明确。

脾脓肿是PSE较严重的并发症，其原因一为无菌操作不严格、导管或栓塞材料带进了细菌，或肠道逆行感染、脓毒血症；二是脾实质梗死削弱了机体免疫功能。若术前、术中、术后采取积极措施，可有效预防。一旦出现脾脓肿，则应采取局部穿刺介入治疗或外科手术治疗。而抽吸液培养并行药敏试验也为抗生素选择提供了依据。

例6 患者男，66岁，因"呕血"急诊入院，查体：贫血貌，脾脏肋缘下2cm可触及，余未见阳性体征。实验室检查：中度贫血，术前Child-Pugh评分B级，MELD评分为12分。诊断酒精性肝硬化伴食管静脉曲张破裂出血，符合TIPS操作指南中的适应证，行经颈静脉肝内门体分流术。术中栓塞引起食管胃静脉曲张的侧支循环血管，置入8mm支架，再次门脉造影并测定门静脉和下腔静脉压力。术后24h，患者出现畏寒、发热(白细胞计数、CRP及PCT升高)，多次血培养查见大肠埃希菌。门静脉系统超声检查及TIPS支架通透性评估未发现赘生物或血栓形成，支架内血流速度正常。行抗感染治疗，5天后患者体温及炎症指标逐步恢复正常，停药后2天患者再次出现高热，多次血培养仍报告大肠埃希菌。抗感染治疗仍然取得较好的临床疗效，5天后换用口服抗菌药物。经过一段平静的术后过程，患者出院。

分析 该例患者支架建立TIPS分流道，术后24h内出现畏寒、发热，多次血液细菌培养证实为大肠埃希菌感染，并不符合最初定义的TIPS感染。因为患者并未出现TIPS支架内赘生物或血栓形成，我们推测该患者的致病菌可能来源于肠道。推测TIPS术后随着肠道血运重建，肠道黏膜循环改善，对肠道菌群产生影响，部分机会致病菌可能通过肝-肠循环进入门静脉系统，由于肝内门体分流通道的建立，部分血流直接进入体循环，引起菌血症。

知识点链接

TIPS感染是一种罕见而严重的并发症，临床有感染症状及明确的菌血症(畏寒、发热和多次血培养阳性)，伴支架内赘生物或血栓。文献曾报道过1例致死性菌血症TIPS感染，考虑可能为胆瘘致TIPS支架感染并形成赘生物，但其发生机制却不清楚。由于支架是不可拆除的，患者是否会反复感染同样值得关注。应用覆膜支架建立TIPS分流道以来，有覆膜支架密封TIPS/胆道瘘的个案报道，患者在住院期间行抗感染治疗，病情稳定。目前 TIPS 术的适应证越来越广,术后并发症逐渐减少。尤其是 TIPS 专用支架的应用,其支架覆膜可以隔绝分流道肝实质段胆汁渗透,已基本解决了 TIPS 支架功能障碍的问题,也避免了局部胆道感染播种至体循环血液中的可能。国外报道了 TIPS 手术的总体数量,其中 TIPS 感染的发病率约为 1.5%(范围 0.6%~5.5%);国内文献报道 TIPS 发病率为 2‰,远低于国外文献报道的 TIPS 感染的发病率。

对于 TIPS 感染的定义目前还存在争议。文献对 TIPS 术后发热的患者进行评估,出现感染的平均时间为术后 284 天。诊断的依据是发热、血培养阳性、支架上有血栓或赘生物;或者 TIPS 患者出现持续的菌血症,并且经过广泛的搜索也没有发现其他感染源。2019 年中国 TIPS 操作指南中未提及 TIPS 感染的问题。目前 TIPS 感染仍是罕见并发症,定义存在争议且发病机制不明。在支架改进及临床普及的今天,TIPS 术后出现支架内赘生物或血栓并感染的概率大大降低,肠道菌群移位可能为 TIPS 感染的主要原因;术后抗菌药物的使用对防治 TIPS 感染是否有效,仍需多中心随机对照研究进一步证实。

例 7　患者男,62 岁,主诉"肝肿瘤术后 1 个月,发热咳痰伴肝多发占位半月余"。患者 7 个月前确诊肝细胞肝癌,于外院行 TACE 治疗 3 次,1 个月前行肝 MT 射频消融术,现仑伐替尼 8 mg、每日 1 次治疗中。7 月 2 日无诱因出现发热,最高体温 38.2 ℃,伴咳嗽、咳黄脓痰,偶有痰中带血。7 月 3 日查血常规:白细胞计数 12.22×10^9/L,中性粒细胞百分比 83.2%,PCT 0.91 ng/ml。CRP 184.24 mg/L。7 月 7 日查胸腹 CT:右肺下叶团块影并周围感染;肝内多发占位,十二指肠区结节金属影,部分肝内胆管积气,盆腔积液。予美罗培南+环丙沙星抗感染后体温渐平,咳痰好转,为进一步诊治 7 月 8 日收入院。体温 36 ℃,脉搏 128 次/min;皮肤、巩膜无黄染,右下肺呼吸音低,双肺未及干湿性啰音。血常规:白细胞计数 10.7×10^9/L,中性粒细胞百分比 74.6%。CRP 46.2 mg/L,红细胞沉降率 84 mm/h,PCT 0.17 ng/ml。胸腹增强 CT:右下肺脓肿形成;两肺散在炎症。肝 MT 术后,术区包裹性积液,肝右叶脓肿形成机会大(合并 MT 不除外),肝右后叶病灶,部分胆管结石伴扩张。综合目前资料,考虑:① 肝肿瘤手术相关性肝脓肿。继发于 TACE 或射频消融术后,多见于有糖尿病、胆道结构异常的患者中。病原体有大肠埃希菌、肺炎克雷伯菌、肠球菌等肠道、胆道定植菌。该患者先后行 TACE 及射频消融术,近期出现感染表现及肝区占位(脓肿可能性大),且有糖尿病及胆囊切除等高危因素,需考虑该诊断。② 肺脓肿。患者有肝肿瘤手术病史,CT 示右下肺脓肿贴近膈肌,毗邻肝右后叶病灶,需考虑手术所致膈肌损伤引起感染直接蔓延可能。予抗感染等对症治疗。7 月 21 日痰 mNGS:未检出明确致病菌。7 月 23 日行 B 超引导下肝脓肿穿刺:超声见① 肝右后叶近膈顶区域可见稍高回声团块,直径约 2 cm,可见与肺部病灶相连通。② 肝右叶包膜下混杂回声,大小约 5.6 cm×3.2 cm。③ 肝左叶切缘低回声团块。超声引导下穿刺至肝右叶病灶内,共抽出约 50 ml 黄色脓液;穿刺至肝左叶切缘病灶内,抽出 20 ml 脓液,留置引流管;穿刺至肝右后叶近膈顶区域病灶内,调整位置,反复抽吸,无脓液抽出。脓液行细菌、真菌涂片+培养、mNGS 检查。7 月 24 日考虑肝脏射频消融术后多发肝脓肿、肝右叶包膜下病灶,手术并发膈肌损伤可能,继发右下肺脓肿;因肺脓肿病灶不大、抗感染有效,穿刺引流后胸膜瘘概率高故未行肺脓肿穿刺;7月24日肝脓液培养初步鉴定:肺炎克雷伯菌(+)。继续抗感染治疗。肝右叶病灶脓液 mNGS(7月25日送检):肺炎克雷伯菌。7月29日肝左叶病灶脓液 mNGS(7月25日送检):肺炎克雷伯菌及混合厌氧菌。8月6日复查胸腹盆增强CT:右下肺脓肿,术区及右侧膈下包裹性积液,肝内病灶较前片不同程度吸收。患者体温平,咳嗽咳痰好转,无痰中带血、腹痛等;肝脓液引流通畅,引流量由40 ml/日逐渐减少至20 ml/日。密切监测外周血炎症标志物,提示逐步下降。8月12日予出院,密切随访。

分析 老年男性,肝肿瘤术后1个月,发热咳痰伴肝多发占位半月余。白细胞计数及炎症标志物升高,胸腹影像学见右肝内多发脓肿、肝右叶包膜下病灶、右下肺脓肿。行肝穿刺引流,脓液培养为耐药肺炎克雷伯菌,mNGS检出大量肺炎克雷伯菌及混合厌氧菌核酸序列。经介入探查发现肺内病灶与肝脏病灶相通,疑似肝肿瘤射频消融术并发膈肌损伤引起。予抗菌治疗及脓肿引流后病灶缩小,炎症标志物正常。故肝脓肿合并肺脓肿诊断成立。

本例为一名经肝肿瘤TACE及射频消融术后发生肝、肺多发脓肿的患者。近年来,介入及射频消融术因其微创、安全、疗效可靠,已广泛应用于肝肿瘤的治疗,其手术并发症逐渐引起人们的重视。常见并发症包括出血、邻近器官损伤、血气胸、感染等。

知识点链接

经皮肝脏肿瘤消融手术相关性感染包括肝脓肿,其发生率约为0.66%~2.4%。由于胆道正常生理功能受到破坏,肠道菌群更容易逆行定植,有胆道异常(如胆管切除、胆肠吻合术后)或糖尿病的患者肝脓肿的发生率更高。感染的病原体多为肠道或胆道来源的细菌,如大肠埃希菌、肠球菌等,可见于术后短期内或长达5个月后。严重者可继发脓毒血症。因此有学者认为应在术时予高危患者预防性抗感染治疗。本例患者有胆囊切除和糖尿病病史,是手术并发肝脓肿的高危人群,术后出现多发脓肿,与当地诊治不及时有关,提示我们对这类患者应提高警惕,早期发现,及时针对性处理。

邻近器官(如肠道、肾脏、膈肌等)的损伤也是射频消融术的常见并发症之一,膈肌损伤一般出现在右肝靠近膈顶的肿瘤消融后。值得指出的是,本例患者以肺炎症状起病,CT示右下肺脓肿,病灶贴近膈肌,与肝脏病灶毗邻。入院后经介入探查发现肺内病灶与肝脏病灶相通。尽管经抗感染治疗后痰培养阴性,但我院肝脓液培养与外院痰培养结果相吻合,均提示肺炎克雷伯菌,由此推测是手术并发的临近膈肌损伤引起的肝内病灶直接蔓延至肺部,而非原发性肺部感染或血源播散性肺脓肿。

例8 患者男,68岁。因"左侧面部疱疹伴疼痛半月余"于5月19日入院。患者5月5日诊断为带状疱疹性神经痛,查头颅MR示两侧侧脑室及半卵圆中心多发缺血灶,其他未见明显阳性病灶,予抗病毒、营养神经及针灸治疗后疼痛稍缓解,遗留左侧面部麻木、瘙痒及咀嚼痛。门诊以带状疱疹神经痛收入院。入院查体：VAS 评分 3 分。左侧面部可见色素沉着。相当于三叉神经第 2 支支配区域皮肤感觉无明显减退，皮肤触痛(＋)。无张口受限，无咀嚼受限。入院后于 5 月 23 日行"经皮半月神经节射频热凝术＋经皮上颌神经干阻滞术"，过程 30 min。5 月 24 日 7:00 患者出现头痛、寒战、高热。查体：体温 39.3 ℃，脉搏 92 次/min，血压 140/80 mmHg，SPO_2 98%。神志：嗜睡，查体不合作。脑膜刺激征：颈项强直试验(＋)，巴宾斯基征双侧(－)。予抗感染、补液等对症治疗，同时急查血常规、CRP、PCT、血培养及胸部＋头颅 CT 等相关检查以明确病情。5 月 24 日 13:02，患者出现烦躁，意识稍模糊，呼之能应，大汗。查体：体温 37.9 ℃，脉搏 89 次/min，血压 130/70 mmHg，SPO_2 100%。神志：模糊。配合检查：不合作。双侧瞳孔等圆等大，对光反射正常。脑膜刺激征：颈项强直试验(＋)，巴宾斯基征双侧(－)。目前考虑为感染性脑膜炎，予对症治疗，并行腰穿明确感染情况。5 月 25 日，患者神志清楚，精神不振，诉头部胀痛，无恶心呕吐，无肢体活动不利，体温正常，脑膜刺激征：颈项强直试验(±)。脑脊液白蛋白 3 170.0 mg/L↑，脑脊液 IgG 1 200.00 mg/L↑。脑脊液生化：蛋白定量 5 938.6 mg/L↑。脑脊液常规：白细胞计数 4 878.0×10^6/L↑，淋巴细胞百分比 5.7%↓，中性粒细胞百分比 94.3%↑。血常规：白细胞计数 13.8×10^9/L↑，中性粒细胞百分比 82.8%↑，淋巴细胞百分比 13.9%↓，嗜酸性粒细胞百分比 0.2%↓，中性粒细胞计数 11.4×10^9/L↑，红细胞计数 4.05×10^{12}/L↓，血红蛋白128 g/L↓，红细胞比容 37.3%↓。电解质：钠 135.9 mmol/L↓，钾 3.19 mmol/L↓，氯 96.6 mmol/L↓，总钙 2.05 mmol/L↓，磷 0.61 mmol/L↓。PCT 0.055 ng/ml。红细胞沉降率(仪器法)27 mm/h↑。胸部＋头颅 CT：左侧额叶深部、两侧岛叶腔隙性脑梗死待排。两侧侧脑室旁慢性缺血缺氧性改变；脑萎缩。左侧筛窦黏膜轻度增厚。加强抗感染、脱水降颅压同时积极控制并发症，予留置胃管以营养支持。5 月 26 日 20:30 左右，患者突发意识不清，呼之不应，答非所问。查体：体温 38.7 ℃，脉搏 80 次/min，呼吸 20 次/min，血压 116/72 mmHg，SPO_2 98%，心电监护提示窦性心律，双侧瞳孔等圆等大、对光反射正常。脑膜刺激征：颈项强直试验(＋)，巴宾斯基征双侧(－)。予以冰帽＋口服对乙酰氨基酚 0.5 g＋肛塞吲哚美辛 100 mg 联合降温，并予补液、护胃等对症处理后至 24:00 左右，体温 37.0 ℃，神志渐清，呼之能应，小便自解，自行入睡。5 月 26 日患者神志清楚，精神萎，诉头部胀痛，左侧疱疹范围瘙痒不适，无恶心呕吐，无肢体活动不利。查体：体温 36.3 ℃。脑脊液培养：培养 2 天无细菌生长。血常规：白细胞计数 14.3×10^9/L↑，中性粒细胞百分比 86.8%↑，淋巴细胞百分比 8.4%↓，中性粒细胞计数 12.4×10^9/L↑，红细胞计数 3.16×10^{12}/L↓，血红蛋白 98 g/L↓，红细胞比容 29.6%↓。PCT 1.410 ng/ml↑。患者 5 月 26 日高热反复，感染指标较前上升，继续行联合感染、退热等对症治疗。5 月 27 日患者神清，精神不振，诉头昏，稍恶心，未呕吐，脑脊液常规：白细胞计数 975.0×10^6/L↑，淋巴细胞百分比 38.5%↓，中性粒细胞百分比 61.5%↑，脑脊液球蛋白定性阳性↑。脑脊液生化：葡萄糖 1.99 mmol/L↓，蛋白定量 1 710.1 mg/L↑。脑脊液白蛋白 840.0 mg/L↑，脑脊液 IgG 245.00 mg/L↑。继续行抗感染及支持治疗。6 月 7 日患者神清，精神一般，诉右侧额部疼痛不适，右侧面部瘙痒感减轻，无恶心呕吐，无畏寒发热，脑脊液生化：葡萄糖 1.79 mmol/L↓，蛋白定量 1 740.2 mg/L↑。脑脊液白蛋白 970.0 mg/L↑，脑脊液

IgG 204.00 mg/L↑。脑脊液常规：体液白细胞计数 243.0×10^6/L↑，淋巴细胞百分比97.5%↑，脑脊液球蛋白定性阳性↑。继续行抗感染等治疗。6月19日患者神清，精神可，无头痛，无恶寒发热。查体：神志清楚，颈项强直试验（－），巴宾斯基征双侧（－）。经复查患者感染指标明显好转，现疱疹区域无明显疼痛，无头痛、发热等不适，予以带药出院。

分析　该患者经皮半月神经节射频热凝术＋经皮上颌神经干阻滞术后出现意识障碍、发热、脑膜刺激征阳性，脑脊液提示白蛋白、白细胞计数升高，符合脑膜炎的判定标准。

原发性三叉神经痛是一种反复发作、疼痛剧烈而难以根治的周围神经病，临床上可采用口服药物、封闭治疗、经皮半月节射频热凝治疗及手术治疗等多种治疗方法，近年来越来越多的药物治疗无效的患者选择接受射频热凝治疗，因其具有创伤小、手术风险小、术后疗效肯定等临床优势，严格无菌操作可防止颅内继发感染。特别需要注意防止穿刺针穿破颊黏膜将细菌带入颅内。

例9　患者男，63岁。4月9日因"左髂腰部疱疹后疼痛3年"入院。患者3年前无明显诱因出现左侧腰背部疱疹伴疼痛，呈持续性针刺样疼痛，并伴有爆发痛。行多次射频、针刀等治疗，并口服普瑞巴林、曲马朵等药物治疗后，患者疼痛稍缓解。3个月前从当地医院出院后患者疼痛仍间断发作，呈烧灼样、抽搐样疼痛，疼痛主要集中在左髂腰部，较前范围缩小。为进一步治疗，拟"带状疱疹后神经痛"收入院。患者入院后完善术前相关检查，排除手术禁忌，于4月14日在疼痛科CT室行脊髓神经电刺激电极植入术治疗。电极电流能完全覆盖患者原有疼痛范围，电刺激治疗前5天患者疼痛控制可，爆发痛次数明显减少，随后几天患者爆发痛次数逐渐增多，疼痛逐渐加重。住院期间给予利多卡因泵注，辅以腹横筋膜神经阻滞治疗，患者疼痛缓解不明显，遂于术后第10天给予拔除电极。为进一步改善患者疼痛，于4月26日行硬膜外置管镇痛，间断予以硬膜外注药能显著控制疼痛。4月28日患者出现体温升高（体温38.9℃），考虑硬膜外感染可能，予拔除硬膜外导管，给予万古霉素、头孢他啶进行抗感染治疗。4月28日血常规：白细胞计数 12.7×10^9/L↑，中性粒细胞百分比90.4%↑，中性粒细胞计数 11.5×10^9/L↑。CRP 91.8 mg/L↑。PCT 1.020 ng/ml↑。根据患者检查结果，并结合患者早晨突然出现高热，考虑患者已出现感染。血培养组套：大肠埃希菌。调整抗生素为亚胺培南进行抗感染治疗。横断平扫CT示椎管以及椎旁软组织内异常信号呈低信号，L$_1$椎体水平椎管内积气。提示该病可能为脊髓感染。同时行可控定量三氧免疫诱导自体血回输治疗，以消炎止痛缓解带状疱疹后神经痛，改善机体免疫力，辅助抗感染治疗。5月6日患者疼痛范围较入院前缩小，集中在髂前上棘处，疼痛程度较入院前减轻。感染相关指标未见明显异常，考虑患者感染已控制。

分析　患者先后行脊髓神经电刺激电极植入术、硬膜外置管镇痛等治疗，出现高热、白细胞计数升高，炎性指标明显升高，血培养出大肠埃希菌，结合临床表现、CT图像，判定为椎管内感染。

在疼痛科治疗的方法中，硬膜外注射可能导致不良事件（如医源性或继发性脊柱感染）发生率升高。其中深部脊柱感染是严重并发症之一。目前有关于单次硬膜外注射用于疼痛治疗后发生脊柱感染的报道较少。在以往纳入数千例单次硬膜外注射的研究中，未报告深部脊柱感染的相关危险因素。此外,由于感染并发症的发生通常迟于病原体暴露,因此很难确定后者与硬膜外操作相关的脊柱感染的因果关系。单次硬膜外注射后深部脊柱感染的发生率非常低,为0.01%。高龄、生活在农村地区、患有并发症糖尿病、使用免疫抑制剂或类固醇、90天内多次硬膜外注射的患者,深部脊柱感染的风险增加2~3倍。

椎管相关操作包括硬膜外阻滞、腰穿、硬膜外镇痛、椎管内注射造影剂成像等。感染并发症常见的为硬膜外、硬膜下、腰大肌、椎旁等脓肿,脑膜炎,脑炎,菌血症,脓毒症,骨髓炎,关节炎等。因此应对留置导管患者进行日常评估,注意感染的早期症状和体征,如发热、头痛、腰痛、穿刺区敏感性疼痛。为减小感染并发症的影响,应积极治疗缓解早期症状。若怀疑发生感染,应拔除硬膜外导管,并建议做导管尖端细菌培养,行适当的血液检查;若出现神经功能障碍或形成可疑脓肿,积极行影像学检查并咨询相关专家。

国外文献报道,脊髓电极植入术后颅脑感染发生率为3%~10%,由于各类植入物和引流管相关的感染暂无统一诊断标准,各研究感染定义不同且排除了培养阴性的感染,真正的发病率不详。随着介入操作应用数量的增加,此指标应引起关注。

例10 患者女,48岁。因"双上肢疼痛麻木2月余"于2月19日入院。患者2个月前出现双上肢疼痛、麻木,疼痛性质为酸胀痛,呈间断性加重,至当地医院就诊,查颈腰椎MRI提示颈椎退行性变;$C_{5\sim6}$椎间盘突出,颈髓受压;$C_{3\sim4}$椎间盘轻度突出;$L_{4\sim5}$椎间盘轻度突出,腰椎退行性变。拟"颈椎病"收住入院。入院后排除相关紧急事件,2月20日于CT室行椎间盘微创消融术(等离子)($C_{5\sim6}$)。取$C_{5\sim6}$椎体间隙平面前正中线右侧旁开2 cm为穿刺点,颈部常规消毒铺巾,局部麻醉,取等离子穿刺针自穿刺点斜向左侧刺入皮肤,进入$C_{5\sim6}$椎间盘中后方,给予患者等离子治疗,先行刺激,患者感颈肩部酸胀,无神经根刺激感,予汽化减压,10 s×8次,3档。结束后注入40 μg/ml臭氧2 ml,拔出穿刺针,无菌敷贴。操作过程共30 min。2月21日(术后第1天),患者诉颈部及双手疼痛伴麻木较前缓解,穿刺点无红肿、无渗出。VAS评分2分。颈椎生理弯曲存在,颈椎活动度稍差,$C_{4\sim5}$棘突及椎旁压痛(+),右侧冈上肌压痛(+),双侧冈下肌压痛(−),双侧斜方肌压痛(−),压顶试验(−),引颈试验(−),右侧臂丛牵拉试验(−),左侧臂丛牵拉试验(−)。双侧上肢及双手肌力正常,感觉正常。2月22日(术后第2天),患者诉颈部疼痛,穿刺点无红肿、渗出。VAS评分3分。查血常规:白细胞计数15.7×10⁹/L↑,中性粒细胞百分比76.1%↑。CRP 2.6 mg/L。考虑为使用激素所致,继续当前治疗方案。2月24日于治疗室行臭氧大自血治疗,患者未诉不适。2月24日(术后第4天),患者诉颈部疼痛,予以冲击波治疗。2月25日行超声引导下神经阻滞麻醉治疗(C_4、C_5、C_6)。3月2日患者诉神经阻滞治疗后疼痛缓解不明显,夜间疼痛仍觉明显,专科检查:VAS评分3分。颈椎生理弯曲存在,颈椎活动度可,前伸后仰受限,$C_{4\sim5}$棘突及椎旁压痛(+),双侧冈上肌压痛(+),双侧冈下肌压痛(−),双侧斜方肌压痛(−),压顶试验(−),引颈试验(−),右侧臂丛牵拉试验(−),左侧臂丛牵拉试验(−)。双侧上肢及双手肌力正常,感觉正常。患者经冲击波、神经阻滞麻醉等治疗后,3月5日疼痛缓解不明显,不排除椎间盘感染可能,予以复查颈椎MRI、血常规、红细胞沉降率、CRP。血常规:中性粒细胞百分比78.1%↑,淋巴细胞百分比16.9%↓,中性粒细胞计数7.3×10⁹/L↑。红细胞沉降率(仪器法)31 mm/h↑。CRP 9.4 mg/L↑。磁共振(3.0 T):颈椎病伴椎间盘变性。$C_{5\sim6}$椎间盘突出,$C_{5\sim6}$椎体向对面终板炎。T_1椎体层面两侧神经根鞘膜囊肿。根据复查颈椎 MRI 结果和实验室相关检查结果,患者3月5日椎间盘感染考虑不除外,暂予以经验性抗感染治疗。3月9日患者自觉颈部疼痛较前缓解,颈部活动稍受限。专科检查:VAS 评分2分。颈椎生理弯曲存在,颈椎活动度可,$C_{4\sim5}$棘突及椎旁压痛(±),双侧冈上肌压痛(一),双侧冈下肌压痛(一),双侧斜方肌压痛(一),压顶试验(一),引颈试验(一),右侧臂丛牵拉试验(一),左侧臂丛牵拉试验(一)。双侧上肢及双手肌力正常,感觉正常。血常规:白细胞计数 $9.8\times10^9/L\uparrow$,淋巴细胞百分比 19.3%↓,中性粒细胞计数$7.3\times10^9/L\uparrow$。经过抗感染治疗,感染指标较前稍改善,继续采用当前感染治疗方案,足量足疗程,定期复查感染相关指标。3月12日患者自觉颈部疼痛明显缓解,颈部活动无明显受限,感染指标较前改善,疼痛控制佳,予以出院。

分析 患者因颈椎病入院,入院后行椎间盘微创消融术(等离子)($C_{5\sim6}$),术后出现发热,放射线影像学检查发现有感染证据,并且有临床相关支持(如医师开立抗菌药物治疗椎间隙感染)。符合椎间盘感染判定标准3。

颈椎射频消融术(radiofrequency ablation of cervical spine, RAC)是近年来常用的治疗颈椎病等颈椎退变性疾病的微创术式,具有经皮操作创伤小、术后恢复快等诸多优点。但其相关并发症如术后感染、血管神经损伤等也时常发生。RAC 的穿刺过程除了会使颈椎感染的风险增加外,也是造成术后椎间盘退变加速及椎间隙高度降低的一个重要原因。

具体方法可参照本书第三章第五节"手术部位感染目标性监测"。

第四章

医院感染监测数据汇总和分析

　　监测系统的重要作用是及时将监测结果发布给需要知情的有关人员。持续、系统地收集、分析监测数据是医院感染防控的关键措施。及时、定期地发布监测资料，才能实施预防和控制疾病的措施。开展监测的责任人一定要保证正确地分析资料，并及时发布监测结果。从原始的监测资料中很难看出各事物之间的联系和感染的流行病学特征，因此，在对原始资料进行检查与核对后需对其进行整理，以便做进一步的分析。资料的整理应根据统计学要求和调查研究的目的来进行，经过整理的资料还不能反映事物之间的联系，需要计算有关的统计指标以反映事物之间的关系。

第一节 医院感染病例监测数据汇总分析要求

因接受资料的人员中包括政策制定者和管理人员、不具备流行病学知识和背景的人，因此，报告要简单、容易理解，多用图表和数字，少用文字。

一、汇总要点

汇总分析时，文字描述应尽量简化，避免烦冗，简明扼要地说明每段所要表达的重点内容。运用统计图表并加以合理叙述，能够使统计资料条理化，简明清晰，以便检查数字的完整性和准确性，以及对比分析。

汇总分析内容应突出主题，重点解决临床的核心需求，如感染的流行趋势、感染部位分布、感染的高危因素、科室或同行之间的比较、相关干预措施落实情况、下一步关注或改进内容等。

二、汇总要素

汇总分析并无统一格式，但以下几个要素应尽量在汇总分析中得到体现：

1. 医院感染流行情况
（1）医院感染发生情况
（2）医院感染部位分布情况
（3）医院感染科室分布情况
（4）医院感染病原微生物分布情况
（5）重点部位医院感染发生情况
（6）相关数据横纵对比情况
2. 干预措施执行情况
3. 结论及改进计划

三、汇总类型

1. 全院性监测资料汇总：向医院感染管理委员会、全院临床科室反馈的汇总，包含综合性监测汇总、漏报率调查汇总、Ⅰ类手术切口感染监测汇总、细菌耐药监测汇总、抗菌药物调查汇总、手卫生监测汇总、现患率调查汇总、职业暴露监测汇总等。现患率调查和职业暴露监测应单独撰写汇总报告，其余监测可合并撰写汇总报告。

2. 目标性监测资料汇总：向医院感染管理委员会、专项监测科室反馈的汇总，包括重症监护病房医院感染监测汇总、新生儿医院感染监测汇总、手术部位医院感染监测汇总等。各目标性监测应单独撰写汇总报告。

四、汇总频率

监测汇总频率应根据医院实际情况而定。一般监测可以按月进行统计,但不建议每月汇总分析,而是按照每季度进行。如病例数确实过少,可每半年进行。如需要,可使用监测指标报表每月简单反馈全院医院感染发生情况。

五、统计图表

统计表是将研究指标或统计指标及其取值以特定表格的形式列出,以简洁明了、条理清晰的方式表达数据,便于阅读、比较和计算。统计图是用点、线、面、体等各种几何图形来形象化地表达和对比数据。在实际应用时,经常将二者结合起来使用。

1. 统计表

在统计描述过程中,可以用统计表展示资料的数据结构、分布特征和规律,代替冗长的文字叙述,表达主要的研究结果,方便读者了解和评价研究结果。

(1)制表原则

首先,统计表编制要重点突出,一张表一般只表达一个中心内容。其次,统计表如同完整的一句话,有其描述对象(主语)和内容(宾语)。通常主语放在表的左边,作为横标目;宾语放在右边,作为纵标目。由左向右读,构成完整的一句话。最后,统计表应简单明了,一切文字、数字和线条都尽量从简。

(2)基本要求

① 标题:概括表的主要内容,包括时间、地点和内容,放在表的上方。如果整个表的指标统一,可以将指标的单位标在标题后面。

② 标目:分别用横标目和纵标目来说明表格每行和每列内容或数字的意义。应注意标明指标的单位。

③ 线条:至少用 3 条线,表格的顶线和底线将表格与文字的其他部分分隔开来,纵标目下横线将标目的文字区与表格的数字区分隔开来。部分表格可再用横线将"合计"分隔开,或用横线将两重纵标目分隔开。其他竖线和斜线一概省去。

④ 数字:用阿拉伯数字表示。无数字用"—"表示,缺失数字用"…"表示,数值为 0 者记为"0",不要留空项。数字按小数位对齐。

⑤ 表中数字区不要插入文字。必须说明者标" * "号,在表下方以备注的形式说明。

(3)制表举例

表 4-1-1 某年各科室医院感染发病情况

科室	监测人数	感染人数	感染例次数	感染率/%	感染例次率/%
内科	2 000	50	60	2.50	3.00
外科	2 000	30	35	1.50	1.75
妇科	2 000	30	35	1.50	1.75
儿科	2 000	40	45	2.00	2.25
急诊科	2 000	70	75	3.50	3.75
合计	10 000	220	240	2.20	2.40

表 4-1-2 某年四季度 ICU 医院感染发病情况

项目	四季度	三季度	省四季度	市四季度
感染率/%	7.62	10.58	7.27	11.55
感染例次率/%	7.62	13.46	8.28	12.05
患者日感染率/‰	8.36	11.03	10.14	10.09
例次日感染率/‰	8.36	13.46	11.55	10.53
平均病情严重程度/分	3.43	3.64	3.56	3.32
调整患者日感染率/‰	2.44	3.03	2.85	3.04
调整例次日感染率/‰	2.44	3.86	3.24	3.17

表 4-1-3 某年四季度呼吸机相关肺炎发病情况

项目	四季度	三季度	省四季度	市四季度
呼吸机使用率/%	54.44	55.87	45.52	43.55
呼吸机相关肺炎发生率/‰	1.92	3.59	9.39	9.39

表 4-1-4 某年一季度不同出生体重组新生儿医院感染发生情况

出生体重组别/g	监测数	感染数	感染例次	感染率/%	感染例次率/%
≤1 000	13	5	5	38.46	38.46
>1 000~1 500	75	24	27	32.00	36.00
>1 500~2 500	196	4	4	2.04	2.04
>2 500	150	1	1	0.67	0.67

表 4‑1‑5 医院感染病原菌分布及构成比

病原菌	菌株数	构成比/%
革兰阳性菌	59	27.57
金黄色葡萄球菌	4	1.87
肠球菌	14	6.54
凝固酶阴性葡萄球菌	36	16.82
链球菌属	5	2.34
革兰阴性菌	126	58.87
肺炎克雷伯菌	52	24.30
黏质沙雷菌	28	13.08
大肠埃希菌	18	8.41
铜绿假单胞菌	12	5.61
产气肠杆菌	7	3.27
嗜麦芽窄食单胞菌	6	2.80
阴沟肠杆菌	3	1.40
真菌	29	13.55
白念珠菌	25	11.68
光滑念珠菌	4	1.87
合计	214	100.00

表 4‑1‑6 某年一季度主要革兰阳性菌对常用抗菌药物耐药率

抗菌药物	金黄色葡萄球菌		屎肠球菌		粪肠球菌	
	株数	耐药率/%	株数	耐药率/%	株数	耐药率/%
红霉素	218	49.50	91	90.00	54	72.20
环丙沙星	218	20.20	91	95.60	54	39.60
利福平	218	3.20	91	73.60	54	92.60
利奈唑胺	218	0	91	0	54	0
青霉素 G	218	84.90	91	95.60	54	15.10
四环素	218	24.30	91	67.40	54	74.10
替考拉宁	218	0	91	0	54	0
万古霉素	218	0	91	0	54	0

表 4-1-7　各手术类型感染率及调整感染率

手术类别	手术例数	感染例数	感染率/%	危险指数(0)		危险指数(1)		危险指数(2)		平均危险指数等级	调整感染率/%
				手术例数	感染例数	手术例数	感染例数	手术例数	感染例数		
颅脑手术	26	3	11.54	14	1	11	2	1	0	0.50	23.08
心脏手术	4	0	0	2	0	2	0	0	0	0.50	0
血管手术	2	0	0	1	0	1	0	0	0	0.50	0
胃切开切除	45	0	0	31	0	13	0	1	0	0.33	0
肠切开切除	42	4	9.52	23	2	19	2	0	0	0.45	21.05
直肠手术	22	0	0	17	0	5	0	0	0	0.23	0
胰腺手术	4	0	0	3	0	1	0	0	0	0.25	0
关节手术	85	2	2.35	71	2	14	0	0	0	0.16	14.29
合计	268	11	4.10	204	6	62	5	2	0	0.25	16.67

表 4-1-8　各手术医生调整感染率

手术医生	手术例数	感染例数	感染率/%	危险指数(0)		危险指数(1)		危险指数(2)		平均危险指数等级	调整感染率/%
				手术例数	感染例数	手术例数	感染例数	手术例数	感染例数		
医生甲	15	1	6.67	13	0	2	1	0	0	0.13	50
医生乙	38	1	2.63	22	1	15	0	1	0	0.45	5.88
医生丙	18	0	0	16	0	2	0	0	0	0.11	0
医生丁	37	2	5.41	30	2	7	0	0	0	0.19	8.57
医生戊	14	1	7.14	12	1	2	0	0	0	0.14	50

2. 统计图

统计图将统计数据形象化,让读者更易于领会统计资料的核心内容,易于做分析比较。但统计图一般只能提供概略的情况,而不能获得确切数值,因此不能完全代替统计表,常常要同时列出统计表作为统计图的数值依据。

(1) 统计图种类:应根据不同的资料类型和统计分析目的,选用恰当的统计图。常用的有直条图、圆图、百分比条图、线图、直方图、散点图和统计地图等。

(2) 制图原则

① 根据资料性质和分析目的正确选用适当的统计图。例如分析比较独立的、不连续的、无数量关系的多个组或多个类别的统计量(如例数、相对数和均数等)宜选用直条图,分析某指标随时间或其他连续变量变化而变化的趋势宜选用线图,描述某定量变量资料的频数分布宜选用直方图,描述或比较不同事物内部构成时用圆图或百分比条图等。

② 与统计表相似,统计图必须有标题,概括统计图资料的时间、地点和主要内容,统计图的标题放在图的下方。

③ 统计图一般有横轴和纵轴,并分别用横标目和纵标目说明横轴和纵轴代表的指标和单位。一般将两轴的相交点即原点处定为 0。纵、横轴的比例一般以 5∶7 或 7∶5 为宜。

④ 统计图用不同线条和颜色表达不同事物和对象的统计量,需要附图例加以说明。图例可放在图的右上角空隙或下方中间位置。

(3) 常用统计图

① 直条图:是用相同宽度的直条长短标识相互独立的某统计指标值的大小。直条图按直条是横放还是竖放分为卧式条图和立式条图两种,按对象的分组是单层次或两(多)层次分为单式条图和复式条图两种。

a. 单式条图:横轴上只有一个分组变量(通常是名义变量)。图中有多少个长条,就表明该分组变量有多少个水平。单式条图通常简称为条图(如图 4-1-1、图 4-1-2)。

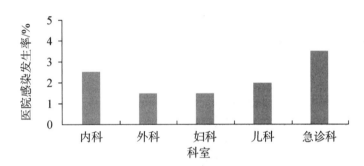

图 4-1-1　不同科室医院感染发生率

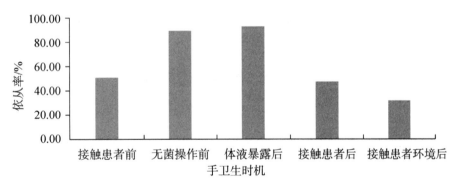

图 4-1-2　不同时机手卫生依从率

b. 复式条图:横轴上有两个或多个分组变量(通常是名义变量)。图中有多少个长条组合,就表明这些分组变量有多少种水平组合(如图 4-1-3)。

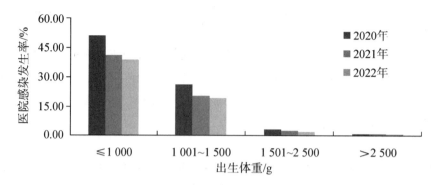

图 4 - 1 - 3　2020—2022 年不同出生体重组新生儿医院感染发生率

　　② 圆图和百分比条图:圆图是以圆形总面积作为 100%,将其分割成若干扇面表示事物内部各构成部分所占的比例(如图 4 - 1 - 4);百分比条图是以矩形总长度作为 100%,将其分割成不同长度的段表示各构成部分所占的比例(如图 4 - 1 - 5、图 4 - 1 - 6)。圆图和百分比条图适合描述分类变量资料的各类别所占的构成比。

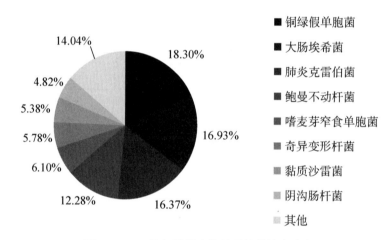

图 4 - 1 - 4　某年某季度革兰阴性菌检出分布

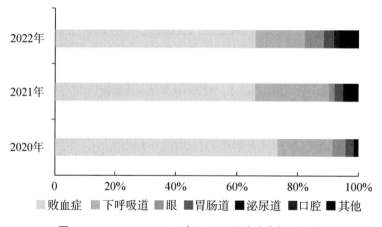

图 4 - 1 - 5　2020—2022 年 NICU 医院感染部位分布

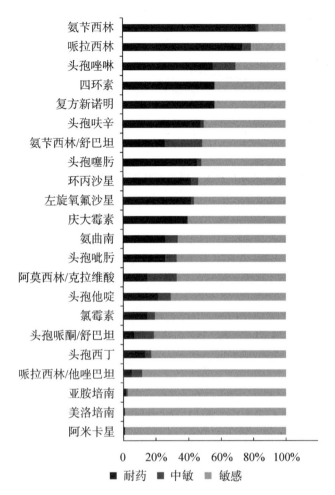

图 4-1-6 某年大肠埃希菌耐药率（注：此指标应在菌株数大于 30 株以上时进行分析）

③ 线图：用线段的升降来表示数值的变化，适合于描述某统计量随另一连续性数值变量变化而变化的趋势，最常用于描述统计量随时间变化而变化的趋势。通常横轴是时间或其他连续性变量，纵轴是统计指标（如图 4-1-7、图 4-1-8）。如果横轴和纵轴都是算术尺度，称普通线图；纵轴是对数尺度，称半对数线图，特别适宜做不同指标变化速度的比较。

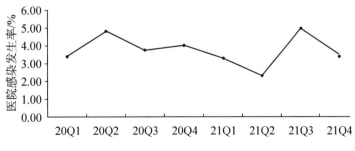

图 4-1-7 2020—2021 年某科室医院感染发生趋势

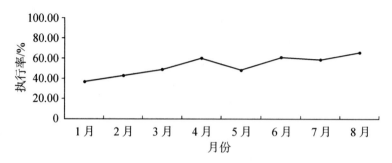

图 4 - 1 - 8　某年某 ICU 呼吸机相关肺炎集束化治疗（bundle）执行率趋势

第二节　医院感染病例目标性监测报告范例

范例 1　某医院 2022 年四季度 ICU 目标性监测汇总分析

1. 监测结果统计

（1）基本情况：2022 年四季度共收治患者 106 人，发生医院感染 6 人 6 例次，感染率为 5.66％，感染例次率为 5.66％，患者日感染率为 7.13‰，例次日感染率为 7.13‰，患者平均病情严重程度 3.37 分，调整患者日感染率为 2.11‰，调整例次日感染率为 2.11‰。

与上季度相关监测指标及省、市四季度监测对比如表 4－2－1 所列。

表 4－2－1　某医院 2022 年四季度 ICU 医院感染发病情况

项目	四季度	三季度	省四季度	市四季度
感染率/%	5.66	6.98	5.66	7.43
感染例次率/%	5.66	8.14	6.34	8.67
患者日感染率/‰	7.13	7.43	7.98	8.48
例次日感染率/‰	7.13	8.66	8.94	9.89
平均病情严重程度/分	3.37	3.30	3.64	3.70
调整患者日感染率/‰	2.11	2.25	2.19	2.29
调整例次日感染率/‰	2.11	2.62	2.46	2.67

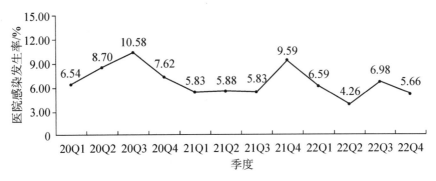

图 4－2－1　某医院 ICU 医院感染发生率季度趋势

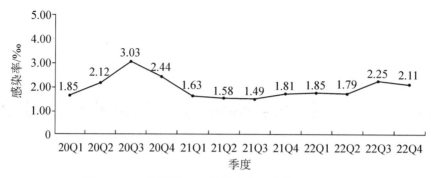

图 4-2-2 某医院 ICU 调整患者日感染率季度趋势

（2）使用呼吸机相关肺部感染：2022 年四季度患者使用呼吸机日数为 295 日，呼吸机使用率为 35.04％，发生呼吸机相关肺部感染 2 例，感染发生率为 6.78‰（表 4-2-2）。

与上季度相关监测指标及省、市四季度监测对比如表 4-2-2 所列。

表 4-2-2 某医院 2022 年四季度 ICU 呼吸机相关肺部感染发病情况

项目	四季度	三季度	省四季度	市四季度
呼吸机使用率/％	35.04	39.11	42.17	42.84
呼吸机相关肺部感染发生率/‰	6.78	9.49	6.20	6.94

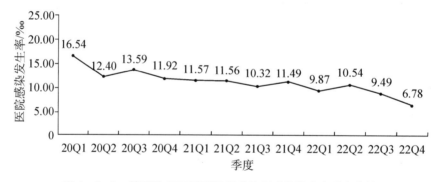

图 4-2-3 某医院 ICU 呼吸机相关肺部感染发生率季度趋势

2022 年四季度对呼吸机相关肺炎集束化治疗执行情况继续进行跟踪调查，执行率为 80.82％。具体情况如图 4-2-4 所示。

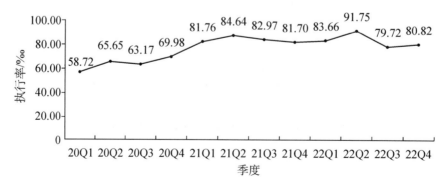

图 4-2-4 某医院 ICU 呼吸机相关肺炎集束化治疗执行率季度趋势

（3）中心静脉插管相关血流感染：2022年四季度患者中心静脉插管日数为700日，中心静脉插管使用率为83.14%，未发生中心静脉插管相关血流感染。

与上季度相关监测指标及省、市四季度监测对比如表4-2-3所列。

表4-2-3 某医院2022年四季度ICU中心静脉插管相关血流感染发病情况

项目	四季度	三季度	省四季度	市四季度
中心静脉插管使用率/%	83.14	84.53	47.93	51.04
中心静脉插管相关血流感染发生率/‰	0	0	1.17	1.31

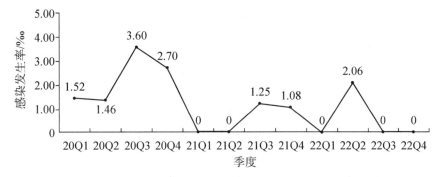

图4-2-5 某医院ICU中心静脉插管相关血流感染发生率季度趋势

（4）尿道插管相关尿路感染：2022年四季度患者留置导尿管日数为722日，导尿管使用率为85.75%，发生留置导尿管相关尿路感染1例，感染发生率为1.39‰。

与上季度相关监测指标及省、市四季度监测对比如表4-2-4所列。

表4-2-4 某医院2022年四季度ICU尿道插管相关尿路感染发病情况

项目	四季度	三季度	省四季度	市四季度
导尿管使用率/%	85.75	94.80	78.96	78.04
尿道插管相关尿路感染发生率/‰	1.39	1.31	1.77	2.10

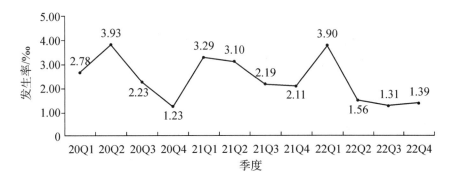

图4-2-6 某医院ICU尿道插管相关尿路感染发生率季度趋势

（5）手卫生依从性：2022 年四季度手卫生依从率为 81.40％。

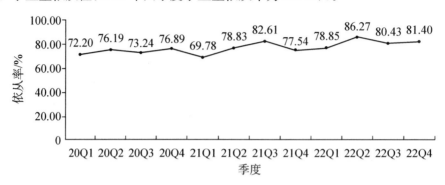

图 4 - 2 - 7　某医院 ICU 手卫生依从率季度趋势

2. 监测结果分析

（1）四季度监测结果显示，调整患者日感染率和调整例次日感染率均较上季度有所下降，调整感染率低于省、市平均水平。调整患者日感染率和调整例次日感染率均居全省 $P_{25} \sim P_{50}$ 水平（全省调整患者日感染率百分位数：$P_{10}=1.18‰$、$P_{25}=1.62‰$、$P_{50}=2.19‰$、$P_{75}=2.89‰$、$P_{90}=3.48‰$。调整例次日感染率百分位数：$P_{10}=1.30‰$、$P_{25}=1.81‰$、$P_{50}=2.39‰$、$P_{75}=3.13‰$、$P_{90}=4.00‰$）。

（2）呼吸机关肺部感染（VAP）：四季度呼吸机使用率和 VAP 发生率较与上季度有所下降，低于省、市平均水平。呼吸机使用率居全省 $P_{25} \sim P_{50}$ 水平（全省呼吸机使用率百分位数：$P_{10}=27.22‰$、$P_{25}=34.31‰$、$P_{50}=42.54‰$、$P_{75}=52.26‰$、$P_{90}=61.25‰$），VAP 发生率居全省 $P_{50} \sim P_{75}$ 水平（全省 VAP 发生率百分位数：$P_{10}=0$、$P_{25}=2.79‰$、$P_{50}=5.48‰$、$P_{75}=8.16‰$、$P_{90}=12.32‰$）。呼吸机相关肺炎集束化治疗执行率与上季度基本持平，应继续加强此项干预措施的落实。

（3）导管相关血流感染（CLABSI）：四季度中心静脉插管使用率较上季度有所下降，未发生 CLABSI 感染，低于省、市平均水平。中心静脉插管使用率高于全省 P_{90} 水平（全省中心静脉插管使用率百分位数：$P_{10}=22.09‰$、$P_{25}=33.14‰$、$P_{50}=47.98‰$、$P_{75}=61.21‰$、$P_{90}=74.52‰$），CLABSI 发生率居全省 $P_{50} \sim P_{75}$ 水平（全省 CLABSI 发生率百分位数：$P_{10}=0$、$P_{25}=0$、$P_{50}=0$、$P_{75}=1.70‰$、$P_{90}=3.14‰$）。

（4）导尿管相关尿路感染（CA-UTI）：四季度导尿管使用率较上季度有所下降，CAUTI 发生率较上季度略有上升，低于省、市平均水平。导尿管使用率居全省 $P_{50} \sim P_{75}$ 水平（全省导尿管使用率百分位数：$P_{10}=59.77‰$、$P_{25}=74.79‰$、$P_{50}=83.10‰$、$P_{75}=92.58‰$、$P_{90}=95.19‰$），CAUTI 发生率居全省 $P_{25} \sim P_{50}$ 水平（全省 CAUTI 发生率百分位数：$P_{10}=0$、$P_{25}=0.72‰$、$P_{50}=1.42‰$、$P_{75}=2.75‰$、$P_{90}=3.36‰$）。

（5）手卫生依从性：四季度手卫生依从率较上季度基本持平，仍然需要继续关注。

范例 2　某医院 2022 年 NICU 监测汇总分析

1. 监测结果统计

（1）基本情况：2022 年共监测新生儿 1 481 人，发生医院感染 57 人 62 例次，感染发生率为3.85%,感染例次率为4.19%;新生儿住院日数为14 208日,平均住院日数为9.92日,新生儿日感染率为4.01‰,日感染例次率为4.36‰。各出生体重组别感染情况及同期对比如表4-2-5所列。

表4-2-5 某医院2022年不同出生体重组新生儿医院感染发生情况

出生体重组别/g	监测数	住院日数	感染数	感染率/%	日感染率/‰	前一年	
						感染率/%	日感染率/‰
≤1 000	55	507	10	18.18	19.72	41.51	9.65
>1 000~1 500	256	4 797	43	16.80	8.96	20.45	7.98
>1 500~2 500	582	6 787	4	0.69	0.59	3.08	4.05
>2 500	588	2 117					
合计	1 481	14 208	57	3.85	4.01	5.96	6.11

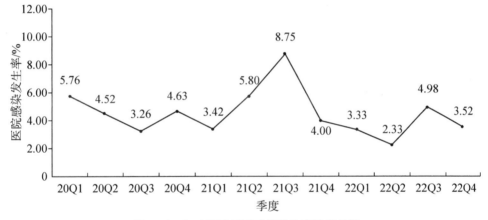

图4-2-8 NICU医院感染发生率季度趋势

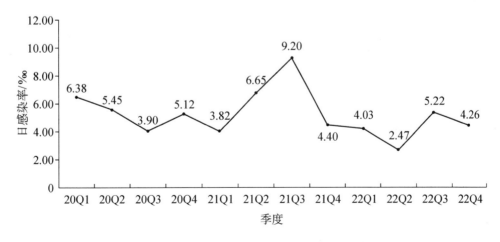

图4-2-9 NICU医院感染日感染率季度趋势

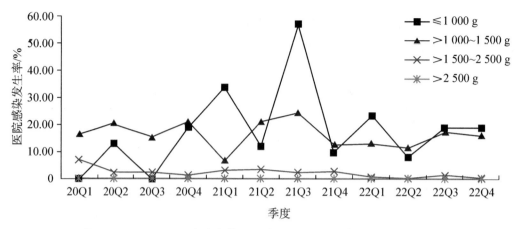

图 4 - 2 - 10　NICU0 各出生体重组别新生儿医院感染发生率季度趋势

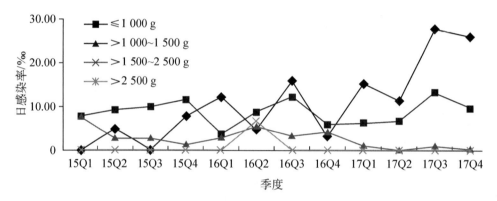

图 4 - 2 - 11　NICU 各出生体重组别新生儿医院感染日感染率季度趋势

（2）感染部位：以菌血症为主，共发生 41 例次（占 66.13%），其次为下呼吸道感染（10 例次，占 16.13%）。

各出生体重组别新生儿感染情况如表 4 - 2 - 6 所列。

表 4 - 2 - 6　各出生体重组别新生儿感染情况

出生体重组别/g	感染人数	感染例次	各部位感染例次				
			下呼吸道	菌血症	胃肠道	口腔	其他
≤1 000	10	12	4	5	1	0	2
>1 000~1 500	43	46	6	32	1	1	6
>1 500~2 500	4	4	0	4	0	0	0
>2 500	0	0	0	0	0	0	0
合计	57	62	10	41	2	1	8

（3）病原体分布：62 例次医院感染共检出致病菌 14 种 75 株。病原体检出较多的为黏质沙雷菌，共 23 株（占 30.67%），其次为肺炎克雷伯菌 18 株（占 24.00%）、大肠埃希菌 6 株（占 8.00%）、表皮葡萄球菌和产气肠杆菌各 5 株（分别占 6.67%）。具体分布如图 4 - 2 - 12 所示。

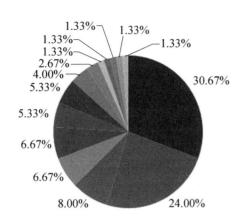

- 黏质沙雷菌23株
- 肺炎克雷伯菌18株
- 大肠埃希菌6株
- 表皮葡萄球菌5株
- 产气肠杆菌5株
- 屎肠球菌4株
- 嗜麦芽窄食单胞菌4株
- 链球菌属3株
- 溶血葡萄球菌2株
- 金黄色葡萄球菌1株
- 头状葡萄球菌1株
- 粪肠球菌1株
- 铜绿假单胞菌1株
- 白念珠菌1株

图4-2-12 NICU医院感染病原体分布

(4) 呼吸机相关肺炎:2022年呼吸机累计使用813日,使用率为5.72%,发生呼吸机相关肺炎1例,日感染率为1.23‰。各出生体重组别新生儿呼吸机使用情况和感染情况如表4-2-7所列。

表4-2-7 各出生体重组别新生儿呼吸机使用情况和感染情况

出生体重组别/g	住院日数	使用日数	使用率/%	日感染率/‰	前一年	
					使用率/%	日感染率/‰
≤1 000	507	71	14.00	0	38.83	5.65
>1 000~1 500	4 797	309	6.44	3.24	9.37	1.58
>1 500~2 500	6 787	331	4.88	0	10.92	0
>2 500	2 117	102	4.82	0	16.78	0
合计	14 208	813	5.72	1.23	14.95	2.55

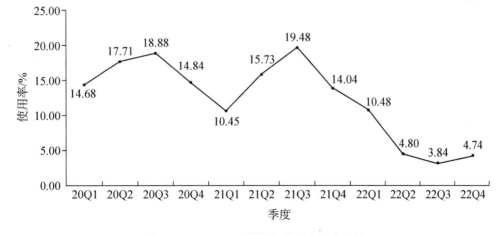

图4-2-13 NICU呼吸机使用率季度趋势

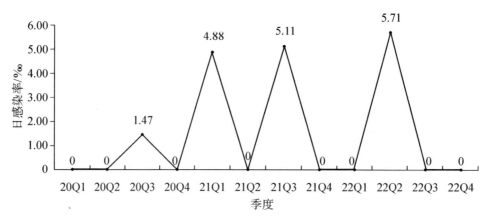

图 4-2-14　NICU 呼吸机相关肺炎日感染率季度趋势

（5）导管相关血流感染：2022 年中心静脉插管累积使用 4 277 日，使用率 30.10%，未发生导管相关血流感染。各出生体重组别新生儿脐中心静脉插管使用情况和感染情况如表 4-2-8 所列。

表 4-2-8　各出生体重组别新生儿脐中心静脉插管使用情况和感染情况

出生体重组别/g	住院日数	使用日数	使用率/%	日感染率/‰	前一年	
					使用率/%	日感染率/‰
≤1 000	507	310	61.14	0	51.91	0
>1 000~1 500	4 797	3 063	63.85	0	54.46	0.27
>1 500~2 500	6 787	900	13.26	0	11.91	0
>2 500	2 117	4	0.19	0	0.35	0
合计	14 208	4 277	30.10	0	34.75	0.18

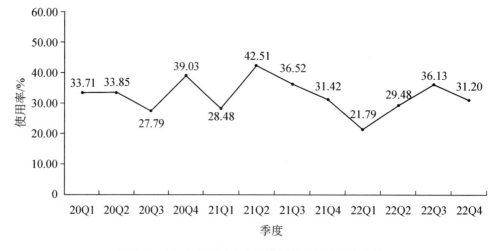

图 4-2-15　NICU 脐中心静脉插管使用率季度趋势

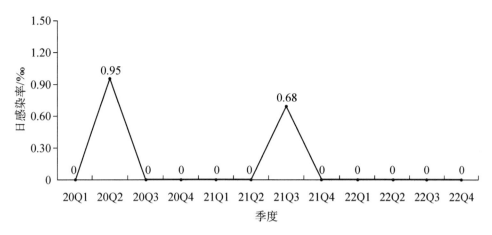

图 4‑2‑16 NICU 导管相关血流日感染率季度趋势

2. 监测结果分析

（1）2022 年监测结果显示，NICU 平均医院感染发生率为 3.85%，平均日感染率为 4.01‰，较前一年有所下降。从各出生体重组别感染分布看，≤1 000 g 和 >1 000~1 500 g 出生体重组是医院感染高发组，因此，对此类新生儿必须加强护理，实行严格消毒隔离制度。

（2）从感染部位分布看，败（菌）血症是 NICU 医院感染的重点发生部位，其次为下呼吸道。

（3）病原菌分布看，黏质沙雷菌感染上升较快，为医院感染主要致病菌，其次为肺炎克雷伯氏菌，临床应引起关注，注重抗菌药物的调整和合理使用。

（4）2022 年呼吸机使用率较前一年有所下降，呼吸机相关肺炎发生率较前一年有所下降，应继续加强相关预防控制措施的临床落实。

（5）2022 年中心静脉导管使用率较前一年有所下降，未发生导管相关血流感染。导管相关血流感染的发生不仅与早产和低出生体重有关外，减少置管次数、避免不必要的置管、置管时的无菌操作、置管后的规范护理、置管后的评估、缩短留置时间等是预防和控制感染的关键。

范例 3 某医院××年细菌耐药主要监测结果

1. 细菌检出结果

××年共检出非重复细菌 6 998 株，其中革兰阳性菌 2 610 株（占 37.24%），革兰阴性菌 4 388 株（占 62.76%）。

革兰阳性菌中，菌株数排前 5 位的是：无乳链球菌 938 株（占 35.94%）、金黄色葡萄球菌 700 株（占 26.82%）、粪肠球菌 253 株（占 9.69%）、屎肠球菌 240 株（占 9.20%）和表皮葡萄球菌 124 株（占 4.75%）。

革兰阴性菌中，菌株数排前 5 位的是：铜绿假单胞菌 881 株（占 20.08%）、大肠埃希菌 808 株（占 18.41%）、肺炎克雷伯菌 612 株（占 13.95%）、鲍曼不动杆菌 477 株（占 10.87%）和黏质沙雷菌 282 株（占 6.43%）。

2. 主要细菌耐药率

（1）耐甲氧西林金黄色葡萄球菌检出率：××年耐甲氧西林金黄色葡萄球菌（MRSA）检出率为 34.6％，较前一年下降 1.0 个百分点，低于××年度 CHINET 监测报告（35.3％）。

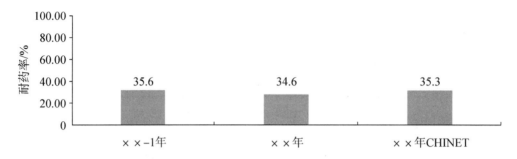

图 4‑2‑17　某医院不同年份耐甲氧西林金黄色葡萄球菌分离情况

（2）粪肠球菌对万古霉素耐药率：××年粪肠球菌对万古霉素耐药率 0.4％，较前一年上升 0.4 个百分点，高于××年度 CHINET 监测报告（0.1％）。

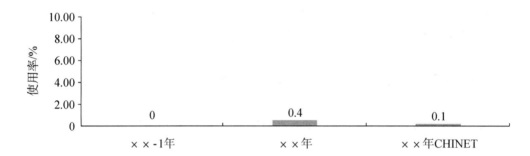

图 4‑2‑18　某医院不同年份粪肠球菌对万古霉素耐药率

（3）屎肠球菌对万古霉素耐药率：××年屎肠球菌对万古霉素耐药率为 10.2％，较前一年上升 0.7 个百分点，高于××年度 CHINET 监测报告（1.4％）。

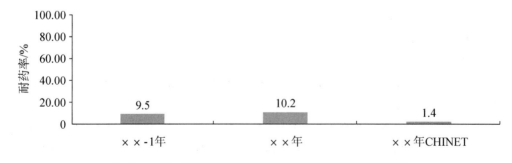

图 4‑2‑19　某医院不同年份屎肠球菌对万古霉素耐药率

（4）大肠埃希菌对第三代头孢菌素药物耐药率：大肠埃希菌对第三代头孢菌素药物耐药是指对头孢曲松和头孢噻肟中任一药物耐药。××年大肠埃希菌对第三代头孢菌素药物耐药率为 47.0%,较前一年下降 10.2 个百分点,低于××年度 CHINET 监测报告 (59.3%)。

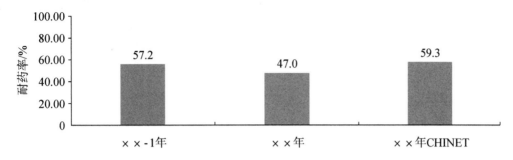

图 4‑2‑20 某医院不同年份大肠埃希菌对第三代头孢菌素耐药率

（5）大肠埃希菌对碳青霉烯类药物耐药率:大肠埃希菌对碳青霉烯类药物耐药是指对亚胺培南、美罗培南和厄他培南中任一药物耐药。××年大肠埃希菌对碳青霉烯类药物耐药率为 1.7%,较前一年下降 0.6 个百分点,低于××年度 CHINET 监测报告(2.3%)。

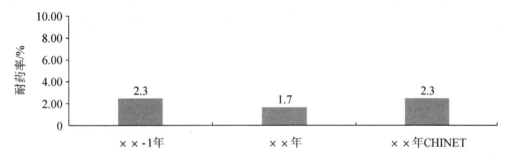

图 4‑2‑21 某医院不同年份大肠埃希菌对碳青霉烯类药物耐药率

（6）大肠埃希菌对喹诺酮类药物耐药率:大肠埃希菌对喹诺酮类药物耐药是指对左氧氟沙星和环丙沙星中任一药物耐药。××年大肠埃希菌对喹诺酮类药物耐药率为 47.0%,较前一年下降 7.7 个百分点,低于××年度 CHINET 监测报告(57.0%)。

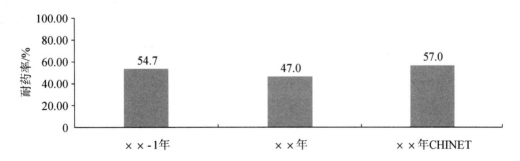

图 4‑2‑22 某医院不同年份大肠埃希菌对喹诺酮类药物耐药率

（7）肺炎克雷伯菌对第三代头孢菌素药物耐药率：肺炎克雷伯菌对第三代头孢菌素药物耐药是指对头孢曲松和头孢噻肟中任一药物耐药。××年肺炎克雷伯菌对第三代头孢菌素药物耐药率37.2%，较前一年下降3.5个百分点，低于××年度CHINET监测报告（45.6%）。

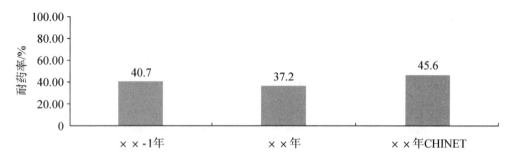

图4-2-23 某医院不同年份肺炎克雷伯菌对第三代头孢菌素药物耐药率

（8）肺炎克雷伯菌对碳青霉烯类药物耐药率：肺炎克雷伯菌对碳青霉烯类药物耐药是指对亚胺培南、美罗培南和厄他培南中任一药物耐药。××年肺炎克雷伯菌对碳青霉烯类药物耐药率为14.9%，较前一年上升6.5个百分点，低于××年度CHINET监测报告（23.1%）。

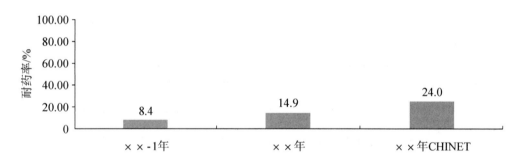

图4-2-24 某医院不同年份肺炎克雷伯菌对碳青霉烯类药物耐药率

（9）铜绿假单胞菌对碳青霉烯类药物耐药率：铜绿假单胞菌对碳青霉烯类药物耐药指对亚胺培南和美罗培南中任一药物耐药。××年铜绿假单胞菌对碳青霉烯类药物耐药率为53.9%，较前一年下降2.6个百分点，高于××年度CHINET监测报告（26.4%）。

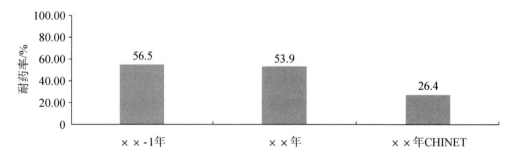

图4-2-25 某医院不同年份铜绿假单胞菌对碳青霉烯类药物耐药率

（10）鲍曼不动杆菌对碳青霉烯类药物耐药率：鲍曼不动杆菌对碳青霉烯类药物耐药指对亚胺培南和美罗培南中任一药物耐药。××年鲍曼不动杆菌对碳青霉烯类药物耐药率为71.2%，较前一年上升0.9个百分点，高于××年度CHINET监测报告（70.5%）。

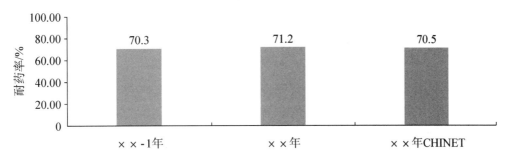

图4-2-26 某医院不同年份鲍曼不动杆菌对碳青霉烯类药物耐药率

范例4 某医院××年二季度手卫生依从性基线调查结果分析

为了解、评估某医院医务人员手卫生执行状况，找出手卫生存在问题，为进一步改进和提高医务人员手卫生依从性提供决策，××年6月，感染管理科、护理部联合对全院工作人员手卫生执行状况进行了现场调查，现将调查结果分析如下：

1. 调查科室和人群：医院全部病区医生、护士和护理员。

2. 调查方法：采用现场观察法，根据WHO颁布的手卫生指南中的5个手卫生时机，观察工作人员在接触患者前、无菌操作前、体液暴露后、接触患者后、接触患者周围环境后的手卫生执行情况。

3. 调查人员和培训：为保证本次调查的客观、准确，调查人员全部由实习护士组成。调查开始前，感染管理科对调查人员进行了相关知识培训和模拟演练。

4. 调查结果

（1）调查总数：本次共调查31个病区，共调查295名工作人员，其中护士155人、医生96人、护理员44人，共调查手卫生操作机会676次。

具体情况如图4-2-27、图4-2-28所示。

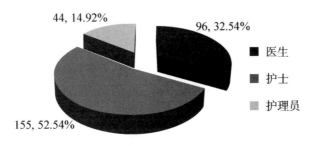

图4-2-27 被调查人员分布

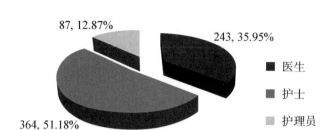

图 4-2-28 被调查手卫生机会数分布

（2）手卫生依从性：676 次手卫生操作机会中，按照 5 个手卫生时机执行手卫生416 次，手卫生依从率为 61.54%。不同工作人员、不同类别科室手卫生依从率情况如图 4-2-29 至图 4-2-30 所示。

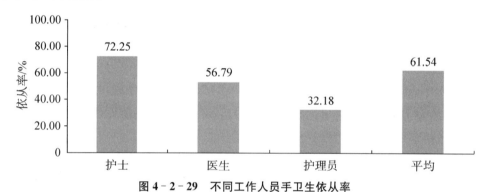

图 4-2-29 不同工作人员手卫生依从率

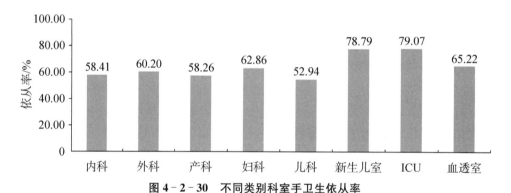

图 4-2-30 不同类别科室手卫生依从率

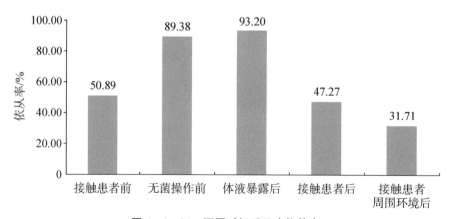

图 4-2-31 不同时机手卫生依从率

■ 接触患者前 ■ 无菌操作前 ■ 体液暴露后 ■ 接触患者后 ■ 接触患者周围环境后

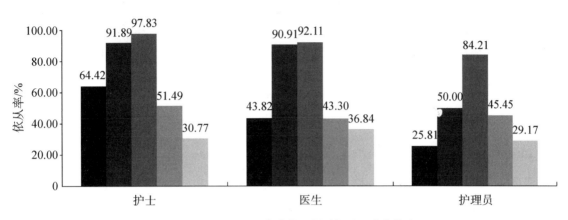

图4-2-32 不同工作人员不同时机手卫生依从率

（3）手卫生方式：416次手卫生中，采用速干手消毒剂263次（63.33％），采用皂液＋流动水洗手153次（36.78％）。

5. 结果分析

（1）工作人员的手是医院感染的重要传播途径，手卫生的重要性也早已被普遍认可。但从本次基线调查结果看，某医院工作人员手卫生依从率平均为61.54％。

（2）从各类工作人员手卫生依从率看，护士依然是手卫生依从率相对较高的人群。值得关注的是，由于护理员的文化层次低，双向保护意识薄弱，手卫生依从率明显低于其他各类人员，无疑增加了医院感染的风险。所以，对这类人员应给予重点关注，积极采取相关措施，提高手卫生意识和执行力。

（3）从科室手卫生依从率看，ICU、新生儿室、血透室为全院手卫生依从率最高的科室，这与近年来医院感染管理的重心转向重点科室、重点部位，尤其是导管相关感染的控制有关，手卫生是各类导管相关感染控制中最基本、最重要的措施。

（4）从不同时机手卫生依从率看，体液暴露后和无菌操作前的手卫生依从率明显高于其他3个时机，表明医务人员有较强的自我保护意识和无菌操作意识，但是对患者的保护意识有待提高。

（5）近几年，感染管理科在全院推广使用速干手消毒剂，在病区的各类治疗车、病历车、病区走廊、重点科室患者床头都摆放了数量足够的速干手消毒剂，方便工作人员、患者家属及时进行手卫生。从执行手卫生的方式看，工作人员更倾向于使用方便、快捷的速干手消毒剂，使用频率占63.33％，远高于皂液＋流动水洗手方式。

通过本次基线调查，某医院感染管理科基本掌握了全院手卫生现状（见表4-2-9）。为切实提高全员手卫生意识，感染管理科将按照《三级综合医院评审实施细则》规定的方法和要求，在完善全院手卫生设施的基础上，开展多渠道、多方式的教育培训，提高全院工作人员的手卫生意识，加强手卫生的监测、监督和指导，积极进行干预措施的效果评价与分析，努力消除盲点与不足，提高全院工作人员的手卫生依从性。

表 4 - 2 - 9　各科室工作人员手卫生依从性基线调查结果

病区	护士			医生			护理员			合计		
	机会数	执行数	依从率/%	机会数	执行数	依从率/%	机会数	执行数	依从率/%	机会数	执行数	依从率/%
一区	9	6	66.67	3	2	66.67				12	8	66.67
二区	18	13	72.22	18	9	50.00				36	22	61.11
三区	6	4	66.67	3	2	66.67				9	6	66.67
四区	18	12	66.67	18	11	61.11	9	4	44.44	45	27	60.00
五区	14	9	64.29	11	6	54.55	7	3	42.86	32	18	56.25
六区	6	5	83.33	7	4	57.14				13	9	69.23
七区	6	5	83.33	5	3	60.00				11	8	72.73
八区	8	5	62.50	2	1	50.00				10	6	60.00
九区	11	8	72.73	7	4	57.14	3	1	33.33	21	13	61.90
十区	5	4	80.00	4	3	75.00	2	0	0	11	7	63.64
十一区	9	6	66.67	9	4	44.44	9	3	33.33	27	13	48.15
十二区	18	13	72.22	18	7	38.89	4	2	50.00	40	22	55.00
十三区	7	5	71.43	7	3	42.86	1	0	0	15	8	53.33
十四区	8	5	62.50	2	1	50.00				10	6	60.00
十五区	10	7	70.00	4	2	50.00	2	2	100.0	16	11	68.75
十六区	18	13	72.22	6	3	50.00				24	16	66.67
十七区	22	17	77.27	11	9	81.82				33	26	78.79
十八区	12	9	75.00	11	6	54.55				23	15	65.22
十九南	8	6	75.00	7	4	57.14	8	2	25.00	23	12	52.17
十九北	9	6	66.67	3	2	66.67	8	3	37.50	20	11	55.00
二十区	18	12	66.67	9	5	55.56				27	17	62.96
二十二区	7	5	71.43	7	4	57.14	3	1	33.33	17	10	58.82
二十三区	8	6	75.00	7	3	42.86	2	0	0	17	9	52.94

续表

病区	护士			医生			护理员			合计		
	机会数	执行数	依从率/%	机会数	执行数	依从率/%	机会数	执行数	依从率/%	机会数	执行数	依从率/%
二十四区	18	15	83.33	18	11	61.11	8	0	0	44	26	59.09
二十五区	11	7	63.64	10	5	50.00	2	0	0	23	12	52.17
二十六区	9	6	66.67	7	4	57.14	2	0	0	18	10	55.56
二十七区	6	5	83.33	3	2	66.67	2	0	0	11	7	63.64
二十八区	7	5	71.43	1	1	100.0	2	0	0	10	6	60.00
二十九区	8	5	62.50	2	1	50.00	2	0	0	12	6	50.00
ICU	18	16	88.89	18	13	72.22	7	5	71.43	43	34	79.07
血透室	14	10	71.43	5	3	60.00	4	2	50.00	23	15	65.22
合计	346	250	72.25	243	138	56.79	87	28	32.18	676	416	61.54

范例 5　某医院 2022 年职业暴露原因分析及对策

1. 基本情况：2022 年，某医院累计报告职业暴露 182 例，较前一年增加 37 例，增加 25.52%，如图 4-2-33 所示。

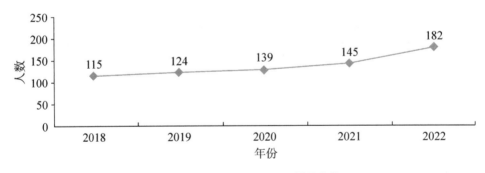

图 4-2-33　不同年份职业暴露人数

2. 性别分布：182 例职业暴露中，男性 11 例，女性 171 例，男女比为 1∶15.55，如表 4-2-10 所列。

表 4-2-10　某医院 2022 年职业暴露性别分布

性别	人数	百分比/%
男	11	6.04
女	171	93.96
合计	182	100.00

3. 职业分布：182 例职业暴露中，实习护士最多，为 115 例（占 63.19%）；其次为护士 43 例（占 23.63%）。具体分布如表 4-2-11 所列。

表 4-2-11 某医院 2022 年职业暴露职业分布

工作类别	人数	百分比/%
实习护士	115	63.19
护士	43	23.63
医生	11	6.04
卫生清洁工	5	2.75
其他医务人员	2	1.10
实习医生	2	1.10
进修医生	1	0.55
实习技术员	1	0.55
实习助产员	1	0.55
助产员	1	0.55
合计	182	100.00

4. 暴露地点分布：182 例职业暴露中，发生于输液室的最多，为 43 例（占 29.12%）。其中儿童输液室发生 38 例（占 20.88%），成人输液室发生 15 例（占 8.24%）。另有 24 个病区累计发生 90 例（占 49.45%）职业暴露。具体分布如表 4-2-12 所列。

表 4-2-12 某医院 2022 年职业暴露地点分布

伤害发生的地点	人数	百分比/%
病区	90	49.45
儿科输液室	38	20.88
手术室	20	10.99
成人输液室	15	8.24
产房	6	3.30
急诊科	5	2.75
生殖中心	5	2.75
检验科	2	1.10
病理科	1	0.55
合计	182	100.00

5. 导致伤害的锐器物种类：182 例职业暴露中，被头皮针刺伤最多，为 109 例（占 59.89%）；其次为注射器针头 29 例（占 15.93%）。具体分布如表 4-2-13 所列。

表 4-2-13 某医院 2022 年职业暴露导致伤害的锐器物种类分布

导致伤害的锐器物种类	人数	百分比/%
头皮针输液器针头	109	59.89
注射器针头	29	15.93
缝合针	12	6.59
其他	9	4.95
套管针	9	4.95
手术刀	6	3.30
特殊穿刺针	3	1.65
套管针心/导管丝	2	1.10
玻璃	1	0.55
剪刀	1	0.55
手巾钳	1	0.55
合计	182	100.00

6. 伤害发生的操作环节:182 例职业暴露中,拔针时发生刺伤最多为 45 例(占 31.03%);其次为丢弃前处理锐器时 22 例(占 15.17%)和手术中刺伤 17 例(占 11.72%)。具体分布如表 4-2-14 所列。

表 4-2-14 某医院 2022 年职业暴露伤害发生的操作环节分布

伤害发生的操作环节	人数	百分比/%
经拔针时	61	33.52
丢弃前处理针头等锐器时	36	19.78
给针头重新套上针帽(双手套)时	20	10.99
手术中(缝合或切开时等)	12	6.59
传递锐器时	7	3.85
静脉封管时	7	3.85
使用后分离针头与注射器时	7	3.85
处理放置不当的锐器时	6	3.30
被突出于废弃物收集箱开口的锐器刺伤	5	2.75
患者躁动时	4	2.20
经皮注射时	4	2.20
整理使用完毕的锐器时	4	2.20
检查时	3	1.65
治疗时	3	1.65

续表

伤害发生的操作环节	人数	百分比/%
配合医生或其他工作人员操作时	1	0.55
输液结束拔针时	1	0.55
运送锐器废弃物时	1	0.55
合计	182	100.00

7. 暴露后的处置：182例职业暴露均按规范进行应急处置。所有暴露人员均进行了初查和定期复查，有33人次进行了乙肝免疫球蛋白应急注射和乙肝疫苗全程接种（占18.13%），有2人进行了青霉素注射（占1.10%）。具体分布如表4-2-15所列。

表4-2-15　某医院2022年职业暴露后的处置分布

暴露后的处置	人数	百分比/%
常规检查+复查	147	80.77
检查+免疫球蛋白应急注射+全程乙肝疫苗接种	33	18.13
检查+青霉素注射	2	1.10
合计	182	100.00

8. 处置后效果追踪：182例职业暴露人员经及时、对症处置后，未发生感染。

9. 分析及对策：2022年职业暴露报告人数较前一年继续增加，职业暴露人员仍以护理人员为主，其中实习护士报告人数最多。实习护士由于缺乏实践经验及防护意识，操作不熟练，易发生锐器暴露，各带教老师应加强岗前操作培训，提高实习护士操作熟练度，提高其防护意识，纠正其不安全行为，使其掌握防护技巧。工作中做好提醒工作。实习护士操作时应小心谨慎，减少职业暴露的发生。

2022年职业暴露以成人输液室、儿童输液室和手术室报告人数最多，但各输液室报告人数较2020年（59例）有所降低。病区报告数量以儿科、骨科、脑外科、老干部科发生最多。

伤害发生环节以输液结束拔针时发生刺伤、丢弃前处理针头等锐器物时和双手回套（输液针尖）时发生刺伤为主。

乙肝疫苗有良好的接种成功率，医护人员应常规进行乙肝标志物检测。应积极鼓励本院职工和实习生中乙肝标志物阴性者接种乙肝疫苗，这样不仅能让医护人员自身产生有效的保护性抗体，也能有效降低相关的处置费用。

医护人员发生职业暴露后，应及时报告感染管理科，咨询处理方案并及时处理。感染管理科应积极收集相关数据，分析发生职业暴露的原因，采取有效的预防措施，减少医护人员发生职业暴露的危险性。建议重点梳理上述环节的操作SOP，有效避免伤害发生。

表 4-2-16　各临床科室 2022 年职业暴露人数

临床科室	人数	百分比/%	临床科室	人数	百分比/%
急诊科	5	2.75	甲乳外科	3	1.65
成人输液室	15	8.24	胃肠外科	4	2.20
儿科输液室	38	20.88	EICU	3	1.65
生殖中心	5	2.75	急诊内科	4	2.20
手术室	20	10.99	新生儿科	2	1.10
产房	6	3.30	产科	1	0.55
检验科	2	1.10	胸外科	3	1.65
病理科	1	0.55	食管外科	4	2.20
骨科	9	4.95	眼科	1	0.55
妇科	4	2.20	儿科	16	8.79
血管外科	3	1.65	康复科	2	1.10
老年病科	5	2.75	神经内科	4	2.20
内分泌科	4	2.20	呼吸内科	4	2.20
泌尿外科	2	1.10	消化内科	1	0.55
脑外科	6	3.30	ICU	4	2.20
心内科	1	0.55	合计	182	100.00

范例 6　某医院 2022 年四季度手术部位感染目标性监测分析报告

为了解某医院手术病人的手术部位感染率,发现危险因素,及时采取措施进行干预,同时评价控制效果,有效降低手术部位感染率。根据该医院《手术部位感染目标性监测方案》,从 2022 年 1 月 1 日起在全院开展了手术部位感染的目标性监测,四季度共监测手术 897 例。在监测过程中,及时与相关科室进行沟通,对手术部位感染情况进行分析。现将监测的情况统计分析如下:

1. 基本情况

四季度累计监测手术患者 897 人,发生医院感染 68 人、87 例次,医院感染发生率为 7.58%,例次率为 9.70%。医院感染以呼吸系统感染为主,发生 60 例(占 68.97%)。具体分布如表 4-2-17 所列。

表 4-2-17　某医院 2022 年医院感染部位分布

季度	监测病例数	感染患者数	感染率/%	感染例次数	例次率/%	医院感染部位分布						
						手术部位	呼吸系统	泌尿系统	胃肠道	血液	皮肤、软组织	其他
Q1	1 273	35	2.75	38	2.99	5	14	12	3	1	2	1
Q2	1 617	44	2.72	45	2.78	13	16	9	1	1	5	
Q3	1 046	68	6.50	74	7.07	15	48	8	1	1	1	
Q4	897	68	7.58	87	9.70	8	60	12	3	2	1	1

2. 手术部位医院感染情况

四季度累计监测手术例数 903 例,发生手术部位医院感染 8 例,手术部位感染率为 0.89%。某医院各季度手术部位感染率如图 4-2-34 所示。

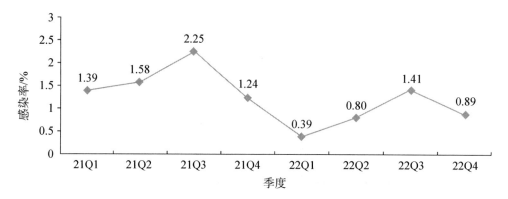

图 4-2-34　某医院各季度手术部位医院感染发生率变化趋势

某医院 2022 年四季度各切口类别手术部位感染率如表 4-2-18 所列。

表 4-2-18　某医院 2022 年四季度各切口类别手术部位感染率

切口类别	手术例数	手术部位感染例数	手术部位感染率/%
清洁切口	743	7	0.94
清洁-污染切口	82	0	0
污染切口	76	1	1.32
无切口	2	0	0
合计	903	8	0.89

医院感染危险因素中,急诊手术、ASA 评分、切口愈合情况、术前外周白细胞计数 $<4\times10^9/L$ 和 $\geq10\times10^9/L$、昏迷、长期卧床是发生手术部位感染的高危因素($P<0.05$)。

表 4 - 2 - 19 某医院 2022 年四季度手术部位医院感染高危因素分布

危险因素		手术例数	手术部位感染例数	感染率/%	P
手术时间	<2 h	582	4	0.69	0.391
	≥2 h	321	4	1.25	
手术类型	急诊手术	220	6	2.73	0.001
	择期手术	683	2	0.29	
切口个数	1 个	821	8	0.97	0.369
	≥2 个	82	0	0	
切口类型	清洁切口	743	7	0.94	0.444
	清洁-污染切口	82	0	0	
	污染切口	76	1	1.32	
使用窥镜	否	870	8	0.92	0.580
	是	33	0	0	
有植入物	否	368	1	0.27	0.102
	是	535	7	1.31	
ASA 评分	Ⅱ	394	3	0.76	0.000
	Ⅳ	63	5	7.94	
麻醉方法	全麻	514	7	1.36	0.936
	复合麻醉	80	1	1.25	
失血	否	283	1	0.35	0.249
	是	620	7	1.13	
输血	否	734	6	0.82	0.647
	是	169	2	1.18	
愈合情况	甲	871	2	0.23	0.000
	乙	4	2	50.00	
	丙	1	1	100.00	

续表

危险因素		手术例数	手术部位感染例数	感染率/%	P
术前外周白细胞数/(×10⁹/L)	<4	74	2	2.70	0.001
	4~10	609	1	0.16	
	≥10	220	5	2.27	
术前口服抗生素肠道准备	否	899	8	0.89	0.850
	是	4	0	0	
性别	男	531	5	0.94	0.831
	女	372	3	0.81	
高龄(>75岁)	否	809	7	0.87	0.846
	是	94	1	1.06	
昏迷	否	891	7	0.79	0.006
	是	12	1	8.33	
长期卧床	否	893	7	0.78	0.002
	是	10	1	10.00	

903 例手术中,术前预防性使用抗菌药物 458 例,使用率为 50.72%;术后预防性使用抗菌药物 590 例,使用率为 65.34%,抗菌药物平均使用时间为 4.29 天。

表 4-2-20　某医院 2022 年四季度手术预防性使用抗菌药物时间分布

	用药时间/h	使用例数	使用率/%
术前 (n=458)	>2	27	5.90
	0.5~2	402	87.77
	<0.5	29	6.33
术后 (n=590)	≤24	152	25.76
	>24~48	66	11.19
	>48~72	50	8.47
	>72	322	54.58

3. 各手术切口类别医院感染情况

(1) 清洁切口(743 例):清洁切口手术以颅脑手术、骨科手术、疝气修补术为主,发生手术部位感染 7 例,感染率为 0.94%,平均危险指数等级为 0.39,调整感染专率为 2.39%,感染部位为表浅切口感染的有 5 例(占 71.43%)、器官/腔隙感染的有 2 例(占 28.57%)。各类别手术中,颅脑手术平均危险指数等级最高,为 0.61;经平均危险指数调整后,疝气修补术调整感染专率最高,为 10.00%。

表 4-2-21　某医院 2022 年四季度清洁切口手术发生手术部位感染的手术类别分布

| 手术类别 | 手术例数 | 感染例数 | 感染专率/% | 危险指数 | | | | | | 平均危险指数等级 | 调整感染专率/% |
| | | | | 0 | | 1 | | 2 | | | |
				手术例数	感染例数	手术例数	感染例数	手术例数	感染例数		
颅脑手术	325	5	1.54	158	1	136	3	31	1	0.61	2.53
骨科手术	212	0	0	167	0	43	0	2	0	0.22	0
疝修补术	46	1	2.17	36	1	10	0	0	0	0.22	10.00
乳房手术	27	0	0	19	0	8	0	0	0	0.30	0
白内障手术	27	0	0	21	0	6	0	0	0	0.22	0
甲状腺手术	17	0	0	11	0	6	0	0	0	0.35	0
其他	89	1	1.12	71	1	18	0	0	0	0.20	5.56
合计	743	7	0.94	483	3	227	3	33	1	0.39	2.39

743 例手术中,术前预防性使用抗菌药物 329 例,使用率为 44.28%。术后预防性使用抗菌药物 458 例,使用率为 61.64%。术后使用抗菌药物≤24 h 的占 15.07%,>72 h 的占 65.07%。术后抗菌药物平均使用时间为 4.67 天。

表 4-2-22　某医院 2022 年四季度清洁切口手术预防性使用抗菌药物时间分布

	用药时间/h	使用例数	使用率/%
术前 (n=329)	>2	24	7.29
	0.5~2	276	83.89
	<0.5	29	8.81
术后 (n=458)	≤24	69	15.07
	>24~48	49	10.70
	>48~72	42	9.17
	>72	298	65.07

(2) 清洁-污染切口(82 例):清洁-污染切口手术以骨科手术和颅脑手术为主,未发生手术部位感染,平均危险指数等级为 0.23。各类别手术中,颅脑手术平均危险指数等级最高,为 0.36。

表4-2-23 某医院2022年四季度清洁-污染切口手术发生手术部位感染的手术类别分布

手术类别	手术例数	感染例数	感染专率/%	危险指数						平均危险指数等级	调整感染专率/%
				0		1		2			
				手术例数	感染例数	手术例数	感染例数	手术例数	感染例数		
骨科手术	52	0	0	43	0	9	0	0	0	0.17	0
颅脑手术	22	0	0	14	0	8	0	0	0	0.36	0
其他	8	0	0	6	0	2	0	0	0	0.25	0
合计	82	0	0	63	0	19	0	0	0	0.23	0

82例手术中,术前预防性使用抗菌药物的有60例,使用率为73.17%;术后预防性使用抗菌药物的有66例,使用率为80.49%,抗菌药物平均使用时间为3.93天。

表4-2-24 某医院2022年四季度清洁-污染切口手术预防性使用抗菌药物时间分布

	用药时间/h	使用例数	使用率/%
术前 (n=60)	>2	2	3.33
	0.5~2	58	96.67
	<0.5	0	0.00
术后 (n=66)	≤24	37	56.06
	>24~48	8	12.12
	>48~72	1	1.52
	>72	20	30.30

4. 监测结果分析

(1)四季度监测结果显示,颅脑手术平均危险指数最高,经调整后,疝气修补术调整感染专率在全部手术类型中最高,提示应加强此类手术患者SSI监测,分析相关危险因素,有针对性地采取预防控制措施,有效降低手术部位感染的发生率。

(2)清洁切口围手术期预防性抗菌药物使用率高于三季度(43.79%),也高于卫健委≤30%的要求。同时抗菌药物预防用药时间选择上不合理,仍有部分甲状腺手术、白内障手术、腹股沟疝修补术预防性使用抗菌药物,术后用药时间≤24 h的仅占15.07%,平均术后用药的时间达4.67天。

5. 各科室监测汇总

见表4-2-25至表4-2-31。

表 4-2-25　医院感染部位分布情况

科室编号	监测例数	感染例数	感染率/%	感染例次数	例次感染率/%	上呼吸道	下呼吸道	胸膜腔	血液系统	胃肠道	泌尿道	表浅切口	深部切口	器官/腔隙	皮肤	其他
1	185	1	0.54	1	0.54		1									
2	118	7	5.93	7	5.93		7									
3	76	3	3.95	5	6.58		1			1	2	1				
4	82	16	19.51	17	20.73	1	15									1
5	83	15	18.07	26	31.33		23				2			1		
6	165	6	3.64	6	3.64		1			1	4					
7	122	7	5.74	8	6.56		2		2			4				
8	47	11	23.40	15	31.91		9			1	4			1		
9	19	2	10.53	2	10.53							1			1	
总计	897	68	7.58	87	9.70	1	59		2	3	12	6		2	1	1

表 4-2-26　不同切口类别手术部位医院感染发生率汇总表

科室编号	全部 手术例数	感染例数	感染率/%	清洁切口 手术例数	感染例数	感染率/%	清洁-污染切口 手术例数	感染例数	感染率/%	污染切口 手术例数	感染例数	感染率/%	感染切口 手术例数	感染例数	感染率/%
1	185			55			57			73					
2	118			117									1		
3	76			76											
4	82	1	1.22	80						2	1	50			
5	83	1	1.20	81	1	1.23									
6	170			170											
7	122	4	3.28	122	4	3.28									
8	48	1	2.08	29	1	3.45	18						1		
9	19	1	5.26	13	1	7.69	5			1					
合计	903	8	0.89	743	7	0.94	82			76	1	1.32	2		

表 4‑2‑27 不同科室手术部位感染专率汇总表

手术类别	手术例数	手术部位感染例数	感染专率/%	危险指数												平均危险指数等级	调整感染专率/%
				0			1			2			3				
				手术例数	感染例数	感染专率/%	手术例数	感染例数	感染专率/%	手术例数	感染例数	感染专率/%	手术例数	感染例数	感染专率/%		
1	185			83			72			28			2			0.72	
2	118			91			26			1						0.24	
3	76			54			22									0.29	
4	82	1	1.22	31			39			12	1	8.33				0.77	1.59
5	83	1	1.20	52			30			1	1	100				0.39	3.13
6	170			124			38			8						0.32	
7	122	4	3.28	80	1	1.25	38	3	7.89	4						0.38	8.70
8	48	1	2.08	32	1	3.13	15		0	1						0.35	5.88
9	19	1	5.26	14	1	7.14	5		0							0.26	20
合计	903	8	0.89	546	3	0.55	293	3	1.02	62	2	3.23	2			0.47	1.89

表 4‑2‑28 不同手术类型医院感染专率汇总表

手术类别	手术例数	手术部位感染例数	感染专率/%	危险指数												平均危险指数等级	调整感染专率/%
				0			1			2			3				
				手术例数	感染例数	感染专率/%	手术例数	感染例数	感染专率/%	手术例数	感染例数	感染专率/%	手术例数	感染例数	感染专率/%		
01 颅、脑和脑膜的切开术和切除术	265	6	2.26	103	1	0.97	121	3	2.48	39	2	5.13	2			0.77	2.93
02 颅、脑和脑膜的其他手术	86			63			19			4						0.31	
03 脊髓和椎管结构的手术	3			2			1									0.33	
04 颅神经和周围神经的手术	7			4			3									0.43	

续表

手术类别	手术例数	手术部位感染例数	感染专率/%	危险指数												平均危险指数等级	调整感染专率/%
				0			1			2			3				
				手术例数	感染例数	感染专率/%	手术例数	感染例数	感染专率/%	手术例数	感染例数	感染专率/%	手术例数	感染例数	感染专率/%		
06 甲状腺和甲状旁腺手术	15			10			5									0.33	
07 其他内分泌腺手术	5			4			1									0.20	
12 虹膜、睫状体、巩膜和前房的手术	6			4			2									0.33	
13 晶状体手术	21			17			4									0.19	
34 胸壁、胸膜、纵隔和横膈的手术	1			1													
38 血管的切开、切除和闭合术	8			6			2									0.25	
39 其他血管手术	10	1	10.00	7	1	14.29	3									0.30	33.33
41 骨髓和脾脏手术	2			2													
43 胃切开及切除术	1						1									1.00	
45 肠切开、切除和吻合术	3			2			1									0.33	
48 直肠和直肠周围组织手术	2			1			1									0.50	
53 疝修补术	47	1	2.13	36	1	2.78	11									0.23	9.09
54 其他腹部手术	2			2													

手术类别	手术例数	手术部位感染例数	感染专率/%	危险指数												平均危险指数等级	调整感染专率/%
				0			1			2			3				
				手术例数	感染例数	感染专率/%	手术例数	感染例数	感染专率/%	手术例数	感染例数	感染专率/%	手术例数	感染例数	感染专率/%		
55 肾脏手术	2			1			1									0.50	
65 卵巢手术	10			7			3									0.30	
66 输卵管手术	4			4													
68 其他子宫切开和切除术	3			2			1									0.33	
77 其他骨的切开、切除和切断术	2			1			1									0.50	
78 骨的其他手术,除外面骨	35			29			6									0.17	
79 骨折和脱位的复位术	252			156			78			18						0.45	
80 关节结构的切开和切除术	9			7			2									0.22	
81 关节结构的修补术和整形手术	27			15			11			1						0.48	
82 手的肌肉、肌腱和筋膜手术	1			1													
83 肌肉、肌腱、筋膜和黏液囊的手术,除外手部	1			1													
85 乳房手术	27			19			8									0.30	

续表

手术类别	手术例数	手术部位感染例数	感染专率/%	危险指数												平均危险指数等级	调整感染专率/%
				0			1			2			3				
				手术例数	感染例数	感染专率/%	手术例数	感染例数	感染专率/%	手术例数	感染例数	感染专率/%	手术例数	感染例数	感染专率/%		
86 皮肤和皮下组织的手术	25			21			4									0.16	
97 治疗装置的置换和去除	20			17			3									0.15	
99 其他非手术操作	1			1													
合计	903	8	0.89	546	3	0.55	293	3	1.02	62	2	3.23	2			0.47	1.89

表4-2-29 手术切口抗菌药物应用情况(按科室统计)

科室编号	手术例数	术前用药 预防 >2h 例数	百分比/%	0.5~2h 例数	百分比/%	<0.5h 例数	百分比/%	治疗 例数	百分比/%	未用 例数	百分比/%	术中用药 使用 例数	百分比/%	未用 例数	百分比/%	术后用药 预防 ≤24h 例数	百分比/%	>24~48h 例数	百分比/%	>48~72h 例数	百分比/%	>72h 例数	百分比/%	治疗 例数	百分比/%	未用 例数	百分比/%
1	185	1	0.54	170	91.89	1	0.54			13	7.03	8	4.32	177	95.68	114	61.62	23	12.43	11	5.95	6	3.24			31	16.76
2	118			35	29.66					83	70.34			118	100.00	11	9.32	20	16.95	8	6.78	11	9.32	4	3.39	64	54.24
3	76			30	39.47					46	60.53			76	100.00					3	3.95	32	42.11			41	53.95
4	82	3	3.66	17	20.73	5	6.10			57	69.51	1	1.22	81	98.78	10	12.20	6	7.32	7	8.54	14	17.07	15	18.29	30	36.59
5	83	4	4.82	35	42.17	5	6.02	7	8.43	32	38.55			83	100.00	4	4.82	8	9.64	1	1.20	29	34.94	33	39.76	8	9.64
6	170	17	10.00	75	44.12	1	0.59			77	45.29	6	3.53	164	96.47	4	2.35	4	2.35	9	5.29	90	52.94	2	1.18	61	35.88
7	122			36	29.51	17	13.93			69	56.56			122	100.00	8	6.56	2	1.64	5	4.10	85	69.67	2	1.64	20	16.39
8	48	1	2.08					6	12.5	41	85.42			48	100.00	1	2.08	2	4.17			27	56.25	18	37.50		
9	19	1	5.26	4	21.05					14	73.68			19	100.00	1	5.26	1	5.26	1	5.26	10	52.63	1	5.26	6	31.58
合计	903	27	2.99	402	44.52	29	3.21	13	1.44	432	47.84	10	1.11	893	98.89	152	16.83	66	7.31	50	5.54	322	35.66	77	8.53	263	29.13

表 4 - 2 - 30 手术切口抗菌药物应用情况（按手术类别统计）

手术类别	手术例数	术前用药										术中用药				术后用药											
		预防						治疗		未用		使用		未用		预防								治疗		未用	
		>2 h		0.5~2 h		<0.5 h										<24 h		>24~48 h		>48~72 h		>72 h					
		例数	百分比/%	例数	百分比/%	例数	百分比/%	例数	百分比/%	例数	百分比/%	例数	百分比/%	例数	百分比/%	例数	百分比/%	例数	百分比/%	例数	百分比/%	例数	百分比/%	例数	百分比/%	例数	百分比/%
01 颅、脑和脑膜的切开术和切除术	265	7	2.64	81	30.57	8	3.02	12	4.53	157	59.25	4	1.51	261	98.49	22	8.30	17	6.42	23	8.68	127	47.92	63	23.77	35	13.21
02 颅、脑和脑膜的其他手术	86	1	1.16	45	52.33	5	5.81	1	1.16	34	39.53	2	2.33	84	97.67	5	5.81	6	6.98	6	6.98	54	62.79	7	8.14	11	12.79
03 脊髓和椎管结构的手术	3			2	66.67					1	33.33			3	100.00							3	100.00				
04 颅神经和周围神经的手术	7			6	85.71					1	14.29			7	100.00							6	85.71			1	14.29
06 甲状腺和甲状旁腺手术	15			1	6.67					14	93.33			15	100.00							1	6.67			14	93.33
07 其他内分泌腺手术	5			1	20.00					4	80.00			5	100.00							4	80.00			1	20.00
12 虹膜、睫状体、巩膜和前房的手术	6	2	33.33	2	33.33					2	33.33			6	100.00					2	33.33	2	33.33			2	33.33
13 晶状体手术	21									21	100.00			21	100.00											21	100.00
34 胸壁、胸膜、纵隔和黄膜的手术	1									1	100.00			1	100.00									1	100.00		
38 血管的切开、切除和闭合术	8									8	100.00			8	100.00							3	37.50			5	62.50

续表

手术类别	手术例数	术前用药 预防 >2h 例数	百分比/%	0.5~2h 例数	百分比/%	<0.5h 例数	百分比/%	术前 治疗 例数	百分比/%	术前 未用 例数	百分比/%	术中 使用 例数	百分比/%	术中 未用 例数	百分比/%	术后 <24h 例数	百分比/%	>24~48h 例数	百分比/%	>48~72h 例数	百分比/%	>72h 例数	百分比/%	术后 治疗 例数	百分比/%	术后 未用 例数	百分比/%
39 其他血管手术	10			5	50.00	1	10.00			4	40.00	1	10.00	9	90.00	1	10.00	2	20.00			4	40.00	1	10.00	3	30.00
41 骨髓和脾脏手术	2									2	100.00			2	100.00							1	50.00			1	50.00
43 胃切开及切除术	1									1	100.00			1	100.00							1	100.00				
45 肠切开、切除和吻合术	3			2	66.67					1	33.33			3	100.00							3	100.00				
48 直肠和直肠周围组织手术	2	1	50.00	1	50.00									2	100.00							2	100.00				
53 疝修补术	47			3	6.38					44	93.62			47	100.00	1	2.13	1	2.13	2	4.26	6	12.77	1	2.13	37	78.72
54 其他腹部手术	2									2	100.00			2	100.00											2	100.00
55 肾脏手术	2	1	50.00	1	50.00									2	100.00	1	50.00	1	50.00								
65 卵巢手术	10	2	20.00							8	80.00			10	100.00			1	10.00			2	20.00			7	70.00
66 输卵管手术	4									4	100.00			4	100.00					2	50.00					2	50.00
68 其他子宫切开和切除术	3									3	100.00			3	100.00							1	33.33			2	66.67
77 其他骨的切开、切除和切断术	2			1	50.00					1	50.00			2	100.00							1	50.00			1	50.00
78 骨的其他手术,除外面骨	35			3	8.57	1	2.86			31	88.57			35	100.00	4	11.43	2	5.71			2	5.71			27	77.14

续表

手术类别	手术例数	术前用药										术中用药				术后用药											
		预防						治疗		未用		使用		未用		预防								治疗		未用	
		>2 h		0.5~2 h		<0.5 h										≤24 h		>24~48 h		>48~72 h		>72 h					
		例数	百分比/%	例数	百分比/%	例数	百分比/%	例数	百分比/%	例数	百分比/%	例数	百分比/%	例数	百分比/%	例数	百分比/%	例数	百分比/%	例数	百分比/%	例数	百分比/%	例数	百分比/%	例数	百分比/%
79 骨折和脱位的复位术	252	10	3.97	219	86.90	14	5.56			9	3.57	2	0.79	250	99.21	99	39.29	25	9.92	13	5.16	83	32.94	2	0.79	30	11.90
80 关节结构的切开和切除术	9			3	33.33					6	66.67			9	100.00	2	22.22	2	22.22			1	11.11			4	44.44
81 关节结构的修补术和整形手术	27	2	7.41	23	85.19					2	7.41	1	3.70	26	96.30	13	48.15	1	3.70	2	7.41	10	37.04			1	3.70
82 手的肌肉、肌腱和筋膜手术	1									1	100.00			1	100.00									1	100.00		
83 肌肉、肌腱、筋膜和黏液囊的手术,除外手部	1									1	100.00			1	100.00											1	100.00
85 乳房手术	27									27	100.00			27	100.00							1	3.70	1	3.70	25	92.59
86 皮肤和皮下组织的手术	25			1	4.00					24	96.00			25	100.00	2	8.00	8	32.00			2	8.00			13	52.00
97 治疗装置的置换和去除	20	1	5.00	1	5.00					18	90.00			20	100.00	2	10.00					1	5.00			17	85.00
99 其他非手术操作	1			1	100.00									1	100.00							1	100.00				
合计	903	27	2.99	402	44.52	29	3.21	13	1.44	432	47.84	10	1.11	893	98.89	152	16.83	66	7.31	50	5.54	322	35.66	77	8.53	263	29.13

表 4 - 2 - 31　不同医生感染专率汇总表

医生编号	手术例数	手术部位感染例数	感染专率/%	危险指数												平均危险指数等级	调整感染专率/%
				0			1			2			3				
				手术例数	感染例数	感染专率/%	手术例数	感染例数	感染专率/%	手术例数	感染例数	感染专率/%	手术例数	感染例数	感染专率/%		
1	6						3			3						1.5	
2	15			9			6									0.4	
3	18			9			9									0.5	
4	3			3												0	
5	3						3									1	
6	18						18									1	
7	18						15			3						1.17	
8	18			12			6									0.33	
9	6						6									1	
10	3			3												0	
11	36			21			15									0.42	
12	15			6			9									0.60	
13	9			3			3			3						1	
14	9			3			1			5						1.22	
15	6			6												0	
16	24	1	4.17	21	1	4.76	3									0.13	33.33
17	15						10			5						1.33	
18	30			15			15									0.5	
19	15			6			9									0.6	
20	18						9			9						1.5	
21	3			3												0	
22	39	1	2.56	3			15			21	1	4.76				1.46	1.75
23	15			6			9									0.6	
24	36			15			21									0.58	
25	36			33			3			3						0.23	
26	39			30			9									0.23	
27	6			3			3									0.5	

续表

医生编号	手术例数	手术部位感染例数	感染专率/%	危险指数 0 手术例数	危险指数 0 感染例数	危险指数 0 感染专率/%	危险指数 1 手术例数	危险指数 1 感染例数	危险指数 1 感染专率/%	危险指数 2 手术例数	危险指数 2 感染例数	危险指数 2 感染专率/%	危险指数 3 手术例数	危险指数 3 感染例数	危险指数 3 感染专率/%	平均危险指数等级	调整感染专率/%
28	45			42			3									0.07	
29	12			6			6									0.50	
30	84	2	2.38	48	1	2.08	36	1	2.78				2			0.43	5.56
31	15			6			3			6						1	
32	15	1	6.67	6			1			8	1	12.50				1.13	5.88
33	3						3									1	
34	42	1	2.38	36	1	2.78	6									0.14	16.67
35	18			18												0	
36	3			3												0	
37	9			9												0	
38	3	1	33.33				3	1	33.33							1	33.33
39	3			3												0	
40	21			21												0	
41	30			15			15									0.5	
42	12			12												0	
43	30			21			27									0.56	
44	27			27												0	
45	6			6												0	
46	15	1	6.67	12			9	1	11.11							0.43	15.56
47	36			30			18									0.38	
48	15			15												0	
合计	903	8	0.89	546	3	0.55	293	3	1.02	62	2	3.23	2			0.47	1.89

第三节 医院感染病例监测年度报告范例

范例1 ××年度报告

1. 医院感染相关监测

(1) 住院患者医院感染发病率

自××年1月1日至××年12月31日共监测住院患者103 172例,发生医院感染1 775例、2 007例次,医院感染发病率为1.72%,例次感染发病率为1.95%。感染例数居前5位的分别是:下呼吸道感染(699例,占32.63%)、血流感染(298例,占13.91%)、泌尿系统感染(260例,占12.14%)、手术部位感染(189例,占8.82%)、上呼吸道感染(155例,占7.24%)。所有医院感染病例中分离出病原菌1 410株,菌株数排在前5位的病原菌为大肠埃希菌(占18.30%)、金黄色葡萄球菌(占11.99%)、鲍曼不动杆菌(占11.70%)、肺炎克雷伯菌(占10.50%)、铜绿假单胞菌(占8.94%)。真菌占6.67%。医院感染高发科室有老年科、重症医学科、急诊科、血液科和心胸外科等。

医院感染病例监测为院感科监测与科室主动上报相结合,全年由科室上报医院感染1 349例,漏报426例,漏报率为24%,较去年有明显上升。漏报率居前5位的科室为泌尿外科(漏报率85%)、血管外科(漏报率为75%)、消化内科(漏报率为56.63%)、普外科(漏报率为48.86%)、呼吸内科(漏报率为40.54%)。

(2) 全院器械相关感染

中央导管相关血流感染(CLBSI):××年患者中心静脉插管日数为184 564日,中心静脉插管使用率为18.33%,发生中央导管相关血流感染46人次,患者千日感染率为0.25‰。中心静脉插管使用率最高的科室为AICU、重症医学科、急诊EICU、11A(呼吸科)、302(老年科)病区。中央导管相关血流感染发生率居前5位的科室为13D(肿瘤科二区)、13B(消化科)、9A(普外科)、7D(心脏外科监护室)和肾科病区。

呼吸机相关肺部感染(VAP):××年使用呼吸机总天数为15 498日,呼吸机平均使用率为1.54%,发生呼吸机相关肺部感染37例,患者千日感染率为2.39‰。呼吸机使用率居前5位的科室为急诊EICU、11A(呼吸科)ICU、重症医学科、7D(心脏外科监护室)、AICU、12D(神经外科)ICU。存在呼吸机相关肺部感染的科室为7D(心脏外科监护室)、急诊病区、12D(神经外科)ICU、重症医学科。

导尿管相关尿路感染(CA-UTI):××年患者留置导尿管日数为99 163日,导尿管使用率为9.85%,发生留置导尿管相关尿路感染85例,患者千日感染率为0.86‰。导尿管使用率居前 5 位的科室为重症医学科、12D(神经外科)ICU、7D(心脏外科监护室)、急诊 EICU、泌尿外科。导尿管相关尿路感染发生率居前 5 位的科室为 307(干保中心)、8D(心脏科一区)、14C(内分泌科)、8B(心脏科二区)、13C(肿瘤科一区)。

(3) 现患率调查

××年调查了 12 月 1 日的现患率,当日住院患者 2 767 人,实查 2 764 人,实查率为 99.9%,发生医院感染 89 人、111 例次,医院感染现患率为 3.22%,现患感染例次率为 4.02%。感染例数居前 5 位的分别是下呼吸道感染、菌血症、手术部位感染、导尿管相关尿路感染、尿路感染。其中导尿管相关尿路感染较前一年有明显增加趋势,手术部位感染较前一年减少。从医院感染患者中分离出病原菌 102 株,菌株数排在前 5 位的是大肠埃希菌、金黄色葡萄球菌、鲍曼不动杆菌、铜绿假单胞菌、表皮葡萄球菌。医院感染现患率排名居前 5 名的科室为 EICU、综合 ICU-1、CCA、综合 ICU-2 和急诊病区。

(4) 手术部位感染(SSI)监测

全院手术部位感染率在国家允许范围(三级综合性医院 I 类切口 SSI 率应小于 1.5%)内。××年 1—12 月全院手术 27 877 台次(以手术日计算),发生手术部位感染189 例,手术部位感染发病率为 0.68%,较前一年有所下降。其中清洁切口手术 13 109 台次,发生手术部位感染61 例,I 类切口 SSI 率为 0.47%,符合国家规定(感染率小于 1.5%)的要求。I 类切口手术抗菌药物预防使用率为 42.43%。监测全年无手术部位感染暴发事件。病原菌监测情况提示革兰阳性球菌比例较去年明显增高,且耐药菌也是革兰阳性球菌占多数,尤其是 MRSA,应引起手术医师重视,注意术中口罩的规范佩戴及抗感染药物的合理使用。

(5) 全院 ICU 目标性监测

××年共监测全院 ICU 患者 5 591 人,发生医院感染 253 人、311 例次,感染率为 4.53%,感染例次率为 5.56%,例次日感染率为 10.91‰,调整患者日感染率 2.65‰,调整例次日感染率 3.25‰。各 ICU 调整患者日医院感染率和调整例次日医院感染率最高的为 CCU。全院各 ICU 感染部位中居第一位的是下呼吸道。全年各 ICU 共检出医院感染病原菌 239 株,菌株数居前 3 位的医院感染病原菌为多重耐药鲍曼不动杆菌、金黄色葡萄球菌和肺炎克雷伯菌。在目标菌监测的过程中发现,耐药鲍曼不动杆菌的检出率远远高于其他病原菌,其次为耐甲氧西林金黄色葡萄球菌,二者检出率均高于全国监测网的平均水平,并且耐药肺炎克雷伯菌的检出率也高于公布的水平。

全院 ICU 器械相关感染监测发现,导管相关血流感染发病率最高的为 CCU 病区(1.59‰),其次为 综合 ICU(1.10‰);呼吸机相关肺部感染(VAP)发病率最高的为 CCU 病区(11.72‰),其次为 NICU(1.45‰);导尿管相关尿路感染(CA-UTI)发病率最高的为 CCU 病区(1.59‰),其次为综合 ICU(0.74‰)。

下一年我们将重点关注 CCU 病区器械相关感染的预防与控制,同时继续推进 NICU 目标管理小组的工作。综合 ICU 目标监测也将继续开展。

××年共监测综合 ICU 患者 1 855 人,发生医院感染 132 人、155 例次,感染率为 7.11%,感染例次率为 8.36%,患者日感染率为 9.27‰,例次日感染率为 10.89‰,患者平均病情严重程度 3.64 分,调整患者日感染率为 2.55‰,调整例次日感染率为 2.99‰。较前一年(3.33‰)呈下降趋势。

综合 ICU 器械相关感染监测:中央导管相关血流感染(CLBSI):患者中心静脉插管日数为 8 433 日,中心静脉插管使用率为 59.22%,发生中央导管相关血流感染 6 人次,患者千日感染率为 0.71‰。

呼吸机相关肺部感染(VAP):患者使用呼吸机日数为 4 470 日,呼吸机平均使用率为 31.39%,发生呼吸机相关肺部感染 4 例,患者千日感染率为 0.90‰。

导尿管相关尿路感染(CA-UTI):患者留置导尿管日数为 12 376 日,导尿管使用率为 86.85%,发生留置导尿管相关尿路感染 9 例,患者千日感染率 0.73‰。

综合 ICU 器械相关感染率均较前一年有所降低,其中 VAP 和 CAUTI 的降低幅度最大。

(6)环境卫生学及消毒灭菌效果监测

全年进行环境卫生学及消毒灭菌效果微生物监测共 2 388 次,检测结果为不合格的有 92 次,合格率为 96.1%。其中有 41 次为一类环境空气标本检测不合格(其中 32 份标本来自净化病房、急诊输液室的生物安全柜和水平层流台)。合格率较低的项目还有:手卫生的合格率为 84.5%(不合格结果 11 份),二类环境的合格率为 89.0%(不合格结果 11 份),消毒内镜的合格率为 91.3%(不合格结果 7 份),灭菌内镜清洗质量合格率为 88.1%(不合格结果 7 份),过氧化氢等离子灭菌失败 1 次。

结合国家新规范要求及上述监测结果,下一年将加强对内镜清洗消毒效果的监测,同时加强对一类环境和生物安全柜的空气监测。

(7)其他监测

全年开展其他专项监测,共检测标本 789 份。其中检测手机带菌量标本 104 份、工作人员鼻咽部金葡菌筛查标本 242 份、外科洗手效果检测标本 180 份、食堂餐具清洗质量标本 55 份、氧气湿化瓶带菌情况标本 74 份等。开展同源性检测 4 次,共 76 份标本。为调查感染流行及暴发做好技术支持。

(8)全院多重耐药菌监测

对检出的耐甲氧西林金黄色葡萄球菌(MRSA)、耐碳青霉烯类鲍曼不动杆菌(CR-AB)、多耐药铜绿假单胞菌(MDR-PA)、耐碳氢酶烯类肠杆菌科细菌[CRE,包括耐碳氢酶烯类大肠埃希菌(CR-EC)和耐碳氢酶烯类肺炎克雷伯菌(CR-KP)]、耐万古霉素肠球菌(VRE)等 5 种多重耐药菌情况进行动态监测,具体检出率及发生医院感染率见表 4-3-1。

表 4-3-1 ××年全年多重耐药菌监测结果(每千床日)

名称	全院		ICU	
	检出率/%	感染率/%	检出率/%	感染率/%
CR-AB	65.24	0.08	85.54	1.68
CRE	11.09	0.025	35.29	0.89
MRSA	56.53	0.097	74.32	1.19
VRE	1.75	0.004	11.76	0.20
MDR-PA	15.36	0.019	28.00	0.40

（9）医务人员洗手依从性监测

开展全院手卫生依从性调查 2 次，观察 1 260 个洗手机会。从基线调查可见，全院工作人员洗手依从性较前一年已有所提高，但距离国家标准尚有一段距离。从全年手卫生用品消耗量可见各临床科室手卫生规范执行情况仍存在很大差异性。全院平均每床日消耗量为免洗手消毒液 6.42 ml、洗手液 10.04 ml、擦手纸 7.39 张。手卫生用品消耗量居前 5 名的科室如下。① 免洗手消毒液：消化内科、重症医学科、肾内科、呼吸内科和血液科。② 洗手液：重症医学科、急诊病区、妇科、泌尿外科、神经外科。③ 擦手纸：重症医学科、肿瘤科、血液科、急诊病区、神经内科。

2. ××年感染管理风险评估及持续改进建议

（1）涉及全院层面的问题

① 生物安全柜使用存在安全隐患

××年对急诊输液室、血液科净化病房等部门的生物安全柜常规监测中共有 32 台次结果不合格，提示上述部门生物安全柜的维保工作存在不足。建议医院各部门生物安全柜由临工处统一登记及管理，对于正常使用的生物安全柜按照要求定期维护保养。该医院生物安全柜除了在微生物室使用，更多用于临床科室配置细胞毒性药物，虽与感染无关，但若生物安全柜不能正常工作，则可能发生配置的化疗药品外泄，会直接危害患者及医务人员的生命安全。建议医院高度重视生物安全柜管理工作，切实落实维保工作，消除职业安全隐患。

② 全院中央空调与新风系统维护工作有待规范

××年对 DSA 空气培养 2 次霉菌超标，督查发现其空调出风口者大量霉菌滋生，随即巡查了全院所有大楼的中央空调出风口，发现均有不同程度的霉菌生长。随着该医院中央空调系统使用年份逐渐增加，霉菌生长现象会更加明显，可能导致患者及工作人员发生霉菌相关感染，特别是一些侵入性操作相关感染。院感办会同行政处共同制订了全院空气净化管理办法，对空调和新风系统的定期清洗维护提出要求，希望医院能在政策及资金上给予保证，确保全院空调和新风系统的定期维护能够履行。希望行政处能够做好日常维护及监管工作，院感办也会加强对空气污染情况的监测和监督管理。

③ 重点部门保洁质量有待提高

由于院内物业工人和保洁主管更换频繁，ICU、手术室等重点部门保洁质量令人担忧。××年手术室环境物表监测中多次发现致病菌，这将直接影响患者安全。医院重点部门的物业工人不同于其他部门物业工人，他们需要有一定的医疗专业知识和操作熟练程度，减少流动并加强保洁质控，以保证保洁质量，降低手术及术后感染风险。强烈建议医院能够关注保洁质控工作，采取有效措施加强对物业公司工作质量的监管，使其切实有效地完善保洁工作。

④ 抗菌药物合理应用及多重耐药菌防控水平还有较大提升空间

从多重耐药菌的检出情况可见，该医院 MRSA 检出率继续增高，多重耐药菌检出标本仍以痰标本为主。针对全院多重耐药菌管理问题，该医院已出台了多重耐药菌管理措施，但该管理措施落实情况仍不容乐观。病区医护人员和保洁人员对多重耐药菌隔离措施以及患者床单元的保洁流程知晓率仍不高。临床医生在送检标本的选择以及抗生素使用的精准程度方面仍有进一步提升的空间。下一年院感办将进一步加强与临床科室的沟通交流,与医务处共同组建感染性疾病(特别是多重耐药菌感染)诊治的多学科合作团队,对微生物标本送检、感染的诊断、抗菌药物使用合理性等问题进行探讨。

⑤ 手术室感染相关管理工作有待进一步加强

在对手术室的监测中发现存在工作人员手、物体表面不合格的情况以及手机带菌情况。上述结果反映了手术相关人员感控意识有待加强,保洁质量需要监督与管理。院感办将与手术室共同组建品管圈,对洗手、环境保洁等工作加以梳理,协助手术室做好感染预防与控制工作。

(2) 涉及科室层面问题

① 心胸外科监护室器械相关感染发生率较高,应引起关注

××年 ICU 目标性监测发现 CCU 病区全年 VAP、CAUTI、导管相关血流感染发病率均为全院最高。心胸外科监护室患者病情一般较重,带管时间较长,且心功能差。开胸术后,胸腔内负压环境遭到一定损伤,术后需要镜下吸痰的情况较多。目前科室已努力落实多项感染防控措施,但其现有的支气管镜清洗设备尚不能做到实时腔内灌流,增加了清洗难度,对清洗人员的要求也较高。建议科室不断加强器械相关感染防控措施的落实及医护人员手卫生管理,同时应特别关注支气管镜清洗操作规范的落实。院感办将与 CCU 共同组成目标管理小组,进一步细化感染病例的诊断、治疗及防控措施的落实。

② 神经外科 NICU 医院感染发病率仍有下降空间

神经外科关注感染防控,加强对术后颅内感染患者的监控与管理,制作了无菌换药、脑脊液引流导管维护、病房保洁步骤的标准操作视频,并开展了"品管圈"持续改进活动,与院感办组建目标管理小组,建立微信群,共同诊断每一例感染。经过共同努力,颅内感染例数明显减少,但仍存在监护室床位拥挤、急诊手术室安排及监护室床位日常管理欠合理、医护人员无菌观念有待加强、病区保洁工作不到位等问题。建议医院出台相关政策,使相关职能部门能够加强监督管理,合理安排手术间及监护室床位,加强监护室管理,采取措施保障监护室保洁工人相对固定。院感办将继续与神经外科合作,不断推进感染控制工作的落实。

3. ××年微生物不合格标本统计小结

××年微生物室共收到病区各类培养标本 57 604 例次,其中不合格标本 4 806 例次,占总标本数的 8.34%。××年标本合格率为 91.66%,标本不合格率与前一年相比降低0.96 个百分点。

其中,××年收到痰液标本共 19 320 例次,其中不合格标本 4 007 例次,占痰标本的20.74%。××年痰液标本合格率为 79.26%。各病区中以呼吸科病区的不合格痰液标本最多,其次血液科病区、免疫科病区、老年科病区。另外,本年度共收到中段尿标本共 6 009例次,其中不合格标本 799 例次,占尿标本的 13.30%。××年尿液标本合格率为 86.70%。各病区中以泌尿外科病区的不合格尿液标本最多。此类数据可反馈给各病区,与临床进行较好的沟通。

痰液不合格标本中以口水痰居多,本年度院感办痰液标本进行染色镜检并以上皮细胞>25 个/LPF 判断为不合格;中段尿标本则多因标本采集前皮肤清洁不到位或未留取中段尿而污染;其他标本尚存在取样不规范或标本明显污染等情况。

以上送检标本不合格多是由于医护人员在患者留取标本前指导不明确。其中,部分痰液标本未能准确留取深部痰而留取了不合格的口水痰,而尿液标本污染则可能是由于标本留取前皮肤的清洗消毒工作不当或未留取中段尿。因此细菌室还要进一步加强与临床的沟通,明确留取各类合格标本的要求,同时要求护理人员进一步做好中段尿标本留取前的清洗消毒工作。

范例 2 ××年度(结肠与直肠癌)手术部位感染监测分析

采用前瞻性监测方法。收集患者相关资料:年龄、性别、基础疾病、围手术期其他部位感染情况、是否梗阻、麻醉评分、癌症分期、手术时间、病灶部位、手术时长、手术方式、造口、引流、冲洗、减张缝合、抗菌药物使用时间。SSI 情况自术后第 2 天开始由病房护士和管床医生每日观察直至患者出院,出院后由护士和医院感染管理科专职人员随访直至术后 30 天。

1. SSI 发生情况

××年 1 月 1 日—12 月 31 日共监测 694 例结肠癌与直肠癌手术患者,其中结肠癌手术患者 380 例,直肠癌手术患者 314 例。发生 SSI 125 例,包括 15 例切口感染和110 例器官/腔隙感染,SSI 发病率为 18.01%。结肠癌手术患者 SSI 发病率为 17.11%(65/380),直肠癌手术患者 SSI 发病率为 19.11%(60/314)。

2. SSI 单因素分析

单因素分析结果显示,结肠癌手术患者中围手术期有其他部位感染、基础疾病、癌症Ⅰ期、实施减张缝合的患者 SSI 发病率较高,差异均有统计学意义(均 $P < 0.05$),见表 4-3-2。直肠癌手术患者中围手术期有其他部位感染、基础疾病、梗阻、手术时间>2 h、造口、引流、减张缝合、术中冲洗、使用抗菌药药物>72 h 的患者 SSI 发病率较高,差异均有统计学意义(均 $P < 0.05$),见表 4-3-3。

表 4-3-2 380 例结肠癌患者 SSI 单因素分析结果

因素		监测例数	SSI 例数	SSI 发病率/%	χ^2	P
年龄/岁	<60	107	16	14.95	1.183	0.178
	≥60	207	44	21.26		
围手术期其他部位感染	是	53	26	49.06	36.999	0.001
	否	261	34	13.03		
基础疾病	是	70	25	35.71	16.071	0.001
	否	244	35	14.34		

	因素	监测例数	SSI 例数	SSI 发病率/%	χ^2	P
梗阻	是	9	5	55.56	5.72	0.017
	否	305	55	18.03		
手术时长/h	≤2	35	1	2.86	6.73	0.009
	>2	279	59	21.15		
造口	是	95	36	37.89	31.101	0.001
	否	215	24	10.96		
引流	是	275	59	21.45	7.885	0.005
	否	39	1	2.56		
术中冲洗	是	122	31	25.41	5.126	0.024
	否	192	29	15.10		
抗菌药物使用时间/h	≤72	75	7	9.33	6.091	0.014
	>72	239	53	22.18		
减张缝合	是	4	4	100.00	12.261	0.001
	否	310	56	18.06		

表 4 - 3 - 3　314 例直肠癌患者 SSI 单因素分析结果

	因素	监测例数	SSI 例数	SSI 发病率/%	χ^2	P
年龄/岁	<60	119	14	11.76	3.485	0.062
	≥60	261	51	19.54		
围手术期其他部位感染	是	51	18	35.29	13.744	0.001
	否	329	47	14.29		
基础疾病	是	95	31	32.63	21.535	0.001
	否	285	34	11.93		
梗阻	是	69	17	24.64	3.374	0.066
	否	311	48	15.43		

续表

	因素	监测例数	SSI 例数	SSI 发病率/%	χ^2	P
癌症分期	Ⅰ	17	6	35.29		
	Ⅱ	87	12	13.79	10.413	0.015
	Ⅲ	218	31	14.22		
	Ⅳ	58	16	27.59		
手术方式	开腹	299	56	18.73	2.609	0.106
	腹腔镜	81	9	11.11		
减张缝合	是	11	6	54.55	8.645	0.003
	否	369	59	15.99		

3. SSI 多因素分析

将单因素分析结果中有统计学差异的变量纳入 logistic 回归分析,结果显示,结肠癌患者 SSI 的独立危险因素为基础疾病、围手术期有其他部位感染、减张缝合(均 $P<0.05$);直肠癌患者 SSI 的独立危险因素为基础疾病、围手术期有其他部位感染、造口(均 $P<0.05$)。见表 4-3-4。

表 4-3-4 结肠与直肠癌 SSI 的 logistic 多因素分析

	因素	b	Wald χ^2	P	OR	95% CI
结肠癌	基础疾病	1.117	14.257	<0.001	3.246	1.762~5.981
	围手术期其他部位感染	0.930	6.594	0.010	2.534	1.246~5.153
	减张缝合	1.905	7.693	0.006	6.721	1.749~25.828
直肠癌	基础疾病	0.947	6.198	0.013	2.578	1.223~5.432
	围手术期其他部位感染	1.631	17.056	<0.001	5.109	2.356~11.078
	造口	1.654	17.594	<0.001	5.225	2.413~11.315

单因素分析结果显示,结肠癌手术患者中围手术期有其他部位感染、基础疾病、癌症Ⅰ期、实施减张缝合的患者 SSI 发病率较高,直肠癌手术患者中围手术期有其他部位感染、基础疾病、梗阻、手术时间>2 h、造口、引流、减张缝合、术中冲洗、使用抗菌药>72 h 的患者 SSI 发病率较高;研究结果与国内外相关文献一致。

logistics 多因素回归分析结果显示,结肠癌患者 SSI 的独立危险因素为基础疾病、围手术期有其他部位感染、减张缝合;直肠癌患者 SSI 的独立危险因素为上述前两位因素及造口。研究表明,患者有糖尿病、高血压、慢性呼吸系统疾病、重度贫血、其他部位的肿瘤等基础疾病也是结直肠癌患者术后 SSI 的危险因素。围手术期有其他部位的感染对于结肠癌和直肠癌术后 SSI 是一项共同的危险因素,SSI 的发病率增加了 2～3 倍。因此,对于结肠癌和直肠癌手术的患者,我们不但要关注其 SSI 的发生,也要关注和预防患者其他部位感染的发生。

减张缝合是结肠癌手术患者 SSI 的独立危险因素之一,减张缝合本身多用于一些年老体弱、有消耗性疾病、组织愈合能力差、术后可能腹压过高的患者,目的是防止切口裂开,减少两侧皮肤张力。暂时性或永久性造口是直肠癌患者根治性治疗的主要手段,尤其是低位直肠癌,造口不但增加了手术难度,延长了手术时间,而且会涉及腹壁的新开口和会阴部的肛门关闭问题。本研究结果显示,造口是直肠癌术后 SSI 的独立危险因素之一。

综上所述,患者有慢性基础疾病及围手术期有其他部位感染是结、直肠癌患者手术后发生 SSI 的相同危险因素;但手术中需减张缝合是结肠癌患者 SSI 的独立危险因素,造口是直肠癌患者 SSI 的独立危险因素。

范例 3 ICU 中心静脉置管相关血流感染专项监测情况分析

中心静脉置管相关血流感染(导管相关血流感染)情况:全年符合监测范围的患者总数为 1 465 人,患者置管日数为 12 559 天,发生导管相关血流感染 41 人、44 例次,日感染率为 3.26‰,例次日感染率为 3.50‰。与上季度相比,导管相关血流感染例次发病密度下降 1.12‰;与去年同期相比,导管相关血流感染例次发病密度下降 0.03‰。

1. 不同 ICU 患者导管相关血流感染发生情况

表 4-3-5 不同 ICU 患者导管相关血流感染发生情况

ICU 编号	监测患者总数	监测患者管置管日数	相关感染患者数	患者千日感染率/‰	相关感染例次数	例次千日感染率/‰
1	41	484	1	2.07	1	2.07
2	128	993	2	2.01	2	2.01
3	46	535	2	3.74	2	3.74
4	169	1 404	10	7.12	13	9.26
5	22	267	1	3.75	1	3.75
6	133	1 190	2	1.68	2	1.68
7	140	1 231	0	0	0	0
8	87	1 009	2	1.98	2	1.98
9	59	703	1	1.42	1	1.42
10	33	312	0	0	0	0
11	70	658	1	1.52	1	1.52
12	140	502	3	5.98	3	5.98
13	18	238	9	37.82	9	37.82

续表

ICU 编号	监测患者总数	监测患者管置管日数	相关感染患者数	患者千日感染率/‰	相关感染例次数	例次千日感染率/‰
14	7	208	1	4.81	1	4.81
15	208	1 469	1	0.68	1	0.68
16	4	0	0	0	0	0
17	59	472	3	6.36	3	6.36
18	101	884	2	2.26	2	2.26
合计	1 465	12 559	41	3.26	44	3.50

2. 导管相关血流感染危险因素分布

表 4-3-6 导管相关血流感染危险因素分布

危险因素		插管例数	感染例数	感染率/%
插管者	麻醉师	461	2	0.43
	ICU 医生	915	40	4.37
	外科医生	20	1	5.00
	内科医生	13	1	7.69
	急诊医生	5	0	0
	护士	44	0	0
	其他	47	0	0
置管地点	手术室	475	2	0.42
	ICU	961	41	4.27
	病房	24	1	4.17
	急诊室	5	0	0
	其他	40	0	0
穿刺部位	颈内静脉	480	9	1.88
	锁骨下静脉	456	14	3.07
	股静脉	504	21	4.17
	肘上、下	65	0	0
导管类型	抗感染	283	4	1.41
	非抗感染	1158	40	3.45
	PICC	64	0	0
导管腔数	单腔	285	4	1.40
	双腔	1 203	39	3.24
	三腔以上	17	1	5.88

3. 导管相关血流感染与置管时间的关系

表 4-3-7　导管相关血流感染与置管时间的关系

感染距置管天数	中心静脉置管		
	中心静脉置管例数	导管相关血流感染例次数	感染率/%
<4	308	8	2.60
4~6	312	3	0.96
6~8	246	4	1.63
8~10	170	3	1.76
10~20	343	16	4.66
≥20	126	10	7.94
合计	1 505	44	2.92

4. 分析:不同百分位数导管相关血流感染例次日感染率分别为:P_{10} 为 0‰、P_{25} 为 1.42‰、P_{50} 为 2.04‰、P_{75} 为 4.81‰、P_{90} 为 9.26‰。因此对于高于 P_{90} 的 ICU 需要核查感染发生原因及防控措施的执行情况,进一步降低感染率。对于低于 P_{10} 的 ICU 核查诊断标准的执行情况,避免漏报。

置管部位选择股静脉的导管感染发生率高,与文献报道一致。在选择置管部位时,应做好评估,尽量减少股静脉穿刺置管。在满足临床需求的情况下,选择管腔最少的导管。置管时间超过 20 天的导管感染发生率最高,应做好导管的每日评估工作,减少不必要导管的使用,同时应加强导管的维护工作。

附　医院感染月发病率控制范围的制定方法

医院感染病例监测的目的是通过监测获得感染发病率,将其用于判断基线和发展趋势,从而提供预警和控制信息,及早发现医院感染流行风险,并反馈给临床医生,有针对性地实施合适的感控措施。对于监测指标的利用,目前卫生行政部门仅在《三级综合医院医疗服务能力指南(2016 年版)》中要求院内感染发病率应≤10%,由于不同地区、规模、级别医院的医院感染发病率不同,各医院的信息系统缺乏统一的信息采集标准和运行规则,同时各医疗机构感控专职人员对医院感染监测基本理论和方法的理解与掌握存在差异,在实际工作中更需要因地制宜地制定相应的控制范围,作为预警和质量控制(质控)的参考标准。

段雯婷等利用儿科医院全院 2014—2015 年每月医院感染发病率获得医院感染发病率的 $\bar{x}$ 和 s,制定质控限($\bar{x}+s$ 为临界限,$\bar{x}+2s$ 为警告限,$\bar{x}+3s$ 为失控限),并绘制 Levey-Jennings 质控图,作为发现异常医院感染、及时分析原因和提出改进措施的依据;袁巧等曾使用重症医学科 18 个月的医院感染月发病率为基础数据,利用参考值范围原理,以 $\bar{x}+$ 1.64s 为警戒限,$\bar{x}+2.33s$ 为控制限,建立重症医学科的医院感染监控范围;莫元春等曾利用 2015—2017 年各临床科室医院感染例次发病率等 6 个指标的 $\bar{x}$ 和 s,分别设置 $\bar{x}+s$ 和

$\bar{x}+2s$ 作为预警限值和控制限值,结合奖惩制度,以降低医院感染发病率。考虑到不同科室各有特点,发生医院感染的差异较大,数据分布情况各不相同,同时本研究显示更多科室既往医院感染发病率呈偏态分布,单纯把医院感染月发病率数据看成正态分布略有偏颇,故科学制定一套适用于所有科室的控制范围还需要更多的探索。若制定的范围阈值太高,就不能及时发现问题;而阈值过低则会增加干预成本,消耗有限的人力、物力和医疗资源。

汪峻葵等依据医学参考值范围制定原理,制定了分科室医院感染月发病率的预警限值和控制限值,自 2019 年 1 月起对超出预警限值的临床科室进行警戒提醒,对超出控制限值的临床科室进行调查干预,制定了全院各科室的医院感染月发病率的控制范围。他们发现风险事件的灵敏度为 83.3%,特异度为 96.2%,阳性预测值为 29.4%,阴性预测值为 99.7%,符合率为 96.0%,具有中度一致性(Kappa=0.419,$P<0.001$);初次警戒干预有效率为 83.3%,现场干预有效率为 100.0%。制定分科室医院感染月发病率控制范围,可以发现潜在的医院感染风险,实现精准感染防控。具体如下,供大家参考。

1. 资料与方法

(1) 研究对象

① 研究现场:本研究选取南充市中心医院为研究现场。该医院始建于 1937 年,集医疗急救、科研教学、康复保健为一体,开放床位 2 300 张,设置临床科室 35 个;2019 年全年门诊量 167 万人次,出院患者 8.9 万人次,手术 5.1 万台次。该医院自 2015 年起已建立完善的医院感染信息系统,覆盖科室全面,2016 年起能获得完整稳定的医院感染监测数据。

② 研究人群:a. 测试集调查对象为 2016 年 1 月 1 日—2018 年 12 月 31 日的所有住院患者,共 226 217 例;b. 实践集调查对象为 2019 年 1 月 1 日—12 月 31 日的所有住院患者,共 89 052 例。

(2) 医院感染月发病率的计算

医院感染月发病率的计算公式为:医院感染月发病率=某月新发生医院感染人数/同期住院患者数×100%。

(3) 测试集基础观测数据的确定

纳入标准:2016 年 1 月及之前建立的临床科室,拥有 36 个月的医院感染月发病率监测数据。排除标准:医院感染发生的月份数不足 5 个月(即医院感染月发病率为 0 的月份数≥31)的临床科室。

(4) 控制范围的制定原理

① 医院感染月发病率的正态性探索:测试集以各科室 36 个月的分科室医院感染月发病率为基础观测数据,对每个科室分别进行正态性探索。同时满足以下 3 点,则该科室基础观测数据符合正态分布:a. 数据直方图大致符合中间多、两边对称的分布;b. Q-Q 图数据点基本位于对角线的直线上或其周围,且在直线两边的点分布比较均匀;c. Shapiro-Wilk 检验(S-W 检验)的 $P>0.05$。

② 医学参考值范围原理及计算:医院感染发病率过高属于异常,应设置单侧参考值范围。对于正态分布的数据,在正态曲线下区间[0,$\bar{x}+1.64s$]内的面积占 95%,故计算 $\bar{x}+1.64s$ 作为观测值的预警限值;区间[0,$\bar{x}+2.33s$]内的面积占 99%,故计算 $\bar{x}+2.33s$ 作为

观测值的控制限值。对于偏态分布的数据,利用百分位数法计算观测数据的第95百分位数值(P_{95})和第99百分位数值(P_{99})分别作为观测值的预警限值和控制限值。

(5)实践方法

2019年1月开始,每个月将当月各科室医院感染月发病率与设置的预警限值和控制限值比较。若仅超出预警限值,则下发整改通知提醒科室,要求科室自我分析、改进并反馈;若超出控制限值,则感控专职人员分析感染率变化情况和病例信息,并前往科室进行现场调查,剖析原因提出相应的整改措施,从而降低发生感染的风险。

(6)统计学方法

使用蓝蜻蜓医院感染管理系统6.0进行数据收集和导出。使用Excel 2016软件对数据进行整理。使用SPSS 13.0软件的explore功能进行正态性探索、Kappa值的计算和检验,双侧检验水准$\alpha=0.05$;使用frequencies功能进行$\bar{x}$、s、P_{95}和P_{99}的计算。Kappa值在$(0,0.2]$内为极低一致性,在$(0.2,0.4]$内为一般一致性,在$(0.4,0.6]$内为中度一致性,在$(0.6,0.8]$内为高度一致性,在$(0.8,1.0]$内为完全一致。

2. 结果

(1)正态性检验结果

正态性检验结果显示,骨科、神经外科、肾病内科、重症医学科A区、重症医学科B区和肿瘤中心的医院感染月发病率数据符合正态分布,其余科室的医院感染月发病率数据均未通过正态性检验。见表4-3-8。

表4-3-8 2016年1月—2018年12月各临床科室医院感染月发病率正态性检验结果

科室	直方图是否符合正态分布	Q-Q图是否符合正态分布	S-W检验		是否通过正态性检验
			W	P	
骨科	是	是	0.971	0.443	是
神经外科	是	是	0.967	0.356	是
肾病内科	是	是	0.954	0.140	是
重症医学科A区	是	是	0.950	0.106	是
重症医学科B区	是	是	0.953	0.127	是
肿瘤中心	是	是	0.969	0.404	是
产科	否	否	0.661	0.000	否
感染性疾病科	否	否	0.751	0.000	否
呼吸内科	否	否	0.646	0.000	否
介入放射科	否	否	0.669	0.000	否
口腔科	否	是	0.949	0.097	否
老年病科	否	是	0.952	0.124	否
泌尿外科	否	否	0.709	0.000	否

科室	直方图是否 符合正态分布	Q-Q 图是否 符合正态分布	S-W 检验		是否通过 正态性检验
			W	P	
内分泌科	否	否	0.828	0.000	否
皮肤科	否	否	0.419	0.000	否
胃肠、肛肠、疝外科	否	是	0.938	0.043	否
乳腺、甲状腺、血管外科	否	否	0.635	0.000	否
肝胆胰脾外科	否	否	0.774	0.000	否
烧伤整形美容外科	否	否	0.685	0.000	否
神经内科	是	是	0.934	0.034	否
消化内科	否	否	0.857	0.000	否
小儿外科	否	否	0.503	0.000	否
心胸外科	否	否	0.925	0.017	否
心血管内科	否	否	0.901	0.004	否
新生儿科	否	否	0.802	0.000	否
血液内科	否	否	0.928	0.022	否
中医骨伤康复科	否	否	0.753	0.000	否

（2）控制范围的建立、应用及效能检验

不同科室的医院感染月发病率的预警限值和控制限值及 2019 年全年医院感染月发病率情况见表 4 - 3 - 9。

2019 年全年不同科室医院感染月发病率共有 17 个数据异常波动。其中 14 个（占 82.4%）数据仅超过预警限值，除肝胆胰脾外科 1 月和新生儿科 5 月在下发整改通知后次月医院感染发病率仍超预警限值外，其余科室在下发整改通知后，医院感染发病率均降低至预警限值以下，初次警戒干预有效率为 83.3%（10/12）。肝胆胰脾外科 2 月和新生儿科 6 月继续通过下发整改通知进行干预，要求科室再次自我分析危险因素并改进，次月医院感染发病率降至预警限值以下，二次警戒干预有效率为 100.0%（2/2）。骨科 8 月、心胸外科 10 月和神经外科 11 月医院感染发病率超过控制限值，经现场调查干预，次月医院感染发病率均降低至预警限值以下，现场干预有效率为 100.0%（3/3）。

复核 2019 年全年医院感染监测数据，排查医院感染聚集性事件，同时汇总 2019 年全年临床科室报告医院感染管理科调查处理的医院感染相关事件资料，整理发现 2019 年全年共出现 6 起有明确高风险因素的医院感染事件，该类因素若不及时进行干预，极有可能引起医院感染事件暴发，其分别出现在新生儿科 6 月、骨科 8 月、神经外科 8 月和 11 月、心胸外科 4 月和 10 月。风险事件与预警结果的关系如表 4 - 3 - 10。

表 4-3-9　各科医院感染月发病率的预警限值、控制限值和 2019 年各科室医院感染月发病率

科室	分布类型	预警限值	控制限值	2019 年医院感染月发病率/%											
				1 月	2 月	3 月	4 月	5 月	6 月	7 月	8 月	9 月	10 月	11 月	12 月
骨科	正态	2.29	2.74	1.63	0	2.21	2.33*	1.22	1.92	1.99	3.26#△	1.10	2.20	2.07	1.77
神经外科	正态	6.49	7.77	0.97	3.66	3.26	4.82	1.14	5.63	5.26	7.46*△	5.80	1.23	8.82#△	5.49
肾病内科	正态	5.51	6.52	1.27	0	4.20	0.65	4.41	0.68	2.96	4.70	1.74	6.23*	1.78	4.43
重症医学 A 区	正态	4.71	5.61	2.58	1.85	1.83	2.22	2.31	4.82*	2.99	4.17	3.21	1.92	1.73	2.60
重症医学 B 区	正态	4.66	5.67	0.98	0	1.40	2.35	2.29	2.26	1.04	1.89	0.62	2.09	1.55	0.98
肿瘤中心	正态	3.42	4.10	1.71	0.58	0.57	0.36	0.71	1.11	0.53	3.89*	1.38	1.17	0.74	1.22
产科	偏态	0.27	0.41	0.19	0.21	0	0	0.19	0.19	0.18	0.19	0	0.17	0	0
感染性疾病科	偏态	1.99	2.78	0.80	0.73	0	0	0	0	0	0.19	0	1.04	1.03	0
呼吸内科	偏态	0.88	0.96	0	0	0.79	0	0.80	0	0	0	0.42	0.41	0	0
介入放射科	偏态	4.26	4.76	0	0	0	0	0	0	0	1.02	3.09	0	0	0
口腔科	偏态	8.50	8.77	2.33	0	2.35	4.44	2.50	3.41	2.56	1.15	3.33	0	0	0
老年病科	偏态	5.74	5.79	3.31	1.48	3.65	0	1.36	0	0.67	1.54	3.91	5.02	0.75	0
泌尿外科	偏态	0.95	1.05	0	0	0	0.30	0	0.32	0.52	0.28	0.67	0	0	0.32
内分泌科	偏态	6.27	8.93	1.33	2.50	1.96	2.25	6.76*	1.25	2.60	0	4.55	0	2.20	0
皮肤科	偏态	1.64	1.67	0	0	0	0.53	0.57	0	0	0	0	0	0.71	0
胃肠、肛肠、疝外科	偏态	1.62	1.62	1.26	1.20	0.67	0.73	0	0.98	0.25	0.26	1.07	0.26	0.52	1.34

续表

科室	分布类型	预警限值	控制限值	1月	2月	3月	4月	5月	6月	7月	8月	9月	10月	11月	12月
乳腺、甲状腺、血管外科	偏态	0.87	1.23	0	0	0.40	0	0.74	0	0	0.37	0	0	0	0.45
肝胆胰脾外科	偏态	1.13	1.34	1.13*	1.33*	0	0	0	1.25*	0.34	0	0	1.08	0.39	0.43
烧伤整形美容外科	偏态	3.19	3.81	0	0	0	0	0	0	0.88	0	0	0	0	1.22
神经内科	偏态	4.68	6.00	1.40	2.90	0.85	1.88	0.89	0.85	2.75	1.47	1.29	1.42	1.22	0.79
消化内科	偏态	1.36	1.36	1.34	0	0.38	0.38	0	0.39	1.10	1.18	0.66	0.71	0	0
小儿外科	偏态	3.35	3.45	0.93	0	2.50	0	0	0	0.66	0	2.90	0	2.82	1.49
心胸外科	偏态	3.29	3.43	3.32*	2.13	1.63	2.78△	1.58	2.02	2.51	2.48	2.00	4.14#△	2.26	1.19
心血管内科	偏态	3.30	3.99	2.33	0.34	0	0	0.33	1.22	1.21	0.97	1.02	0.32	0.32	0
新生儿科	偏态	2.05	3.33	1.02	0.46	0	1.20	2.63*	3.29*△	1.20	1.98	0	0.33	0.40	0
血液内科	偏态	8.65	10	8.78*	1.20	2.22	5.13	0.74	3.60	2.07	0.80	2.11	3.65	1.90	2.65
中医骨伤康复科	偏态	2.71	4.35	0	0	0	4.11*	0	2.13	0	1.41	0	0	2.03	1.30

注：*仅超过预警限值的医院感染发病率；#超过控制限值的医院感染发病率；△存在明确高风险因素。

表 4-3-10　风险事件与预警结果的关系表

是否超出预警限值	实际存在明确医院感染高风险因素事件的月份		合计
	是	否	
是	5	12	17
否	1	306	307
合计	6	318	324

通过计算,控制范围发现风险事件的灵敏度为 83.3%,特异度为 96.2%,阳性预测值为 29.4%,阴性预测值为 99.7%,符合率为 96.0%,一致性为中度(Kappa=0.419,$P<$ 0.001)。

本研究将医院感染月发病率作为研究对象,利用医学参考值范围制定原理,通过对不同科室既往医院感染发病率数据分布情况的探索,分别制定正态和非正态分布感染月发病率的控制范围,并通过运用实践,验证该范围可以预警异常医院感染发病率,具有较高的灵敏度(83.3%)和特异度(96.2%)。其阳性预测值为 29.4%,提示每出现 1 次异常波动情况,有接近 1/3 的概率潜在引起医院感染暴发的危险因素,对于遏制暴发这种重大事件,每次异常波动仍需加强警惕。本研究中警戒干预(有效率为 83.3%)和现场干预(有效率为 100.0%)的有效率均较高,在及时、有效地反馈和干预后,医院感染潜在和新发风险因素能有效控制,对于遏制严重医院感染事件的发生发展具有现实意义。再者,该范围指标科学明确,制定方法较为简便,原理易懂,利于基层感控专职人员制定和向临床医务人员解释。

从本研究中异常值的分布可以看出,骨科、肝胆胰脾外科、神经外科、心胸外科、新生儿科医院感染月发病率多次超过预警限值。造成这种情况的原因,一部分是新的高危风险因素的出现,如心胸外科新技术的运用;一部分是管理方式的欠缺,如骨科医务人员在某一个月集中休年假,在岗医务人员超负荷工作,无菌操作得不到保障;一部分是临床科室不能自我发现风险点,如新生儿科医院感染月发病率再次超过预警限值求助于医院感染管理科,医院感染管理科调查发现与重复使用器械清洗消毒不当有关;一部分是临床科室自我干预不足,如神经外科 8 月科室已自查初步发现问题,但是管理不善,在 11 月医院感染月发病率超过控制限值;最后有一部分原因未明,可能存在多项潜在危险因素综合作用的情况,如肝胆胰脾外科 1 年之内医院感染月发病率多次仅超过预警限值,这需要在人力、物力足够时进行风险评估等措施,对高危环节和高危因素进行挖掘,通过风险评估,运用事件树分析法及危险与可操作性研究、失效模式和效应分析等方法识别危险,再利用风险矩阵法和风险指数对风险进行评级,发现感控工作中的薄弱点,确定高危环节和高危因素,明确控制目标和最佳控制点,以二八原则为基础,利用有限的资源开展最有价值的感控措施,不断提高医院感染管理水平。本研究的局限性:首先,本研究使用的指标为医院感染发病率,同一患者不同部位感染无法被识别,会弱化对医院感染严重程度的判断,故在之后的实践中可以采取医院感染发病例次率这一指标改进。其次,由于医院处于发展阶段,收治患者的数量、结构、病种以及采取的治疗方式和医院感染控制方式都在逐步提高,其医院感染发病率必然会受到影响。如全国医院感染监测网 2001—2014 年共开展了 7 次全国医院感染现患率调查工作,其调查结果显示 2001 年、2003 年、2005 年、2008 年、2010 年、2012 年、2014 年我国医院感染现患率分别为 5.22%、4.81%、4.77%、4.04%、3.60%、3.22%、2.67%,医院感染现患率稳步降低。若纳入太早的数据,会使制定的标准(医院感染现患率)朝较高水平偏倚。尤其医院感染监测初步完善的基层医院和新成立不久的临床科室,在技术逐步稳定后,其医院感染发病率常常出现稳步降低的可能。故医院感染月发病率的控制范围也应随医院的发展变化进行动态更新,即每年应进行一次更新,新的一年里重新用近期数据制定新的控制范围(如本研究中,2020 年时剔除 2016 年数据,纳入 2019 年数据,重新制定控制范围)。再者,由于新成立的科室和发生医院感染短于 5 个月的科室样本量过小,本研究中未制定其控制范围,须在之后的研究和实践中制定和加以运用。最后,由于本研究中的医院在 2016 年初有稳定的覆盖全院的医院感染管理系统的监测数据,至 2018 年末开始研究时多数科室有完善的 36 个月的医院感染病例监测资料,故在推广时,针对基层医院稳定监测的医院感染数据不足的情况,可以采用 1 年或者 2 年数据进行设置。

综上所述,制定分科室医院感染月发病率控制范围可以识别潜在的医院感染风险,有利于感控专职人员实现精准感控。该方法科学合理,简便易操作。基层统计人员和缺乏信息系统的医疗机构,只需在日常医院感染综合性监测的基础上,利用 SPSS 软件简单操作计算出 $\bar{x}$、s、P_{95} 和 P_{99} 这 4 个指标便可人工制定控制范围。如上文中提到的,该方法也存在一些不足,需要感控工作者在实践运用的过程中逐步探索和完善。

附录：

附录 A　符合黏膜屏障损伤－检验证实的血流感染（MBI-LCBI）标准 1 的部分肠道菌名单

毗邻贫养菌	埃希菌（E）	泛菌属（＋E）
理研菌	真杆菌	酸杆菌
异斯卡多维亚菌	爱文菌（E）	消化链球菌
厌氧螺菌	柔嫩梭菌	毕赤酵母菌
气球菌	产线菌	卟啉单胞菌
棍状厌氧菌	解黄酮菌梭菌	普雷沃菌
弓形杆菌	兼性双球菌	变形杆菌（E）
奇异菌属	地丝菌	普罗威登斯菌（E）
达尔豪斯艾弗里菌	颗粒链菌	假黄杆菌属
拟杆菌纲	哈夫尼菌（E）	假支杆菌
双歧杆菌	孔兹创伤球菌	拉恩菌（E）
嗜胆菌	螺杆菌	拉乌尔菌（＋E）
布劳特菌	克雷伯菌（E）	罗氏菌
革兰阴性兼性厌氧菌（E）	克吕沃尔菌（E）	瘤胃球菌
弯曲菌	克鲁维酵母属	酵母菌
念珠菌	乳酸菌	八叠球菌
碳酸噬胞菌属	勒克菌（E）	沙雷菌（E）
肠道菌群	勒米诺菌（E）	志贺（杆）菌（E）
西地西菌（E）	纤毛菌	史雷克氏菌链球菌
柠檬酸细菌（E）	明串珠菌	福赛坦菌
梭菌	巨单胞菌	塔特姆菌（E）
柯林斯菌	巨球菌	耐盐乳酸菌
克罗诺杆菌（＋E）	光岗菌	组织菌
小杆菌	米勒菌（E）	土白蚁特布尔西菌（E）
节瘤偶蹄形菌	优杆菌	韦荣球菌
爱德华菌（E）	摩根菌（E）	魏斯菌
迟缓埃格特菌	脂杆菌（＋E）	耶尔森鼠疫杆菌（E）
阴沟肠杆菌（E）	奥德贾赖氏杆菌	约克菌
肠球菌		

附录 B　继发性血流感染

使用医疗保健相关感染监测定义的目的,是发现医疗保健相关感染个案并以一致的方式进行感染部位的主要分类和特定分类。检验证实的血流感染(LCBI)的监测定义强调,必须确认血液中检出的微生物与其他部位的感染无关,即必须是原发性血流感染(primary BSI)。所以在进行血流感染个案判定时,应同时参考其他各个感染部位的监测定义,评估患者所发生的血流感染是否可归因为其他感染部位的继发性血流感染(secondary BSI),确认从血液检出的病原体不是由其他的原发感染部位进入血液中的,以避免将继发性血流感染错误分类为原发性血流感染,并进而错误归类为中央导管相关血流感染(CLABSI)。

一、继发性血流感染情境

(一)继发性血流感染应符合以下条件

个案必须符合尿路感染(UTI)、肺炎(PNEU)、手术部位感染(SSI)或其他感染部位的监测定义,且必须满足以下条件之一(请参见表 5-1 和图 5-1):

(1)在继发性血流感染可归因期间采集的血液标本中,检出至少 1 个和原发感染部位相符且符合该感染部位监测定义判定标准的病原体。

(2)血液培养阳性结果属于该感染部位监测定义判定标准的条件之一,因此该标本应在感染窗口期(IWP)期间内采检。

(二)例外情形

坏死性肠炎(NEC)判定标准既不涉及特定部位标本也不涉及血液培养阳性标本,因此针对 NEC 的继发性血流感染定义如下:

如果患者符合 NEC 判断标准之一,且在继发性血流感染可归因期范围内,血液标本检出符合检验证实血流感染(LCBI)判定标准的病原体,或至少 2 套不同次(同一天或连续的日历日)采集的血液标本检出相符的常见微生物,则可判定为 NEC 的继发性血流感染。

表 5-1 继发性血流感染判定原则

继发性血流感染应依情境 1 或情境 2 符合下列原发感染部位监测定义的判定标准			
项目	情境 1	或	情境 2
血液标本	血液标本检出至少 1 个和原发感染部位相符的病原体		血液标本符合原发感染部位监测定义判定标准的条件之一
时间区间	在继发性血流感染可归因期内采集的血液标本		在感染窗口期(IWP)内采集的血液标本
检出微生物	且病原体符合原发感染部位监测定义判定标准		血液培养阳性结果属于原发感染部位监测定义判定标准的条件之一

情境 1 对照感染部位监测定义,判断是否符合表列判定标准

感染部位	标准
BTI	AUBTI
BONE	1
BRST	1
CARD	1
CIRC	2 或 3
CONJ	1
DESU	1
DISC	1
EAR	1、3、5 或 7
EMET	1
ENDO	1
EYE	1
GE	2a
GIT	2a
IAB	1a 或 3a
IC	1
JNT	1
LUNG	1
MED	1
MEN	1
ORAL	1 或 3a
OREP	1
PJI	1
PNEU	2 或 3
SA	1
SINU	1
SSI	SI、DI 或 OS
SKIN	2a
SI	1
UMB	1a
UR	1a 或 3a
USI	1
SUTI	1a、1b 或 2
VASC	1、3 或 5
VCUF	3

情境 2

感染部位	标准
BONE	3a
BURN	1
DISC	3a
ENDO	4a、4b、5a、5b(特定微生物)6e、7e 加上标准所列的其他条件
GIT	2c
IAB	2b 或 3b
JNT	3c
MEN	2c 或 3c
OREP	3a
PNEU	2 或 3
SA	3a
UMB	1b
USI	3b 或 4b

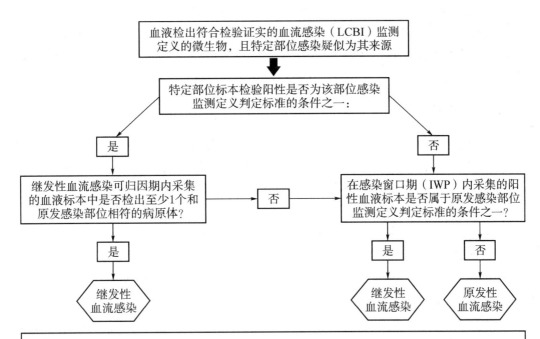

图 5-1 继发性血流感染判定流程

（三）不要判定动脉或静脉感染（VASC）或依临床表现确认的肺炎（PNU1）的继发性血流感染

（四）相符微生物

1. 定义如下

（1）如果 2 个标本检出的微生物都鉴定至属名和种名，则 2 个标本检出微生物的属名和种名皆须一致。

（2）如果其中 1 个标本检出的微生物鉴定结果较另一个标本不明确，则前者至少必须鉴定至属名，且 2 个标本检出微生物的属名须相同。

2. 例外情形

（1）符合检验证实血流感染（LCBI）判定标准 2 的葡萄球菌感染。

（2）如果在判定原则规定的时间区间内采检，检出病原体鉴定为酵母菌或未分类的酵母菌，可视为与其他酵母菌相同的微生物，不论其他酵母菌是否鉴定至种名。但须注意，此例外情形仅适用于酵母菌，不适用于其他如革兰阳性球菌、革兰阴性杆菌等鉴定结果。

3. 注意事项

（1）血液和原发感染部位检出的相符微生物，抗生素抗药性图谱不一定要相同。

（2）如果血液的微生物检验结果不符合血流感染判定标准的条件（例如只有单一血液标本检出常见微生物），则该血液标本不能作为继发性血流感染的判定依据。

二、病原体判定

1. 如果血流感染个案的血液标本是在某特定部位感染的继发性血流感染可归因期间内采集的，且检出的病原体与符合该部位感染监测定义判定标准的标本（包括感染部位标本或血液标本）检出的病原体至少有1株相符，则此血流感染可能归因于该特定部位的继发性血流感染。

2. 继发性血流感染发现的病原体，应增列为原发感染部位的病原体。

3. 1个继发性血流感染病原体可能同时被归为2个原发部位感染的病原体。

例如，患者经分析符合有症状尿路感染（SUTI）和腹腔内感染（IAB）监测定义判断标准，在2项感染的继发性血流感染可归因期重叠时段内采集1套血液进行培养。血液培养出的病原体与2个原发感染部位（SUTI 和 IAB）检出的病原体相符，则此病原体可判定为2个原发部位感染和其继发性血流感染的病原体。

4. 特定感染部位的病原体排除原则同样适用于继发性血流感染。

例如：肺炎（PNEU）判定标准将肠球菌排除于符合条件的病原体之外，则血液检出的肠球菌就不可认定为肺炎（PNEU）的继发性血流感染病原体，也不可以被判定为肺炎的病原体。

三、监测案例分析

以下举例说明如何判断血流感染为原发性或继发性。此外对相符微生物的定义和报告提示要点也有所说明。

（一）情境 1

在继发性血流感染可归因期内采集的血液标本中，检出至少1个和原发感染部位标本相符且符合该感染部位监测定义判定标准的病原体。

例 1　患者符合有症状尿路感染（SUTI）判定标准（耻骨上压痛及尿液有＞10^5 CFU/ml 大肠埃希菌），并在继发性血流感染可归因期内采集血液培养出大肠埃希菌。此个案可判定为 SUTI 并发继发性血流感染，病原体为大肠埃希菌。

例 2　患者符合有症状尿路感染（SUTI）判定标准（耻骨上压痛及尿液有＞10^5 CFU/ml 大肠埃希菌），并在继发性血流感染可归因期内采集血液培养出大肠埃希菌和铜绿假单胞菌。由于原发感染部位标本（尿液）和血液检出至少1种相同微生物，此个案可判定为 SUTI 并发继发性血流感染，病原体为大肠埃希菌和铜绿假单胞菌。

例 3　患者符合有症状尿路感染（SUTI）判定标准（耻骨上压痛及尿液有＞10^5 CFU/ml

大肠埃希菌),并在继发性血流感染可归因期内采集1套血液培养出大肠埃希菌和表皮葡萄球菌。此个案可判定为SUTI并发继发性血流感染,但由于单次血液标本培养出的表皮葡萄球菌并不符合血流感染判定标准,因此病原体只有大肠埃希菌。

(二) 情境2

在特定部位感染的感染窗口期(IWP)内采检的血液培养阳性结果属于该感染部位监测定义判定标准的条件之一(血液培养阳性为监测定义判定标准之一的感染部位清单参见表2-16-1)

例4 患者有发热、恶心和腹痛等症状,CT发现腹内有积液,疑似感染,当天采血培养出脆弱拟杆菌。由于病症符合腹腔内感染(IAB)监测定义标准3b(发热、恶心或腹痛,并有血液培养阳性和CT显示腹腔内感染),此个案的血流感染应判定为IAB的继发性血流感染。

例5 发热患者有新出现的咳嗽,胸部影像检查显示有肺部浸润,血液培养有铜绿假单胞菌。由于个案符合PNU2的判定标准(即胸部影像有浸润、发热、新出现的咳嗽及血液培养阳性),且血液培养阳性是判定标准的条件之一,因此个案的血流感染应判定为肺炎(PNEU)的继发性血流感染。

(三) 情境3

若个案符合特定感染部位监测定义下的多项标准,有时血液和特定部位标本病原体不相符,但仍有可能是继发性血流感染。

例6 术后患者在手术部位感染监测期间有发热、恶心和腹痛症状,CT发现腹内有积液,疑似感染;T管引流液培养出大肠埃希菌,但血液培养出脆弱拟杆菌。虽然2个标本没有培养出任何相同的病原体,血流感染仍认定为腹腔内感染的继发性血流感染。原因是若以血液培养阳性作为判定标准的条件之一,符合手术部位器官/腔隙感染-腹腔内感染(SSI-IAB)标准3b(发热、恶心或腹痛,并有血液培养阳性和CT显示腹腔内感染)。另一方面,患者亦符合IAB标准3a:感染部位微生物检验阳性加上发热和恶心或腹痛,尽管检出的病原体和使用标准3b所检出的病原体不同。综上,本案例的血流感染应判定为手术部位器官/腔隙感染-腹腔内感染(SSI-IAB)的继发性血流感染,腹腔内感染的病原体为大肠埃希菌和脆弱拟杆菌。

例7 患者有发热、新出现咳嗽且胸部影像显示有浸润。采集血液和气管肺泡灌洗液(broncho-alvolar lavage, BAL)标本,分别培养出铜绿假单胞菌和肺炎克雷伯菌$>10^4$ CFU/ml。虽然2个标本没有培养出任何相符的病原体,但是血液或BAL培养阳性,皆可作为PNU2判定标准的条件之一(即胸部影像有浸润、发烧、新出现咳嗽及血液或BAL检出病原体),因此个案的血流感染应判定为肺炎的继发性血流感染,铜绿假单胞菌和肺炎克雷伯菌二者皆为肺炎的病原体。

(四) 情境4

如果血液和特定感染部位标本没有检出符合特定部位感染监测定义判定标准的相符

微生物,且阳性血液标本也不能作为特定部位感染监测定义判定标准的条件之一,则无法归为继发性血流感染,应当判定为原发性血流感染。

例 8 患者腹部有皮肤脓疱、局部压痛和肿大等症状,并由脓疱分泌物培养出 B 型链球菌,同一天采集的血液标本培养出 MRSA。因为脓疱分泌物和血液的培养结果不同,且皮肤部位感染(SKIN)监测定义判定标准的条件未包括血液培养阳性,因此个案应判定为皮肤部位感染(标准 1 和 2a)及原发性血流感染(BSI)。

例 9 患者经 CT 证实在经皮内视镜胃造口引流管周围软组织有脓疡,并且有脓状引流液产生。感染病灶未采检培养,但血液培养有金黄色葡萄球菌,除此之外没有发现其他感染病灶。因为个案没有从病灶采样进行微生物检测,因此不符合软组织感染(ST)的判定标准 1;再者血液培养阳性不是软组织感染(ST)判定标准的条件之一。因此个案应判定为不明原因软组织感染(标准 2)及金黄色葡萄球菌原发性血流感染。

(五) 相符微生物

1. 如果 2 个标本检出的微生物都鉴定至属名和种名,则 2 个标本检出微生物的属名和种名皆须一致。

例 10 符合腹腔内感染(IAB)的腹腔标本检出阴沟肠杆菌,另在腹腔内感染的继发性血流感染可归因期内采集血液检出阴沟肠杆菌,二者为相符微生物。

例 11 符合腹腔内感染(IAB)的腹腔标本检出阴沟肠杆菌,但在腹腔内感染的继发性血流感染可归因期内采血检出大肠杆菌,因检出细菌种名不同,故不能视为相符微生物。

2. 如果其中 1 个标本检出的微生物鉴定结果较另一个标本不明确,则前者至少必须鉴定至属名,且 2 个标本检出微生物的属名须相同。

例 12 以手术伤口检出假单胞菌种作为符合手术部位深部切口感染判定标准的条件之一,另在手术部位感染的继发性血流感染可归因期内采集血液检出铜绿假单胞菌。因为这 2 份检验结果的细菌属名相同,可视为相符微生物,因此个案的血流感染应判定为手术部位感染(SSI)继发性血流感染。

例 13 经由 PCR 在患者的 CSF 检出粪肠球菌,符合脑膜炎(MEN)监测定义,后续在脑膜炎继发性血流感染可归因期内采血检出肠球菌属。这 2 份检验结果可视为检出相符微生物,因此个案的血流感染应判定为脑膜炎继发性血流感染。

3. 例外情况:符合检验证实血流感染(LCBI)标准 2 的葡萄球菌感染。

例 14 患者发热,先前放置胸管的位置出现发红及肿胀现象,并从软组织采检培养出葡萄球菌种,符合软组织感染(SST-ST)监测定义。隔日采检 2 套血液皆培养出凝固酶阴性葡萄球菌。2 个标本不能视为检出相符微生物,因为葡萄球菌种可能包括凝固酶阴性或凝固酶阳性葡萄球菌,所以个案的血流感染不能判定为软组织感染的继发性血流感染。

4. 例外情况:如果在适当时间区间内采检,检出病原体鉴定为酵母菌(yeast)或未分类的酵母菌,可视为与其他酵母菌相同的微生物,不论其他酵母菌是否鉴定至种名。

例 15　由压疮边缘组织采检培养出酵母菌,符合压疮感染(DECU)监测定义。在压疮的继发性血流感染可归因期内采血培养出白念珠菌,二者可视为相符微生物(理由:念珠菌属酵母菌;非无菌部位分离的酵母菌,通常不会鉴定至属名或种名)。

例 16　由压疮边缘组织采检培养出革兰阴性杆菌,符合压疮感染(DECU)监测定义。在压疮的继发性血流感染可归因期内采血培养出大肠埃希菌,二者不可视为相符微生物。

(六) 病原体判定

例 17　　　　　表 5 - 2　继发性血流感染病原体判定案例

住院天数	2nd BSIAP	RIT	感染窗口期（IWP）	感染窗口期（IWP）	RIT	2nd BSIAP
1						
2						
3						
4		1	尿培养:肺炎克雷伯菌 >10⁵ CFU/ml			
5		2	发热(体温>38 ℃)			
6		3				
7		4				
8		5		发热(体温>38 ℃),腹痛		
9		6		CT:腹部脓疡		
10		7	血培养:肺炎克雷伯菌	血培养:肺炎克雷伯菌		
11		8				
12		9				
13		10				
14		11				
15		12				
16		13				
17		14				
18						
19						
20						
21						
22						
23						
			SUTI 继发性血流感染。感染日期:住院第 4 天。病原体:肺炎克雷伯菌	IAB 继发性血流感染。感染日期:住院第 8 天。病原体:肺炎克雷伯菌		

例 18 特定感染部位的病原体排除原则同样适用于继发性血流感染。而若检出的致病性微生物被排除于特定感染部位继发性血流感染的病原体之外,必须归为:①原发性血液感染(BSI/CLABSI)的病原体或②另一个特定感染部位(如 IAB,SINU)的继发性血流感染的病原体。

表 5-3 中,在肺炎(PNEU)重复感染期(RIT)内采集的血液标本培养出鲍曼不动杆菌和粪肠球菌。其中,鲍曼不动杆菌已符合 PNEU 病原体,因此可判定 PNEU 继发性血流感染;但依据监测定义,肠球菌被排除于 PNEU 病原体之外,因此不可判定为 PNEU 继发性血流感染的病原体,但又没有其他原发部位感染可作为继发性血流感染的归因,因此判定为原发性血流感染的病原体。

表 5-3 继发性血流感染特定病原体判定案例

住院天数	2nd BSIAP	RIT	感染窗口期(IWP)	感染窗口期(IWP)	RIT
1					
2					
3		1	新发作的咳嗽		
4		2	新产生的肺部浸润		
5		3	胸腔积液培养:鲍曼不动杆菌		
6		4	发热(体温>38 ℃)		
7		5	发热(体温>38 ℃)		
8		6			1
9		7			2
10		8			3
11		9	血培养:鲍曼不动杆菌/粪肠球菌	血培养:鲍曼不动杆菌/粪肠球菌	4
12		10			5
13		11			6
14		12			7
15		13			8
16		14			9
17					10
18					11
19					12
20					13
21					14
22					
23					
24			PNEU 并发继发性血流感染。 感染日期:住院第 3 天。 病原体:鲍曼不动杆菌	原发性血流感染。 感染日期:住院第 11 天。 病原体:粪肠球菌	

参考文献

[1] 迈克尔. 现场流行病学(第 3 版)[M]. 张顺祥,译. 北京：人民卫生出版社,2011.

[2] 《医院感染监测规范》WS/T312—2023.

[3] 国家卫生计生委医院管理研究所. 医院感染监测基本数据集及质量控制指标集实施指南(2016 版)[M]. 北京：人民卫生出版社,2016.

[4] 中华人民共和国卫生部. 多重耐药菌医院感染预防与控制技术指南(试行)[J]. 中国危重病急救医学,2011,23(2):65.

[5] 李春辉,吴安华. 医疗机构耐药菌 MDR、XDR、PDR 的国际标准化定义专家建议(草案)[J]. 中国感染控制杂志,2011,10(3):238-240.

[6] 黄勋,邓子德,倪语星,等. 多重耐药菌医院感染预防与控制中国专家共识[J]. 中国感染控制杂志,2015,14(1):1-9.

[7] 杨启文,吴安华,胡必杰,等. 临床重要耐药菌感染传播防控策略专家共识[J]. 中国感染控制杂志,2021,20(1):1-14.

[8] 医务人员手卫生规范 WS/T 313—2019[J]. 中国感染控制杂志,2020,19(1):93-98.

[9] SUZUKI Y, MORINO M, MORITA I, et al. The effect of a 5-year hand hygiene initiative based on the WHO multimodal hand hygiene improvement strategy：an interrupted time-series study. [J]. Antimicrobial Resistance and Infection Control, 2020,9(1):75.

[10] 国家卫计委. 国家卫生计生委发布《关于印发麻醉等 6 个专业质控指标(2015 年版)的通知》(国卫办医函〔2015〕252 号)[EB/OL]. [2015-04-13]. http://www. nhc. gov. cn/yzygj/s3585/201504/5fa7461c3d044cb6a93eb6cc6eece087. shtml.

[11] 国家卫生计生委,国家中医院管理局. 关于进一步加强抗菌药物临床应用管理工作的通知(国卫办医发〔2015〕42 号)[EB/OL]. [2015-07-24]. http://www. nhc. gov. cn/yzygj/s3593/201508/f0fdf1f52df14b87aa97be53819f1036. shtml.

[12] 卫生部. 卫生部办公厅关于继续深入开展全国抗菌药物临床应用专项整治活动的通知(卫办医政发〔2012〕32 号)[EB/OL]. [2012-03-05]. http://www. nhc. gov. cn/yzygj/s3593/201205/e5efd852b86c4afa8b09a0e58e09e10e. shtml

[13] 国家卫生计生委. 国家卫生计生委办公厅《关于进一步加强抗菌药物临床应用管理遏

制细菌耐药的通知》(国卫办医发〔2017〕10 号)[EB/OL].[2017 - 02 - 27]. http://www. nhc. gov. cn/yzygj/s7659/201703/d2f580480cef4ab1b976542b550f36cf. shtml.

[14] 江苏省卫生厅. 关于下发《江苏省抗菌药物临床应用管理规范》的通知(苏卫医〔2006〕9 号)[EB/OL].[2006 - 02 - 08]. http://wjw. jiangsu. gov. cn/art/2024/1/9/art_81326_11120606. html.

[15] 国家卫生健康委. 国家卫生健康委办公厅关于印发 2021 年国家医疗质量安全改进目标的通知(国卫办医函〔2021〕76 号)[EB/OL].[2021 - 02 - 09]. http://www. nhc. gov. cn/yzygj/s7657/202102/8c53313663284a7ba146648509538ee2. shtml.

[16] 国家卫生健康委医院管理研究所. 关于印发"提高住院患者抗菌药物治疗前病原学送检率"专项行动指导意见的函(国卫医研函〔2021〕198 号)[EB/OL].[2021 - 10 - 28]. https://www. gkgzj. com/u/. cms/www/202111/050945057a1y. pdf.

[17] 国家卫生计生委办公室,国家中医药管理局办公室,总后卫生部药品器材局. 关于发《抗菌药物临床应用指导原(2015 年版)》的通知(国卫办医发〔2015〕43 号)[EB/OL].[2015 - 07 - 24]. http://www. nhc. gov. cn/yzygj/s3593/201508/c18e1014de6c45ed9f6f9d592b43db42. shtml.

[18] Infections C. Bloodstream infection event (central line-associated bloodstream infection and non-central line-associated bloodstream infection) [J]. 2015. January 2015 (Modified April 2015)

[19] Australian Commission on Safety and Quality in Health Care. Implementation guide: Surveillance of central line-associated bloodstream infection [EB/OL].[2022 - 01 - 20]. https://www. safety and quality. gov. au/sites/default/files/2019 - 08/implementation-guide-for-surveillance-of-central-line-associated-blood-stream-infection-2019-final. pdf.

[20] Centers for Disease Control and Prevention. Bloodstream infection event (central line-associated bloodstream infection and non-central line-associated bloodstream infection)[EB/OL].[2022 - 07 - 22]. https://www. cdc. gov/nhsn/pdfs/pscmanual/4psc_clabscurrent. pdf.

[21] 施毅. 中国成人医院获得性肺炎与呼吸机相关性肺炎诊断和治疗指南(2018 年版)[J]. 中华结核和呼吸杂志,2018,41(4):255 - 280.

[22] KALIL A C,METERSKY M L,KLOMPAS M,et al. Management of adults with hospital-acquired and ventilator-associated pneumonia: 2016 clinical practice guidelines by the Infectious Diseases Society of America and the American Thoracic Society. [J] Clin Infect Dis,2016,63(5):e61 - e111.

[23] 中国医师协会神经外科医师分会神经重症专家委员会. 神经外科中枢神经系统感染诊治中国专家共识(2021 版)[J]. 中华神经外科杂志,2021,37(1):2 - 15.

[24] 汪峻葵,潘杰,白亚君,等. 分科室医院感染月发病率控制范围的制定及应用[J]. 华西医

学,2022,37(3):382-387.

[25] 中华医学会外科学分会,中国研究型医院学会感染性疾病循证与转化专业委员会,中华外科杂志编辑部.外科常见腹腔感染多学科诊治专家共识[J].中华外科杂志,2021,59(3):161-178.

[26] 中国医疗保健国际交流促进会临床微生物与感染分会,中华医学会检验医学分会临床微生物学组,中华医学会微生物学和免疫学分会临床微生物学组.血液培养技术用于血流感染诊断临床实践专家共识[J].中华检验医学杂志,2022,45(2):105-121.

[27] 王拥军,陈玉国,吕传柱,等.卒中相关性肺炎诊治中国专家共识(2019更新版)[J].中国卒中杂志,2019,14(12):1251-1262.

[28] 宗志勇,朱仕超.术后肺炎预防和控制专家共识[J].中华临床感染病杂志,2018,11(1):11-19.

[29] 泌尿外科手术部位感染预防中国专家共识(2019版)[J].中华泌尿外科杂志,2019,40(6):401-404.

[30] BERNSTEIN J D,BRACKEN D J, ABELES S R, et al. Surgical wound classification in otolaryngology:a state-of-the-art review. World J Otorhinolaryngol Head Neck Surg,2022,8(2):139-144.

[31] BISCHOFF P, SCHRODER C, GASTMEIER P,et al. Surveillance of external ventricular drainage-associated meningitis and ventriculitis in German intensive care units[J]. Infection Control & Hospital Epidemiology,2020,41(4):452-457.